"十四五"普通高等教育本科部委级规划教材

烹饪营养学

彭景 主编

中国纺织出版社有限公司

图书在版编目（CIP）数据

烹饪营养学 / 彭景主编 . -- 北京 ： 中国纺织出版
社有限公司，2023.2（2024.8重印）

"十四五"普通高等教育本科部委级规划教材

ISBN 978-7-5180-9718-0

Ⅰ . ①烹… Ⅱ . ①彭… Ⅲ . ①烹饪－食品营养－高等
学校－教材 Ⅳ . ① R154

中国版本图书馆 CIP 数据核字（2022）第 134398 号

责任编辑：舒文慧 责任校对：高 涵 责任印制：王艳丽

中国纺织出版社有限公司出版发行

地址：北京市朝阳区百子湾东里 A407 号楼 邮政编码：100124

销售电话：010—67004422 传真：010—87155801

http://www.c-textilep.com

中国纺织出版社天猫旗舰店

官方微博 http://weibo.com/2119887771

三河市宏盛印刷有限公司印刷 各地新华书店经销

2023 年 2 月第 1 版 2024 年 8 月第 2 次印刷

开本：710×1000 1/16 印张：31.75

字数：609 千字 定价：68.00 元

凡购本书，如有缺页、倒页、脱页，由本社图书营销中心调换

编委名单

主　编　彭　景（扬州大学旅游烹饪学院，公共卫生学院）

副主编　田　颖（扬州大学公共卫生学院）

姜松松（扬州大学旅游烹饪学院）

陈　剑（扬州大学公共卫生学院）

李东玙（江苏省常州技师学院）

王虹懿（山东省城市服务技师学院）

　　1982 年，江苏省商业专科学校（现扬州大学旅游烹饪学院）组建中国烹饪系，开启了中国烹饪高等教育的先河。同年，作为恢复高考制度后的首届应届毕业生，本人有幸加入中国烹饪高等教育的队伍，参与了学校中国烹饪系的建设工作，亲历了中国烹饪教育从专科到本科，再到研究生教育的整个历程。蓦然回首，从入职从事中国烹饪营养学的教学与科研工作至本版《烹饪营养学》教材的重新出版，整整 40 年的光阴，也是本人挥洒青春与汗水的职业生涯的全部，感慨良多。

　　1983 年中国烹饪系正式成立并招收学生，《烹饪营养学》就是一门向学生开设的必修课程，作为毕业于医科大学预防医学专业的我，也开启了烹饪营养的教学与科研之路。经过五年多的教学实践，在当时中国烹饪系主任季鸿崑教授、南京鼓楼医院营养科甘克超主任，特别是我的专业领路人南京医科大学马凤楼教授的指导下，首版《烹饪营养学》于 1989 年由上海科技出版社出版发行。其后《烹饪营养学》教材几经修订和出版，作为一门交叉学科的烹饪营养学从无到有，研究的体系和内容也不断完善，并受到了同行们的广泛关注，教材也成为高等烹饪教育院校的首选教材。2018 年，中国营养学会首次成立了"食物与烹饪营养专业委员会"，《国民营养计划（2017—2030 年）》也第一次提出"传统烹饪营养化改造"要求，可见，烹饪营养学受到越来越多的关注和重视，这也是对本人及同行们的最大鼓励。

　　与以往的教材相比，本版《烹饪营养学》有以下几个显著特点。

　　第一，调整了教材的内容，减少了营养学理论知识的篇幅，增加了营养学对烹饪实践指导的分量，更突出营养与烹饪的结合，使烹饪营养学更能体现专业特点和实践性。

　　第二，结合当前烹饪营养研究领域的实际，首次提出了"烹饪企业营养管理"的概念，将营养管理纳入烹饪企业管理中，是对烹饪企业管理的重要补充，是中国烹饪与"健康中国"行动的重要衔接，也是烹饪企业实现"传统烹饪营养化改造"的重要体现。

第三，采用了目前为止最权威、最新的资料及数据，如及时更新了《中国居民膳食指南（2022）》的内容，增加了可供参考的网上资源，以便紧跟学术研究的前沿。

本版教材可作为烹饪高等教育和相关专业本科生、成人教育学生的教材，中、高职和相关专业教师的辅助用书，注册营养师、公共营养师相关内容的考试学习用书，以及烹饪企业培训教材。

本教材出版之际，也是本人 40 年的教师职业生涯结束之时，回首经年，加入烹饪教育的行列，筚路蓝缕，开拓前行，从无到有，虽有许多的艰辛，但不断地探索也使本人获益匪浅。借此机会，深深感谢给予我人生舞台的烹饪高等教育事业；感谢一直激励我的导师、领导、同行和同事；感谢参与本教材编写的各位同仁；同时也衷心地祝愿中国烹饪教育事业插上现代科学的翅膀，更加矫健地遨游世界，展翅飞翔！

感谢中国纺织出版社有限公司各位编辑的辛勤工作，使《烹饪营养学》有了让各位同仁和用者赐教的机会。

感谢扬州大学出版基金的资助！

编　者

2022 年 7 月

章 / 课时	课程性质 / 课时	节	课程内容
第一章（2 课时）	基础理论（34 课时）		绪论
		一	营养与营养科学
		二	食物成分与营养素
		三	营养与人体健康
		四	营养学的发展史
		五	人体需要的营养素
		六	烹饪营养学
第二章（4 课时）			食物的消化吸收与排泄
		一	基本概念
		二	消化系统的组成与消化
		三	营养素的吸收
		四	代谢物质的排泄
第三章（28 课时）			营养素与人体健康
		一	蛋白质
		二	脂类
		三	碳水化合物
		四	能量
		五	矿物质
		六	维生素
		七	水
		八	其他膳食成分
第四章（8 课时）	专业理论（16 课时）		烹饪原料的营养价值
		一	烹饪原料营养价值的评价
		二	畜类烹饪原料及制品的营养素组成与营养价值
		三	禽类烹饪原料及制品的营养素组成与营养价值
		四	水产类烹饪原料及制品的营养素组成与营养价值
		五	蛋类烹饪原料及制品的营养素组成与营养价值
		六	乳类及乳制品的营养素组成与营养价值
		七	谷类原料及制品的营养素组成与营养价值
		八	豆类及豆制品的营养素组成与营养价值
		九	蔬菜、水果及制品的营养素组成与营养价值
第五章（8 课时）			烹饪对食物营养价值及人体健康的影响
		一	烹饪环境对营养素理化性质的影响
		二	烹饪原料预处理对食物营养价值的影响
		三	烹饪加工对食物营养价值的影响
		四	烹饪对食物营养价值影响的途径
		五	烹饪加工过程中的营养保护

续表

章 / 课时	课程性质 / 课时	节	课程内容
第六章 （6 课时）			膳食结构的形成及影响因素
		一	膳食结构与人体健康
		二	国际组织和世界各国膳食指南
		三	人体选择食物的影响因素
第七章 （8 课时）			平衡膳食与食谱编制
		一	食谱编制简介
	理论与实践 （22 课时）	二	食谱编制的方法与步骤
		三	集体供餐单位营养配餐与营养管理
		四	特殊群体食谱编制与营养管理
		五	宴席设计与营养管理
第八章 （8 课时）			餐饮企业烹饪营养管理
		一	餐饮企业烹饪营养管理概述
		二	烹饪营养管理人员配备
		三	传统烹饪的传承与营养化改进
		四	餐饮企业烹饪营养环境建设
		五	餐厅食品营养标签与标示
		六	食育教育
		七	营养健康餐厅与食堂建设

目录

第一章 绪 论

本章内容：营养学概述

教学时间：2 课时

教学目的：了解营养、营养科学与营养素的概念；学习营养与人体健康及营养学发展史的知识；对烹饪营养学的课程有初步认识。

教学方式：由教师讲述基本概念和基本理论。

一、营养与营养科学

营养（nutrition）是人体从外界环境摄取食物，经体内消化、吸收和代谢，利用其有益物质，供给能量，构成和更新身体组织，以调节生理功能的全过程。

营养科学（nutrition science）是研究食物、膳食与人体健康关系的科学。即研究食物中对人体有益的成分，以及人体摄取及利用这些有效成分以促进、维持健康的规律及机制，在此基础上采取具体的、宏观的、社会性措施改善人类健康，提高生命质量。因而营养学是一门具有较强的社会性、实践性和应用性的科学，与国计民生的关系密切，学科的形成也受文化、经济、科学技术的影响比较深。

二、食物成分与营养素

人类的食物大致分为两大类：植物性食物和动物性食物。而植物又是所有动物赖以生存的食物。植物在生长过程中吸收太阳能并将其以碳水化合物的形式贮存在组织中，当动物进食植物时，如谷类、水果、蔬菜，就可以获得这些能量；植物生长时，还吸收土壤中的各种成分，包括水以及土壤中含有的元素，以利于植物本身的生长；素食的动物以植物为食，杂食动物则吸取了植物和动物性食物的精华，并且在利用植物性食物的过程中，又产生新的成分；而人类处于食物链的顶端，面对种类繁多的动、植物性食物，只有选择适合自身的，才能更利于生长和健康。

食物是人体需要的营养素和其他膳食成分的载体。根据化学性质和对人体的生理功能，食物成分可分为营养素、水和生物活性成分。

（一）营养素

人体为维持机体繁殖，保证生长发育和生存等一切生命活动和过程，自外界以食物的形式摄入的必需物质称为营养素（nutrient）。来自食物的营养素种类有四十多种，根据化学结构与生理功能，可分为五类，即蛋白质、脂类、碳水化合物、维生素、矿物质。根据在体内含需要量，又可分为宏量营养素和微量营养素。

1. 宏量营养素

宏量营养素主要是蛋白质、脂类、碳水化合物。人体每日的需要量比较高，一般供给量以克为单位计算；这三种营养素在人体内经过氧化释放能量，是人体能量的重要来源，因此又称产能营养素。其中碳水化合物是最主要的能量来源，成年人的能量来源的 50%～65% 源于食物中的碳水化合物；脂类作为能量来源，在体内氧化释放的能量是碳水化合物的 2 倍以上，食物中的脂类还能转化为人体组织的脂肪组织贮存，因此，是重要的能量储备。一般情况下，人体主要利用碳水化合物和脂类作为能量来源，只有当机体能量来源不足时，才利用蛋白质氧化分解获得能量。

2. 微量营养素

相对于宏量营养素而言，人体对矿物质和维生素的需要量比较少，每日的供给量一般以毫克为单位。根据体内含量的不同，矿物质又分为常量元素和微量元素；根据化学性质的差异，维生素又分为水溶性维生素和脂溶性维生素。虽然人体对它们的需要量很少，但矿物质和维生素却是人体不可缺乏的重要营养素。

（二）水

水是人体组成中含量最高的成分，同时还具备调节生理功能的作用。人体离不开水，当失去体内水分的 10%，生理功能就会发生严重紊乱；失去体内水分的 20%，人很快会死亡。由于水在自然界广泛存在，一般不会缺乏，因此许多营养学著作中未将水列为营养素，但从科学角度讲，水确实是人体不可缺少的营养素之一。

（三）生物活性成分

大量的流行病学研究表明，植物性食物中存在一些生物活性成分，在保护人体健康、预防慢性非传染病方面有明显的作用，这些生物活性物质统称为植物化学物，主要包括类胡萝卜素、多酚、植物固醇、植物雌激素、皂苷、芥子油苷、蛋白酶抑制剂、单萜类、硫化物、植酸等。

天然食物中还存在一些在人类营养过程中具有特定作用的有机化合物，如肉碱、半胱氨酸、牛磺酸、谷氨酰胺等。这些物质中，有些合成原料是人体必需营养素，如肉碱合成的前体是赖氨酸和蛋氨酸；蛋氨酸和丝氨酸通过转硫作用可生成半胱氨酸，而半胱氨酸是合成辅酶 A、牛磺酸的前体。这些有机物可以在体内合成，但在一些特殊情况下，当合成的数量或速度不能满足人体需要时，就需要从食物中得到补充。

三、营养与人体健康

人从胚胎期开始到生命结束都离不开营养素。随着科学的发展，人们不断探索并掌握了部分生老病死的规律，明确了营养素在生命过程中的重要作用。合理营养和平衡膳食不但能提高一代人的健康水平，而且可以造福子孙后代，提高整个民族的健康状况。

营养是人类优生学的基础。新生儿死亡率高的地区，妊娠妇女营养不良的发病比较普遍；营养素供给不足的妇女产下的新生儿体重比较轻，死亡率也高；某些先天性畸形的发生也与母亲妊娠期的营养状态有密切的关系，如妊娠妇女膳食中缺乏锌或者维生素 A 的供给过多，都会导致胎儿畸形。

一个民族的体格发育除与遗传因素有关外，营养状况也是一个不可忽略的重要因素。第二次世界大战时期，许多参战国的儿童因得不到充足的食物，体格发育受到了非常严重的影响，身高、体重都明显下降。随着经济的复苏，营养状况的好转，儿童体格发育状况得到明显改善。1949 年以后，特别是改革开放的 40 多年来，人民生活水平不断提高，青少年的身高、体重有非常明显的改善，农村儿童青少年的身高、体重增长幅度高于城市。据国家卫生与计划生育委员会发布的《中国居民营养与慢性病状况报告（2015 年）》，与 2002 年相比，2012 年成年人的营养不良率由 8.5% 下降至 6.0%；儿童生长迟缓率由 6.3% 下降至 3.2%；消瘦率由 13.4% 下降至 9.0%；6 岁以上居民的贫血率由 20.1% 下降至 9.7%；6～11 岁儿童贫血率由 12.1% 下降至 5.0%；孕妇贫血率由 28.9% 下降至 17.2%。

膳食结构的变化，粮谷类的摄入量保持老体弱稳定，优质蛋白质的摄入量有所增加，过去常出现的营养缺乏病逐年减少，但膳食结构不合理带来了新的营养问题。《中国居民营养与慢性病状况报告（2020 年）》显示，18 岁及以上成人高血压患病率为 27.5%,糖尿病患病率为 11.9%，高胆固醇血症患病率为 8.2%。《中国心血管健康与疾病报告（2019）》显示，我国 15 岁及以上人群冠心病患病率为 10.2%，60 岁及以上人群冠心病患病率为 27.8%，18 岁及以上居民血脂异常率显著升高（2002 年 18.6%，2012 年 40.4%）。

近年来，国务院办公厅及相关部委陆续发布了《"健康中国 2030"规划纲要》《健康中国行动（2019—2030 年）》《国民营养计划（2017—2030 年）》，制定了改善国民营养善的主要目标，充分显示了国民营养已上升至国家层面予以重视。

四、营养学的发展史

从营养的定义来看，它是人体一种最常见、最基本的生理过程，因而营养学是一门古老的科学，这一点在中国及国外都是如此。

（一）传统营养学发展简述

在我国，几乎从有文字记载的历史开始，人们就发现了营养这一过程，朴素的营养学说源远流长。早在 3000 多年前的西周时期，官方医政制度就将医学分为四大类：食医、疾医、疡医和兽医。其中，食医是专门从事饮食营养卫生的医生，排在四医之首。

在历史发展过程中，人类对于饮食与健康的探索，积累了丰富的实践经验与感性认识。我国最古老的古籍《黄帝内经·素问》，提出了"五谷为养、五果为助、五畜为益、五菜为充"的符合现代营养学观念的平衡膳食模式。我国的传统医学具有将人体与环境因素相互影响的总体观，并将各种食物分为"温、热、寒、凉"四性和"酸、辛、苦、咸、甘"五味；还有关于各种食物的归经、主治的论述，逐步形成了我国传统医学中对于饮食保健的理论体系，如"药食同源说""药膳学说""食物功能的性味学说""食物的升、降、沉、浮学说""食物的补、泻学说"等，这些学说站在哲学的高度，用辩证、综合、联系和发展的观点，对食物的营养作用进行经验汇总和阴阳五行学说的抽象演绎。但由于缺乏实验技术的科学基础，所以当西方近代的营养学来到中国以后，很快就形成了我国的近代营养学。

西方营养学的发展也可分为传统营养学和现代营养学两个主要历史阶段。西方传统营养学同样受当时人们对营养这一基本过程理解的局限性限制，在很长的一段时间内也是由几种粗浅的要素构成：中国传统营养学提出阴阳五行学说，西方传统营养学理论则是以地、水、火、风为基础的四大要素学说。

（二）现代营养学发展简述

现代营养学起源于19世纪末。当时正值自然科学的崛起阶段，能量守恒定律与燃烧理论的发现，推动了生理学、生物化学的发展，在此基础上也逐渐产生了现代营养学。现代营养学发展分为三个阶段。

1. 现代营养学的萌芽与形成期

这一个阶段的主要特点是化学、物理学等基础学科的发展为近代营养学打下了实验技术科学的理论基础，特别是能量守恒定律的发现、化学元素周期表和关于呼吸是氧化燃烧的理论。在此基础上，大量营养学实验研究充实了营养学理论体系，例如氮平衡的学说，热能代谢的体表面积法则、生热系数的测定，特别是分析手段的提高，使人们对营养素的认识从三大类营养素发展到20多种。

2. 营养学的发展与成熟期

这个阶段是在第二次世界大战结束以后，营养科学的发展进入了鼎盛时期。继续发现新的营养素，并系统地研究消化、吸收、代谢及生理功能，营养素缺乏引起的疾病及机制；不仅关注营养素缺乏病，也关注营养过剩对人体健康的危害；公共营养的兴起是这个时期营养学发展的显著特点。第二次世界大战期间，美国政府为防止士兵患营养缺乏病建立起战时食物配给制度，这些政策及措施为公共营养的建立与发展奠定了基础。战后，国际上开始研究宏观营养，营养工作的社会性不断得到加强；随后世界卫生组织和联合国粮农组织共同努力，加强了全球营养工作的宏观调控，公共营养学应运而生。

3. 营养学发展新的突破时期

这一时期营养学研究的范围更加广泛，植物化学物对人体健康的影响，以及对慢性病的防治作用成为一个研究热点；营养学的研究内容也更加深入，分子生物学的理论与实验方法的发展使营养科学的认识进入了分子水平和亚细胞水平，从微观的角度研究营养与基因的相互作用，以及对人类健康的影响，对营养素新的功能的发现，利用营养素促进人体有益基因的表达，抑制有害基因的表达，根据个体的不同基因型计划膳食，为人类的健康长寿提供精准营养；营养学的研究内容更加宏观，2005 年 5 月发布的吉森宣言，以及同年 9 月第十八届国际营养学大会提出的新营养学的定义，特别强调营养学不是一门独立的生物学学科，更是与社会科学和环境科学三位一体的综合性学科。因此，它的研究内容不仅包括食物与人体健康，还包括社会政治、经济、文化以及环境与生态对食物供应的影响而产生的人类生存与健康的影响；不仅关注一个地区、一个国家的营养问题，而是全球的营养问题；不仅关注现在的营养问题，还要关注未来的、可持续发展的营养问题。

这一时期，营养工作的社会性得到不断加强，营养学研究更重视如何将营养学的研究成果应用于提高广大人民群众的健康水平。

由此可见，一个多世纪以来，现代营养学的发展大体是从宏观到微观，在社会需要的促进下又重新开始重视宏观调控的过程。

五、人体需要的营养素

（一）合理营养

合理营养是指每天从食物中摄取的能量和营养素的数量及相互之间的比例，能满足不同生理阶段、不同劳动强度和劳动环境下的需要，并使机体处于良好的健康状态。

人体所需要的营养素，在机体发挥生理功能时都有其特殊作用，一般情况下不能相互替代；同时它们又有着十分密切的关系，既相辅相成，又相互制约，因此，供给人体的营养素不但数量要充足，相互之间的比例也要适宜。

（二）营养不良

营养不良是指一种或多种营养素缺乏或过剩，导致人体健康的异常或疾病状况。营养不良包括营养缺乏和营养过剩两种状况。

（三）膳食营养素参考摄入量

营养素参考摄入量（dietary reference intakes，DRIs）是为保证人体合理摄入营养素，避免缺乏或过量，在推荐营养素供给量（recommended dietary allowance，RDA）的基础上发展起来的每日平均膳食营养素摄入量的一组参考值。其目的是预防营养缺乏病，防止营养素摄入过量危害健康。

随着营养科学的不断进步，营养素参考摄入量的内容也逐渐丰富。由最初以满足人体合理营养的四个指标，即平均需要量、推荐摄入量、适宜摄入量、可耐受最高摄入量，扩展到与预防慢性非传染性疾病相关的指标：营养素可接受范围、预防慢性非传染性疾病的建议摄入量和特定建议值。

1. 平均需要量

平均需要量（estimated average requirement，EAR）指某一特定性别、年龄、生理状况群体中个体对某营养素需要量的平均值。当人群摄入某营养素的量达到 EAR 水平时，可以满足群体中 50% 个体对该营养素的需要，但不能满足群体中另外 50% 个体对该营养素的需要。EAR 是制订 RNI（见下一段）的基础，也可用于评价或计划群体的膳食摄入量，或判断个体某营养素摄入量不足的可能性。针对人群，EAR 可以用于评估群体中摄入不足的发生率；针对个体，可以检查其摄入不足的可能性。

2. 推荐摄入量

推荐摄入量（recommended nutrient intake，RNI）是指可满足某一特定性别、年龄、生理状况群体中绝大多数个体(97%～98%)需要量的某种营养素摄入水平。长期摄入 RNI 水平，可以满足机体对该营养素的需要，保持健康和维持组织中有适当的储备。RNI 的主要用途是作为个体每日摄入该营养素的推荐值，是健康个体膳食摄入营养素的目标，但不作为群体膳食计划的依据。RNI 评价个体营养素摄入时，达到或超过时，认为该个体没有摄入不足的危险；但达不到此值并不一定代表此个体没有达到适宜的营养状况。

RNI 是根据某一特定人群中体重在正常范围内的个体需要量而设置的。对于体重超出此参考范围比较多的个体，则需要按每千克体重的需要量调整其 RNI。因此，对于能量的摄入量是要按个体能量需要量执行的。

能量需要量（estimated energy requirement，EER）是指能长期保持良好健康状态，维持良好体形、机体构成以及理想活动水平的个体或群体，达到能量平衡时所需要的膳食能量摄入量。

一般情况下，如果已知某营养素的 EAR 和标准差（SD），则其 RNI 值为 EAR 加两个标准差，即：

$$RNI = EAR + 2SD$$

如果资料不充分，不能计算某营养素的 EAR 的标准差时，一般设定 EAR 的变异系数为 10%，RNI 定为：

$$RNI = EAR + 20\%EAR$$

即：

$$RNI = 1.2 \times EAR$$

但能量需要量（EER）不同，群体的能量推荐摄入量直接等同于该群体的能量 EAR，而不是像其他营养素那样要在 EAR 的基础上加标准差；所以能量的推荐摄入量不用 RNI 表示，而直接用 EER 描述。

3. 适宜摄入量

适宜摄入量（adequate intake，AI）是通过实验或观察得到的健康人群某种营养素的摄入量。当某种营养素需要量研究资料不足以计算 EAR，从而无法推算出 RNI 时，可通过 AI 代替 RNI。例如纯母乳喂养的婴儿，从出生到 4～6 个月，他们所需要的营养素的全部来自母乳（维生素 D 除外），故摄入的母乳中营养素就是婴儿所需要的营养素 AI 值。AI 的主要用途是作为个体营养素摄入的目标。

AI 与 RNI 的相似之处是都可以作为目标人群营养素的摄入量目标：当健康个体摄入量达到 AI 时，可以满足目标群体中几乎所有个体的需要，出现营养缺乏的危险很小；但 AI 的准确性远不如 RNI，也高于 RNI，因此使用 AI 作为推荐标准时，要更加小心，避免毒副作用。

4. 可耐受最高摄入量

可耐受最高摄入量（tolerable upper intake lever，UL）是指平均每日摄入营养素的最高限量。"可耐受"是指摄入这一水平在生物学上是可以耐受的，对一般群体来说，摄入量达到 UL 水平对几乎所有个体都不致损害健康，但并不表示达到此摄入水平对健康是有益的。UL 并不是一个建议的摄入量，在制订个体或群体膳食时，应使营养素的摄入量低于 UL 值，以避免营养素过量摄入可能造成的危害。但 UL 值也不能用于评估群体中营养素摄入过多而产生的毒副作用的危险性。因为 UL 对群体中最易感的个体也不会造成危害。

由于目前还没有研究资料来确立所有营养素的 UL 值，因此，没有 UL 值的营养素并不意味着摄入过多时没有潜在的危险或风险。

5. 宏量营养素可接受范围

宏量营养素可接受范围（acceptable macronutrient distribution ranges，AMDR）是指脂肪、蛋白质和碳水化合物理想的摄入范围，该范围可以提供这些营养素的需要，并有利于降低慢性病的风险，常用占能量摄入比例的百分比表示。

脂肪、蛋白质和碳水化合物属于在体内能产生能量的营养素，是人体必需的营养素，但摄入过多又会导致机体能量贮存过多，增加某些慢性病的发生风险。因此，研究者提出了既能预防营养素缺乏，同时又减少摄入产能营养素过多风险的 AMDR。

传统上 AMDR 常以某种营养素摄入量占能量的比例来表示，它的一个显著特点是具有上限和下限。如某个体的摄入量高于或低于推荐的范围，则会增加罹患慢性病的风险，或引起营养素缺乏。

6. 预防非传染性慢性病的建议摄入量

预防非传染性慢性病的建议摄入量（proposed intakes for preventing non-communicable chronic diseases，PI-NCD），简称建议摄入量（PI），是以非传染

性慢性病的一级预防为目标，提出的必需营养素的每日摄入量。当非传染性慢性病易感人群某些营养素达到或接近 PI 值时，可降低非传染性慢性病的发病风险。营养素对人体的生理功能各不相同，因此有些营养素的 PI 可能接近或高于 RNI，如维生素 C；有些营养素则可能低于 RNI，如钠。

7. 特定建议值

特定建议值（specific proposed levels，SPL）是近几十年营养学领域的研究，发现了一些传统营养素之外的食物成分的健康效应。一些营养流行病学研究资料以及人体干预研究结果，证明了某些食物成分（其中多数属于食物中的植物化合物）具备改善人体生理功能、预防慢性非传染性疾病的生物学作用。中国居民膳食营养素参考摄入量提出的特定建议值，专门用于营养素以外的其他食物成分，一个人每日膳食中的这些成分达到建议水平时，有利于人体健康。

综上所述，人体每天都需要从膳食中获得一定量的各种营养素，长期摄入过量或不足就会发生营养素过量或缺乏的风险，如图 1-1 所示。

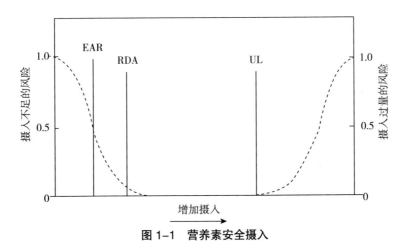

图 1-1　营养素安全摄入

当日常摄入量为 0 时，摄入不足的概率为 1.0；

当摄入量达到 EAR 水平时，发生营养素缺乏的概率为 0.5，即有 50% 的概率缺乏该营养素；

摄入量达到 RNI 水平时，摄入不足的概率变得很小，即绝大多数个体都没有发生缺乏症的危险；

摄入量达到 UL 水平后，若再继续增加就可能开始出现毒副作用；

RNI 和 UL 之间是一个"安全摄入范围"。

六、烹饪营养学

烹饪营养学是应用现代营养科学的基本原理指导烹饪营养管理的一门应用性

学科。

它是随着烹饪科学和营养科学的不断发展、研究领域的不断拓宽发展而来的。

1982 年国家正式批准设立中国烹饪高等教育专业，1983 年，原江苏省商业专科学校首次在华东六省一市从应届高中毕业生中招收中国烹饪专业学生，中国烹饪高等教育首次进入人们的视野；"烹饪营养学"这一新的营养学的分支也首先被提出，并作为一门必修课程开设。此后，在许多开设高等烹饪教育的学院里，"烹饪营养学"这门课程被广泛采用；在许多省级的营养学会里，设立了"烹饪营养"学科组；2018 年，中国营养学会下设了"食物与烹饪营养"分会；2019 年出版的《营养科学全书》中，在第二卷第十三章为"烹饪营养与膳食制备"，烹饪营养第一次出现在中国营养学研究领域的权威团体和著作中，这标志着"烹饪营养"作为营养学的一个重要分支得到了认同。

烹饪营养学的研究内容和范围也随着营养科学和烹饪学科的不断进步而更加丰富。烹饪营养学的定义从过去的"烹饪营养学是应用现代营养科学的基本原理指导合理烹饪过程的一门应用性学科"扩展为"烹饪营养学是应用现代营养科学的基本原理指导烹饪营养管理的一门应用性学科"，其研究内容也进一步完善，主要包括：

- 营养素与人体健康；
- 烹饪原料的营养价值及在膳食结构中的意义；
- 烹饪加工过程对原料营养素的影响；
- 合理烹饪对食物营养价值及人体健康的影响；
- 烹饪营养与健康；
- 平衡膳食与食谱编制；
- 烹饪企业营养管理等。

中国烹饪历史古老而悠久，劳动人民在长期的生活实践过程中，细心观察，不断总结，积累了丰富的经验，使中国烹饪在原料的选择、烹饪方法以及菜肴的色、香、味、形等方面都带有鲜明的中国特色，使中国成为"烹饪王国"之一。

随着人民生活水平和生活质量的提高，对食物的要求从吃饱到吃好；从物质享受到精神享受；就餐的形式也从家庭烹饪到团餐、餐厅餐饮、外卖点餐等，变得更多样化；这些都对中国烹饪的发展提出了新的挑战。

烹饪工作者是将现代营养科学的研究成果与生活实践相结合的重要桥梁，因而在烹饪专业开设烹饪营养学课程是营养科学社会实践性的重要体现，也是中国烹饪与现代科学相结合的迫切需要。

烹饪营养学是一门与其他许多学科有着广泛联系的综合性学科，化学、生物化学、分析化学、微生物学、食品卫生学、烹饪原料学、烹饪美学、中医饮食保健学、烹饪工艺等都为烹饪营养学的研究提供了研究资料与理论基础。

烹饪营养学的研究方法涉及实验研究方法，流行病学研究方法及管理学研究方法，是多学科的融合。

2017 年，由国务院办公厅印发的《国民营养计划（2017—2030 年）》一文中指出，要"加强对传统烹饪方式的营养化改造，研发健康烹饪模式""开展健康烹饪模式与营养均衡配餐的示范推广"，第一次明确地对烹饪行业、烹饪方式提出了营养、健康的要求。烹饪营养学的研究与实践任重而道远。

第二章 食物的消化吸收与排泄

本章内容：基本概念

消化系统的组成与消化

营养素的吸收

代谢物质的排泄

教学时间：4 课时

教学目的：通过本章的学习，让学生掌握消化、吸收及排泄的概念，掌握消化系统结构与功能的关系，掌握营养素消化、吸收的方式，代谢产物排泄的途径，为后面各章节的学习打下基础。

教学方式：由教师讲述基本概念和基本理论，通过实验观察验证消化道的组织结构。

教学要求：1. 掌握有关消化吸收及排泄的基本概念。

2. 掌握消化道功能与结构的关系。

3. 掌握消化吸收与排泄的机制及过程。

第一节　基本概念

食物是营养素的载体，人体在新陈代谢的过程中，不仅要从外界吸取氧气，还要不断地从食物中摄取各种营养素。这些营养素中，蛋白质、脂肪、碳水化合物是大分子有机化合物，人体不能直接利用，必须先在消化道内经过分解，转变成结构简单的小分子物质，才能透过消化道黏膜的上皮细胞，进入血液循环，供人体组织利用。食物在消化道内的分解过程，称为消化（digestion）。经过消化后的小分子物质透过消化道黏膜进入血液或淋巴的过程，称为吸收（absorption）。

食物的消化与吸收过程是在消化系统内进行的。消化系统按其功能可分为消化道与消化腺两部分。

人体的消化道由不同的消化器官相延续而成，包括口腔、食管、胃、小肠（十二指肠、空肠、回肠）、大肠（盲肠、阑尾、结肠、直肠和肛门）等。消化腺主要由唾液腺、胰腺和肝脏组成（图 2-1）。

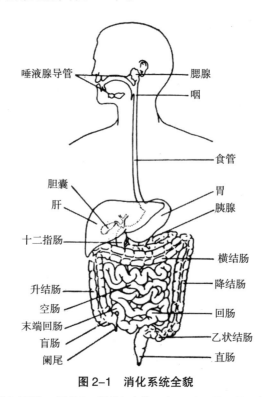

图 2-1　消化系统全貌

图片来源：《生理学》，周衍椒、张镜如主编，（P231），第 3 版，人民卫生出版社

人体开始进食或准备进食时，消化系统就在神经和体液的调节下进行工作，对食物进行消化与吸收。

正常情况下，人体的消化道不断地进行有规律的、缓慢的运动，这种运动方式称为蠕动。通过口腔的咀嚼和消化道的蠕动，将大块的食物改变为小块或食糜，称为机械消化；在消化道内，食糜与消化腺所分泌的消化液充分混合，并将大分子营养素分解为小分子物质，这一过程称为化学消化。只有将大分子营养素分解为小分子物质才能被人体吸收。食物的机械性、化学消化以及吸收过程可以同时进行。

吸收后的营养素在体内参与代谢，会产生一些代谢产物，将这些物质排出体外的过程，称为排泄（excretion）。

第二节 消化系统的组成与消化

一、口腔

口腔（oral cavity）位于消化道的最前端，是食物进入消化道的门户。口腔内参与消化作用的器官主要有牙齿、舌和唾液腺。

牙齿是人体最坚硬的器官。牙齿按形状分为切牙、尖牙和磨牙，切牙和尖牙的功能是咬切和撕扯食物，而磨牙的功能是研磨和粉碎食物。通过牙齿的咀嚼，食物由大块变成小块。

舌有协助咀嚼、吞咽和感受味觉等功能。在进食过程中，舌的运动使食物与唾液混合，并将食物向咽喉部推进，用以帮助食物吞咽；同时舌是感受味觉的主要器官。

人体口腔内有 3 对大唾液腺：腮腺、舌下腺、颌下腺，还有无数散在于口腔黏膜内的小唾液腺，唾液就是由这些唾液腺分泌的混合液。唾液为无色、无味近于中性的低渗液体。唾液中的水分约占 99.5%。唾液可湿润与溶解食物，引起味觉；清洁和保护口腔，当有害物质进入口腔后，唾液可起冲洗、稀释及中和作用，其中的溶菌酶可杀灭一部分进入口腔内的微生物；唾液可使食物便于吞咽；唾液中还含有淀粉酶，对食物中的淀粉进行简单的分解，产生部分麦芽糖。但这一作用很弱，且唾液淀粉酶仅在口腔中起作用，当进入胃与胃液混合后，pH 下降，此酶迅速失活。

食物在口腔内主要进行的是机械性消化，伴随少量的化学性消化，同时反射性地引起胃、肠、胰、肝、胆囊等器官的活动，为以后的消化做准备。

二、咽与食管

咽（throat）的前端分别与鼻腔、口腔和喉腔相能，下端与食管（esophagus）相连。食团通过吞咽进入食管后，在食团的机械刺激下，位于食团上端的平滑肌收缩，推动食团向下移动，而位于食团下方的平滑肌舒张，这一过程的往复，使食团进入胃。

三、胃

胃（stomach）位于左上腹，是消化道最膨大的部分，其上端通过贲门与食管相连，下端通过幽门与十二指肠相连。胃的肌肉由纵状肌肉和环状肌肉组成，内衬黏膜层。肌肉的收缩形成了胃的运动，黏膜层则具有分泌胃液的作用。

（一）胃的运动

胃的运动形式有容受性舒张、紧张性收缩和胃的蠕动三种运动形式。

胃的容受性舒张：胃在充盈的状态下体积可增大到 1000 ～ 1500mL，使胃可以在此范围内接受食物而不引起胃内压力的增大。胃的容受性舒张的生理意义是使胃的容量适应于大量食物的涌入，以完成贮存和预备消化食物的功能。

胃的紧张性收缩：进食后，胃就开始了它的持续较长时间的紧张性收缩。在消化过程中，紧张性收缩逐渐加强，使胃腔内有一定压力，这种压力有助于胃液渗入食物，并能协助推动食物向十二指肠移动。

胃的蠕动：蠕动的作用是使食物与胃液充分混合，以利胃液的消化作用并把食物以最适合小肠消化和吸收的速度向小肠排放。

（二）胃液

胃液（gastric juice）为透明、淡黄色的酸性液体，pH 为 0.9 ～ 1.5。胃液中含有胃酸、胃蛋白质酶、黏液、内因子等。

胃酸由胃黏膜的壁细胞分泌。胃酸能维持胃内的酸性环境，为胃内的消化酶提供最合适的 pH，并使钙、铁等元素处于游离状态，利于吸收；激活胃蛋白酶原，使之转变为有活性的胃蛋白酶；提高食物中蛋白质变性的程度，使其更容易被消化酶所分解；另外，强酸的环境还能杀灭随同食物进入胃内的微生物。

胃蛋白酶是由胃黏膜的主细胞以不具活性的胃蛋白酶原的形式分泌的，胃蛋白酶原在胃酸的作用下转变为具有活性的胃蛋白酶。胃蛋白酶可对食物中的蛋白质进行简单分解，主要作用于含苯丙氨酸或酪氨酸的肽键，形成比较短的肽链，但很少形成游离氨基酸，当食糜被送入小肠后，随 pH 升高，此酶迅速失去活性。

胃黏液的主要成分为糖蛋白。它覆盖在胃细胞膜的表面，具有润滑作用，使食物易于通过；同时还保护胃黏膜不受食物中粗糙成分的机械损伤；黏液为中性或偏碱性，可降低胃酸的酸度，减弱胃蛋白酶活性，从而防止胃酸和胃蛋白酶对胃细胞膜的消化损伤，对胃黏膜具有保护作用。

内因子由胃壁细胞分泌，可以与维生素 B_{12} 结合成复合体，有促进回肠上皮

细胞吸收维生素 B_{12} 的作用。

四、小肠

小肠（small intestine）是食物消化的最重要器官。小肠位于胃的下端，长 $4 \sim 5m$，由十二指肠、空肠和回肠组成。十二指肠长约 25cm，在中间偏下处的肠管稍粗，称为十二指肠壶腹，该处有胆总管的开口，胰液及胆汁经此开口进入小肠，开口处有环状平滑肌环绕，起括约肌的作用，称为奥迪（oddi）括约肌，防止肠内容物返流入胆管。

（一）小肠的运动

小肠的运动主要有紧张性收缩、节律性分节运动和蠕动三种形式。

小肠平滑肌的紧张性是其他运动形式有效进行的基础，当小肠紧张性降低时，肠腔扩张，肠内容物的混合和转运减慢；相反，当小肠紧张性增高时，食糜在小肠内的混合和转运过程就加快。

小肠的节律性分节运动由环状肌的舒缩来完成，在食糜所在的一段肠管上，环状肌在许多点同时收缩，把食糜分割成许多节段；随后，原来收缩处舒张，而原来舒张处收缩，使原来的节段分为两半，相邻的两半则合拢为一个新的节段。如此反复进行，食糜得以不断地分开，又不断地混合（图2-2）。

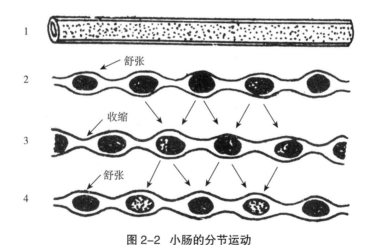

图2-2　小肠的分节运动

图片来源：《生理学》，周衍椒，张镜如主编，（P260），第3版，人民卫生出版社

分节运动向前推进食物作用很小，但对于食物的消化却有着十分重要的作用：首先，这种运动形式使食糜与消化液充分混合，便于进行化学性消化；其次，可以使食糜与肠壁紧密接触，为吸收创造条件；同时还具有挤压肠壁、有助于血液和淋巴回流的作用。

蠕动是一种把食糜向着大肠方向推进的活动。蠕动由环状肌完成。由于小肠的蠕动很弱，通常只进行一段短距离后即消失，所以食糜在小肠内的推进速度很慢，为 1 ～ 2cm/min，这样更有利于食物在小肠中的消化与吸收。

（二）小肠内的消化液

小肠内的消化液主要由胰液（pancreatic juice）、胆汁（bile）及肠液（intestinal juice）组成。

胰液由胰腺的外分泌腺部分分泌，流经胰管，通过胆总管进入小肠。胰液为无色、无嗅的弱碱性液体，pH 为 7.8 ～ 8.4，中和进入十二指肠的胃酸，使肠黏膜免受强酸的侵蚀，同时也提供了小肠内多种消化酶活动的最适 pH；胰液中含有多种消化酶，主要有胰淀粉酶、胰脂肪酶、胰蛋白酶等，参与碳水化合物、脂肪、蛋白质的消化过程。胰腺细胞最初分泌的各种酶都是以无活性的酶原形式存在的，进入十二指肠后被肠致活酶所激活。除上述三类主要的酶外，胰液中还含有核糖核酸酶和脱氧核糖核酸酶等。

胆汁是由肝细胞合成，贮存于胆囊，经浓缩后由胆囊经胆总管排至十二指肠。胆汁是一种金黄色或橘棕色有苦味的浓稠液体，除含有水分和钠、钾、钙、碳酸氢盐等无机成分外，还含有胆盐、胆色素、脂肪酸、磷脂、胆固醇和细胞蛋白等有机成分。胆盐是由肝脏利用胆固醇合成的胆汁酸与甘氨酸或牛磺酸结合形成的钠盐或钾盐，是胆汁参与消化与吸收的主要成分。一般认为胆汁中不含消化酶。胆汁的作用是激活胰脂肪酶原，使其从无活性状态转为活性状态；胆汁中的胆盐、胆固醇和卵磷脂等都可作为乳化剂，将脂肪乳化成细小的微粒，增加胰脂肪酶的作用面积，使其对脂肪的分解作用大大加速；胆盐与脂肪的分解产物如游离脂肪酸、甘油一酯等结合成水溶性复合物，促进了脂肪的吸收；通过促进脂肪的吸收，间接帮助了脂溶性维生素的吸收。此外，胆汁还是体内胆固醇和胆色素代谢产物排出体外的主要途径。

肠液是由十二指肠腺细胞和肠腺细胞分泌的一种弱碱性液体，pH 约为 7.6。小肠液中的含有大量的消化酶如氨基肽酶、糊精酶、麦芽糖酶、乳糖酶、蔗糖酶、磷酸酶等，对营养素最终消化为可吸收的状态起着十分重要的作用。

五、大肠

人类的大肠（large intestine）内没有重要的消化活动。大肠的主要功能在于吸收水分，同时也为消化吸收后的食物残渣提供临时贮存场所。大肠的运动少而慢，对刺激的反应也较迟缓，这些有利于暂时贮存粪便时对水分的吸收。

人体肠道菌群是人体消化系统中栖息的微生物的总称，包括细菌、病毒、真菌、原生生物等。在大肠中存在 1000 ～ 1150 种细菌，平均每个宿主体内有 160 种优势菌种。肠道菌群可分为共生菌、条件致病菌和致病菌。共生菌是长期寄居在肠道内的细菌，占肠道细菌总量的99%，与宿主相互依存、相互制约，是机体不可分割的一部分，对机体有益无害，如乳酸菌、乳杆菌、双歧杆菌等；条件致病菌是在特定条件下能导致疾病的细菌。

　　肠道细菌主要来自空气和食物，它们依靠食物残渣而生存，同时分解未被消化吸收的蛋白质、脂肪和碳水化合物。如将未被消化吸收的蛋白质分解为氨基酸、胺及氨，这些分解产物可产生苯酚（phenol）、吲哚（indole）、甲基吲哚（methylindole）和硫化氢（sulfureted hydrogen）等物质，是粪便臭味的主要来源；碳水化合物可被分解产生乳酸、醋酸等低级酸以及二氧化碳、沼气等；脂肪则被分解，产生脂肪酸、甘油、醛、酮等，这些产物大部分对人体有害。但大肠中的细菌也能合成少量的 B 族维生素和维生素 K。

第三节　营养素的吸收

　　吸收（absorption）是指被分解后的小分子营养素从消化道上皮细胞转运进入血液或淋巴的过程。

一、吸收部位

　　营养素的吸收的主要部位是小肠上段的十二指肠和空肠。回肠主要是吸收功能的储备，用于代偿时的需要，而大肠主要是吸收水分和矿物质类（图 2-3）。

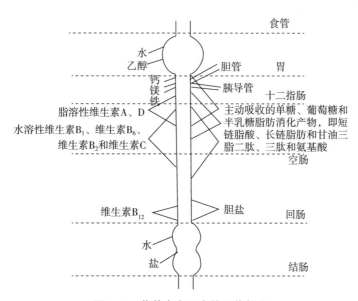

图 2-3　营养素在肠中的吸收部位

图片来源：《生理学》，姚泰主编，（P191），第 6 版，人民卫生出版社人体小肠长度 5 ～ 6m，它的黏膜肉眼可见环形皱褶；并拥有大量的指状突起，称为绒毛；绒毛是小肠黏膜的微小突起，是形成小肠黏膜面的基本部分（图 2-4 ）。

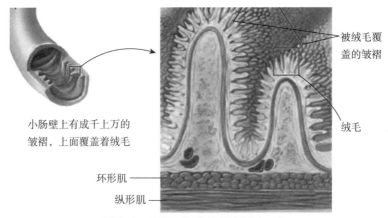

小肠壁上有成千上万的皱褶，上面覆盖着绒毛

被绒毛覆盖的皱褶

绒毛

环形肌

纵形肌

图 2-4　小肠组织结构示意图（一）

图片来源：*Understanding Nutrition*，（P78），第 13 版，2012

绒毛的长度约为 1mm。每一条绒毛的外面是一层柱状的上皮细胞。在普通显微镜下，柱状细胞的顶端有明显的纵纹。用电子显微镜观察，这些纵纹实际是柱状细胞表面的突起，称为微绒毛。一个小肠柱状细胞可以有约 1700 条微绒毛。由于微绒毛的存在，使小肠的吸收面积增加到肉眼所见面积的 600 倍，可达 200m²。因而，小肠的组织学结构使小肠成为一个重要的消化与吸收场所。小肠的绒毛内部有丰富的平滑肌、神经丛、毛细血管、淋巴管等组织。淋巴管和毛细血管是营养素吸收转运到人体血液的通道（图 2-5 ）。

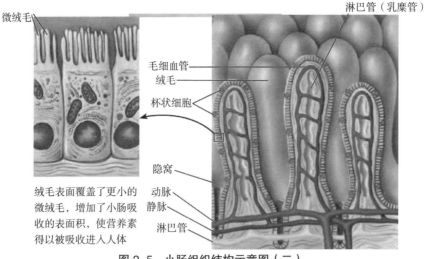

微绒毛

淋巴管（乳糜管）

毛细血管

绒毛

杯状细胞

绒毛表面覆盖了更小的微绒毛，增加了小肠吸收的表面积，使营养素得以被吸收进入人体

隐窝

动脉

静脉

淋巴管

图 2-5　小肠组织结构示意图（二）

图片来源：*Understanding Nutrition*，（P78），第 13 版，2012

二、吸收形式

小肠内的营养物质通过血液或淋巴进入人体。小肠细胞膜的吸收形式主要依靠被动转运与主动转运来完成。

（一）被动转运

被动转运过程主要包括被动扩散、易化扩散等。

1. 被动扩散

这是一种不借助载体，不消耗能量，物质从浓度高的一侧向浓度低的一侧透过的转运形式，称为被动扩散。由于细胞膜的基质是类脂双分子层，脂溶性物质更易进入细胞。物质进入细胞的速度决定于它在脂质中的溶解度和分子大小，溶解度越大，透过越快；如果在脂质中的溶解度相等，则较小的分子透过较快。

2. 易化扩散

易化扩散指非脂溶性物质或亲水物质如 Na^+、K^+、葡萄糖和氨基酸等，不能透过细胞膜的双层脂类，需在载体的帮助下，由膜的高浓度一侧向低浓度一侧扩散或转运的过程。载体与它们所转运的物质之间具有高度的结构特异性，即每一种蛋白质载体只能转运具有某种特定化学结构的物质；易化扩散还具有饱和现象，即扩散通量一般与浓度梯度的大小成正比，当浓度梯度增加到一定限度时，扩散通量就不再增加。

此外，胃肠黏膜细胞还具有一定的滤过和渗透作用。当胃肠道的腔内压力超过毛细血管压力时，水分和其他营养物质就可以滤入血液；当膜两侧产生不相等的渗透压时，渗透压较高的一侧的将从另一侧吸引一部分水分过来，以求达到渗透压的平衡。

（二）主动转运

在许多情况下，营养素必须要逆着浓度梯度（化学的或电荷的）的方向穿过细胞膜，这个过程称为主动转运。营养素的主动转运需要有细胞上载体的协助，同时需要有能量的消耗。能量来自三磷酸腺苷（ATP）的分解；载体对所运转的营养素在结构上也具有特异性，即细胞膜上存在着几种不同的载体系统，每一系统只运载某些特定的营养物质。

（三）入胞作用和出胞作用

上面所叙述的两种营养素吸收形式主要是一些小分子物质或离子的转运形式，但对于一些大分子物质来说，其吸收过程则需要用更为复杂的细胞膜的结构和功能的改变，即入胞作用和出胞作用来完成（图2-6）。

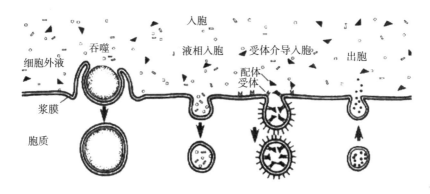

图 2-6　蛋白质入胞转运示意图

图片来源：《生理学》，姚泰主编，（P17），第 6 版，人民卫生出版社

　　脂肪的吸收过程中，从肠黏膜细胞进入淋巴就是采用出胞作用的原理进行的。甘油三酯（triglyceride）在肠腔内分解后的产物脂肪酸及甘油一酯，通过易化扩散先进入小肠黏膜细胞内，在内质网中重新合成为甘油三酯，并与载脂蛋白结合，形成乳糜微粒（chylomicron）；乳糜微粒一旦形成，就进入高尔基体中，许多乳糜微粒被包裹在一个囊泡内；当囊泡移行至细胞膜侧时，细胞受到特殊的化学刺激或细胞膜的电化学改变，引起细胞外 Ca^{2+} 进入细胞内，就能触发囊泡膜与细胞膜的融合，膜破裂形成一小孔，囊泡内容物乳糜微粒就进入淋巴液中，完成了脂肪先通过易化扩散进入小肠黏膜细胞，再通过出胞作用转运至淋巴液的吸收过程。

　　小肠中的一些小分子蛋白质或肽链，有时也可以直接被人体吸收，而不需要分解成氨基酸。这种小分子蛋白质吸收的机制与氨基酸有很大的不同，它借助于细胞膜形成吞噬泡或吞饮泡的方式进入细胞内，称为吞噬或吞饮。吞噬的过程，首先是蛋白质被小肠黏膜细胞识别，并与细胞膜上的受体特异性结合，结合部位的细胞膜发生内陷，并逐步将其包绕，最后细胞膜发生融合，于是蛋白质和包绕的膜就进入肠黏膜细胞内。这种入胞形式在营养素的吸收中不是主要方式。但许多大分子的物质在吸收进入血液循环后，进一步被组织细胞利用时，可以用这种方式，如结合了 Fe^{2+} 的运铁蛋白、低密度脂蛋白等。

第四节　代谢物质的排泄

　　食物中的营养素及其他成分经过消化、吸收后，被组织细胞摄取，作为生长发育、组织更新的原料被利用，或作为能量的来源维持机体的新陈代谢。在这个过程中，也会产生一些代谢产物。人体必须将这些代谢的最终产物，以及进入机体的异物或有害物质，和一些过剩的物质都排出体外，才能维持人体内环境的稳定。这一过程称为排泄。

人体排泄的途径有四条：第一条是气管、支气管及肺脏等呼吸器官的排泄，主要的排泄物是二氧化碳和少量的水分；第二条是由皮肤汗液的排泄，主要是以汗液的形式散发出机体多余的热量、水分和氯化钠、尿素等代谢产物；第三条是肾脏尿液的排泄，是人体最重要的排泄途径，可排泄体内过多的水分、尿素、离子等代谢产物，对维持机体内环境的稳定具有特别重要的意义；第四条排泄的途径是大肠粪便的排泄。从严格的生理学意义讲，只将经过血液循环、由某些排泄器官向体外排泄的过程，称为排泄。因此，大肠的排泄应该特指经肝脏排出，并在肠道中起了变化的胆色素、经肠黏膜细胞排出的一些矿物质，如钙、镁等物质的排泄，而不包括食物未消化的，或消化后未被吸收的残渣。但从食物营养素代谢的整个过程来看，为了叙述的方便，一般也称为排泄。

一、粪便的排泄

人类的大肠没有重要的消化活动，主要的作用是吸收一部分水分，并为从小肠转运来的未被消化吸收的残余物质提供暂时贮存的场所。

（一）粪便的形成与成分

食物残渣在大肠的停留时间比较长，一般在 10 小时左右。在这段时间里，食物残渣中的水分被大肠黏膜细胞吸收；大肠内存在着大量的细菌，它们来自食物和空气，由口腔入胃，最后到达大肠。大肠内的温度和酸碱度很适合细菌的生长繁殖，繁殖的速度也相当快，人体排出粪便中有 20%～30% 为活的或死的细菌；有些细菌中含有分解食物残渣的酶，能将蛋白质分解为蛋白胨、氨基酸、氨、硫化氢、组胺、吲哚等，这一过程称为腐败式分解；也能将糖及脂肪分解，产物为乳酸、醋酸、二氧化碳、脂肪酸、胆碱等，这一过程称为发酵式分解。膳食纤维在大肠中最易被细菌发酵，发酵的程度及速度与膳食纤维的种类、存在形式及物理性状、肠道中菌群等有关，适量膳食纤维的摄入并在肠道中发酵，有利于改善肠道功能。

大肠排出的粪便，除食物的残渣、脱落的消化道细胞、细菌等，还含有机体代谢后的废物，如肝脏排泄的胆色素衍生物；血液通过肠壁排至肠腔的一些金属，如钙、镁、汞的盐类等，也随着粪便排出体外。

（二）粪便的排出

正常人的直肠一般是空的，没有粪便存内。当肠蠕动将粪便推入直肠时，刺激了肠壁的感受器，冲动经神经传至脊髓的低级排便中枢及大脑皮层，引起便意和排便反射。正常人的直肠对于粪便的压力刺激具有一定的阈值，达到这一压力阈值时就会引起便意；但排便动作可以受大脑皮层的影响，意识可以加强或抑制便意。人们如果对便意经常抑制，就会使直肠渐渐对粪便的压力失去正常的敏感度；粪便在肠道中停留的时间过长，水分的吸收就多，而使粪便干燥，引起排便的困难，这是产生便秘的主要原因。便秘时，粪便中的一些代谢产物也有可能再被人体吸收，因而会有损健康。

正常情况下，每日从粪便中排泄的水分约为 150mL，但腹泻时，特别是水样腹泻，就会造成水分的大量流失，有时甚至会影响到生命安全。

二、尿液的排泄

泌尿是肾脏的重要功能。通过尿液的排泄，可以调节人体的水分含量，同时还能排泄体内代谢的产物，控制体液中离子成分的浓度，维持人体晶体成分的稳定。因此，通过尿液的排泄，可以维持人体内环境的相对稳定。

（一）尿液的成分与排泄量

正常人每昼夜排出的尿量为 1000 ～ 2000mL，一般为 1500mL 左右。尿量的多少与水的摄入量和由其他途径所排出的水量有关。如果排汗量、粪便的排水量不变，则摄入的水越多，排泄的尿液也越多。若每昼夜的尿量长期保持在 2500mL 以上，称为多尿；每昼夜的尿量在 100 ～ 500mL，称为少尿；如果每天的尿量不足 100mL，则称为无尿。尿量过多，机体水和电解质的损失过多，会导致脱水和电解质紊乱；尿量太少，则会引起水潴留，代谢产物的积聚，对体机体健康的影响更大。

尿液中 95% ～ 97% 是水分，固体物只有 3% ～ 5%。固体物分为有机物和无机物两类。有机物中主要成分为尿素，还有肌酐、马尿酸、尿胆素等，主要是食物或机体蛋白质代谢后的产物；无机物主要是氯化钠，还有硫酸盐、磷酸盐、钾、铵等。氯化钠的含量随食物中盐含量的多少而波动；硫酸盐主要来自蛋白质的代谢；磷酸盐主要来自含磷的蛋白质和磷脂的代谢。固体物质虽然只占尿液成分中很少的比例，但能否及时清除，却对机体内环境的稳定起着十分重要的作用。

正常人的尿液一般呈酸性反应，pH 5.0 ～ 7.0，最大变化范围是 4.5 ～ 8.0。尿液的 pH 主要受食物性质的影响，荤素杂食的人，尿液呈酸性，pH 在 6.0 左右；素食者尿液偏碱性。

（二）尿液的形成与重吸收

人体尿液的形成，先是流经肾小球的血浆通过滤过膜的滤过，形成原尿（crude

urine）。人体两侧肾脏 24 小时原尿的生成量约为 180L，其晶体渗透压与血浆完全相同；原尿进入肾小管，经过肾小管和集合管的选择性重吸收，大约 99% 的水分被重吸收，最终只有约 1% 的水分形成终尿排出体外。一些对机体有用的物质，如钠、钾、钙、葡萄糖和氨基酸等也被重吸收进入血液。同时肾小管还将一些机体的代谢终产物通过分泌主动排泄到终尿中。因此，排出体外的终尿是人体在代谢过程需要排泄的废物，而葡萄糖、氨基酸等物质正常情况下是不会出现在尿液中的。

当机体代谢出现异常时，如机体蛋白质的代谢以负氮平衡为主时，或摄入的蛋白质远远超出人体的需要时，蛋白质的代谢产物增加，可以表现为尿液中尿素、肌酐的含量增加；而糖尿病的患者血糖浓度增加到一定限量时，尿液中也会有葡萄糖出现。因此，肾脏功能正常时，可以通过测定尿液中成分的变化，来推测机体的物质代谢和营养状况。

三、汗液的排泄

皮肤是人体进行排泄的另一个重要途径。汗液是皮肤汗腺的分泌物，即汗液在皮肤表面以明显的汗滴形式排泄水分而引起蒸发散热的一种形式。皮肤上有肉眼可见的汗滴时，称为可感蒸发；当机体的水分直接透过皮肤和黏膜表面，并且在还未能形成水滴前就蒸发掉了，这种形式称为不感蒸发。

汗液的排泄是机体散热的一条有效的途径。机体营养物质代谢释放出来的化学能，50% 以上是以热能的形式用于体温的维持，另外的 50% 载荷于 ATP，供给细胞代谢过程中的能量需要；在能量的转化与利用过程中，最终也变为热能。机体的营养物质代谢、细胞的生物氧化过程不断地进行，热能的产生也是持续的。因此，机体要维持体温的恒定，就要将多余的热能散发出体外。汗液的排泄，无论是不感蒸发还是可感蒸发，都是很好的散热途径。特别是当环境温度等于或高于机体的皮肤温度，其他的散热活动，如辐射、对流、传导等停止时，汗液的蒸发就成了唯一的机体散热的渠道。

汗液的排泄除了具有散热的功能外，还具有排泄机体其他代谢产物的作用。汗液中水分的含量约为 99%，另外的 1% 是固体成分，以氯化钠为主，也有少量的氯化钾、尿素、乳酸等。汗液中一般不含有葡萄糖和蛋白质。研究表明，汗液不是简单血浆的滤出液，而是汗腺细胞主动分泌的。从汗腺细胞分泌出来的汗液是等渗的，但流经汗腺管腔时，一部分钠和氯被重吸收，所以最终排出的汗液一般是低渗的。当然，汗液中氯化钠的含量也受到食物中食盐含量的影响，当机体的营养素代谢异常、中间代谢产物增加时，从汗液中的排泄量也会增加，从而使体表产生异味。

✔ 本章总结

1. 食物在消化道内的分解过程，称为消化。经过消化后的小分子物质透过消化道黏膜进入血液或淋巴的过程，称为吸收。

2. 消化系统按其功能可分为消化道与消化腺两部分。人体的消化道由不同的消化器官相延续而成，包括口腔、食道、胃、小肠、大肠等。消化腺主要由唾液腺、胰腺和肝脏组成。

3. 营养素的吸收的主要部位是小肠上段的十二指肠和空肠。营养素的吸收与小肠的组织结构有密切关系。

4. 营养素在发挥对人体生理功能的同时也会产生代谢产物。人体必须将这些代谢的最终产物，和一些过剩的物质都排出体外，才能维持人体内环境的稳定。这一过程称为排泄。

✔ 思考题

1. 消化系统由哪些器官组成？各具有哪些功能？

2. 为什么小肠是最重要的消化吸收营养素的器官？

3. 营养素的吸收有哪几种形式？

4. 代谢产物的排泄有哪些途径？

第三章　营养素与人体健康

本章内容： 蛋白质

脂　类

碳水化合物

能　量

矿物质

维生素

水

其他膳食成分

教学时间： 28 课时

教学目的： 本章内容是烹饪营养学的基础，通过本章的学习，学生掌握营养素对人体的生理功能及健康的影响，营养素的食物来源，营养素缺乏症或过多症产生的原因及临床表现和体征，为今后开展烹饪营养工作打下基础。

教学方式： 由教师讲述基本概念和基本理论，通过实验观察验证食物营养素的分布，观察营养缺乏病的体征。

教学要求： 1. 掌握人体对营养素的消化吸收、代谢过程和生理功能。

2. 掌握营养素对人体的生理功能及与健康的关系。

3. 了解常见营养缺乏病和过多症的临床症状及体征。

4. 熟悉营养素的食物来源。

人体为保证生长发育、生存和维持机体繁殖生命活动，自外界以食物的形式摄入的必需物质称为营养素（nutrient）。根据化学结构与生理功能，分为蛋白质、脂类、碳水化合物、维生素、矿物质及水。根据在体内的需要量，又可分为宏量营养素和微量营养素。

第一节　蛋白质

蛋白质（protein）是化学结构复杂的一类有机化合物，是人体必需的营养素。蛋白质的英文源于希腊文的"proteios"，是"头等质量"的意思，表明蛋白质是生命活动中最为重要的营养素。蛋白质与生命的产生、存在、活动、消亡都有着十分密切的关系。蛋白质是生命的物质基础，没有蛋白质就没有生命。人体从食物中摄取蛋白质，消化、吸收、代谢，合成自身的具有特殊功能的蛋白质，因此，食物蛋白质对人体有着十分重要的功能。

一、蛋白质的组成与结构

蛋白质是由氨基酸以肽键连接在一起的，并形成特定的空间结构的高分子有机化合物。氨基酸的元素组成是碳、氢、氧和氮，有些还含有硫原子。由于其他的营养素，如碳水化合物及脂肪的元素组成只有碳、氢、氧而不存在氮，因此，蛋白质是人体氮的唯一或者说最主要的来源，其营养价值也是碳水化合物和脂肪所不能替代的。蛋白质构成的基本单位是氨基酸（amino acid），氨基酸之间以肽键（peptide bond）连接。

（一）氨基酸

蛋白质分子是生物大分子，相对分子质量1万至100万。其基本单位是氨基酸。氨基酸是羧基分子的 α 碳原子上的氢被一个氨基取代的化合物，故又称 α- 氨基酸。例如，丙氨酸是一个氨基取代了丙酸 α- 碳原子上的氢形成的。结构式如图 3–1 ～图 3–3 所示。

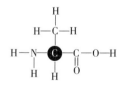

图 3–1　丙氨酸的结构

图片来源：*Understanding Nutrition*，（P169），第 13 版，2012

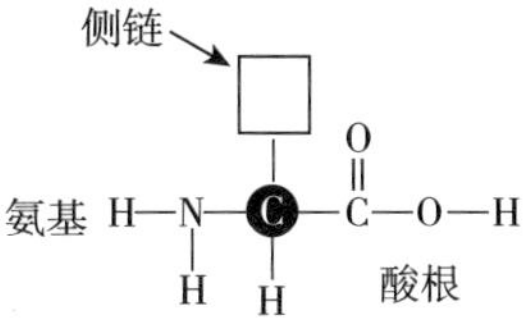

图 3-2　氨基酸的结构（一）

图片来源：*Understanding Nutrition*，（P168），第 13 版，2012

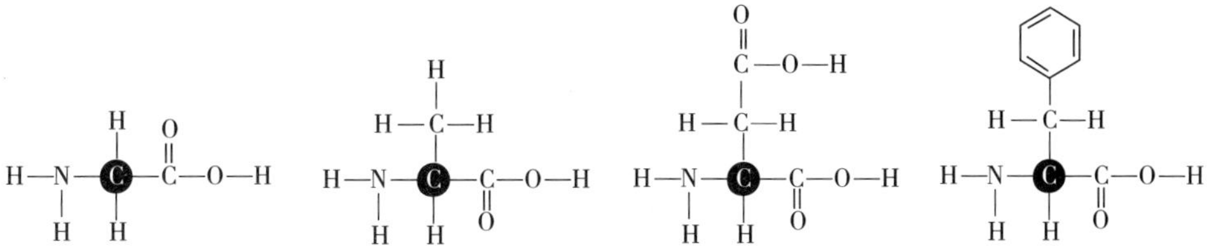

图 3-3　氨基酸的结构（二）

图片来源：*Understanding Nutrition*，（P169），第 13 版，2012

由于氨基酸 α- 碳原子上还连接有一个侧链，侧链不同，氨基酸的种类就不同。组成蛋白质的氨基酸一共有 20 多种（表 3-1）。

表 3-1　氨基酸的种类及缩写

氨基酸名称	英文名称	缩写形式
异亮氨酸 *	Isoleucine	ILE
亮氨酸 *	Leucine	LEU
赖氨酸 *	Lysine	LYS
含硫氨基酸	Sulfur-containing amino acid	SAA
蛋氨酸 *	Methionine	MET
胱氨酸	Cysteine	CYS
芳香族氨基酸	Aromatic amino acids	AAA
苯丙氨酸 *	Phenylalanine	PHE
酪氨酸	Tyrosine	TYS
苏氨酸 *	Threonine	THR
色氨酸 *	Tryptophan	TRY
缬氨酸 *	Valine	VAL
精氨酸	Arginine	ARG
组氨酸 *	Histidine	HIS

续表

氨基酸名称	英文名称	缩写形式
丙氨酸	Alanine	ALA
天冬氨酸	Aspartic	ASP
谷氨酸	Glutamic acid	GLU
甘氨酸	Glycine	GLY
脯氨酸	Proline	GLY
脯氨酸	Proline	PRO
丝氨酸	Serine	SER

摘自：《中国食物成分表 2004》，杨月欣主编，（P10），北京大学出版社，2005
注：＊代表必需氨基酸

（二）肽

氨基酸按一定的排列顺序由肽键（酰胺键）连接形成肽链。肽键（—CO—NH—）是将一个氨基酸的 α- 羧基与相邻氨基酸的氨基脱水缩合而成（图 3-4、图 3-5）。

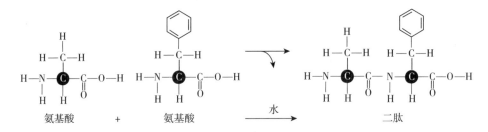

图 3-4　肽链的形成与肽键

图片来源：*Understanding Nutrition*，（P168），第 13 版，2012

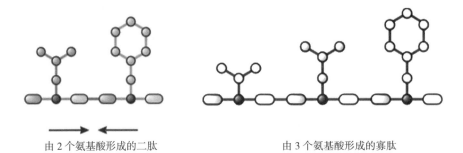

图 3-5　肽链

图片来源：*Nutrition: Concepts and Controversies*，（P198），第 8 版，2001

二个氨基酸缩合，形成二肽，二肽还可以再与另一个氨基酸缩合形成三肽，此反应继续进行依次形成四肽、五肽等。一般将含 3 个和 2 个氨基酸的肽分别称为三肽（tripeptide）和二肽（dipeptide），含 10 个以下氨基酸的肽称为寡肽（oligopeptide），含 10 个以上氨基酸的肽称为多肽（polypeptide）。

（三）蛋白质

蛋白质是具有一定的立体结构的多肽。氨基酸通过肽键相连形成的肽，为蛋白质的一级结构。

二、必需氨基酸与非必需氨基酸

（一）基本概念

组成人体蛋白质的 20 多种氨基酸，有些氨基酸可以由人体内其他氨基酸转变而来，人体能自身合成，如果膳食中不含这些氨基酸，对人体的健康和生长不产生影响，这些氨基酸被称为非必需氨基酸（nonessential amino acid）。

但有 9 种氨基酸人体不能合成，或合成的量不能满足机体需要，必须由膳食提供，这些氨基酸被称为必需氨基酸（essential amino acid）。它们分别是异亮氨酸、亮氨酸、赖氨酸、蛋氨酸、苯丙氨酸、苏氨酸、色氨酸、缬氨酸和组氨酸。

由于婴儿的生理功能未发育完善，因此对于婴儿来说，组氨酸也属于必需氨基酸。但由于人体组氨酸在肌肉和血红蛋白中贮存量很大，而成年人体对其需要量又相对较少，给直接证实成人体内有无合成组氨酸能力的研究带来很大困难，故尚难确定组氨酸是否是成人体内的必需氨基酸。

人体能将蛋氨酸转变半胱氨酸，将苯丙氨酸转变为酪氨酸，如果膳食提供的半胱氨酸和酪氨酸的量足够，则人体对蛋氨酸和苯丙氨酸的需要分别减少 30% 和 50%。这类能减少人体对某些必需氨基酸需要量的氨基酸，称为条件必需氨基酸（conditionally essential amino acid）或半必需氨基酸（semi essential amino acid）。

（二）氨基酸模式和限制氨基酸

人体内的蛋白质与食物蛋白质在必需氨基酸的种类和含量上存在着差异，营养学用氨基酸模式来反映这种差异，即氨基酸模式（amino acid pattern），是指蛋白质中各种必需氨基酸的构成比例。其计算方法是将该种蛋白质中的色氨酸含量定为 1，分别计算出其他必需氨基酸的相应比值，这一系列的比值就是该种蛋白质氨基酸模式，见表 3-2。

表 3-2　几种食物蛋白质和人体氨基酸模式

氨基酸	全鸡蛋	牛奶	牛肉	大豆	面粉	大米	人体
异亮氨酸	3.2	3.4	4.4	4.3	3.8	4.0	4.0
亮氨酸	5.1	6.8	6.8	5.7	6.4	6.3	7.0
赖氨酸	4.1	5.6	7.2	4.9	1.8	2.3	5.5
蛋氨酸 + 半胱氨酸	3.4	2.4	3.2	1.2	2.8	2.8	2.3
苯丙氨酸 + 酪氨酸	5.5	7.3	6.2	3.2	7.2	7.2	3.8
苏氨酸	2.8	3.1	3.6	2.8	2.5	2.5	2.9
缬氨酸	3.9	4.6	4.6	3.2	3.8	3.8	4.8
色氨酸	1.0	1.0	1.0	1.0	1.0	1.0	1.0

摘自：《中国食物成分表 2004》，杨月欣主编，（P219），北京大学出版社，2005

食物蛋白质氨基酸模式与人体蛋白质氨基酸模式越接近，说明以这种蛋白质作为食物蛋白质的来源时，其氨基酸被人体利用合成自身蛋白质的程度就越高，即食物蛋白质的利用率越高，营养价值也相对越高，如动物性蛋白质中蛋、奶、肉、鱼等，以及大豆蛋白均被称为优质蛋白质。其中鸡蛋的蛋白质与人体蛋白质氨基酸模式最接近，在实验中常以它作为参考蛋白质（reference protein）。参考蛋白质是指可用来测定其他蛋白质质量的标准蛋白质。

反之，食物蛋白质中一种或几种必需氨基酸含量相对较低，不能满足机体蛋白质合成需要，并导致其他的必需氨基酸在体内不能被充分利用，造成蛋白质营养价值降低，这些含量相对较低的必需氨基酸称限制氨基酸（limiting amino acid）。其中含量最低的必需氨基酸称第一限制氨基酸，余者依此类推。植物性蛋白质缺乏的必需氨基酸主要是赖氨酸、蛋氨酸、苏氨酸和色氨酸，所以植物蛋白质的营养价值相对较低，如大米和面粉等谷类食物蛋白质中赖氨酸含量最低，因此，赖氨酸为谷类的第一限制氨基酸。

三、食物蛋白质的消化吸收及代谢

蛋白质是大分子有机化合物，未经消化不能吸收。在特殊情况下，有些食物蛋白质、毒素蛋白质可以经过消化道黏膜细胞进入人体，由于蛋白质具有抗原性，因此会产生过敏及毒性反应。

（一）食物蛋白质的消化

1. 胃内的消化

口腔内不含消化蛋白质的酶，因此食物蛋白质消化从胃开始。胃酸使食物蛋白质变性以利于消化；胃酸还具有激活胃蛋白酶原（pepsinogen）转变为具有消化活性的胃蛋白酶（pepsin）的作用；而有活性的胃蛋白酶也能进一步激活胃蛋白酶原，生成新的具有活性的胃蛋白酶。胃蛋白酶主要作用于由蛋氨酸、亮氨酸等组成的肽键，因此，对蛋白质的消化不完全。

胃蛋白酶对奶类的酪蛋白具有凝乳作用，乳液凝成乳块后，在胃中停留的时间延长，有利于婴儿对蛋白质的消化。

食物蛋白质经胃蛋白质酶消化的最终产物为长链多肽、短链多肽和小量氨基酸。

2. 小肠内的消化

小肠是消化食物蛋白质的最重要场所。小肠内消化食物蛋白质的酶主要为胰腺分泌的胰蛋白酶（如内肽酶和外肽酶），分别作用于食物蛋白质分子的内部和肽链末端的肽键，将食物蛋白质分解为寡肽、三肽、二肽和氨基酸；在小肠黏膜细胞中，寡肽酶、二肽酶、三肽酶，分别将寡肽、二肽和三肽分解成氨基酸单体。

（二）食物蛋白质的吸收

氨基酸通过主动转运系统被小肠黏膜细胞吸收，然后释放进入血流。主动转动系统的载体对氨基酸的结合具有结构的特异性。具有结构相似的氨基酸在共同使用同一载体时，会产生竞争机制，竞争的结果是含量高的氨基酸相应的吸收得多，从而保证了肠道能按照食物中氨基酸含量的比例进行吸收。但如果在膳食中人为地添加某种氨基酸，这种竞争作用就会使同类型的其他氨基酸吸收率下降。

少量二肽、三肽甚至更大的分子有时会逃逸消化而直接进入血液（图3-6）。

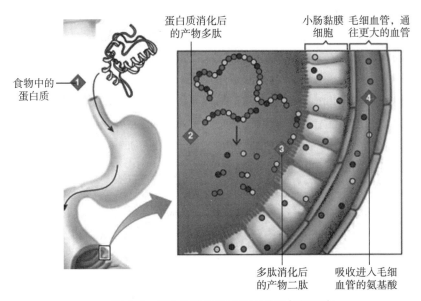

图 3-6　蛋白质在胃和小肠中的消化与吸收

图片来源：*Nutrition：Concepts and Controversies*，（P207），第8版，2001

（三）蛋白质的代谢

1. 氨基酸池

吸收的氨基酸先贮存于人体各组织、器官和体液中，这些游离氨基酸统称为氨基酸池（amino acid pool）。氨基酸池中的游离氨基酸除了来自食物外，大部分来自体内蛋白质的分解。氨基酸池中的氨基酸主要被用来重新合成人体蛋白质，以达到机体蛋白质的不断更新和修复。少数氨基酸用于体内含氮化合物的合成。未被利用的氨基酸则经代谢转化为糖原和脂肪，氨基酸上的含氮基团则代谢为尿素、氨、尿酸和肌酐等，由尿排出体外。所以，由尿排出的氮包括食物氮和内源性氮（图 3-7）。

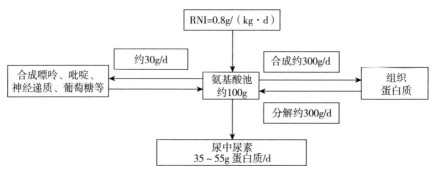

图 3-7　氨基酸代谢示意图

图片来源：《营养与食品卫生》，李勇主编，（P12），北京大学医学出版社，2005

2. 机体蛋白质的合成与分解

机体内的蛋白质不是静止不变的，总是处于分解、合成的动态平衡中。人体内的蛋白质每天有 1% ～ 2% 分解。不同组织蛋白质的更新率相差很大，有些蛋白质为人体组织的结构蛋白质，如胶原蛋白和心肌纤维蛋白等，它们具有相对长的寿命，更新率比较低；而一些作为信号因子的蛋白质，或新陈代谢旺盛的组织细胞蛋白质，如血红蛋白，半衰期比较短，更新率比较快。但正常成年人蛋白质合成与分解总是处于平衡中。例如，体重 70kg 的健康成年人，在正常情况下摄入的蛋白质与排出的蛋白质几乎相等。

（1）氮平衡（nitrogen balance）　氮平衡是指氮的摄入量和排出量的关系。由于至今尚无直接定量测定蛋白质的方法，故通常采用测定氮的方法推算蛋白质量，因此氮平衡实际是体内蛋白质营养状况和代谢的反映，也是测定蛋白质更新和氨基酸动力学使用最早和最为广泛的方法。机体每天约排出 20g 以上的蛋白质。这种排出是蛋白质新陈代谢的结果，是机体不可避免的氮消耗，称为必要氮损失。机体氮的排出主要通过尿、粪和皮肤。氮平衡可以用下列关系式表示：

$$B = I - (U + F + S)$$

式中：B——氮平衡；

　　　I——氮摄入量；

　　　U——尿氮；

　　　F——粪氮；

　　　S——皮肤氮。

（2）氮平衡状态　当摄入氮与排出氮相等时为零氮平衡（aero nitrogen balance）。健康成人应维持零氮平衡，并使摄入氮较排出氮多5%。

摄入氮多于排出氮为正氮平衡（positive nitrogen balance）。生长发育期的儿童、孕妇、康复期的患者以及需要增加肌肉的运动员等，应保持适当的正氮平衡，以满足机体对蛋白质的额外需要。

摄入氮少于排出氮为负氮平衡（negative nitrogen balance）。人在饥饿、疾病及老年期等一般处于负平衡。

实际上，在肠道中的蛋白质不仅来源于食物（外源性蛋白质），还来源于肠道脱落的黏膜细胞和分泌的消化液等内源性蛋白质。每天约有70g内源性蛋白质进入消化道，其中大部分被消化和重吸收，而未被吸收的蛋白质由粪便排出体外。

存在于人体各组织、器官和体液中的游离氨基酸除来自食物外，大部分来自体内蛋白质的分解产物。这些氨基酸主要被用来重新合成人体蛋白质，以使机体蛋白质不断更新和修复。未被利用的氨基酸，则经代谢转变成尿素、肌酐、氨、尿酸等含氮物质由尿排出体外，或转变成碳水化合物和脂肪。

因此，在氮平衡中，摄入氮主要指食物氮。而排出氮则包括粪氮（指由粪便排出的氮，包括肠道中未被吸收的氮和内源性氮），尿氮（由尿中排出的氮，指经机体代谢转变未被机体利用氮，包括食物氮和自身蛋白质代谢的内源性氮），其他氮（由表皮细胞、毛发、各种分泌物、月经失血、射精等丧失的氮）。

健康成年人尿氮的排出量受膳食蛋白质摄入量影响比较大。每日摄入的蛋白质若在一定范围内增多或减少，则体内蛋白质分解速度及尿氮的排出量也随之增减。所以，多吃蛋白质，体内蛋白质利用率下降，由尿排出的含氮物质也增多；若在一定范围内减少蛋白质的供给量，则可增加蛋白质的利用率。换言之，在一定范围内，多吃蛋白质未必能使体内各种组织无限增大，少吃蛋白质也未必能使体内各种组织无限消瘦。人体在一定范围内能调节蛋白质的代谢速度，以维持氮平衡。但这只能在一定范围内调节，若摄入的蛋白质远远高于人体的需要量，则不仅会使消化器官负担加重，氮的代谢器官肝脏和排泄器官肾脏的负担也必然加重；反之，若完全不摄入蛋白质，则氮平衡的调节机制也不能阻止组织蛋白质的分解，严重的情况下会导致机体的极度衰弱，甚至死亡。一般成人每日损失的氮相当于20.2g蛋白质。

（3）影响氮平衡的因素　氮平衡除与机体蛋白质代谢状况有关外，以下的因素也会影响氮平衡状态：能量供给可影响蛋白质的利用，当能量的供给低于需要时，摄入的部分蛋白质将作为能量的来源而消耗，必然影响氮平衡的结果；机体如从原来的低蛋白质膳食进入高蛋白质膳食，或者从高蛋白质膳食突然进入低蛋白质膳食时，氮平衡状态虽不会立即做出反应，但一段时间后会有影响。机体处于病态、应激状态，甚至精神过度紧张均可增加氮的排出量。

四、蛋白质的生理功能

蛋白质是细胞中含量最为丰富、功能最多的高分子有机化合物，在生命活动中起着各种生理功能执行者的作用。人体内蛋白质种类很多，性质和功能各异，但都是由20多种氨基酸按不同的比例组合而成的，并在体内进行着更新与代谢。食物中的蛋白质被人体摄入后，消化吸收，并参与到蛋白质的代谢中，对生命有着十分重要的作用。

（一）机体主要构成成分

人体的一切组织、器官等都含有蛋白质。人体的瘦体组织，如肌肉、心脏、肝脏、肾脏等器官都含有大量的蛋白质；骨骼和牙齿组织中也含有大量胶原蛋白质基质，再用钙、磷、镁、氟和其他矿物质充填基质。在细胞中，除水分外，蛋白质约占细胞内物质的80%。因此，构成机体组织、器官是蛋白质最重要的生理功能。身体的生长发育可视为蛋白质不断积累的过程。蛋白质对生长发育期的儿童、青少年及孕产妇尤其重要。

人体组织中蛋白质在不断更新。例如，血浆蛋白质的半衰期大约为10天，肝脏中蛋白质的半衰期为 $1 \sim 8$ 天，极少量的蛋白质的半衰期只有数秒钟。因此，只有每天摄入足够的食物蛋白质才能维持组织的更新。

（二）构成体内各种重要的生理活性物质

生物体内的各种生命现象能正常进行，与各种生物活性物质的调节有着十分密切的关系。而这些生物活性物质几乎都离不开蛋白质。酶是具有高效能的有机化合物，而绝大多数酶是蛋白酶，酶在机体合成代谢和分解代谢中起着重要的催化作用；有些激素是蛋白质，如胰岛素、甲状腺激素等，它们调节各种生理过程并维持着内环境的稳定；有些可溶性蛋白质可维持体液和电解质平衡，调节酸碱平衡；蛋白质可作为运输物质的载体，如血红蛋白运输氧，脂蛋白运输脂类，有些蛋白质运输维生素和矿物质；包括抗体和细胞因子的各种免疫物质可以抵御外来微生物和其他有害物质的入侵；血液的凝固和视觉形成等重要的生理活动，都与蛋白质密切相关。

（三）供给能量

蛋白质作为三大产能营养素之一，当机体需要，以及蛋白质的分解产物不能被机体再利用时，可以被分解释放能量。但蛋白质的这种供给能量的功能在正常情况下往往由脂肪和碳水化合物所替代，只有当机体能量供给严重不足，特别是碳水化合物严重缺乏时，蛋白质才被分解代谢，释放能量。因此，供给能量是蛋白质的次要功能。

当蛋白质摄入过多，机体并不能贮存蛋白质或氨基酸，多余的蛋白质也会分解产生能量。

近年来的研究发现人体能直接从肠道吸收一些肽类进入血液，其中一些活性肽具有许多重要的功能。它们不仅能作为氨基酸的供体，也是一类生理功能调节物。例如，参与机体的免疫调节、促进矿物质的吸收、降低血压和清除自由基等。

五、食物蛋白质的营养价值评价

食物蛋白质是人体蛋白质的重要来源。自然界中的蛋白质种类很多，各种食物蛋白质的含量、氨基酸模式都不一样，人体对不同食物蛋白质的消化、吸收和利用程度也存在差异，食物蛋白质的营养价值相差很大。因此，进行食物蛋白质营养价值的评价，对于食品品质的鉴定、新食品资源的研究和开发、指导人群膳食等都是十分必要的。

食物蛋白质营养价值的评价一方面取决于食物蛋白质的含量，另一方面还涉及人体对食物蛋白质的生物利用率、必需氨基酸的含量及组成等"质"的方面。

食物蛋白质营养价值评价手段主要有化学分析法和生物学法。化学分析法是用化学分析的方法和手段对食物中蛋白质和氨基酸的含量分析，并与参考蛋白质做比较；生物学方法主要是通过动物或人体实验测定食物蛋白质在体内的消化吸收和利用。

（一）蛋白质的含量

蛋白质的含量是评价蛋白质营养价值的重要指标之一。作为人体蛋白质的来源，只有当食物中的蛋白质达到一定的含量时才具有实际意义，因此，食物蛋白质的含量是评价蛋白质营养价值的基础。

食物中蛋白质含量测定一般使用微量凯氏定氮法（kjeldahl method），测定食物中的氮含量，再乘以蛋白质的换算系数，就可以得到食物蛋白质的含量。换算系数是根据氮占蛋白质的百分比而计算出来的。大多数食物总氮量占蛋白质含量的16%，因此，根据测定结果计算食物蛋白质的含量的折算系数为6.25（100/16）。但有些食物中含有一些非蛋白质氮，因此测定的氮含量不一定都是蛋白质的含量，所以折算系数也会有一定的差异（表3-3）。

表 3-3 常见食物蛋白质的折算系数

食物名称	折算系数	食物名称	折算系数
全麦	5.83	全蛋	6.25
麦糠麸皮	6.31	蛋白	6.32
胚芽	5.80	蛋黄	6.12
胚乳	5.70	肉类和鱼类	6.25
燕麦	5.83	动物明胶	5.55
小麦及大麦粉	5.83	乳及乳制品	6.38
黑麦及黑麦粉	5.83	酪蛋白	6.40
小米	6.31	人乳	6.37
玉米	6.25	花生	5.46
稻米及米粉	5.95	杏仁	5.18
大豆	5.71	巴西果	5.46

摘自:《中国食物成分表》标准版,第6版,第一册,杨月欣主编,(P9),北京大学医学出版社,2018

(二)蛋白质消化率

蛋白质的消化率(digestibility)是指消化道内被吸收的蛋白质占摄入蛋白质的百分数。这一指标不仅反映了蛋白质在消化道内被分解的程度,同时还反映消化后的氨基酸和肽被吸收的程度。测定食物蛋白质的消化率时,先对实验期内摄入的食物氮、排出体外的粪氮进行测定,然后用以下公式进行计算:

$$蛋白质的表观消化率 = \frac{食物氮 - 粪氮}{食物氮} \times 100\%$$

由于粪便中的氮一部分是食物中未被消化吸收的食物蛋白质中的氮,也有一部分是人体脱落的肠道黏膜细胞和肠道内细菌所含的氮,这部分氮称粪内源性氮,如果在进行蛋白质消化率测定时去除这部分氮,计算所得的食物蛋白质的消化率为真消化率:

$$蛋白质的真消化率 = \frac{食物氮 - (粪氮 - 粪内源性氮)}{食物氮} \times 100\%$$

由于粪内源性氮测定十分烦琐且准确性不够高,因此在实际工作中常不考虑粪内源性氮,特别是当膳食中膳食纤维的含量比较少时,可以忽略不计;当膳食中膳食纤维的含量比较高时,成年男性的粪内源性氮可按 12mg/(kg·d)计算。

食物蛋白质的消化率受许多因素的影响，首先与食物蛋白质的结构有关。天然蛋白质的消化率低于变性的蛋白质；球状蛋白质比不溶性的纤维结构的蛋白质更容易被酶水解，消化率更高。

食物蛋白质的消化率还与食物中其他因素有密切的关系，如抗营养因子。豆类和油料种子中含有植物蛋白质中含有胰蛋白酶抑制剂和胰凝乳蛋白酶抑制剂，使豆类和油料种子中的蛋白质不能完全水解，因此消化率不高；单宁也是植物性原料常见的多酚缩合物，能与赖氨酸残基共价结合，从而抑制消化过程中肽键的断裂；外源性的凝结素与肠黏膜细胞结合，妨碍了氨基酸的吸收。这些抗营养因子加热处理后可部分失活，因此加工的食物蛋白质容易被人体消化吸收。膳食纤维的含量、食物的加工的方法等因素，都会影响食物蛋白质的消化率（表 3-4）。

表 3-4　几种常见食物的蛋白质真消化率

食物	真消化率（%）	食物	真消化率（%）	食物	真消化率（%）
鸡蛋	97±3	大米粉	88±4	大豆粉	87±7
牛奶	95±3	面粉（精）	96±4	菜豆	78
肉、鱼	94±3	燕麦	86±4	花生酱	88
玉米	85±6	小米粉	79	中国混合膳食	96

摘自：*WHO Technical Report Series* 724，（P119），1985

由表 3-4 可见，动物性食物的蛋白质消化率一般高于植物性食物，植物性食物加工后会使蛋白质的消化率有所增加。

（三）蛋白质的利用率

蛋白质的利用率指食物蛋白质被消化吸收后在体内被利用的程度，是食物蛋白质营养评价常用的生物学方法。衡量和测定食物蛋白质利用率的方法很多，各指标是从不同的角度反映食物蛋白质被人体的程度，主要有以下几种方法。

1. 生物价

蛋白质的生物价（biological value，BV）是反映食物蛋白质消化吸收后，被机体利用的程度：

$$生物价 = \frac{储留氮}{吸收氮} = \frac{吸收氮 -（尿氮 - 尿内源性氮）}{食物氮 -（粪氮 - 粪内源性氮）} \times 100\%$$

生物价越高，说明蛋白质被机体利用的程度越高，蛋白质的营养价值越高，最高值为 100。通常采用人或动物进行实验，实验期内分别测定食物、粪便、尿液的含氮量。在实验前给实验动物吃无氮饲料，收集无氮饲料期粪、尿样品，测定氮含量，得粪内源性和尿内源氮数据。

食物蛋白质的生物价对肝脏及肾脏疾病患者的膳食具有很好的指导意义。生物价越高，表明膳食中蛋白质被人体利用合成蛋白质的程度越高，经肝脏及肾脏代谢和排泄的氮越少，可减少肝脏和肾脏的负担（表 3–5）。

表 3–5　常见食物的蛋白质生物价

食物蛋白质	生物价	食物蛋白质	生物价	食物蛋白质	生物价
鸡蛋全蛋	94	大米	77	小米	57
鸡蛋蛋白	83	小麦	67	玉米	60
鸡蛋蛋黄	96	生大豆	57	白菜	76
脱脂牛奶	85	熟大豆	64	红薯	72
鱼	83	扁豆	72	马铃薯	67
牛肉	76	蚕豆	58	花生	59
猪肉	74	白面粉	52		

摘自：《中国营养科学全书（第 2 版）》，杨月欣，葛可佑主编，（P543），人民卫生出版社，2019

2. 蛋白质的净利用率

蛋白质的净利用率（net protein utilization，NPU）是反映食物中蛋白质被人体利用的程度，因此是将食物蛋白质的消化与生物价两个方面都包括了，能更加全面地反映食物蛋白质的营养价值（表 3–6）。

蛋白质的净利用率 = 消化率 × 生物价

　　　　　　　　= （储留氮 / 吸收氮）× （吸收氮 / 食物氮）× 100%

　　　　　　　　= （储留氮 / 摄入氮）× 100%

表 3–6　常见食物的蛋白质净利用率（%）

食物名称	NPU	食物名称	NPU	食物名称	NPU	食物名称	NPU
全鸡蛋	94	牛肉	73	精面粉	51	大米	62
全牛奶	82	鱼	81	马铃薯	60	大豆	66

摘自：《中国营养科学全书（第 2 版）》，杨月欣，葛可佑主编，（P543），人民卫生出版社，2019

3. 蛋白质的功效比值

蛋白质的功效比值（protein efficiency ratio，PER）是以体重增加为基础评价蛋白质营养价值的基本方法。其定义是在严格规定的条件下，实验动物每摄入 1g 待测蛋白质所能增加的体重克数。

$$蛋白质的功效比值 = \frac{动物增加的体重（g）}{摄入食物蛋白质的量（g）}$$

为了便于对结果的理解与比较，常用酪蛋白的 PER 作为对照组的参考标准，以酪蛋白的 PER 为 2.5，指每摄入 1g 酪蛋白，使动物体重增加 2.5g。由于体重的增加与年龄和生长阶段有着十分密切的关系，所以一般选择处于生长阶段的幼年动物，如刚断奶的雄性大鼠。实验时被测蛋白质是唯一蛋白质来源，占能量的 10%，实验期为 28 天。

由于所测蛋白质主要用于提供生长的需要，所以此指标广泛应用于婴儿食品中蛋白质营养价值的评价（表 3-7）。

表 3-7　几种常见食物蛋白的 PER 值

食物名称	PER	食物名称	PER
鸡蛋	3.92	全粒小麦	1.50
全牛奶	3.09	全粒玉米	1.12
鱼	3.55	精面粉	0.60
牛肉	2.30	大豆	2.32

摘自：《中国营养科学全书（第 2 版）》，杨月欣，葛可佑主编，（P542），人民卫生出版社，2019

表 3-7 中的数据为实验结果的蛋白质的 PER 值，也可以用酪蛋白的 PER 值信息录入百分数表示。

4. 氨基酸评分

氨基酸评分（amino acid score，AAS）可以直观地对食物蛋白质营养价值进行评价。基本方法是将被测蛋白质的必需氨基酸组成与推荐的理想蛋白质或参考蛋白质氨基酸模式进行比较，并按下式计算氨基酸评分：

$$AAS = \frac{每克待测蛋白质中必需氨基酸含量（mg）}{每克参考蛋白质中必需氨基酸含量（mg）} \times 100\%$$

评分结果可以用商值来表示，也可以用百分比表示。

在实际测定某种氨基酸评分时，一般是测定食物蛋白质中含量低的必需氨基酸，如赖氨酸，含硫氨基酸、苏氨酸、色氨酸等。如前所述，评分最低的为第一限制氨基酸，依次为第二、第三限制氨基酸。由于限制氨基酸的存在，使食物蛋白质的利用受到限制。通过氨基酸评分，可以评价此食物蛋白质必需氨基酸组成的缺陷，为采用互补的方式提高混合膳食蛋白质的营养价值提供依据。

例如，小麦粉蛋白质必需氨基酸与暂定氨基酸分模式相比较，异亮氨酸、赖氨酸、苏氨酸和缬氨酸比值比较，其中赖氨酸的比值最低，为第一限制氨基酸，故小麦蛋白质的氨基酸分为 46.7，见表 3-8。

表 3-8　小麦粉蛋白质氨基酸评分

氨基酸	小麦粉（标准粉）（mg/g 蛋白质）	FAO/WHO，1973氨基酸评分模式（mg/g 蛋白质）	AAS
异亮氨酸	37.5	40	92.5
亮氨酸	70.5	70	100.7
赖氨酸	25.7	55	46.7
蛋氨酸 + 胱氨酸	36.1	35	103.1
苯丙氨酸 + 酪氨酸	78.3	60	130.5
苏氨酸	28.3	40	70.8
色氨酸	12.4	10	124.0
缬氨酸	47.2	50	94.4

摘自：《中国营养师培训教材》，葛可佑主编，（P29），人民卫生出版社，2005

5. 蛋白质消化率校正后的氨基酸评分

氨基酸评分有许多可取之处，因为它可以明确其限制氨基酸，也可以看出其他氨基酸的不足，对于应当补充或强化的氨基酸也比较清楚。但此方法的缺点是没有考虑食物蛋白质的消化率。1989 年 FAO/WHO 将食物蛋白质消化率纳入氨基酸评分，即经蛋白质消化率校正后的氨基酸评分（protein digestibility corrected amino acid score，PDCAAS）：

PDCAAS = 氨基酸评分 × 食物蛋白质的真消化率

PDCAAS 将食物蛋白质的消化率与氨基酸评分结合起来，能更全面地对食物蛋白质的营养价值进行评价（表 3-9）。

表 3-9　几种常见食物蛋白质的 AAS 与 PDCAAS 比较

食物蛋白质	真消化率（%）	AAS	PDCAAS	食物蛋白质	真消化率（%）	AAS	PDCAAS
酪蛋白	99	1.19	0.99	浓缩大豆蛋白	95	1.04	0.95
鸡蛋	100	1.19	1.00	大豆分离蛋白	98	0.94	1.00
牛肉	98	0.94	0.92	向日葵籽蛋白	94	0.39	0.37
豌豆粉	88	0.97	0.69	小麦麦麸	96	0.26	0.25
菜豆	83	0.82	0.68	全麦	91	0.44	0.40
花生粉	94	0.55	0.52	燕麦片	91	0.63	0.57

六、蛋白质营养不良对人体健康的影响

蛋白质是人体必需的宏量营养素，长期食物蛋白质摄入不足会使机体处于负氮平衡状态，对处于生长发育的儿童青少年来说，会影响其正常的生长发育。但食物蛋白质的摄入并非越多越好，蛋白质摄入过量对健康也会造成影响。综上，蛋白质营养不良包括蛋白质摄入不足引起的缺乏症和蛋白质摄入过多引起的过多症。

（一）蛋白质缺乏症

蛋白质是人体最重要的宏量营养素，蛋白质的缺乏会给人体健康造成灾难性的创伤。蛋白质缺乏在成人和儿童中都有发生，但对于处在生长发育阶段的婴幼儿和儿童更为敏感。

人体通过食物摄取蛋白质，当食物短缺时，不但会导致蛋白质的缺乏，同时也伴随着能量的缺乏，因此称为蛋白质—能量营养不良（protein-energy malnutrition，PEM）。单纯的能量缺乏或蛋白质缺乏少见。由食物缺乏导致的PEM称原发性PEM，而由于疾病或其他原因引起食物摄入、消化、利用障碍导致的称继发性PEM。

食物蛋白质的质量在很大程度上决定了儿童生长情况和成人的健康状况。PEM有两种表现，一种称为营养消瘦症（marasmus），原意为"消瘦"，指能量和蛋白质摄入均严重不足的儿童营养性疾病。患儿消瘦无力，严重者表现为"皮包骨"，易因感染其他疾病而导致死亡。另一种称为蛋白营养缺乏症（kwashiorkor），指能量摄入基本满足，但蛋白质严重不足的儿童营养性疾病，水肿是特征性表现，主要表现为腹部、腿部水肿，虚弱，表情淡漠，生长迟缓，头发变色、变脆、易脱落，易感染其他疾病等（图3-8）。这两种情况可以单独存在，但混合存在更多见。对成人来说，蛋白质摄入不足，同样会引起体力下降、水肿、抗病能力减弱、伤口不易愈合等症状。

（二）蛋白质过多症

食物蛋白质，尤其是动物性蛋白质摄入过多也同样会对人体健康造成危害。其原因有以下几方面。

动物蛋白质来源于动物性食物，过多的动物蛋白质摄入过多，也会同时摄入过多的动物脂肪。

蛋白质摄入过多对人体健康也会产生有害影响。正常情况下，人体不能贮存氨基酸，摄入过多的蛋白质时，必须通过肝脏进行代谢，分解脱氨，代谢为最终产物，各种含氮物质则由肾脏排泄。这一过程需要大量的水分，从而会增加肝脏

和肾脏的负担。如果肝脏和肾脏的功能本身就不健全，那危害性就更大。

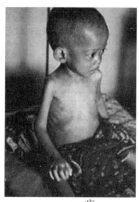 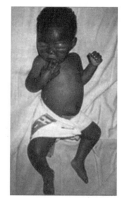

marasmus症　　　　　　　　kwashiorkor症

图 3-8　能量蛋白质缺乏症

图片来源：*Nutrition: Concepts and Controversies*，（P195），第 8 版，2001

过多的动物蛋白质摄入，也会导致含硫氨基酸摄入过多，这会加速骨骼中钙质的流失，易产生骨质疏松症。

最近的研究表明，同型半胱氨酸摄入过多可能是心脏疾病的危险因素。摄入较多同型半胱氨酸的男性，其发生心脏疾患的风险是对照组的 3 倍。

还有研究表明，摄入过多的动物蛋白质可能与一些肿瘤的发病有关。特别是结肠癌、乳腺癌、肾癌、胰腺癌和前列腺癌等。总之，人体摄入的蛋白质食物越多，其他食物的摄入量就越少，特别是蔬菜、水果和谷类，平衡膳食得不到保证，自然会对健康产生不良影响。

但蛋白质摄入过量对健康的影响一直存在比较大的争议，因此，各国目前还没有给出蛋白质的可耐受最高摄入量。长期不恰当的正氮平衡和负氮平衡对人体都会造成危害。

七、蛋白质的食物来源及需要量

食物蛋白质的种类很多，在选择食物作为蛋白质的来源时，要注意食物蛋白质的营养价值。因此，根据食物蛋白质营养价值的评价，可以将食物蛋白质分为完全蛋白质、半完全蛋白质和不完全蛋白质。

完全蛋白质（complete protein）：这类食物蛋白质所含必需氨基酸种类齐全，数量充足，既能保证人体正常代谢的需要，又能促进儿童生长发育。奶类中的酪蛋白质和乳白蛋白、蛋类中的卵白蛋白，肉类、鱼类中的白蛋白和肌蛋白，大豆中的大豆球蛋白等都属于完全蛋白质。

半完全蛋白质（partially complete protein）：这类蛋白质所含的必需氨基酸种

类比较齐全，但相互间的比例不能完全适合人体的需要，如果将它们作为唯一的蛋白质食物来源时，只能维持生命，却不能很好地促进生长发育，如小麦和大麦中的麦胶蛋白就属于这一类。

不完全蛋白质（incomplete protein）：这类蛋白质中所含必需氨基酸种类不全。如果将它们作为膳食中唯一的蛋白质来源时，既不能促进儿童良好的生长发育，也不能维持生命。如玉米中的玉米胶蛋白，动物的结缔组织和肉皮中的胶原蛋白，豌豆中的球蛋白等。

一般情况下，大多数动物性食物中的蛋白质为完全蛋白质，而植物性食物中的蛋白质多数为不完全蛋白质或半完全蛋白质。

我国居民的膳食结构，特别是大多数农业人口的膳食结构仍然以植物性食物为主，如果膳食中蛋白质的来源主要依靠植物蛋白质，应通过以下途径提高膳食蛋白质的质量。

增加膳食中动物性蛋白质和豆类蛋白质。大豆蛋白质的营养和保健功能已越来越被重视。不仅蛋白质的营养价值高，且有利于预防高脂血症等慢性疾病；牛奶是富含多种营养素的优质蛋白质食物来源，我国人均牛奶的年消费量很低，应提倡我国各类人群增加牛奶和大豆及其制品的消费。

注意蛋白质的互补。将两种或两种以上食物蛋白混合食用，让所含有的必需氨基酸相互取长补短，以达到较好的比例，可提高蛋白质的营养价值，称为蛋白质互补作用（protein complementary action）。例如，玉米、小米、大豆单独食用时，其生物价分别为60、57、64；如按23%、25%、52%的比例混合食用，生物价可提高到73；如将玉米、面粉、大豆混合食用，蛋白质的生物价也会提高。这是因为玉米、面粉、小米、大米蛋白质中赖氨酸含量较低，蛋氨酸相对较高；而大豆中的蛋白质的氨基酸比例恰恰相反，混合食用时赖氨酸和蛋氨酸两者可相互补充；若在植物性食物的基础上再添加少量动物性食物，蛋白质的生物价还会提高，如面粉、小米、大豆、牛肉单独食用时，其蛋白质的生物价分别为67、57、64、76，若按39%、13%、22%、26%的比例混合食用，其蛋白质的生物价可提到89。

如果以氨基酸评分为指标，也明显可见蛋白质的互补作用。如谷类、豆类、氨基酸评分分别为44、68，若按谷类67%、豆类22%、奶粉11%的比例混合评分，氨基酸评分可达到88。

我国劳动人民有传统的混合膳食的习惯，从理论和实践上都证明是合理的和科学的。为充分发挥食物蛋白质的互补作用，在调配膳食时，应遵循三个原则。

食物的生物学种属越远越好，如动物性和植物性食物之间的混合比单纯植物性食物之间的混合要好。

搭配的种类越多越好。

食用时间越近越好，同时食用最好，因为单个氨基酸在血液中的停留时间约4小时，然后到达组织器官，再合成组织器官的蛋白质，而合成组织器官蛋白质的氨基酸必须同时到达才能发挥互补作用，合成组织器官蛋白质。

2013 年，中国营养学会重新修订了蛋白质的推荐摄入量（DRIs），成年男、女（18 ～ 49 岁）蛋白质的推荐摄入量（RNI）分别为 65g/d 和 55g/d。

为改善膳食蛋白质的质量，在膳食中应保证有一定数量的完全蛋白质，一般以动物性蛋白质和大豆蛋白质占膳食总供给量的 30% ～ 50% 为宜。

第二节　脂　类

脂类（lipids）是脂肪（fats）和类脂（lipids）的总称，是生物体内不溶于水而溶于有机溶剂的一类化合物，包括甘油三酯、磷脂和固醇类。食物中的脂类，95% 是脂肪即甘油三酯，5% 是其他类脂。人类膳食脂类的来源随着时代的不同而有所改变，在远古的狩猎时代，人们的膳食脂类主要是动物来源的脂类；进入农业时期则以植物脂肪为主，工业时代食品工业的发展，使人类反式脂肪酸的摄入增加。脂肪通常按其在室温下所呈现的状态不同而分为油和脂，室温下呈液态为油，呈固态则为脂，二者统称为油脂。

一、脂类的化学组成和分类

脂类的化学组成是脂肪和类脂，脂肪主要由甘油三酯组成，而类脂则由磷脂和固醇类组成。

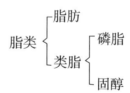

（一）脂肪

1. 脂肪

脂肪是指甘油和脂肪酸组成的甘油酯（acylglycerol），由一分子甘油和 1 ～ 3 分子脂肪酸组成，包括甘油一酯、甘油二酯和甘油三酯。膳食脂肪主要为甘油三酯（triglyceride，TG）。当甘油三酯中三个脂肪酸结构相同时，称为简单甘油三酯；当三个脂肪酸中两个或三个各不相同时，称为混合甘油三酯。在室温下，液态的脂肪称为油，固态的脂肪称为脂，大多数天然油脂都是简单甘油三酯和混合甘油三酯的复杂混合物。

甘油三酯的结构式见图3-9。

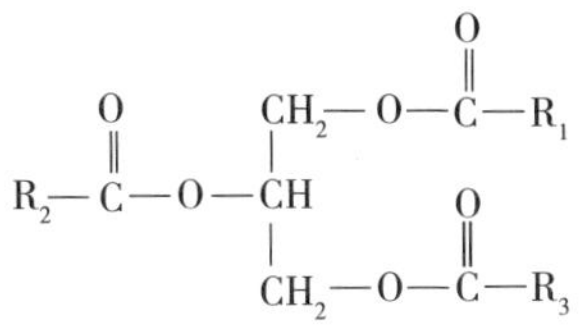

$$R_2-\overset{\overset{\displaystyle O}{\|}}{C}-O-\overset{\overset{\displaystyle CH_2-O-\overset{\overset{\displaystyle O}{\|}}{C}-R_1}{|}}{\underset{\displaystyle CH_2-O-\overset{\overset{\displaystyle O}{\|}}{C}-R_3}{CH}}$$

图 3-9　甘油三酯结构

2. 脂肪酸

脂肪的特性和功能与脂肪酸有着很大的关系。脂肪酸（fatty acid）是具有甲基端（CH_3—）和羧基端（—COOH）的碳氢链。大多数脂肪酸是含有排列成一条直链的偶数碳原子。脂肪酸的基本分子式是：$CH_3[CH_2]_nCOOH$。

构成甘油三酯脂肪酸的种类很多，脂肪酸的分类和表达方法也不完全一样。

（1）按脂肪酸碳链长度分类　脂肪酸按其碳链长短，即链上所含碳原子数目，可分为长链脂肪酸（碳原子数14～26及以上）、中链脂肪酸（碳原子数8～12）及短链脂肪酸（碳原子数2～6）。另外还有一些极长链脂肪酸，主要分布在大脑、视网膜和精子。食物中的脂肪酸主要以18碳脂肪酸为主。

（2）根据脂肪酸饱和程度分类　根据脂肪酸的化学结构，按其碳链中的双键，将其分为饱和脂肪酸（saturated fatty acid，SFA）和不饱和脂肪酸（unsaturated fatty acid，USFA）。

饱和脂肪酸的特点是分子结构中碳碳之间以单键的形式相连，通常4～12碳的脂肪酸为饱和脂肪酸。这类脂肪酸的分子量低，易于挥发，又称挥发性脂肪酸，常温下为液态，如丁酸、己酸、辛酸等。这些脂肪酸存在于奶油、椰子油中。脂肪酸分子中含有10个以上碳原子的饱和脂肪酸，由于在常温下呈固体，所以也称固体脂肪酸，如月桂酸、豆蔻酸。动物脂肪中的饱和脂肪酸以长链饱和脂肪酸为主。

不饱和脂肪酸是指脂肪酸分子中碳碳之间有一个以上双键。分子中含一个双键的脂肪酸为单不饱和脂肪酸（monounsaturated fatty acid，MUFA）；有两个或两个以上的双键的脂肪酸为多不饱和脂肪酸（polyunsaturated fatty acid，PUFA）。在植物种子和鱼油中含量最多。

脂肪酸的命名和表达方式可以用碳的数目和不饱和键的数目来表示。

例如，棕榈酸为16个碳的饱和脂肪酸，没有不饱和双键，故以C16：0表示。

$$CH_3[CH_2]_{11}-CH_2-CH_2-CH_2-COOH$$

（3）按脂肪酸不饱和双键位置分类　对于不饱和脂肪酸来说，不饱和双键所处的位置不同，对人体的生理功能有很大的差别，因此不饱和脂肪酸也按不饱和双键所处位置命名和分类。脂肪酸分子上的碳原子用阿拉伯数字编号定位通常有两种系统。Δ 编号系统从羧基碳原子算起；n 或 ω 编号系统则从离羧基最远的碳原子算起。

示例：　　　　$CH_3—CH_2—CH_2—CH_2—CH_2—CH_2—CH_2—CH_2—CH_2—COOH$

Δ 编号系统 10　9　8　7　6　5　4　3　2　1

n 或 ω 编号系统 1　2　3　4　5　6　7　8　9　10

目前不饱和脂肪酸命名时碳原子位置的排列一般从 $CH_3—$ 的碳计算起，即使用 n 或 ω 编号系统（图 3-10）。如亚油酸的表达式 C18：2，ω-6，9，表示亚油酸是含有 18 个碳，2 个不饱和双键的脂肪酸；第一个不饱和双键位于从 $CH_3—$ 数起第 6 和第 7 碳之间；第 2 个不饱和双键位于从 $CH_3—$ 数起第 9 和第 10 碳之间。

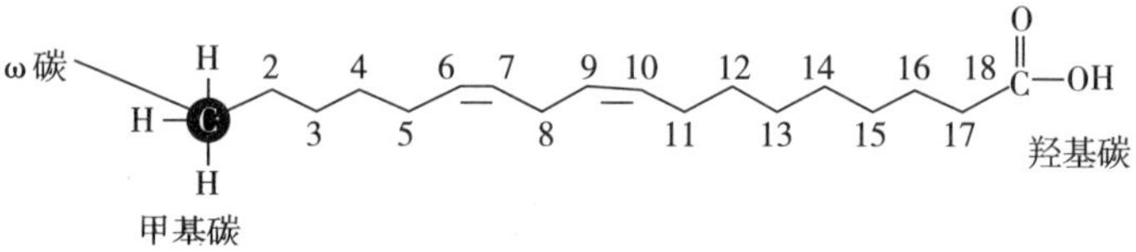

图 3-10　亚油酸结构（C18:2，ω-6,9）

图片来源：*Understanding Nutrition*，（P131），第 13 版，2013

根据不饱和脂肪酸第一个双键出现的位置可分为四类，见表 3-10。

表 3-10　不饱和脂肪酸类别

母体脂肪酸	类别
棕榈油酸（C16:1）	n-7（ω-7）
油酸（C18:1）	n-9（ω-9）
亚油酸（C18:2）	n-6（ω-6）
α- 亚麻酸（C18:3）	n-3（ω-3）

不饱和脂肪酸按 n 或 ω 编号系统分为四类（表 3-10）。每一类都是由一系列脂肪酸组成。该系列的各个脂肪酸均能在生物体内从母体脂肪酸合成，例如花生四烯酸（C20:4，n-6）由 n-6 类母体亚油酸（C18:2，n-6）合成。但人体不能把某一类脂肪酸转变为另一类脂肪酸。如油酸类（n-9）的脂肪酸不能转变为亚油酸或 n-6 类任何一种脂肪酸。

（4）根据脂肪酸的空间结构分类　可分为顺式脂肪酸（cis-fatty acid）和反

式脂肪酸（trans-tatty acid）。在自然状态下，大多数不饱和脂肪酸为顺式脂肪酸，只有少数为反式脂肪酸，主要存在于牛奶和奶油中。不饱和脂肪酸的不饱和键能与氢键结合变成饱和键，随着饱和程度的增加，油类可由液态变为固态，这一过程称为氢化（图 3-11）。氢化作用一方面可提高脂肪的抗氧化作用（饱和脂肪酸对氧化的耐受性高于不饱和脂肪酸），另一方面可改变食物的结构，如植物油发生氢化后可以加工为人造奶油。

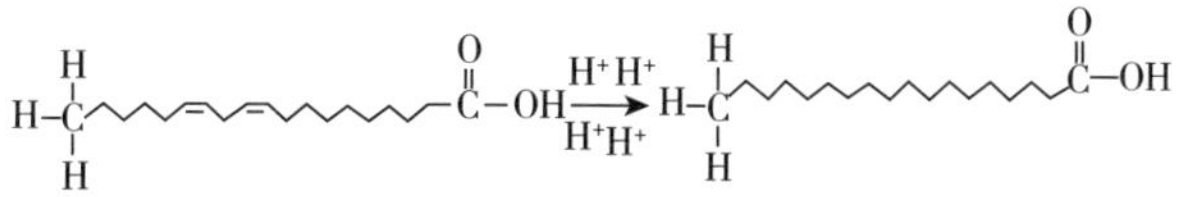

图 3-11 不饱和脂肪酸的氢化过程

图片来源：*Understanding Nutrition*，（P135），第 13 版，2012

在氢化过程中，其中仍会有一些未被饱和的脂肪酸，这些脂肪酸的双键空间构象可以发生变化，由顺式转化为反式，成为反式脂肪酸（图 3-12）。

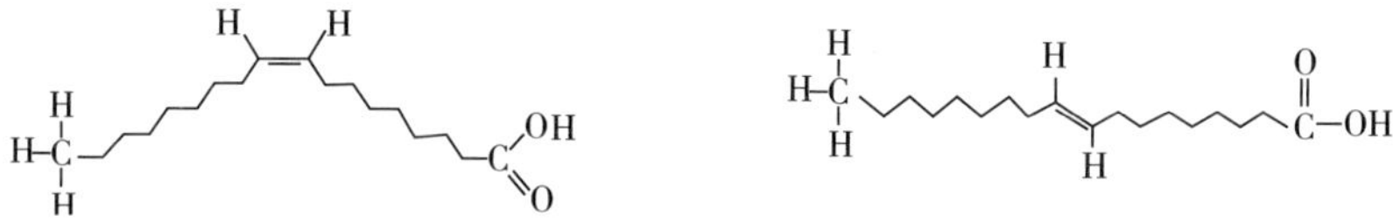

图 3-12 顺式脂肪酸与反式脂肪酸

图片来源：*Understanding Nutrition*，（P135），第 13 版，2012

反式不饱和脂肪酸不具备必需脂肪酸的生物活性，还可能对人体造成危害，在心血管疾病、血脂、炎症、糖尿病等待方面对人体可能造成不良影响，世界卫生组织和联合国粮农组织在《膳食营养与慢性病》（2003 年版）中建议，为增进心血管健康，应该尽量控制膳食中反式脂肪酸，最大摄取量不超过总能量的 1%。

反式脂肪酸主要存在于人造奶油、蛋糕、饼干、油炸食品、花生酱等食物中。

（5）根据脂肪酸对人体的生理功能分类　必需脂肪酸（essential fatty acid，EFA）是人体生理功能不可缺少，但是在体内不能合成，必须由食物供给，能够预防和治疗脂肪酸缺乏所造成症状的一类脂肪酸。目前被确认的人体必需脂肪酸是 n-3 系列中的 α- 亚麻酸和 n-6 系列中的亚油酸。过去曾将花生四烯酸（C20:4，n-6）也归入必需脂肪酸，但由于它可以从亚油酸衍生而来，已不再列为必需脂肪酸。二十碳五烯酸（C20:5，n-3，eicosapenlaenoic acid，EPA）和二十二碳六烯酸（C20:6，n-3，eocosahexenoic acid，DHA）可由 α- 亚麻酸（C18:3，n-3）衍生（表 3-11）。

表 3-11　常见的脂肪酸

名称	代号
丁酸（butyric acid）	C 4:0
己酸（caproic acid）	C 6:0
辛酸（caprylic acid）	C 8:0
癸酸（capric acid）	C 10:0
月桂酸（lauric acid）	C 12:0
肉豆蔻酸（myristic acid）	C 14:0
棕榈酸（palmitic acid）	C 16:0
棕榈油酸（palmitoleic acid）	C 16:1，n-7 cis
硬脂酸（stearic acid）	C 18:0
油酸（oleic acid）	C 18:1，n-9 cis
反油酸（elaidic acid）	C 18:1，n-9 trans
亚油酸（linoleic acid）	C 18:2，n-6，9 all cis
α-亚麻酸（α-linolenic acid）	C 18:3，n-3，6，9 all cis
γ-亚麻酸（γ-linolenic acid）	C 18:3，n-6，9，12 all cis
花生酸（arachidic acid）	C 20:0
花生四烯酸（arachidonic acid）	C 20:4，n-6，9，12，15 all cis
二十碳五烯酸（eicosapentaenoic acid，EPA）	C 20:5，n-3，6，9，12，15 all cis
芥子酸（erucic acid）	C 22:1，n-9 cis
二十二碳五烯酸（鲦鱼酸，docosapentaenoic acid）	C 22:5，n-3，6，9，12，15 all cis
二十二碳六烯酸（docosahexenoic ccid，DHA）	C 22:6，n-3，6，9，12，15 all cis
二十四碳单烯酸（神经酸，nervonic acid）	C 24:1，n-9 cis

注：摘自《营养与食品卫生学》，（P21），第 5 版，2004
　　cis 为顺式；trans 为反式

（二）类脂

类脂是一类性质类似于油脂的物质，包括磷脂（phosphatide）和固醇类（sterols）。

1. 磷脂

磷脂是含有磷酸基团的类脂，是甘油三酯中一个或两个脂肪酸被含磷酸的其他基团所取代的一类脂类物质，包括甘油磷脂和鞘磷脂。甘油磷脂是人体内除甘油三酯外含量最高的脂类。主要包括卵磷脂、脑磷脂、磷脂酰肌醇等，神经鞘脂主要存在于脑和神经组织中。磷脂分子结构中既含有酯基等疏水基团，又含有磷脂、含氮碱或羟基等亲水基团，在非极性溶剂和水溶液中都有很大的溶解度，是构成生物膜的重要组成和结构基础，对脂肪的吸收、运转、代谢以及贮存脂肪酸，特别是不饱和脂肪酸，有着十分重要的作用。

2. 固醇类

固醇类广泛存在于动植物食物中，是一类含有同样多个环状结构的脂类化合物，因其环外基团不同而不同。动物固醇主要是指胆固醇，它是体内许多生命活性物质的材料，如胆汁、肾上腺素、雄激素、雌激素等。胆固醇还能在体内转化为 7- 脱氢胆固醇，在皮肤中经紫外线照射，转变为维生素 D。植物的种子及油料中主要为植物固醇，从化学结构看，植物固醇比动物固醇多了一个侧链。

二、脂类的消化吸收及转运

人体每天消化吸收的脂类 50 ～ 100g，磷脂 4 ～ 8g，胆固醇 300 ～ 40mg。人体口腔唾液腺中含有少量的脂肪酶可以分解部分膳食中的脂肪，成人的这种作用在脂肪的消化中发挥的作用比较小，但对于婴儿来说，则可以有效地分解乳汁中的短链脂肪酸和中链脂肪酸。脂肪在胃中的消化作用也比较弱，消化吸收脂肪的主要场所是小肠。

（一）脂肪的消化吸收

脂类的消化主要在小肠中进行。小肠中存在胰液、胆汁、小肠液对消化脂肪起着十分重要的作用。在非消化期，胰液几乎是不分泌或很少分泌的。进食开始后，胰液分泌即开始，所以食物是刺激胰腺分泌的自然因素，进食时胰液分泌受神经和体液双重控制，但以体液调节为主。

食物的形状、气味、食物对口腔、食管、胃的刺激都可通过神经反射（条件、非条件）引起胰液分泌。

体液因素主要有促胰液素、胆囊收缩素两种。前者是在酸性食糜刺激下，由小肠黏膜释放的一种多肽激素。主要作用于胰腺小导管的上皮细胞，使胰液分泌量增加，但酶的含量很少。后者是小肠黏膜释放的另一种多肽激素，主要作用是促进胆囊收缩素和促进胰液中各种酶的分泌。

胆汁是由肝细胞生成的。生成后由肝管流出，经胆总管而至十二指肠；或由肝管转入胆囊管而贮存于胆囊，当消化作用发生时再由胆囊排出至十二指肠。胆汁和胰液、肠液密切配合在一起，对小肠内的食糜进行化学性消化。

胆汁中含有与消化有关的肝脏分泌物如胆盐，也含有与消化无关的肝脏的排泄物胆色素等，是一种黏稠的有苦味的有色液汁。胆汁的成分很复杂，除水外，有胆色素、胆盐、胆固醇、脂肪酸、卵磷脂及血浆中所有的矿物质，一般认为胆汁中没有消化酶。

胆汁的作用主要是胆盐或胆汁酸发挥的作用。胆盐、胆固醇和卵磷脂都可作为乳化剂，乳化脂肪，降低脂肪的表面张力，使脂肪乳化成微滴，分散于水溶液中，这样便增加了胰脂肪酶的作用面积；胆汁酸还可与脂肪酸结合，形成水溶性复合物，促进脂肪酸的吸收。它对脂肪的消化、吸收具有重要的意义（图 3-13）。

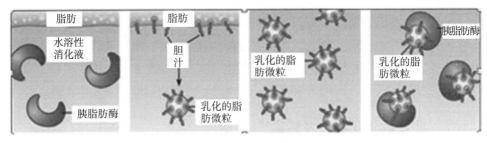

图 3-13　脂肪酸在肠液中被胆汁酸的乳化过程

图片来源：*Understanding Nutrition*，（P140），第 8 版，1999

膳食中的脂类在小肠中，由于肠蠕动所引起的搅拌作用和胆盐微团的渗入，分散成细小的乳胶体。胰液和小肠液中的脂肪酶使食物中的甘油三酯水解，生成脂肪酸和甘油二酯，并继续水解成一分子的脂肪酸和甘油一酯，部分甘油一酯也能完全水解为甘油和脂肪酸。

脂肪水解后的小分子如甘油、短链脂肪酸、中链脂肪酸，容易被小肠细胞吸收，直接进入血液。甘油一酯和长链脂肪酸进入肠黏膜细胞后，又重新合成甘油三酯，并与磷脂、胆固醇及特定的蛋白质结合，成为水溶性物质，即乳糜微粒，由淋巴系统进入血液循环。

（二）脂肪在人体内的转运

由于脂类不溶于水，所以无论是外源性的膳食中脂肪，还是内源性的脂类，都需要先形成溶解度比较大的脂蛋白复合体，才能血液中循环转运。

血液中的乳糜微粒是一种颗粒最大、密度最低的脂蛋白，是膳食脂肪吸收后在人体内的主要运输形式，随血液循环流遍全身，以满足人体对脂肪和能量的需要，最终被肝脏吸收。

肝脏将来自食物中的脂肪和内源性脂肪以及蛋白质合成极低密度脂蛋白（very-low density lipoprotein，VLDL），随着血液循环进入人体组织，满足机体对甘油三酯的需要；随着 VLDL 中甘油三酯的不断减少，同时不断聚积血液中胆固醇，最终形成了胆固醇含量高、甘油三酯含量低的低密度脂蛋白（low density lipoprotein，LDL）；血液中的 LDL 既可满足机体对各种脂类的需要，也可以被细胞膜中的 LDL 受体结合，进入细胞，满足细胞的需要，同时也调节血液甘油三酯和胆固醇的浓度。机体还能合成高密度脂蛋白（high density lipoprotein，

HDL），其重要的功能就是将血液中的脂固醇、磷脂运回肝脏进行代谢，维持血液中脂类含量的稳定。

（三）胆固醇的消化吸收

食物胆固醇主要来源于动物性食物，如动物肝脏、肾脏、大脑等。胆固醇在食物中有两种存在形式，胆固醇酯和游离胆固醇。游离胆固醇可以从小肠黏膜上皮细胞吸收，而结合状态的胆固醇酯则需经过胰胆固醇酯酶水解成胆固醇才能被吸收。胆固醇的吸收受很多因素的影响，包括食物中其他食物成分、人体的生理状况等。胆固醇的吸收一般是不完全的，影响其消化、吸收的因素如下。

1. 食物中的饱和脂肪酸

食物中饱和脂肪酸特别是长链脂肪酸被吸收后，在肠黏膜细胞中主要组成乳糜微粒在血液中运行。乳糜微粒的形成需要胆固醇的参与。所以，食物中饱和脂肪酸增加时，可促进食物胆固醇的吸收。

2. 食物中胆固醇的含量

大量的实验和观察表明，食物中胆固醇的吸收率随着食物中胆固醇含量的增高而降低。肠道本身吸收胆固醇是不完全的，吸收量较低，一般在 30% 左右。当食物中胆固醇含量增高，导致胆固醇摄入量增加时，其吸收率更低。若每天摄入 2 ~ 3g 胆固醇时，其吸收率仅为 10% 左右。

3. 食物中胆固醇的状态

食物中胆固醇的状态也可影响胆固醇的吸收。与被酯化的胆固醇酯相比，游离胆固醇更易被消化吸收。禽卵中的胆固醇大多数是非酯化的游离胆固醇，所以比其他食物中的胆固醇更容易吸收进入人体。

4. 食物中与胆固醇相似的成分

食物中还含有很多与胆固醇相似的成分，如植物中含有的谷固醇、豆固醇、麦角固醇等。因为它们的结构与豆固醇极为相似，在肠道中对转运胆固醇的载体发生了竞争性抑制作用，从而降低了胆固醇的吸收。

5. 食物中的膳食纤维

当食物中的膳食纤维含量较高时，也可能影响胆固醇的吸收，故有降低血脂的作用。

三、脂类的生理功能

（一）脂肪的生理功能

1. 构成人体成分，提供贮存能量

脂类是构成人体成分的重要物质，占人体体重的 10% ~ 20%，在能量贮存与供给、维持细胞结构和功能中起着重要的作用。

人体内贮存的脂肪常处于分解（供能）与合成（储能）的动态平衡中。甘油三酯是人体能量重要的来源，每克甘油三酯在体内氧化可提供能量37.7kJ（9kcal），比等量蛋白质和碳水化合物产生的能量高2倍多。合理膳食中20%～30%的能量来源于脂肪。当人体摄入能量过多而不能被利用时，就转化为脂肪贮存于体内。脂肪在人体贮存量比较大的组织器官主要是皮下、内脏周围；当人体消耗能量大于摄入量时，贮存的脂肪可随时补充机体所需的能量。人体饥饿时，运用体脂产生能量，可避免体内组织蛋白质的消耗。

2. 提供必需脂肪酸，促进脂溶性维生素的吸收

人体所需的必需脂肪酸，以及其他具有特殊营养学意义的多不饱和脂肪酸只能依靠膳食脂肪来提供。食物是脂溶性维生素的良好载体，食物中脂溶性维生素与脂肪并存。如动物肝脏含有丰富的维生素A，麦胚油含有丰富的维生素E；脂肪能促进胆汁的分泌，协助脂溶性维生素的吸收和利用。当膳食脂肪缺乏时，会导致脂溶性维生素的不足。

3. 保护内脏器官，维持体温正常

存积在体内的大量脂肪组织（皮下、肌纤维间），像软垫一样，有缓冲机械冲击的作用，多分布于腹腔周围的脂肪组织，对内脏器官及组织、关节起着固定和保护作用，如肾脏周围脂肪组织太少，易发生肾下垂。因此患内脏下垂者，瘦人多于胖人。

脂肪是一种不良导体，可阻止身体表面的热量散失。在冬天对保持正常体温有重要作用，有助于御寒。体脂在皮下适量贮存，可滋润皮肤，增加皮肤弹性，延缓衰老。

4. 其他作用

膳食中的各种营养素在消化道内消化的速度不完全一样，碳水化合物在胃中迅速排空，蛋白质排空较慢，而脂类在胃中停留的时间较长，因而使人具有较高的饱腹感；油脂烹调食物可以改善食物的感官性质，促进食欲，有利于营养素的消化吸收。

（二）必需脂肪酸的生理功能

1. 构成磷脂的组成成分

磷脂是细胞膜的主要构成成分，它是膜磷脂具有流动特性的物质基础，所以必需脂肪酸与细胞膜的结构与功能直接相关。

2. 前列腺素合成的前体

亚油酸是合成前列腺素的前体，前列腺素存在于许多器官中，有多种生理功能，如使血管扩张和收缩、神经传导、影响肾脏对水的排泄，还具有调节血压，

预防血脂、血栓形成，以及对感染的免疫反应等作用。

3. 参与胆固醇代谢

必需脂肪酸与胆固醇的代谢关系密切。人体内大约 70% 的胆固醇与脂肪酸酯化为胆固醇酯。在低密度脂蛋白（LDL）和高密度脂蛋白（HDL）中，胆固醇与亚油酸形成亚油酸胆固醇酯，再被转运和代谢。HDL 将胆固醇转运至肝脏代谢。

（三）其他多不饱和脂肪酸

1. n-6 系列多不饱和脂肪酸

亚油酸和花生四烯酸是 n-6 系列多不饱和脂肪酸中最重要的脂肪酸，对于哺乳动物来说，主要参与血脂调节和磷脂组成，也与促进生长发育和妊娠作用有关。

2. n-3 系列多不饱和脂肪酸

α- 亚麻酸是 n-3 系列不饱和脂肪酸的母体，它的碳链能被延长为更长的不饱和脂肪酸，如二十碳五烯酸（EPA）和二十二碳六烯酸（DHA）。植物油如亚麻籽油中 α- 亚麻酸的含量比较高，EPA 和 DHA 则在鱼油中含量丰富。DHA 是人体视网膜受体中最丰富的多不饱和脂肪酸，是维持视紫红质正常功能所必需。DHA 还具有促进大脑发育的功能。EPA 具有降低血黏稠度的作用，可预防动脉粥样硬化等作用。

（四）类脂的生理功能

类脂包括磷脂和固醇类，前者主要有磷酸甘油酯和神经鞘脂，在大脑、神经组织和肝脏中含量丰富；固醇类由胆固醇和植物固醇组成，动物内脏、蛋黄等食物中含有丰富的胆固醇，植物固醇主要植物油、坚果、种子等。

1. 磷脂

含有磷酸的脂类称为磷脂，具有亲水性和亲脂性的双重特性。磷脂按其组成可分为两类，一类是甘油酯结构中一个或两个脂肪酸被磷酸或含磷酸的其他基团所替代，最常见的有卵磷脂、脑磷脂；另一类是神经鞘磷脂，与卵磷脂并存于细胞膜的外侧，是细胞膜的重要结构。

磷脂与甘油三酯一样，也可为人体供能。由于磷脂具有极性和非极性的双重特性，可帮助脂类或脂溶性物质如脂溶性维生素、激素等通过细胞膜，促进细胞内外的物质交换。磷脂缺乏会导致细胞膜受损，使毛细血管脆性和通透性增加，引起水代谢紊乱，出现皮疹。

磷脂可以使体液中的脂肪悬浮在体液中，有利于其吸收、运转和代谢。磷脂的这一特点，也被广泛地运用于食品工业中，如人造奶油、蛋黄酱、巧克力常以磷脂作为乳化剂。

2. 固醇类

胆固醇（cholesterol）是一种最重要的固醇，是细胞膜的重要成分，人体内90%的胆固醇存在于细胞之中，也是人体内许多重要的生物活性物质的合成材料，如胆酸、7-脱氢胆固醇和维生素 D_3、肾上腺皮质激素等。胆固醇参与体内皮质激素的合成，皮质激素对人体的代谢有着密切的关系，如糖皮质激素中的皮质醇主要影响蛋白质、脂肪、糖的代谢；盐皮质激素的醛固酮可促进水和电解质的代谢，性激素也是皮质激素，所以胆固醇也参与雄性、雌性激素的合成。由此可见，胆固醇对人体有着很重要的作用，尤其对维持人体的生长发育及代谢非常重要。

膳食胆固醇的吸收率为30%。由于机体既可以从食物中获得胆固醇，人体自身也可以合成，因此一般不会出现胆固醇的缺乏。

四、膳食脂类与人体健康的关系

膳食中脂类的摄入不足直接影响人体的健康。膳食中必需脂肪酸缺乏可引起生长迟缓、生殖障碍、皮肤损伤（出现皮疹等）及肝脏、肾脏、神经和视觉方面的多种疾病；磷脂的缺乏会造成细胞膜结构受损，出现毛细血管的脆性和通透性增加，皮肤细胞对水的通透性增高而引起水代谢紊乱，产生皮疹等。

胆固醇广泛存在于动物性食物中，人体自身也可利用内源性胆固醇，所以，一般不存在胆固醇缺乏。近年的研究发现，未发现胆固醇的膳食摄入量与人体冠心病的发病和死亡有直接关系。目前认为，适量的胆固醇摄入对人体是必需的，对健康人群胆固醇的摄入量不再严格控制。但对胆固醇敏感的人群和代谢障碍的人群，要严格控制胆固醇和饱和脂肪酸的摄入。

膳食中摄入过多脂肪对人体有许多的危害。膳食中脂肪总摄入量与动脉粥样硬化症发病率、死亡率呈正相关，与乳腺癌的发病率也呈正相关。女性癌症中约70%、男性癌症的约40%与脂肪有关。摄入脂肪过多还会引起大量脂肪在肝脏存积而形成脂肪肝。脂肪肝可引起肝细胞功能损伤。

摄入过多的多不饱和脂肪酸也可使体内有害的氧化物、过氧化物等增加，同样对机体产生多种慢性危害。

五、食物脂肪的营养价值评价

食物脂肪的营养价值受很多因素的影响，通常取决于食物脂肪中脂肪酸的种类与含量、脂肪的消化率、脂溶性维生素的含量及油脂稳定性等方面。

（一）脂肪的消化率

食物脂肪的消化率与其熔点关系密切，熔点越低越容易消化，熔点接近或低于体温的脂肪，其消化率可高达97%～98%，高于体温的脂肪消化率约为90%。熔点高于50℃的脂肪消化率低，一般在80%～90%。熔点与食物中所含的不饱和脂肪酸的种类和含量有关，含不饱和脂肪酸和短链脂肪酸越多的脂肪，熔点越低，越容易消化。一般来说，植物油中不饱和脂肪酸含量高，熔点较低，所以易于消化，而动物油与此相反，其消化率较低（表3-12）。

表3-12　常用食用油的熔点及消化率

油脂名称	熔点（℃）	消化率（%）
羊脂	44～55	81
牛脂	42～50	89
猪脂	36～50	94
椰子油	28～33	98
花生油	室温下液态	98
菜籽油	室温下液态	99
棉籽油	室温下液态	98
大豆油	室温下液态	91
橄榄油	室温下液态	98
葵花籽油	室温下液态	96.5

摘自：《中国营养科学全书（第2版）》，葛可佑，杨月欣主编，（P546），人民卫生出版社

（二）必需脂肪酸的含量

脂肪的营养价值与脂肪酸的种类、含量和相互比例有关。不饱和脂肪酸，特别是必需脂肪酸，只能从食物中得到，因此，含必需脂肪酸的脂肪，其营养价值较高。一般植物油中含有较多的不饱和脂肪酸（亚油酸），是人体必需脂肪酸的重要来源。植物脂肪中的必需脂肪酸含量高于动物脂肪，其营养价值优于动物脂肪，动物脂肪含饱和脂肪酸较多。但椰子油例外，亚油酸含量很低，其不饱和脂肪酸含量也少。

（三）各种脂肪酸的比例

机体对饱和脂肪酸、单不饱和脂肪酸、多不饱和脂肪酸的需要不仅要有一定的数量，还应该有一定的比例。有学者推荐饱和脂肪酸、单不饱和脂肪酸、多不饱和脂肪酸的比例应为1：1：1；日本学者则认为3：4：3更合适。

（四）脂溶性维生素含量

天然食物中的脂溶性维生素往往存在于食物的脂肪中，所以食物脂肪是人体脂溶性维生素的重要载体。一般脂溶性维生素含量高的脂肪其脂肪营养价值也高。脂溶性维生素存在于多数食物脂肪中，动物的贮存脂肪几乎不含维生素，器官脂肪组织中含量不等，其中肝脏含维生素 A、维生素 D 较丰富，以鲨鱼肝油中的含量最多，奶油次之，猪油中几乎不含维生素 A、维生素 D，海产鱼类肝脏脂肪中维生素 A、维生素 D 含量丰富，植物油中含有较多的维生素 E，特别是谷类种子的胚油，如麦胚油、花生油、菜籽油等维生素 E 含量更为突出。

此外，油脂的稳定性对其营养价值的影响日益受到重视，脂类在食品加工、保藏过程中可能出现脂肪的水解、氧化、分解、聚合或其他的降解作用，而导致脂肪的理化性质变化，在某些情况下可以降低能值，改变酶体系而呈一定的毒性和致癌作用。影响油脂稳定性的因素很多，主要与油脂本身所含的脂肪酸饱和程度、天然抗氧化剂以及油脂的贮存条件和加工方法等有关。

植物油中含有丰富的维生素 E，它是天然的抗氧化剂，能够使油脂不易氧化而变质，有助于提高植物油脂的稳定性。

六、脂类的摄入量及其食物来源

（一）脂类的参考摄入量

膳食脂肪的需要量受年龄、生理状态、饮食习惯、经济条件、运动及气候季节等因素的影响，变动范围较大。因为生产情况、气候条件、饮食习惯的差异，各个国家的脂肪摄入量差异也很大。

中国营养学会推荐健康成年人脂肪的摄入量应占总能量的 20%～30%；《中国居民营养素参考摄入量（2013）》详细提出了不同人群必需脂肪酸的推荐摄入量：成年人亚油酸的适宜摄入量（AI）为占总能量摄入的 4%，宏量营养素可接受范围（AMDR）占总能量的 2.5%～9%；α- 亚麻酸的适宜摄入量占能量的 0.6%，宏量营养素可接受范围占总能量的 0.5%～2%；婴幼儿 DHA 的适宜摄入量为100mg/d；孕妇和乳母 EPA 的适宜摄入量为 250mg/d，DHA 的适宜摄入量为 200mg/d。一般情况下，只要注意摄入一定量的植物油，就不会产生必需脂肪酸的缺乏。

目前我国由于人们的生活质量的提高，脂肪的摄入量有升高的趋势，部分人群的脂肪摄入量已超过 30%，应该引起重视。

（二）脂类的食物来源

膳食脂类的主要来源包括烹调油脂和食物本身含有的脂类。动物性食物如猪油、牛脂、羊脂、肥肉、奶脂、蛋类及其制品的脂肪，主要含饱和脂肪酸和单不饱和脂肪酸；植物性食物如大豆、花生、芝麻、核桃仁、瓜子仁脂肪的含量很高，菜籽油、大豆油、芝麻油、玉米油、花生油等各种植物油是中国居民主要的烹调用油，含有大量的必需脂肪酸亚油酸。水产品的多不饱和脂肪酸含量最高，深海鱼如鲱鱼、鲑鱼的脂肪中富含二十碳五烯酸（EPA）和二十二碳六烯酸（DHA）。

磷脂较丰富的食物有蛋黄、瘦肉、脑、大豆、麦胚、花生及肝、肾等内脏。胆固醇含量丰富的食物是动物脑、蛋黄、肝、肾等内脏，肉类及奶油等食物也含有一定量的胆固醇。

第三节　碳水化合物

碳水化合物（carbohydrate）是由碳、氢、氧三种元素组成的有机化合物，其中氢、氧之比为 2：1，与水分子中的比例一样，如同碳和水的化合物，因此称为碳水化合物。碳水化合物是人体最重要的必需的宏量营养素之一，是人类膳食能量的重要提供者。近年来，随着营养科学的发展，人们对碳水化合物的生理功能的认知扩展到健康的关系，如对慢性非传染性疾病的防治，调节血糖、血脂、肠道菌群等，这些研究成果，对指导人们膳食中碳水化合物在量和质上的选择都有了新的见解。

一、碳水化合物的结构与分类

属于碳水化合物的物质种类繁多，分类的方法比较繁杂：根据功能分类，可分为结构多糖、贮存多糖、抗原多糖；根据人体能否消化吸收分类，可分为可被人体利用的碳水化合物和不为人体利用的碳水化合物；但更多的是按照单糖的聚合度分类，FAO/WHO 于 2007 年强调，该分类方法是食品标签等计算的基础（表 3-13）。

表 3-13　碳水化合物的分类

分类	亚组	组成
糖（1～2 个单糖）	单糖	葡萄糖、半乳糖、果糖
	双糖	蔗糖、麦芽糖、乳糖、海藻糖
	糖醇	山梨醇、甘露醇
寡糖（3～9 个单糖）	异麦芽低聚糖	麦芽糊精
	其他寡糖	棉籽糖、水苏糖、低聚果糖
多糖（≥ 10 个单糖）	淀粉	直链淀粉、支链淀粉、抗性淀粉
	非淀粉多糖	纤维素、半纤维素、果胶、亲水胶物质

（一）糖

糖主要包括单糖、双糖和糖醇。

1. 单糖

食物中的单糖（monosaccharide）主要有葡萄糖、半乳糖和果糖，单糖是最简单的碳水化合物，是构成寡糖和多糖的基本组成单位；通常根据其所含碳元素的数量分为三碳糖、四碳糖、五碳糖和六碳糖等，其中以六碳糖（己糖）、五碳糖（戊糖）在自然界中分布最广。

（1）葡萄糖（glucose）　葡萄糖是单糖中最重要的一种。葡萄糖广泛存在于大多数水果和蔬菜中，水果中含量最为丰富，尤以葡萄中含量最多。人体的血液中的糖就是葡萄糖，称为血糖，所有动物的血液中都有这种糖，但含量很少。

（2）果糖（fructose）　果糖是最甜的一种糖，其甜度是葡萄糖的1.2倍以上。果糖和蔗糖同时存在于大多数水果中，蜂蜜中含量最多。游离的果糖在人体中含量很少，但它的代谢中间产物存在于糖和脂肪的代谢过程。

（3）半乳糖（galactose）　半乳糖在自然界中不单独存在，几乎全部以结合形式存在，是乳糖、水苏糖、棉籽糖等的组成成分之一。其甜度低于葡萄糖。某些植物多糖或黏浆液水解后可得到半乳糖。半乳糖在动物体内的分布和含量都不高，最常见的是与葡萄糖结合的乳糖存在于乳汁中。

单糖的分子结构简单，不再被水解，可直接被消化道吸收。

2. 双糖

食物中的双糖（disaccharide）　主要有蔗糖、麦芽糖和乳糖等，双糖是由两个相同或不同的单糖分子上的羟基脱水生成的糖苷，广泛存在于自然界中。

（1）蔗糖（sucrose）　蔗糖是由一分子葡萄糖和一分子果糖缩合而成，蔗糖广泛存在于植物中，甘蔗和甜菜含量丰富，是绵白糖、砂糖、红糖的主要成分。

（2）麦芽糖（maltose）　由两分子葡萄糖缩合而成，以谷类种子发出的芽中含量较多，尤以麦芽中含量最多，因此称麦芽糖（图3-14）。

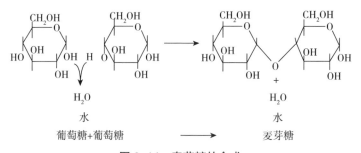

图3-14　麦芽糖的合成

（3）乳糖（lactose）　由一分子葡萄糖和一分子半乳糖缩合而成，它只存在于动物的乳汁中，甜度仅为蔗糖的1/6。乳糖不溶于水，在消化道中由乳糖酶作用，分解成葡萄糖和半乳糖。

（4）海藻糖（trehalose）　又称蘑菇糖、蕈糖，由2分子葡萄糖通过半缩醛羟基缩合而成。除广泛存在于海藻外，还存在于蘑菇、酵母、真菌、细菌中。海藻糖的甜度是蔗糖的45%，化学性质稳定，是一种特异性保护剂，可保护生物膜及敏感细胞免受干燥、冷冻、渗透压变化所造成的损害，因此可作为保鲜剂用于食品、蔬菜、水果及生物制品的保护。

3. 糖醇

糖醇是单糖的衍生物，如山梨醇、甘露醇、木糖醇等，广泛应用在食品工业及临床中。

（1）山梨醇　山梨醇（sorbitol）主要存在于植物的果实中，工业上可通过羟化葡萄糖而制得。在体内山梨醇转变成果糖，90%以上被吸收并代谢，但其肠道吸收速度比葡萄糖慢得多，对血糖的影响比葡萄糖小得多，因此山梨醇常作为甜味剂用于食品中。

（2）甘露醇　甘露醇（mannitol）在海藻、蘑菇中含量丰富。甘露醇可通过甘露糖羟化而获得。在临床上可作为利尿剂，或在食品工业上作为无糖食品的甜味剂。

（3）木糖醇　木糖醇（xylitol）广泛存在于水果、蔬菜中，甜度与蔗糖相等。工业上可通过氢化木糖而获得，常作为甜味剂。

（二）寡糖

寡糖又称低聚糖，是由3～9个单糖构成的一类小分子多糖。由于低聚糖中的化学键不能被人体消化酶分解，因此不易被消化。常见的低聚糖主要有棉籽糖、水苏糖、低聚果糖、大豆低聚糖等。

1. 棉籽糖及水苏糖

棉籽糖（raffinose）由葡萄糖、果糖和半乳糖构成，多见于蜂蜜中，也是大豆低聚糖的主要成分。水苏糖（stachyose）为四糖，由两分子半乳糖、葡萄糖、果糖组成，常与蔗糖、棉籽糖共存，主要存在于豆类中。摄入大量豆类常引起腹部胀气，主要是由于棉籽糖、水苏糖不能被消化道中的消化酶分解，而被肠道微生物发酵产气引起的。

2. 低聚果糖

低聚果糖（fructo oligosaccharide）是蔗糖分子的果糖残基上结合1～3个果糖组成的寡糖，主要存在于水果、蔬菜中，如香蕉、大蒜、洋葱等。在体内不易被消化吸收，但易被大肠双歧杆菌利用，被认为是大肠双歧杆菌的增殖因子。

3. 大豆低聚糖

大豆低聚糖（soybean oligosaccharide）是存在于大豆中的可溶性糖分的总称，主要成分是棉籽糖、水苏糖，也含有一定量的蔗糖等其他成分，除大豆存在外，还常见于其他豆类如豇豆、豌豆、绿豆、扁豆等。大豆低聚糖也是大肠双歧杆菌的增值因子，常作为功能性食品的基料，用于食品工业的生产中。

（三）多糖

多糖（polysaccharide）是由 10 个以上葡萄糖分子脱水以糖苷键缩合而成，在性质上与单糖和低聚糖不同，无甜味，一般不溶于水，在酶或酸的作用下，水解成单糖残基不等的片段，最后成为单糖被人体吸收。在营养学上可分为淀粉和非淀粉多糖。

1. 淀粉

淀粉（starch）是许多的葡萄糖单体联结而成。在谷类、豆类、坚果类以及薯类等块根类食物中含量丰富。因聚合方式不同，可分为直链淀粉和支链淀粉（图 3-15）。

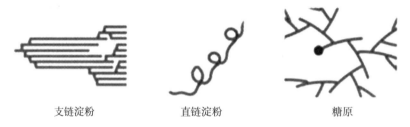

支链淀粉 　　　　 直链淀粉 　　　　 糖原

图 3-15　直链淀粉、支链淀粉与糖原

（1）直链淀粉（amylase）　又称糖淀粉，由葡萄糖分子残基通过 α-1,4- 糖苷键相连而成。直链淀粉可溶解于热水中，与碘产生蓝色反应，天然食物中含量较少。

（2）支链淀粉（amylopectin）　又称胶淀粉，分子相对比较大，一般由几千个由葡萄糖分子残基通过 α-1,4- 糖苷键形成短链，每个短链之间又以 α-1,6- 糖苷键相连而成。如此使支链淀粉形成许多分支再分支的树冠状结构。支链淀粉难溶于水，遇碘产生棕色反应，食物中支链淀粉含量较高，一般占 65% ~ 81%。

（3）抗性淀粉（resistant starch，RS）　是指健康人小肠内剩余的不被消化吸收的淀粉及其降解产物的总称。广泛存在于一些水果及豆科作物中。抗性淀粉并非完全相同的物质，因其天然来源和加工方式的不同，消化吸收率会有差异。

（4）糖原（glycogen）　为淀粉在动物体内贮存能量的一种形式，故又称动物淀粉。其结构与支链淀粉相似，但分支多，支链比较短。主要存在于肝脏、肌肉和其他组织中，人体中的淀粉约有 1/3 存在于肝脏，称为肝糖原，可维持人体正常的血糖浓度；其余 2/3 存在于肌肉，称为肌糖原，可提供肌肉运动所需要的能量。糖原和血糖的总量占体重 1% 以下，与蛋白质和脂肪相比，碳水化合物是体内含量较少的宏量营养素。

（5）改性淀粉（modified starch）　又称变性淀粉，是指普通淀粉经过物理或化学方法处理后，其某些性质发生改变的淀粉。食品工业中常作为增稠、稳定冷冻食品内部结构，改善食物的风味等。

2. 非淀粉多糖

非淀粉多糖（non-starch polysaccharides，NSP）是指淀粉以外的多糖，80% ～ 90% 由植物细胞壁成分组成，即过去营养学概念中的膳食纤维（图 3-16）。包括纤维素、半纤维素和果胶等。其他为非细胞壁物质，如植物胶质、海藻胶类等。按照水溶性的不同，非淀粉多糖可分为可溶性非淀粉多和不溶性非淀粉多糖。

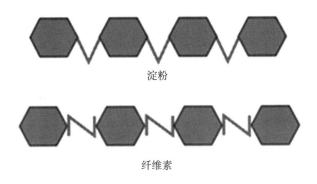

淀粉

纤维素

图 3-16　淀粉与膳食纤维的结构

（1）纤维素（cellulose）　是由 1000 ～ 10000 个葡萄糖残基通过 β-1,4 糖苷键相连，形成的一条线状长链，是植物细胞壁的主要成分，分布于植物的根、茎、叶、花、果、种子以及谷类的外壳中，也是许多木质植物的骨架。人和动物体内没有纤维素。因人体消化道内缺乏消化纤维素的酶，所以纤维素不能被人体消化吸收。但它与人类的生活有非常密切的关系，人类日常生活中必须有足够的纤维素，它可以促进肠道蠕动，纤维素具有吸水性，可以增加肠道内容物的体积，还可刺激和促进胃肠道的蠕动，有利于其他食物的消化吸收及粪便的排泄。

（2）半纤维素　也是植物细胞壁的主要成分，一般与纤维素同时存在于植物性食物中。半纤维素通常是由 2～4 种不同的单糖或衍生单糖构成的杂多糖。分子中的作为主体的线性长链借 β-1,4 糖苷键相连，其他的单糖或衍生单糖则是以 α- 或 β-1,2、1,3、1,6 糖苷键相连而形成的分支结构。因此，半纤维素既不是纤维素的前体或衍生物，也不是其生物合成的中间产物。

（3）果胶类（pectins）　也称果胶物质，一般指 D—半乳糖醛酸为主要成分的复合多糖。是存在于蔬菜和水果软组织中的无定形物质，可在热溶液中溶解，在酸性溶液中遇热形成凝胶，在食品加工中常作为增稠剂使用，用于制作果冻、果酱、果胶糖果等。

二、碳水化合物的消化、吸收及代谢

谷类和薯类通常是碳水化合物含量最多的食物，主要成分是淀粉。淀粉不溶于水，不能被人体直接吸收利用。必须在消化道内分解为葡萄糖或其他单糖后才能被人体吸收利用。淀粉的消化开始于口腔，但主要是在小肠内消化吸收。人体缺乏分解纤维素、果胶的酶，不能消化为单糖被人体利用，但肠道中存在的多种微生物含有消化它们的酶，可将其分解被人体或微生物利用。

（一）消化

1. 口腔内消化

碳水化合物的消化始于口腔。口腔内的唾液腺（腮腺、颌下腺、舌下腺）及无数散在的小唾液腺分泌的唾液中含 α- 淀粉酶，又称唾液淀粉酶。α- 淀粉酶对 α-1,4 糖苷键具有专一性，能作用于淀粉及糖原分子中的 α-1,4 糖苷键，但不能作用于 α-1,6 糖苷键，水解后的产物为葡萄糖、麦芽糖、异麦芽糖、糊精等。因食物在口腔中停留的时间较短（15～20s），淀粉的分解程度不大（图 3-17）。

2. 胃内消化

当口腔内的碳水化合物食物被唾液所含的黏蛋白黏合成团，并被吞咽进入胃后，其中所包藏的唾液淀粉酶仍然发挥水解作用，但当胃酸及胃蛋白酶渗入食团或食团散开后，pH 下降至 1～2 时，唾液淀粉酶很快失去活性。胃液中不含任何水解碳水化合物的酶，所以碳水化合物在胃中几乎不被消化。

3. 肠内消化

淀粉的消化主要在小肠内进行。分肠腔内消化和小肠黏膜上皮细胞表面的消化。极少部分非淀粉多糖可在结肠内通过微生物发酵消化（图 3-18）。

（1）肠腔内消化　肠腔中的水解酶主要来自胰液分泌的 α- 淀粉酶，又称胰淀粉酶，其作用和性质与唾液淀粉酶一样，可以水解淀粉分子内部的 α-1，4

糖苷键，但对淀粉末端 α-1，4 糖苷键和邻近 α-1，6 糖苷键 α-1，4 糖苷键不起作用；可以水解淀粉为带 α-1，6 糖苷键支链的寡糖，如 α- 糊精、麦芽糖、异麦芽糖、麦芽三糖及少量葡萄糖。

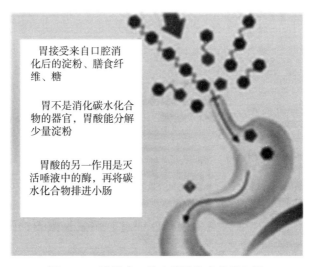

胃接受来自口腔消化后的淀粉、膳食纤维、糖

胃不是消化碳水化合物的器官，胃酸能分解少量淀粉

胃酸的另一作用是灭活唾液中的酶，再将碳水化合物排进小肠

图 3-17　淀粉在口腔中的消化产物进入胃

图片来源：*Nutrition Concepts and Controversies*，（P132），第 13 版

小肠黏膜细胞　毛细血管

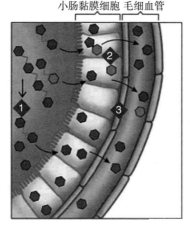

❶ 胰腺分泌的胰淀粉酶将淀粉消化分解为双糖

❷ 小肠黏膜细胞分泌的双糖酶将肠腔内的双糖分解为单糖

❸ 单糖被转运到小肠的毛细血管，吸收进入血管，吸收进入血液循环，并进入肝脏代谢

图 3-18　淀粉在小肠内的消化与吸收过程

图片来源：*Nutrition Concepts and Controversies*，（P132），第 13 版

　　（2）小肠内的酶　小肠黏膜上皮细胞表面的消化小肠黏膜上皮的刷状缘中含有丰富的 α- 糊精酶、糖淀粉酶、麦芽糖酶、异麦芽糖酶、蔗糖酶、乳糖酶等，可将淀粉在口腔和肠道中分解的各种消化的中间产物完全消化为葡萄糖和少量的果糖、半乳糖。生成的这些单糖可被小肠黏膜细胞吸收。

　　人与动物在出生时均含有比较多的乳糖酶（lactase），将乳糖分解为葡萄糖和半乳糖，被人体吸收。但随着年龄的增长，此酶的含量逐渐减少，特别是一部分人成年以后不饮或很少饮用乳类，体内的乳糖酶很少甚至缺乏。这部分人在偶然饮用牛奶后，由于乳糖不能被分解，而产生腹痛、腹泻等症状，称为乳糖不耐症（lactose intolerance）。也有一些婴儿有先天性乳糖酶缺乏症，饮用牛奶和母乳都不能消化吸收乳糖，这类婴儿因为不能采用乳制品喂养，对生长发育产生很大的影响。因此如果在牛奶加工过程中经过适当处理，预先将乳糖分解，就可以预防乳糖不耐症的发生，并提高乳糖的消化吸收率。

　　（3）结肠内的消化　小肠内不被消化的碳水化合物到达结肠后，部分可被结肠菌群分解，产生氢气、甲烷气、二氧化碳和短链脂肪酸，这一系列过程称为发酵。发酵也是消化的一种方式。产生的气体可体循环转运经呼吸和直肠排出体外；短链脂肪酸可被肠黏膜细胞吸收利用。碳水化合物在结肠内发酵时，促进了肠道一些特定菌群的生长繁殖，如双歧杆菌、乳酸杆菌等，这些肠道菌群对健康有益，称为益生菌，能促进它们生长繁殖的物质称为益生元（图3-19）。

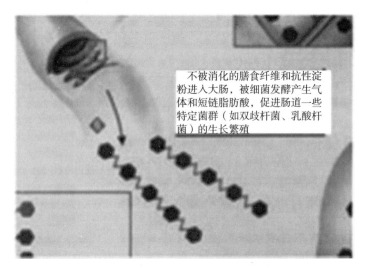

不被消化的膳食纤维和抗性淀粉进入大肠，被细菌发酵产生气体和短链脂肪酸，促进肠道一些特定菌群（如双歧杆菌、乳酸杆菌）的生长繁殖

图3-19　不被人体消化酶分解的膳食纤维和抗性淀粉在大肠中的状态

图片来源：*Nutrition Concepts and Controversies*，（P132），第13版

（二）吸收

　　碳水化合物经消化为单糖后在小肠的空肠吸收。单糖首先进入小肠黏膜上皮细胞，再进入小肠壁的门静脉毛细血管，汇合于门静脉进入肝脏，最后进入体循环，而被运送至全身各个组织器官。

单糖中戊糖的吸收方式为被动扩散，己糖的吸收则为主动吸收。在肠黏膜上皮细胞刷状缘上存在与细胞膜结合的 Na^+– 依赖型葡萄糖转运体。不同的 Na^+–依赖型葡萄糖转运体对各种单糖的结合能力不同，因此，各类单糖的相应吸收率也就不同。如果葡萄糖的吸收率为 100，半乳糖则为 110，果糖为 43，甘露糖为 19。

（三）代谢

葡萄糖在体内的运输是依靠血液完成的。血液中的葡萄糖称为血糖（blood sugar），人体血液中葡萄糖正常含量为 3.8 ～ 6.1mmol/L。血糖依靠葡萄糖转运体进入细胞进行代谢。葡萄糖在不同类型的细胞中代谢途径不同。

1. 分解代谢

葡萄糖在细胞内首先进入糖酵解，代谢产物丙酮酸在细胞线粒体进入三羧酸循环，最终彻底氧化为水和二氧化碳，并产生能量，这一过程，称为碳水化合物的有氧氧化。如果在无氧条件下，糖酵解的代谢产物丙酮酸在细胞质内还原为乳酸，这一过程称为无氧氧化或无氧酶解。

无氧氧化产生的能量有限，但在某些特殊情况下具有重要的作用。如红细胞内没有线粒体，几乎完全靠无氧氧化获得能量；重体力劳动或剧烈运动时，肌肉因供氧不足处于相对缺氧状态，也需要依靠无氧氧化供给能量；体内的一些代谢活跃的细胞，如视网膜细胞、神经组织细胞、白细胞等也需要这种方式供能。

有氧氧化是体内获得能量的主要方式。1 分子葡萄糖彻底氧化可以净产生 36 ～ 38 个三磷酸腺苷（ATP），是无氧氧化所产生的 18 ～ 19 倍。有氧氧化不但释放的能量高，而且可以将逐步释放的能量贮存在 ATP 中，因此能量的利用率很高。

2. 糖原的合成与分解

人类的进食是有时间性的，但能量的需要却是持续的。餐后人体吸收了大量的葡萄糖进入血液，当血液中葡萄糖高于正常血糖水平时，健康的胰腺分泌胰岛素，由血液运到全身各组织和器官中，促进这些组织和细胞吸收葡萄糖。葡萄糖进入细胞后，可直接被细胞利用产生能量，如果暂不需要，在肝脏和肌肉中合成糖原并贮存。当餐后血液中的葡萄糖（即血糖）水平降到正常水平以下时，肝脏就将糖原分解成葡萄糖释放到血液中运往身体各组织和器官，以维持血糖水平的稳定。肌肉中因为缺乏分解葡萄糖 –6– 磷酸酶，不能分解肌糖原为葡萄糖，它不能向血液中释放葡萄糖，仅能提供肌肉收缩所需要的能量。但肌肉无氧氧化的代谢产物乳糖，可通过糖异生作用间接转变为葡萄糖。

糖原的合成与分解在维持血糖相对恒定血糖浓度方面有着十分重要的作用

（图 3-20）。

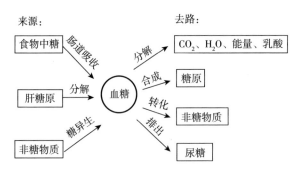

来源：　　　　　　　　去路：

食物中糖 —肠道吸收→ 血糖 —分解→ CO₂、H₂O、能量、乳酸

肝糖原 —分解→ 血糖 —合成→ 糖原

非糖物质 —糖异生→ 血糖 —转化→ 非糖物质

血糖 —排出→ 尿糖

图 3-20　血糖的来源和去路

图片来源：《中国营养科学全书》，葛可佑主编，（P83），人民卫生出版社，2004

　　由此可见，葡萄糖被吸收后在体内可发生三方面的变化：一是氧化产生热量；二是部分葡萄糖在肝脏和肌肉里被合成为糖原贮存起来；但肝糖原和肌糖原贮存的葡萄糖量是有限的，如果肝脏和肌肉贮存不了，则剩余的葡萄糖就转变成脂肪贮存在脂肪组织中，这是葡萄糖的第三个去路。

　　当碳水化合物的摄入量大大超过人体需要时，即大大超过了人体的能量消耗和糖原贮备能力时，就会以脂肪的形式存在于脂肪库中。就其本质来讲，脂肪也可看作是糖在体内贮存的另一种形式。在饥饿，特别是长期饥饿的情况下，脂肪库中的脂肪就可被动员、分解，供给人体能量。但这个过程是不可逆的，葡萄糖一旦转变成脂肪就不能再分解为葡萄糖，脂肪只能首先分解为脂肪酸，然后再经 β- 氧化，最终以其产物乙酰辅酶 A 参加糖代谢的三羧酸循环。

三、碳水化合物的生理功能

　　碳水化合物是人体细胞结构的重要组成成分及主要的供能物质，并具有调节细胞活动的功能。碳水化合物的生理功能与其摄入食物的碳水化合物种类和在机体内存在的形式有关。

（一）提供及贮存能量

　　碳水化合物是人体最主要、最经济的能量来源。每克葡萄糖在体内可供给16.7kJ（4kcal）的能量。在我国居民的膳食结构中，55% ～ 65% 的能量由碳水化合物提供。

　　葡萄糖可以被人体的所有组织直接利用。研究证明心脏的活动需要的能量，主要来源于葡萄糖的氧化磷酸化。中枢神经系统只能利用葡萄糖氧化供给能量，由于脑组织不储备能量，如果血液浓度不足以供应中枢神经系统的能量，则会引起大脑功能障碍，甚至出现昏迷。所以，碳水化合物对维持神经组织的功能有重要意义。

碳水化合物在体内氧化较快，能及时地供给能量，特别是葡萄糖的无氧酵解，对在特殊的环境条件下供给能量以满足机体的需要有重要的意义。如剧烈运动时，能量需要增加，糖有氧的情况下氧化分解加快，此时即使增加呼吸和血液循环，但仍不能满足氧的需要，肌肉处于相对缺氧状态，糖酵解因此加强来补充所需的能量。所以，在剧烈运动时血液中乳酸含量增加是糖酵解加强的结果。

碳水化合物的最终产物为二氧化碳和水，其氧化产物易于排除，对机体无害。

一部分葡萄糖可合成糖原的形式贮存于肝脏和肌肉中，但储备量极有限。当体内血糖降低时，则动用肝糖原释放葡萄糖供机体需要。因它的储备量很低，所提供的能量仅够机体半天的需求。肌糖原仅对肌肉能量的需要有效，而对血糖浓度的调节无效。肝糖原的储备和释放是通过激素来调节的，如胰岛素、肾上腺激素等。

（二）构成机体的组织

碳水化合物是构成机体组织重要组成成分，参与细胞的组成与许多生命过程。每个细胞中都有碳水化合物，主要以糖脂、糖蛋白、蛋白多糖的形式出现。如糖与蛋白质结合构成细胞膜的糖蛋白是抗体、酶、激素、核酸的组成部分，有着重要的生理功能；糖和脂肪构成的糖脂是细胞膜和神经组织的重要成分；对遗传信息起传递作用的核酸是由核糖和脱氧核糖参与构成的；蛋白多糖则存在于骨骼、软骨、肌腱、韧带、关节液等组织中。

（三）节约蛋白质作用

满足人体的热能需要是碳水化合物首要的功能。如碳水化合物摄入不足，能量供应不能满足需要，将由组织蛋白质和脂肪分解，产生能量来弥补不足，即有部分氨基酸分解用于供给能量。如果摄入充足的碳水化合物可以节省这一部分蛋白质的消耗，这种作用称为碳水化合物对蛋白质的节约作用（protein sparing action）。碳水化合物供给充足，体内有足够的ATP产生，也有利于氨基酸的主动转运。

实验研究显示，蛋白质与碳水化合物同时被摄入机体时，在体内储留的氮比单独摄入蛋白质时要多。主要是因为摄入蛋白质后，组织中游离的氨基酸浓度增高，而氨基酸在体内重新合成机体需要的蛋白质以及进一步代谢都需要较多的能量，所以，摄入蛋白质同时摄入糖类，可增加ATP形成，有利于氨基酸的活化以及蛋白质的合成，提高食物蛋白质的生物利用率。

（四）抗生酮作用

脂肪的代谢需要碳水化合物协同作用。脂肪在体内分解代谢所产生的乙酰辅酶A，要与葡萄糖代谢的中间产物草酰乙酸结合才能进入三羧酸循环被彻底氧化，如果碳水化合物摄入不足，乙酰辅酶A的正常代谢途径受到限制，而导致产生过量的酮体积聚在体内引起酮血症。正常情况下，膳食中碳水化合物供应充足时，人体血液中酮体含量很小，碳水化合物起到抗生酮作用。

发生酮症的原因之一是饥饿。当膳食缺少碳水化合物时，糖原很快地消耗，人体不得不动用脂肪储备，脂肪在提供能量的代谢中因缺少碳水化合物的辅助作用而储留过多的酮体。发生酮症的另一临床原因是糖尿病。糖尿病患者血液中葡萄糖虽然存在，但不能被机体正常利用，取而代之的是分解脂肪。酮症及酮症酸中毒是糖尿病患者的重要并发症之一，由两种酮体（乙酰乙酸和 β- 羟基丁酸）的酸性所致。它们存在于血液里，降低了血液的pH，使之低于正常值（7.4），而人体的各种生理功能，如酶系统，只有在维持最适 pH 时才能发挥它的正常功能。机体为抵制酸中毒，肾脏排除含酸的尿，势必造成钠离子和大量的体液随尿液丢失，由于脱水而致酸中毒及电解质代谢的紊乱，对人体的健康会产生严重后果。

（五）肝脏的解毒功能

葡萄糖经醛糖酸途径生成的葡萄糖醛酸（glucuronic acid），是人体内一种重要的解毒剂，在肝脏中能与许多有害物质如细菌毒素、四氯化碳、酒精、砷等结合，以消除或减轻这些物质的毒性或生物活性，从而起到解毒的作用。

（六）增强肠道功能，促进粪便排出

非淀粉多糖虽然不能被人体消化吸收，但由于其有吸水性，可以增加代谢产物的体积而产生机械刺激使肠道蠕动增强；增加粪便的含水量，降低了粪便的硬度而有利于排便；增加结肠的发酵，发酵产生的短链脂肪酸有助于正常消化和增加排便量。

许多流行病学和实验研究证实，某些不能消化的碳水化合物在结肠发酵，可选择性地刺激肠细胞增殖，特别是某些有益菌群，如双歧杆菌、乳酸杆菌等，益生菌不但增强了人体消化系统的功能，还抑制了有害菌的生长，减少肠道可能出现的健康风险。

此外，不能消化的碳水化合物对肠内容物的水合作用、脂质的乳化作用、消化酶的消化作用都可产生一定的影响，如阻碍蛋白质、矿物质等的消化吸收。可

溶性膳食纤维进入人体消化道内，在胃中可吸水膨胀，增加胃内容物的体积，使胃排空速率减缓，降低了胃中内容物进入小肠的速度，同时使人产生饱腹感。某些水溶性膳食纤维还能吸附胆固醇，随粪便排出体外，从而抑制人体对胆固醇的吸收。对防治高胆固醇血症（hypercholesterolemia）、动脉粥样硬化（atherosclerosis，AS）等心血管疾病具有一定的意义。

（七）其他

碳水化合物还具有促进儿童生长发育的作用。儿童活泼好动，组织、器官生长速度比较快，对营养素的供给也提出了更高的要求，在此期间食欲旺盛、能量摄入比较高，基本上与生长发育速度和活动量相适应，一般不会因为摄入能量过多而发胖。

四、碳水化合物营养不良对人体健康的影响

碳水化合物缺乏和过量都属于营养不良，均会干扰正常的营养素代谢，对人体健康产生不良影响。

（一）缺乏

碳水化合物摄入不足常出现在饥饿、禁食，或一些疾病状态下。由于得不到碳水化合物的补充，血液中葡萄糖值可下降到正常值以下，而发生低血糖症（hypoglycemia）。低血糖症的最严重的后果是中枢神经系统功能紊乱，严重时甚至能引起低血糖昏迷和死亡。发生这种情况是因为大脑活动时几乎全部的能量都是由葡萄糖提供的，而大脑又几乎没有糖原的贮存。过度活动，但又不增加碳水化合物的供给，或激素失调等原因，也会产生同样的症状。

长期低碳水化合物饮食，会导致体内脂肪动员增加，体重下降；但也可能导致酮体增加，严重时会引起酸中毒、便秘或其他营养素缺乏。

此外，肝糖原的正常储备是保持肝脏的正常解毒功能和肝脏免受有害因素损害所必需的。当肝糖原储备较充足时，能增强肝细胞的再生，使肝脏对某些化学毒物，如酒精、砷等有较强的解毒能力，对各种细菌感染引起的毒血症也有较强的解毒作用。当人体糖的供应不足时，肝细胞再生受影响，易导致肝损伤，从而使人体对肝炎病毒的免疫力下降。

流行病学证实，膳食中长期缺乏膳食纤维的食物，如蔬菜和水果的摄入量与肠癌的发病危险因素呈负相关。

（二）过量

碳水化合物营养不良的另一种情况是摄入过量，尤其是精制糖即蔗糖摄入过

量，除龋齿外，还将给人体健康带来更为不利的影响。很多资料显示，一些发达国家伴随着蔗糖摄入量的增加，冠心病的发病率逐年上升，且因食糖引起的高脂血症日后可以促成动脉粥样硬化。

由于肝糖原和肌糖原的贮存量是有限的，膳食中碳水化合物摄入过多时，剩余的葡萄糖将转变成脂肪贮存在脂肪组织中，且这种贮存几乎是无限的，因此，碳水化合物摄入过多将导致肥胖，而肥胖又将成为很多慢性疾病如心脑血管病、高血压、高脂血症、糖尿病等的诱因。

虽然纤维素、果胶类物质对人体肠道和益生菌都有益，但过量摄入时也会引起一些副作用，如腹泻、腹胀、腹痛等，特别是老年人或极度消瘦的患者，应提倡逐步增加膳食中纤维的摄入量。

高膳食纤维的摄入还可能降低某些维生素和矿物质的吸收。此外，患有急性或慢性肠炎、伤寒、痢疾、肠道肿瘤、消化道出血、肠道手术前后、肠道狭窄、食道静脉曲张等疾病的人应注意控制摄入量。

五、碳水化合物的食物来源与供给量

膳食中碳水化合物的供给量一般以占全天总能量的百分比表示。中国营养学会在 2013 年修订的中国居民营养素参考摄入量 DRIs，提出我国成年人每日摄入的碳水化合物为 120g，但对碳水化合物的实际需要量，成人随工作种类与性质而异，重体力劳动者比一般普通轻体力工作的人需要量高，随着劳动强度的增高，能量的消耗增加，碳水化合物的实际供给量也增加。

膳食蛋白质、脂肪和碳水化合物三者都是提供能量的营养素，但三种营养素的食物来源不同，它们的摄入比例会影响其他营养素的摄入，对非传染性慢性病的发病风险也会有影响。因此，中国营养学会在 2013 年修订中国居民营养素参考摄入量 DRIs 时，对碳水化合物的供能比提出了"宏量营养素可接受范围（AMDR）"，为 50% ～ 65%。

由于膳食纤维对人体的某些慢性非传染性疾病具有预防和保健作用，中国营养学会在 2013 年修订中国居民营养素参考摄入量 DRIs，对膳食纤维提出了适宜摄入量（AI）25 ～ 30g/d。

对添加糖采用了 WHO 的建议，制定了 1 岁以上人群添加糖的 AMDR（表 3-14）。

膳食中碳水化合物的主要来源是谷类、根茎类食物，如各种粮食和薯类含有大量的淀粉，因其来源丰富，价格经济，多用作主食，是世界性的重要热能物质。此外，蔬菜、水果和各种食糖也是碳水化合物的重要来源，蔗糖、麦芽糖等也可提供能量。蔬菜和水果除含少量单糖外，是纤维素、果胶的主要来源。

表 3-14　膳食碳水化合物参考摄入量

人群（岁）	总碳水化合物		添加糖	
	RNI（g/d）	AMDR（%E）	AMDR（%E）	AMDR（g/d）
0 ～	60g（AI）	—	—	—
0.5 ～	85g（AI）	—	—	—
1 ～	120	50 ～ 65	≤ 10	≤ 50
4 ～	120	50 ～ 65	≤ 10	≤ 50
7 ～	120	50 ～ 65	≤ 10	≤ 50
11 ～	150	50 ～ 65	≤ 10	≤ 50
14 ～	150	50 ～ 65	≤ 10	≤ 50
18 ～	120	50 ～ 65	≤ 10	≤ 50
孕妇	130	50 ～ 65	≤ 10	≤ 50
乳母	160	50 ～ 65	≤ 10	≤ 50

摘自：《中国营养科学全书（第二版）》，葛可佑，杨月欣主编，（P89），人民卫生出版社

在能量性的食物中，应尽量以粮食和薯类食物为主要来源，因为粮食和薯类，除富含淀粉可以供给能量外，还含有其他一些营养素，如蛋白质、矿物质、维生素，特别是各种粗粮，不仅含 B 族维生素和矿物质较多，还含有纤维素，而蔗糖、麦芽糖等各种食糖，除供给能量外，基本上不含其他营养成分。但近年来，蔗糖的消耗量在逐年增加，应引起足够的重视。

膳食纤维主要含在谷类、薯类、豆类及蔬菜、水果等植物性食物中。膳食纤维的主要来源是谷类食物，全谷粒和麦麸等富含膳食纤维，而植物成熟程度越高其纤维含量也就越多，谷类加工越精细则所含膳食纤维就越少。西方国家的饮食习惯与中国不同，为了能提高膳食纤维的摄入量，提倡吃黑面包（全麦面包）。我国人民随着生活水平的提高，食物越来越精细，蔬菜和豆类的摄入量也在减少，这是应该值得注意的，并且应强调多吃谷类为主的主食，多吃富含膳食纤维的食物可以预防一些慢性疾病的发生。应注意到膳食纤维对人类健康的重要性。这是 21 世纪人类营养学上的新进展。

近年来对于碳水化合物种类与人类健康研究的结果表明，选择低血糖生成指数的碳水化合物更利于人体健康。

血糖生成指数（glycemic index，GI）是衡量食物引起餐后血糖反应的一项有效指标。具体定义为 50g 碳水化合物的食物血糖应答下面积与同一个体 50g 碳水化合物的标准（葡萄糖或白面包）食物血糖应答下面积，即：

$$血糖生成指数（GI）= \frac{被测食物碳水化合物（50g）餐后2小时血糖曲线下面积}{等量葡萄糖（50g）餐后2小时血糖曲线下面积}$$

当血糖生成指数在 55 以下时，该食物为低 GI 值食物；当血糖生成指数为 55 ~ 70 时，为中等 GI 值食物；当血糖生成指数为 70 以上时，为高 GI 值食物。

高 GI 值食物进入胃肠后消化速度快，吸收率高，葡萄糖进入血液后很快达到峰值；低 GI 值食物在胃中停留的时间长，吸收率低，葡萄糖释放慢，葡萄糖进入血液后峰值低，下降速度慢而平稳，对胰岛素的依赖比较小。因此，血糖指数广泛应用于糖尿病患者膳食控制、肥胖患者的体重控制、运动员的补糖指导、改善胃肠道功能以及对膳食中碳水化合物的消化吸收的研究。

GI 值评价了食物中碳水化合物转变为消化吸收及与血糖的关系。实际上，碳水化合物的摄入量也与此有关，血糖负荷的概念由此产生。血糖负荷（glycemic load，GL）指摄入一定量的某食物后，该食物可利用碳水化合物含量与 GI 值的乘积，表示了摄入该食物后对血糖的综合影响，即：

$$GL = m \times GI/100$$

式中，m 表示每百克或每份食物中可利用碳水化合物的克数。

食物 GL 的判断常常为 GL > 20 为高，11 ~ 19 为中，GL < 10 为低。GL 兼顾了碳水化合物升高血糖的能力和摄入量关系的综合指标。

第四节 能 量

能量（energy）是营养学研究的重要内容。人体的一切活动都与能量代谢分不开。人体不仅在活动时需要能量，在安静时也需要能量以维持心跳、呼吸等各项基本生命活动。

人体通过摄取食物中的产能营养素（碳水化合物、脂类和蛋白质）获取能量，食物中的能量维持所有生命活动和从事劳动及社会活动。人体以能量做功的同时也有热量的释放维持体温。如果人体摄入的能量不足，机体会动用自身的能量储备甚至消耗自身组织以满足生命活动对能量的需要。生长发育期的婴儿、青少年若长期处于饥饿状态则会导致生长发育迟缓、消瘦甚至死亡。反之，长期摄入能量过剩，则过剩的能量会在机体内以脂肪的形式贮存。能量的摄入最佳状态是供需平衡，任何原因导致的能量失衡都会引起一系列的健康问题。

一、能量单位

自然界中的能量多以化学能、机械能、热能、电能以及太阳能等多种形式存在，但人体只能利用来自食物中的碳水化合物、脂类和蛋白质，经过复杂的生物氧化过程释放能量，并以高能磷酸键的形式贮存在细胞的线粒体内，当机体需要时，再以复杂的生物化学过程释放能量，满足机体的各种生命活动的能量需要，如呼吸、循环、机体代谢、神经传导、肌肉收缩等；能量消耗的过程中释放的热量用以维持体温。

目前国际通用的能量单位是焦耳（joule，J）、千焦（kilo joule，kJ）和兆焦（mega joule，MJ）。过去营养学上以"卡"（calorie，cal）和"千卡"（kilocalorie，kcal）作为能量的单位。目前这两种单位都被使用。1J相当于1牛顿（N）的力使1kg的物体移动1m的距离所消耗的能量。1千卡（kcal）就等于1kg纯水从15℃上升至16℃所需要的能量。

两种能量单位的换算关系为：

$$1kcal = 4.184kJ$$

$$kJ = 0.239kcal$$

$$1000kcal = 4.184MJ$$

$$1MJ = 239kcal$$

二、人体能量的营养素来源

碳水化合物、脂肪、蛋白质这三种营养素在体内代谢后可产生能量，因此，将这三种营养素称为产能营养素或能源物质（图3-21）。

（一）碳水化合物

碳水化合物是机体的最重要能量来源。我国人民所摄取食物中的营养素，碳水化合物所占的比重最大。一般说来，机体所需能量的50%～65%由食物中的碳水化合物提供的。

食物中的碳水化合物经消化产生的葡萄糖被吸收后，有一部分以糖原的形式贮存在肝脏和肌肉中。肝糖原是一种储备能源，但贮存量不大，主要用于维持血糖水平的相对稳定。脑组织消耗的能量相对较多，在通常情况下，脑组织消耗的能量均来自碳水化合物有氧条件下的氧化，因而脑组织对缺氧非常敏感。另外，脑组织细胞贮存的糖原又极少，代谢消耗的碳水化合物主要来自血糖，所以脑功能对血糖水平有很大的依赖性。

肌糖原是骨骼肌中随时可动用的储备能源，用来满足骨骼肌在工作状态下的能量需要。

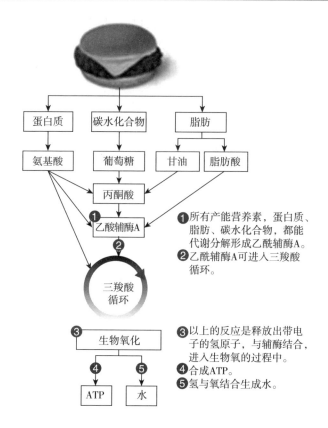

图 3-21　人体能量的营养素来源与代谢的关系

图片来源：*Understanding Nutrition*，（P203），第 13 版，2013

碳水化合物可以通过有氧氧化和无氧酵解产生能量。如前所述，尽管无氧酵解产生的能量远远少于有氧氧化，但却极为重要，因为这是人体营养素唯一一个不需要氧的供能途径。在剧烈运动时，骨骼肌的耗氧量大幅度增加，此时骨骼肌处于无氧状态，这就需要依靠碳水化合物的无氧酵解来供给能量。

（二）脂类

机体内的脂类分为组织脂质和贮存脂质两部分。组织脂质主要包括胆固醇、磷脂等，是组织、细胞的组成成分，在人体饥饿时也不减少，也不能成为能源。贮存脂质主要是脂肪，即甘油三酯或中性脂肪。在全部贮存脂质中，甘油三酯约占 98%。其中一部分是来自食物的外源性脂肪；另一部分是来自体内碳水化合物和氨基酸转化成的内源性脂肪。脂肪是人体内各种能源物质的主要贮存形式。

在正常情况下，人体所消耗的能源物质中有 40% ～ 50% 来自体内的甘油三酯；在短期饥饿的情况下，则主要由体内的脂肪供给能量。体内贮存的脂肪迅速分解为甘油和脂肪酸，经血液输送到各组织，供细胞利用。甘油在体内可以通过糖酵解或有氧氧化供给能量，也可以在肝脏通过糖异生供能；脂肪酸在细胞线粒体中通过反复的 β 氧化，生成的中间产物进入糖代谢的三羧酸循环，彻底氧化供能。每克脂肪酸氧化代谢供给的能量约是每克糖氧化后释放能量的 2 倍。

脂肪酸可直接供给很多组织利用，也可在肝脏转化成丙酮酸再供给其他组织利用。不但骨骼肌、心肌等可利用脂肪酸和酮体，在饥饿时，脑组织也可部分利用脂肪酸代谢的中间产物酮体供能。所以脂肪是重要的能源物质。

（三）蛋白质

人体在一般情况下主要利用碳水化合物和脂肪氧化供能。但在某些特殊情况下，机体所需能源物质供能不足，如长期不能进食或消耗量过大时，体内的糖原和贮存脂肪已大量消耗之后，将依靠组织蛋白质分解产生氨基酸，氨基酸在体内经过脱氨基作用或氨基转换作用，分解产生 α- 酮酸和氨基。α- 酮酸进入糖代谢的三羧酸循环，彻底氧化供能；人体不能利用氨基中的氮（N），经过代谢后以尿素或尿酸的形式主要由肾脏排出体外。

此外，酒精和有机酸在体内也能产生能量。

人体进食是周期性的，但能量消耗则是连续不断的，因而储备的能源物质不断被利用，又不断补充。当机体处于饥饿状态时，碳水化合物的储备迅速减少，而脂肪和蛋白质则作为长期能量消耗时的能源。

三、食物的能量系数

每克产能营养素在体内氧化产生的能量值，称为食物的能量系数（food energy factor），过去也称为食物的热价（thermal equivalent of food）。食物的能量系数是通过体外燃烧试验推算而得。

1892 年，美国农业化学家阿特沃特（Atwater,W.O., 1844—1907）和物理学家罗沙（Rose,E.B.）研制出了第一台 Atwater-Rose 量热仪，用于测量不同食物的热量值。阿特沃特在 1996 年编制的食物热量值至今仍在全世界广为应用。

目前，食物燃烧能量可用自动弹式量热仪测定，其原理是将食物或产能营养素放于耐高温的坩埚里，将坩埚置于密闭的不锈钢氧弹中，紧闭氧弹，充入氧气至一定的压力，并置于热量仪中，点燃测试样品，其完全燃烧后的燃烧能量由弹筒壁传导给内筒水，根据水温的上升和量热系统的热容量，计算出样品的产热量（燃烧能量，图 3-22）。

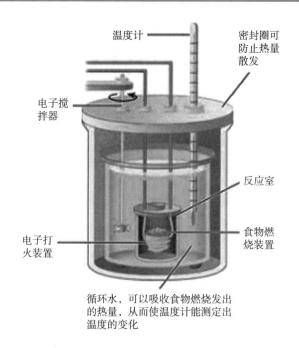

图 3-22　食物燃烧能量可用自动弹式量热仪测定

图片来源：*Understanding Nutrition*，（P231），第 13 版，2013

　　食物可以在体外燃烧，也可以在体内氧化，体外燃烧和体内氧化的本质是一样的。但产能营养素在体内的生物氧化过程与在体外的燃烧过程不尽相同：体外燃烧是在氧作用下完成的，化学反应激烈，伴随着光和热；体内氧化是在酶的作用下缓慢进行的，比较温和；特别是最终产物不同，所以产生的能量也不相同。

　　根据"量热仪"测定，1g 碳水化合物在体外燃烧时，平均产生能量为17.15kJ（4.1kcal），1g 脂肪在体外燃烧时平均产能 39.54kJ（9.45kcal），1g 蛋白质在体外燃烧时平均产能 23.64kJ（5.65kcal）。在体内氧化时，碳水化合物和脂肪最终的代谢产物为二氧化碳和水，与体外燃烧时一样，所产生的能量也相同；但蛋白质在体内氧化时的最终产物是二氧化碳和水，以及尿素、肌酐及其他含氮化合物，而体外燃烧时的最终产物为二氧化碳和水及氨和氮，说明体内的氧化不如体外燃烧完全。若将体内未能完全燃烧的最终产物完全收集起来再放入"量热仪"燃烧，还能产生 5.44kJ（1.3kcal）能量。

　　用"量热仪"体外燃烧推算体内氧化产生的能量值为：每克碳水化合物为17.15kJ（4.10kcal）；每克蛋白质为（23.64kJ–5.44kJ=18.2kJ，或 4.35kcal）；每克脂肪为 39.54 kJ（9.45kcal）。

　　由于消化道不能完全消化吸收生热营养素，按碳水化合物、脂肪、蛋白质三者的消化率分别为 98%、95%、92% 计算，故三种产能营养素在体内氧化，可被人体实际利用的能量为：

碳水化合物：$17.15kJ \times 98\% = 16.84kJ$（4kcal）

脂肪：$39.54kJ \times 95\% = 37.56kJ$（9kcal）

蛋白质：$（23.64-5.44）kJ \times 92\% = 16.74kJ$（4kcal）

因此，WHO/FAO 推荐使用的三种的能量系数分别为：碳水化合物（可利用的）：16.84kJ/g（4kcal/g）；脂肪 37.56kJ/g（9kcal/g）；蛋白质 16.74kJ/g（4kcal/g）。

此外，WHO/FAO 还为食物中其他的产能物质确定了能量系数：纯酒精产能约 29.29kJ/g（7kcal/g），有机酸产能 12.55kJ/g（3kcal/g），糖醇产能约 10kJ/g（24kJ/g）。对于膳食纤维，一般推荐使用 8kJ/g（2kJ/g）。

能量系数主要用于计算"营养标签"和"食物成分表"中的能量值，对估算食物或膳食中能量值，具有重要意义。

美国据此对食物能量计算公式进行了调整，提出新的"食物代谢能量换算系数推导系统"，简称可代谢能量（ME）：

ME（kJ）=16.7× 蛋白质（g）+37.4× 脂肪（g）+16.7× 可利用碳水化合物（g）+8× 不可利用碳水化合物（g）

或 ME（kcal）=4× 蛋白质（g）+9× 脂肪（g）+4× 可利用碳水化合物（g）+1.9× 不可消化性碳水化合物（g）

四、能量的转化与贮存

按照能量守恒定律，能量既不能创造也不能消失，但可以从一种形式转化为另一种形式。人体的能量来源于食物。由于人体能量的消耗是持续的，而能量的摄入却是周期性的，因此人体必须转化并贮存一定量的能量物质，供机体使用。

（一）能量的转化

太阳能、化学能、机械能、电能等是自然界中常见的能量存在形式。植物利用太阳能合成碳水化合物、脂肪和蛋白质，动物不能直接利用太阳能，而是摄入食物，从食物中的产能营养素获取所蕴藏的化学能。产能营养素经过生物氧化，释放出分子结构中的能量，通过 ATP 保存，是组织细胞可直接利用的能量形式。机体细胞利用 ATP 所荷载的能量，完成各种生命活动，如各种物质的转运、合成与分解以及骨骼肌与平滑肌的收缩等，在代谢过程中大约有 50% 以热能的形式释放，用于维持体温或通过各种方式散发至外界环境。

（二）能量的贮存

机体从食物中摄取的碳水化合物、脂肪、蛋白质被消化吸收后，在体内贮存，成为机体活动的能量物质。

1. 碳水化合物

碳水化合物被吸收后，部分以糖原的形式贮存于肌肉和肝脏，但只占体内贮存能量的 1%～3%。若成年人肝脏重量以 1700g 计，肝糖原的贮存，在禁食状态下为 17～85g；肌肉中糖原的贮存在禁食时为肌肉重量的 1%～4%，若长期过量进食，可增加 3% 左右；70kg 的个体，按肌肉占体重的 50% 计算，禁食时肌糖原的重量为 350～1400g，进食后肌糖原会有所增加。若以体内总糖原 1000g 计算，仅能满足两天的需要；如果饥饿超过 48 小时，体内则不再有糖原的贮存，此时只能依靠糖异生作用生成糖原。

2. 脂肪

机体内的脂肪可直接来自食物中的脂肪，也可以是碳水化合物转化，少量来自蛋白质的转化。人体内脂肪的贮存量个体差异比较大，也存在性别差异，女性高于男性。正常体重的个体，脂肪占体重的 15%～30%；不同组织中脂肪的贮存比例也有差异，皮下组织占 50% 左右，10%～15% 分布于腹腔内，如肠系膜、胃网膜以及腹膜下，肾脏周围的脂肪组织分布也占 10%～15%，肌肉组织中约占 5%，其余分布在身体的各部位。

与糖原不同的是，机体需要的能量究竟多少是来源于脂肪，短时间内不易测出，需要长期的观察。如果机体处于长期的饥饿状态，则机体脂肪储备量消耗最大。

3. 蛋白质

机体蛋白质的功能主要是构成、修复、更新自身组织细胞及各种酶、激素等生物活性物质，为机体提供能量只是蛋白质的次要功能，或者是蛋白质代谢产物的利用。因此，作为供给能量的物质，蛋白质几乎没有贮存。但如果蛋白质摄入过多，也可以转化为脂肪贮存。只有当长期饥饿，体内的糖原及脂肪几乎完全消耗时，蛋白质才会分解产生氨基酸用于能量的供给，维持机体的基本生命活动所需要的能量，但这种情况下会严重影响机体的生理功能。

机体的能量储备是一个复杂的生物化学过程，受许多因素的影响。食物的供给是一个方面，机体的各种酶和激素，如胰岛素、胰高血糖素、生长素、糖皮质激素、甲状腺素、性激素等的调节也很重要。一般情况下，当人体处于生长发育阶段，如婴幼儿、青少年，主要是蛋白质合成的增加；进入成年期，体重及身体组织相对稳定；成年以后，随着年龄的增加，脂肪的贮存量增多，机体的脂肪组织成为能量的巨大贮存库。但若食物的供应不足或处于疾病状态时，这种规律则会发生改变。

五、人体能量消耗

正常成人每日的能量消耗主要由基础代谢、机体活动，以及食物特殊动力作用三方面构成。处于生长发育期的婴儿、儿童、青少年，则需要额外的能量用于机体生长发育；孕妇需要更多的能量供胎儿、子宫、乳房等生长发育和母体脂肪的储备，哺乳期的母亲也需要额外的能量供给以保证乳汁的分泌；创伤及疾病恢复期患者也需要有额外的能量（图 3-23）。

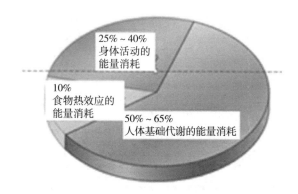

图 3-23　正常成年人能量消耗的构成

图片来源：*Understanding Nutrition*，（P237），第 13 版，2013

（一）基础代谢与基础代谢率

基础代谢（basal metabolism，BM）是维持生命活动最基本的能量代谢。即人体在清醒、静卧、空腹（进食后 12 ～ 14h）、思想放松、室温适宜（18 ～ 25℃）时用于维持呼吸、心跳、体温、循环等生命活动的能量代谢。

基础代谢率（basal metabolism rate，BMR）指单位时间内人体每千克体重或每平方米体表面积所消耗的基础代谢能量，表示单位为 kJ/（kg·h），kcal/（kg·h）或 kJ/（m²·h），kcal/（m²·h），是基础代谢水平的常用指标。基础代谢率受很多因素的影响，主要有以下几方面。

1. 体形和机体构成

身高、体重与体表面积之间存在线性回归关系，根据身高和体重可以计算体表面积，体表面积越大，散发的热量越多；机体内去脂组织或称瘦体质（Lean Body Mass）是代谢活性组织，主要包括心脏、肌肉、大脑、肝脏、肾脏等，脂肪组织则是相对惰性的组织，消耗的能量明显低于瘦体组织。因此一般瘦高体型者的基础代谢率高于矮胖体型者。

图 3-24 中两个积木都由 8 块小积木构成，它们的体重相同，但瘦高型的积木有 34 面；而矮胖型只有 24 面，因此两者的体表面积相差很大。同样，如果体重相同而身高不同的两个人，那瘦高型的体表面积大于矮胖型，BMR 明显高于矮胖型。

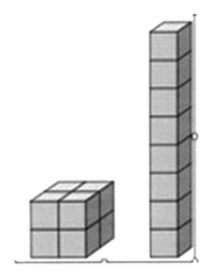

图 3-24 体型和机体构成对 BMR 的影响

图片来源：*Understanding Nutrition*，（P239），第 13 版，2013

2. 年龄

年龄越小，基础代谢率越高。婴幼儿的基础代谢率非常高，青春期又出现一个代谢活跃的阶段。成年以后，随着年龄的增加，代谢缓慢地下降，当然也有个体差异。30 岁以后，每 10 年 BMR 降低 2%，50 岁以后降低更多；老年基础代谢率明显下降，与老年人体内去脂组织或代谢活性组织减少、体脂增加有关。此外，受内分泌的改变和更年期等的影响，能量消耗有下降趋势。

3. 性别

同一年龄、同一体表面积的情况下，女性的基础代谢率低于男性；尽管年龄和体表面积相同，但女性体内的脂肪组织的比例高于男性，是导致基础代谢水平比较低的主要原因。此外，对于生育期妇女，由排卵期带来的基础体温波动，对基础代谢率也有细微的影响。女性在孕期和哺乳期 BMR 明显增加，与这一时期需要合成更多的新组织有关。

4. 内分泌

体内的许多激素，对细胞的代谢调节具有重要的影响，如甲状腺素可使细胞内的氧化过程加快，当甲状腺功能亢进时，基础代谢率明显增高；而甲状腺功能低下时，基础代谢低于正常状态。垂体激素能调节其他腺体的分泌，因此也可间接影响到基础代谢率。

其他还有很多因素，如环境温度、湿度、应激状态、种族、神经的紧张程度、营养状况、疾病等都会影响基础代谢率。

粗略估计成人 BMR 的方法是：

男性 1kcal/（kg·h）或 4.184kJ/（kg·h）

女性 0.95kcal/（kg·h）或 4.0kJ/（kg·h）

1985 年 WHO 提出以静息代谢率（resting metabolism rate，RMR）代替 BMR，静息代谢是一种与基础代谢很接近的代谢状态，在测定时仅放宽食物摄入时间这一条件。测定过程要求全身处于休息状态，在进食 2～4h 后测定，此种状态测得的能量消耗量与 BMR 很接近，但测定方法比较简便。由于此时机体仍进行着一些消化活动，比较接近人体日常生活中的休息状态。这种状态下测定的代谢率，称为静息代谢率。

一般认为，RMR 与 BMR 相差小于 10%，故在实际工作中有时也直接用 RMR 代替 BMR。

普通成年人的 RMR 值在一定的时间内不会有很大的波动，一般占人体能量总消耗的 60%～75%。

（二）身体活动

身体活动能量消耗又称运动热效应（thermic effect of exercise，TEE）。除了基础代谢外，身体活动的能量消耗是影响能量消耗的主要因素。基础代谢的能量消耗在一段时间内改变不大，但身体活动的情况相差却很多。身体任何轻微的活动都会影响代谢率，通常各种身体活动所消耗的能量占人体总能量消耗的 15%～30%。

各种身体活动都需要肌肉做功来完成。例如一名 60kg 的人在散步时，相当于在缓慢移动一个 60kg 的物体；若是上楼，则相当于将一件 60kg 的物件提高时所做的功。在身体活动时的能量消耗也包括了基础代谢的能量消耗。

人们每天都从事着各种各样的身体活动，肌肉越发达者，能量的消耗越多；体重越重者，能量的消耗越多；劳动强度越大、持续的时间的越长能量的消耗越多。其中劳动强度是主要影响因素，而劳动强度主要涉及劳动时牵动的肌肉和负荷的多少。动作的熟练程度都影响能量的消耗。

身体活动一般分为职业活动、交通活动、家务活动和休闲活动等。相同职业的人在工作时间身体活动情况比较相似，但下班后家务活动和休闲活动可能相差大。因此，同一职业的人，身体活动的能量消耗不一定相同。

目前，国际上通用以代谢当量（metabolic equivalent，MET）值判定身体活动强度的大小。其定义相对于安静休息时身体活动的能量代谢水平。1MET 相当于每分钟每千克体重消耗 3.5mL 的氧，而消耗 1L 氧约需要 5kcal 能量。因此，1MET 相当于每小时每千克体重消耗 1.05kcal 能量。

（三）食物热效应

由于摄食而引起能量消耗额外增加称为食物特殊动力作用（specific dynamic

activity，SDA），又称食物热效应（thermic effect of food，TEF），是人体在摄食后对营养素消化、吸收、代谢、转运过程中所引起的能量额外消耗的现象。

人体混合膳食的食物特殊动力作用的能量消耗，其能量代谢会比原来的基础代谢增加约10%。不同产能营养素的食物特殊动力作用有很大差异。例如，蛋白质所引起的食物特殊动力作用，可达到其本身产生能量的20%～30%；脂肪所引起的食物特殊动力作用最低，为本身产生能量的4%～5%；碳水化合物为5%～6%。食物特殊动力作用在进食后不久即可出现，进食2h后达最高点，在进食3～4h基本恢复到进餐前水平。

食物热效应只能增加身体热量的散发，而不能增加可利用的能量，是一种能量的额外消耗。因此，当只够维持基础代谢能量的食物摄入后，代谢的能量多于摄入的能量，散发的热量多于食物摄入的热量，但这些额外的能量来源于机体自身的能量储备。因此，在膳食计划时，要考虑到食物热效应的额外能量消耗，使能量的摄入与消耗保持平衡。

出现食物特殊动力作用的原因目前仍不十分清楚，不少学者做过很多研究，认为是由于营养素在体内代谢过程消耗能量的引起的；消化液的分泌、胃肠道的蠕动等消耗的能量也属于食物特殊动力作用的能量消耗。

（四）特殊生理状况下的能量需要

1. 生长发育

婴幼儿、儿童、青少年的生长发育需要的能量，包括机体生长发育中形成新的组织所需要的能量，以及贮存在这些新生组织的能量。出生后前3个月，生长发育消耗的能量约占总能量35%，在12个月时迅速降低至总能量需要的5%；出生后第二年约为3%；到青少年期为1%～2%。

2. 妊娠

孕妇在妊娠过程中，胎儿的生长，自身子宫、乳房、胎盘的发育，体脂的储备等，都需要额外的能量；同时也需要额外的能量维持这些新组织的代谢。

3. 哺乳

哺乳期的能量附加量由两部分组成，一是乳汁中含有的能量；二是产生乳汁所需要的能量。

六、影响人体能量消耗的因素

（一）情绪和精神状态

人体在安静状态及平静思考时，能量的消耗增加不明显，一般不超过4%。若处于超脱冥想状态，代谢率可低于静息代谢（RMR）的水平；相反，精神紧张地工作，可使大脑的活动加剧，如进行复杂数学运算的人，能量消耗会增加 3% ～ 4%。

精神处于紧张状态，能量代谢显著提高，这与精神紧张时骨骼肌紧张性增强有关，尽管没有明显的肌肉活动，但能量消耗也明显增加；精神紧张时，特别是情绪激动时，肾上腺素、肾上腺皮质激素、甲状腺素的分泌明显增加，这些与能量代谢相关的激素，引起明显的能量消耗增加。成年人在应激状态下，BMR可增加 25% 左右；婴儿啼哭、挣扎时增加更为明显；成年人在睡眠状态下，显示耗氧量逐步下降，至 5 ～ 6h 时可降至最低点，此时的能量消耗只是 BMR 的 90%；但多梦或间断睡眠者，其能量消耗比正常人高；正常人睡眠时肌肉处于松弛状态，而精神紧张不能熟睡者，肌肉仍有高度的紧张，能量的消耗比正常多。

（二）环境因素

环境温度会影响人体的能量消耗。在外界温度比较低的情况下，若人们有适合的居住条件和衣物等保护措施，机体的代谢和活动所产生的热量的散发可满足机体体温的维持。

当环境温度增高时，机体需要将多余的热量散发出体内，其中 80% 通过体表的皮肤扩散和肺部呼出。散热的形式取决于环境温度和湿度。在低温环境下，散热主要以辐射及传导为主，高温环境则主要以汗的蒸发形式。环境湿度高时不利于蒸发，而干燥环境相反。

如果在低温环境没有足够的衣物保温，则机体需要额外的产生能量以补充热量，此时表现为寒战，基础代谢升高；同时还需要增加 2% ～ 5% 的能量以满足衣物增加的负载；若衣物不足，则身体的寒战会更增加能量的消耗。

在极热的环境中，机体也需要消耗更多的能量用于蒸发散热及通过辐射、传导等形式维持体温的正常。高温环境下（30 ～ 40℃），每增加 1℃约需要增加 0.5% 以上的能量消耗。

（三）自身体温

当机体发热时，机体的代谢过程加快，据估算，当体温从 37℃升至 39℃时，基础代谢消耗约增加 28%，相当于一个中等体重的人每天额外消耗 400kcal 的能量。因此发热，特别是长期低热会引起体重的下降。

七、能量平衡

能量从一种形式转换为另一种形式的过程中，既不增加，也不减少。机体的新陈代谢消耗能量，同时又从摄入的食物中获得能量。对于成年人来说，体重是恒量能量代谢平衡与否的常用指标，如果在一段时间内，体重保持不变，或在一年内上下波动 1～2kg，说明能量的摄入与消耗保持平衡。

（一）能量的动态平衡

机体的能量平衡是一种动态的过程。正常人如果每天摄入的能量略高于消耗的能量，经过短时间的能量正平衡后，机体的脂肪贮存增加，导致体重升高。在新的体重基础上，基础代谢和身体活动能量的消耗也会增加，最终机体达到一个新的能量平衡（图 3-25）。因此，体重增加是最初小幅度的能量正平衡，最终以新的体重基础上恢复能量平衡的动态过程。而不是静态的平衡。如果按照静态平衡的理论，如果每天多摄入 420kJ（100kcal）的能量，40 年后体重将增加 189kg，但这种情况几乎是不可能发生的。因为在体重增加的同时，基础代谢及身体活动的能量代谢也随之增加，反之亦然。长期能量摄入与消耗处于不平衡状态时，体重的变化是一个不断能量代谢新平衡的结果。

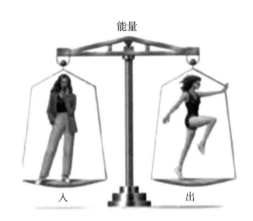

图 3-25　人体能量消耗的平衡状态，体重就能维持稳定

图片来源：*Understanding Nutrition*，（P232），第 13 版，2013

（二）摄食行为的调节

能量平衡关系到能量摄入和能量消耗，能量摄入依靠食物摄入，因此能量平衡的调节与摄食调节有关。

摄食行为是机体维持生命活动的本能行为，受下丘脑和边缘系统的调节。在下丘脑外侧区存在摄食中枢（feeding center），下丘脑的腹内侧核存在饱中枢（satiety center），这两个中枢存在交互抑制：摄食中枢兴奋时，饥饿感增加，食欲增强，摄入量显著增多；饱中枢兴奋时，饱腹感增加，食欲下降，食物摄入明显减少。正常人在正常情况下，这两个中枢的兴奋性受血糖浓度的影响，血糖浓度升高时饱腹感增加，血糖下降时，饥饿感增加，饥饿和饱腹交替出现，维持人体正常摄食行为。

除血糖外，机体还释放一些信号因子，调节摄食和能量消耗，维持能量平衡状态和正常体重。如果这些调节因子失衡，会影响机体的能量平衡和引起体重的变化。

1. 瘦素

瘦素（leptin）是一种蛋白激素。现已证实，是白色脂肪细胞分泌的由167个氨基酸组成的蛋白质。下丘脑存在瘦素受体，与之结合后，会起到抑制食欲，促进脂肪氧化代谢，增加能量消耗，减轻体重的作用。此外，瘦素还能作用于中枢神经系统，增加交感神经活性，导致去甲肾上腺素的释放，激活脂肪细胞膜上的 β_3 肾上腺素能受体，使贮存在脂肪中的能量转变为热能释放，增加能量消耗，降低体脂。但肥胖人群饱腹感的机制损伤，虽然血液中瘦素含量很高，依然食欲不减，进食量大。

2. 神经肽 Y

由下丘脑分泌的神经肽 Y（neuropeptide Y，NPY），是由36个氨基酸残基构成的多肽。NPY 具有刺激食欲，抑制交感神经活动，减少能量消耗，调节能量代谢的作用。正常人群瘦素与 NPY 存在相互作用，瘦素能减少 NPY 的合成，NPY 也能抑制瘦素的分泌，两者共同作用，维持人体正常食欲和能量消耗。

3. 生长激素释放激素

这是一种胃肠激素，具有刺激食欲，提高食物摄入量，促进脂肪合成的作用。

此外，胰岛素、解偶联蛋白、脂联素、增食因子等在能量平衡中也起着重要作用。

规律的身体活动也会影响机体能量平衡的调节。身体活动有助于提高基础代谢，增加了能量的消耗，有助于能量的负平衡和减少体脂，因此增加身体活动有助于改善食欲调节系统。

八、能量需要量的确定与估算

能量需要量（energy requirement，ER）是指长期保持良好的健康状态、维持良好的体型、机体构成及理想活动水平的人或人群，达到能量平衡时所需要的膳食能量摄入量。

能量需要量的测定，无论对于群体还是个人的能量摄入与消耗的平衡都十分重要。

（一）能量需要量的确定

目前测量人体能量的最精确的方法为双标水（double labeled water，DLW）法，但这种方法试剂昂贵，对仪器的要求很高，所以科研数据不多。

FAO/WHO/UNU、欧盟、日本、澳大利亚及我国在修订能量的推荐摄入量时，仍采用公式计算的方法，即以基础代谢的能量消耗（basal energy expenditure，BEE）为基础，乘以身体活动水平（physical activity level，PAL），通过此计算方法得出的总能量消耗数据，再进一步通过 DLW 验证，最后用于修订的 DRI 数据。计算总能量消耗（total energy expenditure，TEE）的公式为：

$$TEE（kcal/d）=BEE（kcal/d）\times PAL$$

1. 成年人基础代谢能量消耗的计算

我国在 2000 年以来，对 8 个中国人群进行了基础代谢的能量消耗（BEE）的数据实测，根据各实验数据的平均每千克体重 BEE，以实验人数为权重，计算出我国成年男女平均每千克体重的 BEE 为：

女性：21.2 kcal/kg

男性：22.3kcal/kg

2. 成年人身体活动水平

身体活动水平是每日总能量消耗（TEE）与基础代谢能量消耗（BEE）的比值。身体活动涵盖了职业和工作强度，以及工作以外的家务劳动、休闲活动及身体锻炼等信息。

2013 年中国居民参考摄入量成年人能量的三个 PAL 水平分别为：轻身体活动水平 PAL 为 1.50，中身体活动水平 PAL 为 1.75，重身体活动水平 PAL 为 2.00。

WHO 将职业劳动强度分为三个等级，以估算不同等级劳动强度的体力活动水平（PAL，表 3-15）。

表 3-15　不同职业活动的身体活动水平（PAL）

活动强度	职业工作时间分配及工作内容举例	PAL 值	
		男	女
轻	75% 时间坐着或站立，办公室工作，修理电器钟表，售货员 25的时间站立活动，酒店服务员，化学实验室操作，讲课	1.55	1.56
中	25% 时间坐着或站立，学生日常活动，机动车驾驶，电工安装，75% 时间从事特殊职业劳动，车床操作，金工切割	1.78	1.64
重	40% 时间坐着或站立，非机械化农业劳动，炼钢，舞蹈，60% 时间从事特殊职业劳动体育运动，装卸，采矿等	2.10	1.82

摘自：《中国居民膳食营养素参考摄入量》，中国营养学会编著，（P33），2006

此外，为了便于估算个体的 PAL 具体值，根据 DLW 结果得出了各种生活方式或不同职业的 PAL（表 3-16）。

表 3-16　根据 DLW 测定结果估测的生活方式及从事职业人群的 PAL

生活方式	从事的职业或人群	PAL
休息，坐位或卧位	生活不能自理的老年人或残疾人	1.2
静态生活方式或坐位工作，很少或没有重体力的休闲活动	办公室职员或精密仪器机械师	1.4～1.5
静态生活方式或坐位工作，有量时需要走动，但很少有重体力的休闲活动	实验室助理、司机、学生、装配线工人	1.6～1.7
主要是站着或走着工作	家庭主妇、销售人员、侍应生、机械师、交易员	1.8～1.9
重体力职业工作或重体力休闲活动方式	建筑工人、农民、林业工人、矿工、运动员	2.0～2.4
有明显的体育运动量或重体力休闲活动（每周4～5次，每次50～60分钟）		+0.3（增加量）

摘自：《中国营养科学全书（第2版）》杨月欣，葛可佑主编，（P98），人民卫生出版社，2019

将 BMR 乘以 PAL 就可以计算出人体的能量消耗量或需要量。这种方法也称为要因加算法（factional approach）。但应注意的是，人们在工作中消耗的能量不能代替一整天的能量消耗，因为工作之余的业余生活不同，使能量消耗会有很大的差别。如果将职业劳动和业余活动的各个细节分类，再分别按每种动作持续的时间做总的累计，就可以得到人体在特定时间总的能量消耗量。

（二）生活观察估算法

生活观察估算法又称时间活动法（time-motion method），是一种简单、易行的能量消耗估算方法。此方法对个体的能量消耗估算更易实践。即对调查对象进行 24h 的跟踪观察。详细记录生活和工作中各项活动的持续时间（精确到分钟），参照各种活动的能量消耗常数，根据体表面积即可推算出调查对象一日的能量消耗（表 3-17）。观察时间越长，结果越准确。

此外，还有能量平衡观察法，其原理是正常人在普通劳动和生活状况下，如果体重能保持相对稳定，代表能量的需要与消耗相平衡。这段时间内能量的摄入量，即为保持能量平衡时的消耗量。如果一段时间内体重增加，表示能量的摄入大于消耗；相反，如果一段时间内体重下降，代表消耗的能量大于摄入的能量。这种方法简单易行，但由于影响体重的因素比较复杂，故准确性比较差，且只适合于成年人。对于儿童、孕妇和哺乳期女性等特殊人群则还需考虑其生长发育的特殊需要。

表 3-17　不同身体活动的能量消耗

动作名称	能量消耗量		动作名称	能量消耗量	
	kJ/min	kcal/min		kJ/min	kcal/min
穿脱衣服	9.86	1.64	大小便	4.10	0.98
擦地板	8.74	2.09	跑步	23.26	5.56
洗漱	4.31	1.03	刮脸	6.53	1.56
朗读	4.98	1.19	走路	7.03	1.68
听课	4.02	0.96	站立听讲	4.14	0.99
坐着写字	4.08	1.07	看书	3.51	0.84
站着谈话	4.64	1.11	坐着谈话	4.39	1.05
吃饭	3.51	0.84	打篮球	13.85	3.31
唱歌	9.50	2.27	铺被	7.70	1.84

体表面积计算公式：$S（m^2）= 0.00659$ 身高（cm）$+0.0126×$ 体重（kg）-0.1603

摘自：《中国营养师培训教材》，葛可佑主编，（P15），人民卫生出版社，2005

九、能量的供给与食物来源

目前国际一致认为能量的推荐摄入量即为人群能量需要量的平均值（EAR）。与其他营养素不同，能量的推荐摄入量不必增加安全系数，这是考虑到能量消耗的个体差异比较大，要确保能量需要量比较低的个体在推荐摄入量的水平而不会增加体重。

正常体重成人体内代谢的最佳状态是达到摄入的能量与消耗的能量平衡。这种能量平衡对于保持健康和胜任社会经济活动是十分重要的。能量代谢失去平衡，则不利于身体健康。若摄入能量不足，机体会利用自身的能量储备，甚至分解自身组织以维持最基本的生命活动的能量需要，这样对身体健康会产生很大影响。如果生长发育的儿童青少年长期处于饥饿状态，则生长发育就受到影响甚至停止。但能量的摄入过多，则会转化为脂肪在体内贮存，体重超重，并增加患心血管疾病、糖尿病危险性。

人体能量的来源是碳水化合物、脂肪和蛋白质这三类产能营养素。其中以碳水化合物最为重要，应占人体能量来源的50%～65%，脂肪其次，占总能量需要的20%～30%，蛋白质占总能量需要的10%～15%为宜。年龄越小，蛋白质和脂肪的供能比例可适当增加。

粮谷类和薯类食物碳水化合物的含量比较高，是膳食能量最经济的来源；油料作物富含脂肪；动物性食物比植物性食物中含有更多的脂肪和蛋白质，但大豆和坚果中脂肪及蛋白质的含量也比较高，蔬菜和水果中的能量密度比较低。

第五节 矿物质

一、概述

人类生命的进化是人与自然平衡的结果。人在进化与生命过程中，不断与环境中的各种物质进行着交换，这种交换以化学元素为基础，因此在人体中的元素组成，除碳、氢、氧、氮以有机化合物的形式出现，其余的元素统称为矿物质，也称无机盐。

目前人体内可检出的元素已达70种以上，在量上都与地球表面的化学元素有着基本的一致。已知有20多种为维持机体正常生理功能所必需。各种元素在体内的功能不同，分布也不均匀，如钙主要分布于骨骼牙齿，碘主要分布于甲状腺；在人体的新陈代谢过程中，元素都会以各种途径，如尿、粪、汗液、皮肤黏膜细胞的脱落等排出体外，因此，必须通过食物或饮水补充。通过分析血液、尿液、头发或组织中的矿物质来判断人体矿物质的营养状况。

人体矿物质的营养状况主要受所处环境的地理状况和膳食影响。在合适的浓度范围内，有益于人体的健康，缺乏或过多对人体都会产生不利的影响。

（一）矿物质的分类

通常根据矿物质在人体内的含量和对人体的生理功能进行分类。

1. 常量元素

人体所含矿物质，其含量大于体重0.01%，称为常元素或宏量元素（macro-elements）。主要有钙、磷、钾、钠、氯、硫、镁7种。这7种元素在体内的含量见表3-18。

表3-18 人体内常量元素的含量

元素	男	女
钙	27mol（1100 g）	21mol（830g）
磷	16mol（500 g）	13mol（400g）
钾	3600mmol（140 g）	2560mmol（100g）
钠	4170mmol（100 g）	3200mmol（77g）
氯	2680mmol（95 g）	2000mmol（70g）
硫	4400mmol（140 g）	—
镁	780mmol（19g）	

摘自：《营养百科全书第一卷》，葛可佑主编，（P97），2004

2. 微量元素

人体内另一些矿物质，其含量小于体重的 0.01%，称为微量元素（trace-elements，microelements）。1990 年 FAO/IAEA/WHO 专家委员会提出了在人体组织中浓度小于 $250\mu g/g$ 的元素为微量元素，也就是说，微量元素在人体内的含量以微克或毫克计。

3. 必需微量元素

1996 年 FAO/IAEA/WHO 的专家委员会，根据 1973 年以来的研究结果和认识，提出了人体必需微量元素的概念：它是人体内的生理活性物质、是有机结构中的必需成分；这种元素必须通过食物摄入，当从饮食中摄入的量减少到某一低限值时，将导致某一种或某些重要生理功能的损伤。同时，该委员会还强调一种元素在一个动物种属的实验中证明是必需的，但不能推论为该元素也是另一种动物或人类所必需，如要确定，则一定要通过不同动物实验或人群的调查、研究来加以验证。

该专家委员会将以往已确定的"必需微量元素"重新进行分析归类，共分为三类。

（1）必需的微量元素（essential trace-element）　有碘（I）、锌（Zn）、硒（Se）、铜（Cu）、钼（Mo）、铬（Cr）、钴（Co）、铁（Fe）8 种。

（2）可能必需的微量元素（possible essential trace-element）　有锰（Mn）、硅（Si）、镍（Ni）、硼（B）、钒（V）5 种。

（3）具有潜在毒性的微量元素（potentially toxic trace-element）　在低剂量时，对人体可能具有必需功能的微量元素，但摄入高时，对人体具有毒性，包括氟（F）、铅（Pb）、镉（Cd）、汞（Hg）、砷（As）、铝（Al）、锂（Li）、锡（Sn）。

从必需微量元素的研究过程可以看出，人类对事物的认识有一个过程的。近代科学技术，特别是尖端新技术和理化分析手段的迅速发展，使生物样品中含量极微的元素可以检测出来。此外，细胞生物学和分子生物学的发展，又为微量元素的生物作用提供了新的、有用的研究手段。可以预料，今后还将可能发现另一些对人体健康有密切关系的必需微量元素。随着微量元素科学研究的逐渐深入，微观的，甚至超微观的检测、分析和研究，也使一些过去难以解释的生物化学现象得到进一步阐明，难以防治疾病得到了新的、可靠的解决途径。

（二）矿物质对人体的作用

1. 构成人体组织的重要成分

如钙、磷、镁等元素是人体骨骼和牙齿最主要的组成成分。磷、硫、氯等参与蛋白质的合成。

2. 维持体液的稳定

体液中含有多种元素，如钾离子是细胞内液的主要成分，钠与氯离子主要存在细胞外液。离子浓度在细胞内外浓度的稳定，对调节细胞内、外液的渗透压，控制水分分布，维持体液的稳定等方面起着重要作用。

3. 维持机体的酸碱平衡

磷、氯等酸性离子与钠、钾、镁等碱性离子的配合，以及重碳酸盐和蛋白质的缓冲作用，共同维持着机体的酸碱平衡。

4. 神经和肌肉的兴奋性

适宜浓度和比例的钾、钠、钙、镁等离子，是维持神经和肌肉的兴奋性，细胞膜的通透性，以及细胞正常功能的必要条件。

5. 维持酶的活性

矿物质元素也是酶的辅基，激素、维生素、蛋白质和核酸等的构成成分或激活剂，参与体内的多种物质代谢和生理生化活动。如碘是合成甲状腺素的重要原料，锌是体内多种酶的辅酶或活性中心，钙参与凝血过程，钴是维生素 B_{12} 的核心元素等。

各种元素在人体内对人体发挥生理功能时，相互之间有着十分密切的联系。它们在消化、吸收、转运、代谢、分布、排泄等过程中，既相互协同，也可能相互拮抗。因此，在学习这一章节时要注意各元素间的相互影响，保持它们之间的平衡。

二、常量元素

钙、磷、钾、钠、硫、氯、镁 7 种常量元素是人体组成和生命活动的必需元素，几乎遍及身体各个部位，发挥着多种多样的作用。在本节将重点讨论钙、磷、钾、钠、镁等常量元素的生理功能、人体需要、食物来源，缺乏与过量对人体健康的危害，以及推荐参考摄入量。

（一）钙

1. 钙在人体内的分布

除碳、氢、氧、氮外，人体内钙（calcium，Ca）的含量居第五位，而作为无机元素，钙是人体内含量最多的一种。新生儿体内含钙总量约为 28g，经生长发育过程的积累，成年时达 1000 ～ 1200g，相当于体重的 1.5% ～ 2.0%，30 岁前后骨密度达到最大值（骨峰值）。

体内 99% 的钙以羟磷灰石 $[Ca_{10}(PO_4)_6(OH)_2]$ 的形式存在于骨骼和牙齿中，少量为无定形钙 $[Ca_3(PO_4)_2]$，后者是羟磷灰石的前体，在婴儿期占较大比例，以后随年龄增长而逐渐减少。其余 1% 的钙，有一半与柠檬酸螯合或与蛋白质结合，另一半则以离子状态存在于软组织、细胞外液及血液中，统称为混溶钙池（miscible calcium pool）。混溶钙池与骨骼中的钙保持动态平衡，同时混溶钙池的钙与镁、钾、钠等离子保持一定的比例，维持细胞正常的生理状态。

2. 钙的生理功能

（1）构成机体骨骼和牙齿的结构及功能　人体内含钙总量为 1000～1200g，其中 99% 与磷形成羟磷灰石，构成骨骼的主要成分，另外还有少量分布于牙齿中。骨骼中的钙占瘦体重的 25%，钙对保证骨骼的生长发育和骨骼健康起着重要的作用。

骨骼的结构包括外部的皮质骨和内部的松质骨。皮质骨为板层状结构，特性是坚韧；松质骨为网状结构，既坚硬又有弹性。骨骼组织由骨细胞和钙化的骨基质组成。骨基质中 65% 是矿物质，35% 是有机质。有机物中 95% 为胶原蛋白，其余为非胶原蛋白质。骨骼中无机质决定骨骼的硬度。有机质决定了骨骼的韧性。

骨骼通过成骨作用（即新骨的生成）和溶骨作用（旧骨的吸收或溶解），使骨骼中的各种成分与血液保持动态平衡，这一过程称为骨的重建。

骨钙的更新速度随着年龄而变化。骨骼中的钙与混溶钙池中的钙不断地进行着新陈代谢过程，骨转换的速度与年龄及骨骼的营养状态有关。0～1 岁婴儿的骨转换率为每年 100%，以后转换率逐渐降低，至儿童阶段骨转换率下降至每年 10%。当成年骨骺闭、骨骼的长度稳定后，骨转换率为每年 2%～4%（约 700mg/d）。在骨骼的新陈代谢过程中，破骨细胞和成骨细胞扮演着十分重要的角色。破骨细胞主要介导骨吸收，受雌激素、1，25-（OH）$_2$D$_3$、降钙素、甲状旁腺素等因子的调节；由成骨细胞介导骨形成，受到遗传因素、钙摄入量、生活方式、激素等因素的调节。

（2）维持神经与肌肉活动　钙与细胞膜表面的各种阴离子亚单位结合，调节膜与受体结合和离子通透性。钙是细胞对刺激发生反应的媒介。神经、红细胞和心肌等的细胞膜上都有钙结合部位，当钙从这些部位释放时，膜的结构和功能发生变化，触发细胞内信号，改变细胞膜对钾、钠等阳离子的通透性；并介导和调节肌肉以及细胞内微丝、微管等的收缩，从而调节神经肌肉的兴奋性。当血浆钙浓度明显下降时，会引起手足抽搐和惊厥；而血浆钙含量过高时，则引起心力衰竭和呼吸衰竭。因此，保持血钙浓度的正常，是维持体内细胞、神经及肌肉正常功能状态所必需。

（3）参与多种酶活性的调节　钙能直接参与脂肪酶、ATP 酶等的活性调节；还能激括腺苷酸环化酶等调节代谢过程，参与细胞内一系列生命活动。

（4）维持细胞膜的完整性和通透性　细胞外介质中的钙不仅可与细胞膜的某些蛋白质结合，而且可与阴离子的基团结合，导致膜结构的构象发生变化，调节质膜的通透性及其转换过程，使细胞膜的疏水性增强，维持毛细血管的正常通透性，防止炎症渗出和水肿。

此外，钙与细胞的吞噬、分泌、分裂等活动密切相关；钙是血液凝固过程必需的凝血因子；钙结合蛋白是一些特异性、具高亲和力、能可逆地与钙结合的蛋白质。它们存在于细胞内外，参与各种催化、启动、运输、分泌等过程。钙还与激素分泌、体液酸碱平衡的维持等有关。

3. 钙的消化吸收与代谢

（1）钙的消化与吸收　在膳食的消化过程中，钙从复合物中游离出来，被释放成为一种可溶性的离子化状态，以便于吸收；但低分子量的复合物可以直接吸收，如草酸钙和碳酸钙。钙的吸收主要在十二指肠与空肠上段，是一个需要能量的主动吸收（active transport）过程。当钙摄入量比较多时，通过离子被动扩散（passive diffusion）的吸收，主要取决于离子及胞浆间钙离子的梯度。膳食中钙的消化吸收率波动比较大，为 20% ~ 60%，受很多因素的影响（表 3-19）。

表 3-19　影响钙吸收的机体因素

增加吸收	降低吸收
维生素 D 营养状况好	维生素 D 缺乏
膳食中钙与肠黏膜接触面积大	膳食中钙与肠黏膜接触面积小
钙缺乏	绝经
磷缺乏	老年
妊娠	胃酸降低
黏膜渗透性大	通过肠道时间短

机体因素：主要与机体对钙的需要量、维生素 D 的活性代谢产物 1,25-$(OH)_2D_3$、钙和磷的营养状况、胃酸分泌状况、胃肠黏膜接触面积及体力活动等有关。

钙的吸收与机体的需要密切相关，因而生命周期各年龄段钙的吸收率不同，婴幼儿、青少年、孕妇、乳母对钙的需要量增加，钙的吸收率高于其他人群，婴幼儿钙的吸收率可达 60%；随着年龄的增加，钙的吸收率也逐年下降，儿童约为 40%；青少年在 25% 左右；成年人约 20%；妊娠期钙的吸收率增加，孕前期、孕早期、中期、晚期钙的吸收率分别为 36%、40%、56% 和 60%；女性因绝经的原因，钙的吸收率每年下降 2.2%；70 ~ 79 岁的老年人与 20 ~ 50 岁的成年人相比，钙的吸收率可下降 1/3 左右。体力活动、运动等对骨骼强度的提高，增加了机体对钙的需要量，可间接促进钙在肠道的吸收。

维生素 D 的活性代谢产物 1,25-$(OH)_2D_3$ 促进小肠对钙、磷的主动吸收，同时还能增加肾小管对钙、磷的重吸收，减少钙的排泄，促进钙磷骨骼的沉积。

此外，疾病状态下胃酸减少或肠蠕动速度快，食糜在肠道内停留的时间短，也会影响钙的吸收率。

膳食因素：膳食中钙的摄入量是影响机体钙吸收率和钙吸收总量的最重要因素。摄入量高，吸收量也高，但吸收率与摄入量不成正比。摄入量增加时，吸收率相对下降。等量的钙，以少量多次的摄入方式可增加钙的吸收率和吸收总量。

膳食中维生素 D 可明显增加钙的吸收（表 3-20）。

表 3-20　影响钙吸收的膳食因素

增加吸收	降低吸收
维生素 D	植酸
乳糖	草酸
酸性氨基酸	膳食纤维
低磷	膳食脂肪酸

乳糖经过肠道菌发酵产酸，降低肠道 pH，与钙形成乳酸钙复合物，可增强钙的吸收。

肠道中适量的蛋白质和一些氨基酸，如赖氨酸、精氨酸、色氨酸等可与钙结合，形成可溶性络合物，增加钙的吸收，其中赖氨酸的作用特别明显。另有文献报道，低分子肽也能增加肠道对钙的吸收；但当蛋白质的摄入量超出推荐量时，则未见进一步的增加。

高脂肪膳食可延长食糜在肠道的停留时间、钙与肠黏膜接触时间，钙的吸收率有所增加，但脂肪酸与钙结合，形成脂肪酸钙，则可能影响钙吸收。

低磷膳食可提高钙的吸收率。膳食中碱性磷酸盐、草酸盐、植酸盐都会与钙形成不溶性磷酸钙、草酸钙、植酸钙而降低其消化吸收。菠菜、苋菜、竹笋、厚皮菜、折耳根等蔬菜中草酸含量比较高，粮食中植酸含量较多，它们不但减少自身钙的消化吸收，还会减少同食的其他食物中钙的消化吸收。

膳食纤维的糖醛酸残基与钙螯合成难以吸收的化合物也会干扰钙的吸收。当膳食中脂肪含量过高，或脂肪的消化吸收障碍时，未被吸收的脂肪酸，尤其是饱和脂肪酸与钙结合成钙皂，也影响钙的吸收。

此外，一些药物也会影响钙的吸收，青霉素、新霉素会增加钙的吸收；而一些碱性抗酸药、四环素、肝素等会干扰钙的吸收。

（2）钙的排泄　钙的排泄主要通过肠道和泌尿系统，经过汗液、皮肤、指甲、毛发的排泄量比较少。人体每日排泄的钙有 10% ～ 20% 从肾脏、80% ～ 90% 从肠道排出，从粪便和尿液中排出的钙与摄入食物中钙含量和吸收影响因素的不同而有很大的差别。

粪便中的钙包括食物中未被吸收的钙和脱落的肠黏膜细胞中的钙，以及消化液中未被吸收的钙。如前所述，食物中钙吸收的影响因素比较多；而脱落的肠黏膜细胞中的钙以及消化液中的钙是已吸收进入血液循环的钙，这部分钙称为内源性粪钙，比较稳定，每日 100～150mg，并且因年龄的变化产生的差异不明显。

尿钙排泄量受很多因素的影响。首先受年龄、生理状况影响。年龄越小，排泄量越低。婴儿尿钙水平很低，随着年龄的增长，尿钙增加；女性孕期因钙的吸收率增加，尿钙排泄也有所增加；而哺乳期女性，尿钙排泄出现保护性降低；绝经后女性尿钙排泄增加。尿钙排出量与膳食钙之间的关系是：膳食钙吸收量增加时，尿钙排出量增加。

钙也从汗液中排出，尤其是高温作业者每日从汗中丢失钙更多。乳母通过乳汁排出钙 150～300mg/d。长期卧床可使钙排出增多。

（3）钙在体内的转运及调节 正常人血浆或血清总钙浓度比较稳定，平均为 2.2～2.6mmol/L 或 8.5～ 10.5mg/dL，与体内存在着灵敏而快速反应的维持钙在体内稳定的生物控制系统有关。主要包括甲状旁腺素（parathyroid hormone, PTH）、降钙素（calcitonin, CT）等多种激素调节，以及与维生素 D 相互作用，通过调节消化吸收、排泄、骨动员和贮存过程将血液循环系统的钙浓度维持在稳定的生理水平，使血钙在较窄的范围内波动。

甲状旁腺素（PTH）的调节作用：PTH 的作用主要是减少尿钙的排泄，升高细胞外钙浓度，促进骨骼的钙溶解，增加钙释放进入细胞外液；通过促进活性维生素 D 的形成，增加肠道钙的吸收。

降钙素（CT）的调节作用：CT 作用的靶细胞主要是骨骼，可抑制破骨细胞的生成，促进成骨细胞的成熟，从而抑制骨基质的分解和骨盐溶解而促进骨盐沉积在骨骼中，主要是拮抗 PTH 对骨骼的溶解作用，维持血钙和骨骼钙的平衡。

维生素 D：维生素 D 的作用主要是增加肠道对钙的吸收，也可促进骨钙的溶解，同时促进肾脏对钙的重吸收，三个方面共同作用，升高血钙浓度。

这些调节因子相互影响、相互制约、相互协调，使机体与外环境之间、体液与组织之间、骨钙与混溶钙池之间保持相对稳定的动态平衡。

例如，当膳食钙缺乏时，短时间出现血钙浓度下降，PTH 分泌增加，并增加维生素 D 的合成，而 CT 分泌减少，增加肠道钙的吸收，骨骼钙出现溶解，尿钙排泄下降，最终保持血钙浓度的稳定。

当血钙浓度上升至正常生理水平以上时，则抑制 PTH 分泌，增加 CT 分泌，其作用是减少骨溶解，增加尿钙排泄，减少肠道中钙的吸收，最终使血钙水平降至正常生理水平。如此不断重复，维持人体血钙浓度在一个极小的范围内波动（图 3-26）。

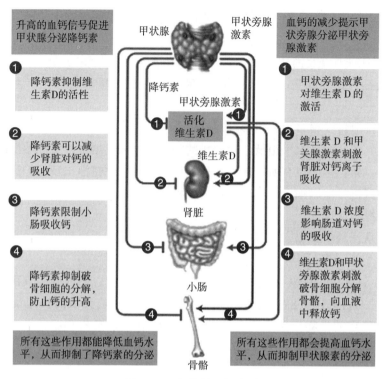

升高的血钙信号促进甲状腺分泌降钙素

❶ 降钙素抑制维生素D的活性

❷ 降钙素可以减少肾脏对钙的吸收

❸ 降钙素限制小肠吸收钙

❹ 降钙素抑制破骨细胞的分解，防止钙的升高

所有这些作用都能降低血钙水平，从而抑制了降钙素的分泌

血钙的减少提示甲状旁腺分泌甲状旁腺激素

❶ 甲状旁腺激素对维生素D的激活

❷ 维生素D和甲关腺激素刺激肾脏对钙离子吸收

❸ 维生素D浓度影响肠道对钙的吸收

❹ 维生素D和甲状旁腺激素刺激破骨细胞分解骨骼，向血液中释放钙

所有这些作用都会提高血钙水平，从而抑制甲状腺素的分泌

甲状腺　甲状旁腺激素　降钙素　甲状旁腺激素　活化维生素D　维生素D　肾脏　小肠　骨骼

图 3-26　钙的转运与代谢

图片来源：*Understanding Nutrition*，（P386），第 13 版，2013

4. 缺乏与过量

（1）钙的缺乏症　骨骼钙化不良：儿童时期生长发育旺盛，对钙需要量较多，如长期摄钙不足，并伴随着蛋白质和维生素 D 缺乏，可引起生长迟缓，新骨结构异常，骨钙化不良，骨骼变形，发生佝偻病（rickets）。常多见于两岁以下婴幼儿，特别是早产儿和孪生儿最常见（图 3-27）。

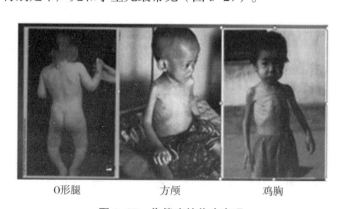

O形腿　　　　方颅　　　　鸡胸

图 3-27　佝偻病的临床表现

图片来源：*Understanding Nutrition*，（P365），第 8 版，1999

骨质疏松：表现为骨矿物质含量和骨密度降低，骨脆性和骨折危险性增加。人体达到峰值骨密度后骨质逐渐丢失，当骨密度降低到一定程度时，骨骼结构的完整性就不能保持，可压缩变形，并在很小的外力作用下就会发生骨折，即为骨质疏松症（osteoporosis）。骨质疏松症以骨质减少、骨质含量和骨密度降低，骨脆性和骨折危险性增加为特征（图3-28）。

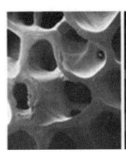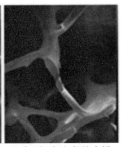

正常人骨小梁　　　　骨质疏松症患者骨小梁

图3-28　成年人骨质疏松症

图片来源：*Understanding Nutrition*，（P241），第8版，1999

老年人骨密度的高低主要由两个因素决定，一是骨成熟期所能达到的峰值骨密度，二是达到峰值后骨质丢失的速度。尽管引起更年期骨质疏松症的直接因素是雌激素水平降低，但众多的研究显示，平时膳食钙摄入量高的妇女，其峰值骨密度较高，而骨骼成熟时所达到的骨骼峰值对降低骨质疏松危险、推迟发病、延缓病程密切相关（图3-29）。因此，对青春发育期到40岁前后的妇女，膳食钙营养应特别的关注。

（2）钙过量　增加肾结石发生的风险。高钙尿是肾结石的重要危险因素。草酸、蛋白质和膳食纤维摄入量高，是易于与钙结合成结石的相关因子。

此外，有研究发现，老年女性补钙可能增加心血管疾病的发病率。

过量钙干扰其他矿物质的吸收和利用。高钙与铁、锌、镁及磷等元素间在消化吸收及代谢转运过程中相互作用。高钙摄入能影响这些必需矿物质消化吸收率。如钙可明显抑制铁的吸收，并存在剂量—反应关系；高钙膳食可以降低锌的生物利用率。

5. 膳食参考摄入量及食物来源

钙的需要量是指能弥补由尿、粪、汗等丢失的钙，并加上满足于骨骼生长所需要的钙。我国2013年修订的中国居民膳食参考摄入量，参考国外资料，除婴儿提出AI推荐值外，其他年龄段及妊娠期、哺乳期妇女均提出了我国居民钙的参考摄入量（RNI）。由于钙摄入过多对人体健康并不利，为防止滥补钙的状况，也提出了摄入量的安全上限：对于4岁以上的各年龄段人群，钙的UL值为

2000mg/d。各类人群钙的 RNI 详见中国营养学官网。

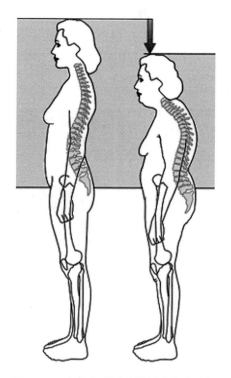

图 3-29　老年人骨质疏松导致身高降低

图片来源：*Understanding Nutrition*，（P398），第 13 版，2013

作为钙的食物来源，要考虑钙的含量与吸收率两个因素。乳类和乳制品钙含量高，且含有乳糖、氨基酸、维生素 D 等有利于钙消化吸收的物质，因而是人类钙的最佳食物来源；水产品中小虾皮含钙量特别高，但一次的摄入量比较低；海带、芝麻酱等食物中也含有较多的钙；豆制品也可以作为钙的食物来源之一，如豆腐钙含量 110 ～ 140mg/100g，但吸收率不高，约为 15%。因此，要从豆腐中吸收 100mg 钙，需要膳食中供给 500 ～ 600g 豆腐。许多绿色蔬菜中钙的含量虽然高，但由于草酸及其他干扰钙吸收因素的存在，其利用率并不高（表 3-21）。

因样品与测定方法的原因，蔬菜中钙含量与食物成分表有一定出入。

6. 预防钙缺乏的措施

钙缺乏症的产生有许多原因，特别是中老年人，与衰老、内分泌激素的变化、户外活动减少等因素有关。但从我国居民营养调查的结果分析，膳食中钙的供给量不足、钙吸收率低是一个重要的原因。从图 3-30 可以看出膳食的供给与骨骼健康的关系。因而，从烹饪营养学的角度，钙缺乏症可以从以下几个方面进行预防。

表 3-21 常见蔬菜中钙和草酸的含量（mg，以每 100g 可食部计）

食物名称	钙含量	草酸含量	理论上计算可利用的钙量	食物名称	钙含量	草酸含量	理论上计算可利用的钙量
冬苋菜	230	161	160	芋头	73	63	45
芫荽	252	231	150	葱	95	115	44
红萝卜缨	163	75	130	蒜	65	42	44
圆白菜	123	22	114	球茎甘蓝	85	99	41
乌鸡菜	137	76	104	豌豆（连荚）	102	142	39
小白菜	159	133	100	大白菜	67	60	38
马铃薯	149	99	99	蒜苗	105	151	38
青菜	149	109	86	小白萝卜	49	27	37
芹菜	181	231	79	韭菜	105	162	34
红油菜	116	94	74	蕹菜	224	691	−83
茼蒿	108	106	61	厚皮菜	64	471	−145
绿豆芽	53	19	45	圆叶菠菜	102	606	−147

摘自：《中国居民膳食营养素参考摄入量》，中国营养学会编著，（P145），中国轻工业出版社，2006

注：理论上可利用钙量 =（钙含量 / 钙相对原子质量）−（草酸含量 / 草酸相对分子质量）×40

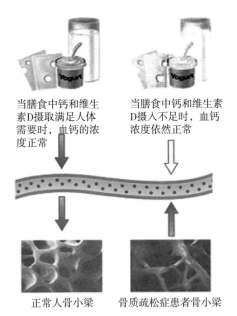

当膳食中钙和维生素D摄取满足人体需要时，血钙的浓度正常

当膳食中钙和维生素D摄入不足时，血钙浓度依然正常

正常人骨小梁

骨质疏松症患者骨小梁

图 3-30 膳食钙的供给与骨骼的健康

图片来源：*Understanding Nutrition*，（P243），第 8 版，1999

（1）选择钙含量高的食物　乳类及乳制品是钙的最好来源，它不但钙的含量高，而且含有许多促进人体钙消化吸收的因素，因而不但是幼儿最好的钙的来源，也是其他人群钙的最好来源。我国政府非常重视调整农业产业结构，发展畜牧业，增加乳类及乳制品的生产，在儿童青少年中推广"学生奶"，以适应对乳制品需求量不断增大的需要。从烹饪工艺学的角度，也应该将乳类及乳制品作为烹饪原料的一种，进行这类菜肴的研制。

（2）调整膳食结构，增加食物中钙的吸收　从中国居民的食物结构分析，钙的缺乏与膳食结构有一定的关系。主要是一部分人群膳食中植物性食物所占的比例过多，造成一些不利于钙吸收的因素，例如草酸、植酸、膳食纤维等过多，不利于食物中钙的消化吸收。因而，平衡的膳食对钙缺乏症的预防非常重要。

（3）采用合理的烹调方法，增加食物中钙的吸收　合理的烹调方法，可以从两个方面增加钙的吸收。一是减少不利于钙吸收的因素：焯水是一种常用的原料加工处理方法，能减少蔬菜中草酸、植酸的含量，使钙的吸收率增加。为防止焯水时对其他营养素含量的影响，要注意焯水的用水量、温度及时间；酵母发酵也可以减少粮食中植酸的含量。

饮水也是获得钙的来源之一。因此，不建议喝软水及纯净水。

增加户外活动，减缓骨骼的衰老；多晒太阳，增加皮肤中维生素 D 的转化，也是预防钙缺乏症的有效措施。

（二）磷

磷（phosphorus，P）是人体含量较多的元素，总量仅次于钙，约占人体重的1%，成人体内含有 600～900g 的磷。它不但构成人体成分，还参与生命活动中非常重要的代谢过程。磷的食物来源非常广泛，人类极少出现营养性磷缺乏。

1. 消化吸收及代谢

大多数食物中的磷以有机磷酸酯和磷脂的形式出现，磷酸酯在消化道经酶促水解形成无机磷酸盐后才易被吸收；乳类食品中的磷多为无机磷酸盐的形式，因而易于吸收。

人体磷的吸收部位在小肠，其中以十二指肠及空肠部位吸收最快，回肠较差。磷吸收包括主动吸收和被动吸收两种机制，与膳食中磷的存在形式有关。普通膳食中含磷量 1.0～1.5g，吸收率 60%～70%，在低磷膳食时，可提高至 90%。在机体活跃的生长发育阶段，吸收率高于成人，如母乳喂养的婴儿，磷吸收率为85%～90%。膳食中的植酸、六磷酸肌醇等含磷有机物存在于谷胚中，因人体肠黏膜缺乏植酸酶而不能为人体吸收，肠道酸度增加，有利于磷的吸收；肠道中的金属阳离子，如钙、镁、铁、铝等，可与磷酸根形成不溶性磷酸盐，两者的吸收都受到影响。而 1,25-（OH）$_2$D$_3$ 可提高磷的吸收率。

正常人体内含磷 600～700g，约为体重的 1%。其中 85% 以上集中于骨和牙，其余与蛋白质、脂肪、糖及其他有机物结合。骨骼和牙齿中磷的存在形式是羟磷灰石，血浆中含有多种形式的含磷化合物，约 2/3 是有机磷化合物，另外 1/3 为无机磷。血磷与骨骼和细胞的无机磷酸盐，以及细胞代谢的有机磷化合物均处于动态平衡中。肾对磷的稳定有重要作用。

肾是机体控制磷代谢的主要脏器。约 70% 的磷由肾排泄；另 30% 的磷经肠道从粪便排出，其中包括食物中未被消化吸收的磷以及内源性粪磷。

磷的代谢过程与钙相似，体内磷平衡的调节也包括 1,25-（OH）$_2$D$_3$、甲状旁腺激素等。甲状旁腺激素对磷的调节主要是增加尿磷，降低血磷；1,25-（OH）$_2$D$_3$ 可提高磷的吸收率，同时促进肾脏对磷的重吸收，使血磷增加。

磷与钙的代谢有密切联系，两者之一无论缺少或者过多都会干扰另一个的正常利用。它们的主要功能都是构造骨骼和牙齿，它们的吸收过程都与维生素 D 有关。

2. 生理功能

（1）构成骨骼和牙齿 体内 85% 的磷存在于骨骼中，以羟磷灰石 [Ca$_{10}$（PO$_4$）$_6$（OH）$_2$] 的形式出现，少量是无定形的磷酸钙 [Ca$_3$（PO$_4$）$_2$]，构成机体的支架和承担负重作用，并作为磷的贮存库，其重要性与骨骼中的钙相同。

（2）组成重要的生命物质 如核酸中的磷酸基团，作为生物膜主要结构成分和功能成分的磷脂，维生素 B$_1$（硫胺素焦磷酸）以及磷酸吡哆醛等维生素或其活性基团，细胞内第二信使环磷酸腺苷（cAMP）、环磷酸鸟苷（cGMP）等重要含磷化合物。

（3）参与代谢过程 高能磷酸化合物如 ATP 及磷酸肌酸等为能量载体，作为能源物质在生命活动中起重要作用；葡萄糖 -1- 磷酸和葡萄糖 -6- 磷酸均是碳水化合物、脂肪代谢的重要产物和环节；B 族维生素经过磷酸化才具有活性而发挥辅酶作用；蛋白质的可逆性磷酸化过程为机体调控机制的分子学基础之一；酶蛋白的磷酸化，可以改变酶的活性等。

（4）参与酸碱平衡的调节 磷酸盐缓冲体系接近中性，是体内重要的缓冲体系。

3. 缺乏与过量

由于膳食中磷的含量丰富，且人体对磷的吸收率比较高，因此，一般不会由于膳食原因引起营养性磷缺乏，只有在一些特殊情况下才会出现磷缺乏，如早产儿，特别是仅以人乳喂养的早产儿，因为人乳中磷的含量比较低，容易产生佝偻病样骨骼异常。磷缺乏也常见于肠外营养未补充磷的患者。约 15% 酗酒的人常伴有磷缺乏，其症状主要有厌食、贫血、肌无力、骨痛、佝偻病和骨软化等。

一般情况下，由于普通膳食引起的磷过量很少见。有报道称，由于摄入多种磷酸盐的食品添加剂引起磷过量；或临床治疗时，过多使用含磷制剂，超过肾脏排泄能力时，也会出现磷过量。高磷会干扰钙的吸收，同时还可能引起非骨组织的钙化。

4. 食物来源及膳食参考摄入量

磷的食物来源丰富，但植物的种子，如大豆、豌豆、谷类、坚果仁等含磷化合物为植酸，而多数哺乳类动物的消化系统缺少植酸酶，不能水解植酸，因此对这部分的磷不能直接利用。酵母能水解植酸盐。发酵谷类食物，其植酸盐中磷的利用率较未发酵谷物高。另外在消化过程中，未被吸收的钙与植酸形成复合物，会干扰细菌对植酸的水解，这也可部分解释为何钙与磷酸盐会相互影响。

含磷高的食物主要有瘦肉、蛋、奶、动物的肝肾、海带、紫菜、芝麻酱、花生、豆类、硬果类、粗粮含磷也较高，谷类、种子中磷以植酸磷形式，如不加工处理，吸收利用率低。

膳食钙、磷比值也一直被认为是影响二者吸收的重要因素，尤其在婴儿时期，为满足骨骼与软组织两者增长需要，理论上膳食中的钙：磷比值最好为 2 ： 1，牛奶的钙：磷值为 1 ： 1，而母乳成熟乳的钙：磷值为 1.5 ： 1。

中国营养学会对成年人推荐的磷的摄入量：RNI 为 720mg/d，UL 为 3000mg/d。其他人群的推荐摄入量详见中国营养学会官网。

（三）镁

镁（magnesium，Mg）是地壳中最常见的 8 种元素之一，镁也大量存在于海水中，镁的最重要络合物是叶绿素，叶绿素普遍存在于绿叶蔬菜中，绿叶蔬菜是镁的一个重要来源。

1. 消化吸收

食物镁的吸收在整个肠道，但主要吸收部位在空肠末端和回肠。吸收率在 30% ～ 50%，吸收方式包括主动吸收和被动吸收。与钙一样，镁的吸收也受许多因素的影响：膳食蛋白质降解的氨基酸与镁结合，促进镁的吸收；乳糖、维生素 D、生长激素等均能促镁吸收。此外。镁的吸收还与饮水最有关，饮水多对镁离子的吸收有促进作用；膳食高磷、高草酸、高膳食纤维等均会干扰镁的吸收；高能量、低镁或高钙膳食也可能会导致镁的缺乏。镁的吸收率也与膳食中镁的含量有关，摄入量比较高时，吸收相对比较低。

健康成人从食物中摄入的镁大量从胆汁、胰液和肠液分泌到肠道，大部分被重吸收，少量内源性镁随粪便排出；汗液或脱落的皮肤也能少量排泄镁。肾脏是排出镁的主要器官，排出量为摄入量的 1/3 ～ 1/2。肾脏对镁的排泄受体内镁含量和内分泌激素的影响，对调节体内镁的稳定十分重要。

2. 生理功能

（1）多种酶的激活剂　镁作为酶的激活剂，参与300余种酶促反应，如磷酸转移酶及水解肽酶系，Na^+-K^+-ATP 酶，腺苷酸环化酶等，对蛋白质、脂肪、碳水化合物的代谢及能量的转换起着十分重要的作用。

（2）维持钠、钾正常分布　镁能兴奋细胞膜上的 Na^+-K^+-ATP 酶，使细胞外钾向细胞内转移，维持细胞内钾的正常含量。镁能降低钾离子的通透性，减少细胞钾的流失。镁缺乏时，细胞内钾离子外流，导致细胞内低钾。这可能是室性心动过速的电生理基础。

（3）维持骨骼生长和神经肌肉的兴奋性　镁是维持骨细胞结构和功能所必需的元素，镁对骨矿物质的内稳态有重要作用。并能直接影响骨细胞的功能及羟磷灰石结晶体的形成与增大。

镁与钙协同维持神经肌肉兴奋，血中镁或钙过低，均可引起神经肌肉兴奋性增高；反之则有镇静作用。镁耗竭可引起肌肉痉挛、高血压及冠状血管和脑血管痉挛。

（4）调节心血管功能　镁是细胞第二信使 cAMP 生成过程的调节因子。镁作为腺苷酸环化酶的激活剂，可使细胞内 cAMP 生成增多，引起血管扩张。镁耗竭可使血管紧张肽和血管收缩因子增加，引起动脉骤然收缩，导致肌肉痉挛、血压升高、冠状血管与脑血管痉挛。

（5）影响胃肠道功能　硫酸镁溶液可松弛奥狄括约肌，促使胆囊排空，有利胆作用；碱性镁盐可中和胃酸，镁离子在肠道中吸收缓慢，促使水分滞留，具有致泻作用。

3. 缺乏与过量

（1）镁缺乏　由于镁广泛分布于各种食物，加上肾对镁排泄的调节作用，健康人一般不会出现镁缺乏。已报道的镁缺乏可见各种原因引起的吸收不良、酒精中毒性营养不良、儿童时期的蛋白质—能量营养不良等，因长期低镁或无镁的全静脉营养，以及严重的肾疾病。

（2）镁过量　正常情况下，不易发生镁中毒。在疾病状态下，用镁盐进行治疗时，如糖尿病酮症患者，或肾功能不全者，尤其尿少同时接受镁剂治疗，易发生镁中毒。

4. 膳食参考摄入量及食物来源

中国营养学会2013年提出成年人的 RNI 为330mg/d，由于很多因素会影响健康人对镁的需要量，使得镁需要量的确定十分复杂和困难，暂未制定镁的UL。其余人群镁的 RNI 参见中国营养学会官网。

叶绿素是镁卟啉的螯合物，因此各种绿色食物中镁含量比较高。植物性食物，如粗粮、干豆、坚果含量也比较丰富。因镁主要存在于谷物颗粒的表面，加工会造成镁的损失。精制谷物镁含量一般较低。一般混合膳食中，约45%的镁来自蔬菜、水果、谷物和坚果，而约30%来自奶、肉、蛋。此外，饮水尤其是硬水也可获得部分镁。

（四）钾

钾（potassium，K），是人体重要的阳离子之一，约为人体矿物质总量的5%，主要存在于细胞内，约占总量的98%，其他存在于细胞外。钾在体内的分布与器官大小及细胞数量有关。肌肉中钾含量约占总量的70%；皮肤、红细胞内占6%～7%，骨骼占6%，大脑占1.5%。

1. 吸收、利用和排泄

膳食中钾大部分在肠道通过扩散作用而被动吸收，吸收率85%左右，小部分则是通过毛细血管壁逆浓度梯度主动耗能吸收。

钾的排泄主要是经肾由尿排出体外。在正常情况下，摄入量的85%经肾排出，10%左右由粪便排出，其余少量由汗排出。肾对水和电解质的代谢、重吸收和排泄功能起着决定性的调节作用。在正常情况下，成年人每日约有35g钾离子通过肾小球流经肾小管，99%以上钾被肾小管重吸收。

人体摄入过量钾时，即出现保护性呕吐反应以阻止其迅速吸收，已进入血液的钾从尿液中排出，故一般健康人不会有钾摄入过多而引起中毒的危险。

2. 生理功能

（1）维持细胞内正常渗透压　钾是人体生长必需的元素，是细胞内的主要阳离子，对维持细胞内液的正常渗透压具有重要作用。

（2）维持神经肌肉的应激性和正常功能　细胞内钾与细胞外钠共同作用，激活 Na^+–K^+–ATP 酶，产生能量，维持细胞内外钾、钠离子的浓度梯度，产生膜电位，激活肌肉纤维收缩并引起突触释放神经递质。

（3）维持心肌的正常功能　心肌细胞内外适宜的钾浓度与心肌的自律性、传导性维持密切相关。钾缺乏时，心肌兴奋性增高；钾过高时又使心肌自律性、传导性抑制；二者均可引起心律失常。

（4）参与细胞的新陈代谢和酶促反应　钾在体内参与多种代谢反应，葡萄糖和氨基酸通过细胞膜进入细胞合成糖原和蛋白质时，必须有适量的钾离子参与。ATP 的生成过程也需要一定量的钾，如果钾缺乏时，糖、蛋白质及能量代谢将受到影响。

（5）降低血压　研究发现，血压与膳食钾、尿钾、总体钾或血清钾呈负相关。补钾对高血压及正常血压有降低作用。

3. 缺乏与过量

（1）钾缺乏与低钾血症　钾缺乏是指体内钾总量的减少。钾缺乏常见于严重的腹泻、呕吐，以及一些降压药、利尿药物引起的钾排出过多。低钾血症（hypokalemia）主要表现为四肢无力、精神不振、反应迟钝、缺乏食欲、神经精神症状，如烦躁不安、神志不清等，甚至出现心律失常、心力衰竭等严重症状。

（2）钾过多与高钾血症　从食物中摄取的钾量极难引起中毒，正常人即使过量摄入，也会通过保护性呕吐减少摄入机体。同时，通过肾的排泄机制进行调节。高钾血症（hyperkalemia）常见于肾衰竭、酸中毒、创伤、缺氧，或不适当补钾，以及失水、失血等。高钾血症初起表现为极度疲乏，全身软弱无力，躯干和四肢感觉异常，面色苍白，肢体湿冷，肌肉酸痛，嗜睡，神志模糊，肌张力减低，甚至肌腱反射消失，进而发生弛缓性瘫痪，呼吸肌麻痹，严重高钾血症会出现心搏徐缓，心律不齐，甚至心搏骤停而突然死亡。

4. 膳食参考摄入量与食物来源

钾需要量的研究不多。钾最低需要量估计值主要依据膳食摄入量以及平衡实验等。婴儿和儿童的需要量主要是根据摄入量、瘦体重增加和能量消耗量估计。2013 年，中国营养学会制定了各人群钾的适宜摄入量（AI），成年人的 AI 为2000mg/d。

许多研究证实，钾对预防高血压等慢性病具有重要作用。补充钾可降低高血压患者血压，减少降压药的剂量，因此中国营养学会将 18 岁以上成年人膳食钾的预防非传染性慢性病的建议摄入量（PI-NCD）确定这 3600mg/d，其他人群钾的 AI 及 PI-NCD 详见中国营养学会官网。

大部分食物中都含有钾，但蔬菜和水果是钾的良好来源。常见食物钾的含量见表 3-22。

表 3-22　常见食物的钾离子含量（mg，以每 100g 可食部计）

食物名称	钾含量	食物名称	钾含量
小麦面粉（标准粉）	167	白萝卜	167
小麦面粉（特一粉）	114	黄豆芽	175
粳米（极品粳米）	86	豌豆苗	145
米粉	19	茄子	238
玉米面（黄）	249	樱桃小番茄	262
黑大麦	241	辣椒	154
小米（黄）	335	黄瓜	173
荞麦面	304	南瓜	445
马铃薯	347	丝瓜	121
淀粉（小麦）	8	大白菜	109

续表

食物名称	钾含量	食物名称	钾含量
猪肉	308	鸡毛菜	230
牛肉	104	菜花	206
羊肉	359	藕	293
驴肉	201	芋头	25
鹿肉	196	白蘑菇	350
鸡脯肉	333	蛇果	14
乳鸽	163	蜜桃	77
牛乳	132	冬枣	195
花生	541	红提子葡萄	186
南瓜子	610	芒果	153
开心果	735	山竹	48
西瓜子	880	香蕉	208
山核桃	4	小西瓜	177

摘自：《中国食物成分表2004》，杨月欣主编，北京大学出版社，2005

（五）钠

钠（natrium，Na）是人体必需的重要的常量元素之一，自然界中的钠以化合物的形式存在，如氯化钠（食盐）、碳酸钠（纯碱）、硝酸钠等。体内钠含量为 77～100g，其中 44%～50% 存在于细胞外液，40%～47% 存在于骨骼中，细胞内液含量比较少，只占 9%～10%。

1. 吸收与排泄

食盐是人体钠的重要来源。钠在小肠上部几乎完全吸收，每日从肠道吸收的钠，包括食物中的钠和肠液分泌的钠约 4400mg。被吸收的钠，部分通过血液输送至胃液、肠液、胆汁以及汗液，每日从粪便中排出的钠不足 10mg。

人体每天摄入的钠只有很少的部分是维持生理功能之需，肾脏对体内钠的调节起着重要的作用。如果出汗不多，也无腹泻，98% 以上摄入的钠从肾脏排出。每日排出的量为 2300～3220mg。当摄入无钠饮食时，尿中几乎可以完全消失；相反，摄入钠过量时，能完全由肾脏排出。

汗液也可以排出钠。在热环境中，中等强度劳动 4h。可使人体丢失钠 7～12g。不同个体汗液钠含量相差比较大，平均含钠盐（NaCl）2.5g/L，最高可达 3.7g/L。

人体对钠摄入量的适应性很大，与机体多种激素的调节及肾脏的功能密切相关。

2. 生理功能

（1）调节体内水分与渗透压　钠主要存在于细胞外液，是细胞外液中主要的阳离子，约占阳离子总量的90%。与阴离子构成渗透压，并通过对细胞外液渗透压的调节维持来保持细胞内外水分的恒定。

（2）维持酸碱平衡　钠在肾小管内重吸收时与 H^+ 交换，清除体内酸性代谢产物；维持 pH 和碳酸盐浓度正常，使体液的酸碱平衡得以维持。

（3）维持正常血压　钠调节细胞外液容量以维持血压。血容量的增加或减少会造成血液对动脉壁压力的变化，使血压升高或降低。流行病学研究表明，我国南北方居民高血压患病率显著不同，可能与食盐的日摄入量有关。如果每天盐的摄入量为 7g，高血压的患病率约为 6.9%，如果每天食盐的摄入量为 10g，高血压的患病率约为 8.6%；如果每天的摄入量高达 26g，则高血压的患病率可升至39%。

（4）维持神经肌肉兴奋性　钠、钾对神经冲动的传导都起着重要的作用。这种冲动与膜内外电荷变化有关。作为 Na^+–K^+–ATP 酶的成分，驱动钠钾泵的运转，以维持细胞内外电荷的变化。钠对于 ATP 的生成、利用、神经冲动的传导、肌肉运动、心血管功能、能量代谢等都发挥着重要的作用。

3. 缺乏与过量

人类食物中盐含钠量充足，加上肾脏对钠排出的调节作用，很少出现钠的缺乏。钠缺乏主要见于一些特殊膳食状况或疾病状况下，如长期禁食或膳食中严格限制钠的摄入；钠大量丢失主要出现在高温导致的大量出汗，反复呕吐、腹泻消化液大量流失，肾钠排出过多，烧伤、烫伤、严重感染、大面积创伤等情况下。

轻度钠缺乏患者疲倦、眩晕、直立时发生昏厥，中重度缺乏会出现恶心、呕吐、视物模糊、心率加速、脉搏细弱、血压下降、肌肉痉挛，反射消失，甚至出现昏迷、周围循环衰竭等。严重缺乏致休克（shock）及急性肾衰竭（acute renal failure）。

肾功能正常者摄入的过多的钠并不在体内蓄积。而一般食物或烹调中的钠，也不会过量导致中毒。在非正常情况下一日摄入大量食盐可引起急性中毒，如误将食盐当作食糖加入婴儿奶粉中喂哺，会引起中毒甚至死亡；长期膳食钠摄入过多可使血压升高，血浆胆固醇水平升高，脂肪清除率降低，小血管脂质沉着，长期食盐摄入过多，还可引起视网膜病变，也可能增加胃癌发生的危险等。

4. 膳食钠参考摄入量及食物来源

关于人类钠需要量的研究比较少，且无足够的研究数据确定钠的平均需要量（EAR），因此不能提出钠的 RNI。目前，各国以膳食摄入量资料为主要依据，结合钠对高血压、心血管疾病的危害，提出膳食钠的适宜摄入量（AI）和预防非传染慢性病的摄入量（PI-NCD）。中国 2013 年修订的钠的膳食参考摄入量也是以适宜摄入量（AI，成年人 1500mg/d）和预防非传染慢性病的摄入量（PI-NCD，成年人 <2000mg/d）。按 1000mg 钠相当于 2.5g 食盐计算，膳食食盐的 AI 约为 3.75g/d，PI-NCD 约为 5g/d。其他人群钠的 AI 和 PI-NCD 详见中国营养学会官网。

钠普遍存在于各种食物中，动物性食物钠含量高于植物性食物，但天然食物中钠含量不高。人体钠来源主要为食盐，以及加工、制备食物过程中加入的氯化钠或含钠的化合物，如味精中的谷氨酸钠、小苏打即碳酸氢钠，而酱油、盐渍或腌制食品、发酵豆制品、咸味休闲食品等含钠也非常高；许多添加剂是以钠盐的形式出现的，也会增加加工食品的钠含量（表 3-23）。

表 3-23　常见食物中的钠含量（mg，以每 100g 可食部计）

食物名称	含量	食物名称	含量	食物名称	含量
猪肉	53.9	草鱼	36.0	面粉（标准粉）	3.1
牛肉	75.1	带鱼	246.4	馒头	165.0
羊肉	106.6	鱼子酱	394.6	鸡汁味干脆面	976.8
猪肉松	1929.2	黄鳝	70.2	粳米	2.7
火腿肠	1119.5	鳟鱼	110.0	米饼	191.6
牛肉干	1529.0	牡蛎	462.1	粟米脆	465.2
鸡脯肉	44.8	鲜贝	120.0	洋葱圈	519.0
烤鸡	560.0	鲜扇贝	339.0	锅巴	486.6
酱油	5757.0	豆瓣酱	6012.0	鸡精	19041.8
陈醋	836.0	辣椒酱	8027.6	番茄酱	1046.8

摘自：《中国食物成分表 2004》，杨月欣主编，北京大学出版社，2005

三、微量元素

（一）铁

铁（iron，Fe）是人体内含量最多的必需微量元素，在体内总量为 4～5g。缺铁性贫血仍然是世界范围内及我国居民常见的一种营养性缺乏病，同时铁过量的危害也越来越受到重视。

1. 铁在体内的分布

人体每千克体重铁的含量为 30～40mg，其 2/3 为具有生理功能的功能铁，其余 1/3 以贮存铁的形式存在。人体器官组织中铁含量，以肝脏和脾脏为最高，其余为心脏、肾脏、骨骼肌与大脑。人体内铁的含量及分布随着年龄、性别、营养状况、健康状况及所处环境等存在较大个体差异。

2. 消化与吸收

膳食中铁的吸收主要在十二指肠和空肠上端，胃和小肠只吸收少量的铁。铁的吸收率不高，平均为 10%，与铁在食物中的存在形式有很大的关系。食物中的铁可分为血红素铁（heme iron）和非血红素铁（non-heme iron）两类，它们以不同的机制被吸收，小肠黏膜细胞对血红素铁的吸收率远远高于非血红素铁，因此各种食物间铁的吸收率有很大的差异。

动物性食物中的铁主要以血红素铁的形式存在，血红蛋白（hemoglobin）及肌红蛋白（myoglobin）中与原卟啉结合的铁。此种类型的铁不受植酸、磷酸等的影响，而以原卟啉铁的形式直接被肠黏膜上皮细胞吸收，然后在黏膜细胞内分离出铁，并与脱铁蛋白结合，其吸收率较非血红素铁高。吸收过程不受其他膳食因素的影响，吸收率可达 15% ～ 35%（图 3-31）。

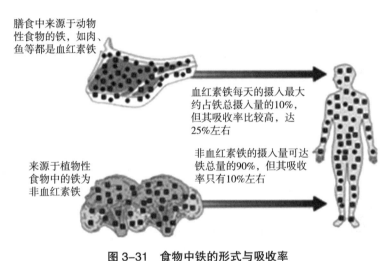

图 3-31　食物中铁的形式与吸收率

图片来源：*Understanding Nutrition*，（P407），第 13 版，2013

植物性食物和乳制品中的铁主要以非血红素铁的形式存在，是三价铁，须在胃中经过胃酸作用使之与结合的蛋白质、氨基酸及有机物分离，并还原为二价铁后，才能被肠黏膜细胞中二价金属离子转运蛋白介导完成。因此，非血红素铁的消化与吸收受膳食因素的影响比较大，有效吸收率也相差比较大，为 2% ～ 20%。

几乎所有的膳食成分，营养素或非营养素都会影响膳食铁的消化与吸收，既有增加膳食铁消化与吸收的因素，也有干扰膳食铁消化与吸收的因素。

（1）蛋白质　蛋白质对铁吸收的影响，因存在形式不同而有很大的差异。动物组织蛋白能刺激胃酸分泌，促进铁的吸收，但动物的非组织蛋白却没有这种作用，如牛奶、乳酪、蛋、蛋清等；蛋类中存在一种卵黄高磷蛋白（phosvitin），可干扰铁的吸收，因此蛋类铁吸收率不高；纯蛋白质，如乳清蛋白、面筋蛋白、大豆分离蛋白等对铁的吸收还有抑制作用；氨基酸，如胱氨酸、半胱氨酸、赖氨酸、组氨酸等与铁螯合成小分子可溶性单体，从而有利于铁的吸收；实验表明，经消化的畜肉或禽肉释放的半胱氨酸或含有半胱氨酸的小肽有利于膳食铁的吸收。

（2）脂类与碳水化合物　膳食中适当的脂类含量对铁吸收有利，过高（高于总能量的 25% 时）或过低（低于总能量的 5%）均会降低铁的吸收。各种单糖或双糖对铁的吸收与存留有促进作用，作用最大的是乳糖，其次为蔗糖、葡萄糖，以淀粉代替乳糖或葡萄糖，则明显降低铁的吸收率；膳食纤维能结合铁，特别是在膳食纤维摄入过多时，会降低铁的吸收。

（3）矿物元素　研究表明，钙是唯一被证实无论对血红素铁还是非血红素铁吸收都有抑制作用的矿物质；无机锌与无机铁之间有较强的竞争作用，当一种过多时，就会干扰另一种的吸收；其他微量元素摄入过多，也会影响铁的吸收。

（4）维生素　维生素 A 与 β-胡萝卜素在肠道内与铁络合，保持较高的溶解度，增加吸收。已发现缺铁性贫血与维生素 A 缺乏往往同时存在，给维生素 A 缺乏者补充维生素 A，即使铁的摄入量不变，铁的营养状况也会有所改善。

维生素 B_2 有利于铁的吸收、转运与贮存。当维生素 B_2 缺乏时，铁吸收、转运与贮存均受阻。在儿童贫血调查研究中，也发现贫血与维生素 B_2 缺乏有关，当维生素 B_2 缺乏时，铁的吸收、转运，以及肝脏、脾脏的铁储备都会受到影响。

维生素 C 具酸性及还原性，能将三价铁还原为二价铁，并与铁螯合形成可溶性铁，有利于铁吸收。口服较大剂量维生素 C 时，可显著增加非血红素铁的吸收。在铁缺乏时，维生素 C 对铁吸收率的提高作用更为明显。其他如枸橼酸、乳酸、丙酮酸、琥珀酸等具有弱的螯合性质的有机酸，也都可提高维生素 C 的吸收。

（5）植酸盐与草酸盐　粮谷类及蔬菜中的植酸盐、草酸盐能与铁形成不溶性盐，影响铁的吸收。植酸主要以肌醇六磷酸盐的形式，几乎存在于所有的谷类的糠麸、种子、坚果的纤维素和木质素中，在消化和发酵的过程中，降解为肌醇三磷酸盐。肌醇三磷酸盐对铁吸收的抑制作用与肌醇结合的磷酸盐基团总数有关，并存在剂量反应关系。足够量的维生素 C 可以部分拮抗这种作用。

（6）多酚类化合物　几乎所有植物中都含有多酚类化合物，其中的某些种类能抑制非血红素铁的吸收；在茶、咖啡以及菠菜中，均含有多酚类物质而明显抑制铁的吸收。

（7）机体状况　铁的吸收也受体内铁的需要程度的影响。生长发育期的儿童青少年、妊娠中晚期的孕妇，失血导致的缺铁等情况下，铁的吸收率都增加；体内贮存铁比较多，或红细胞的生成受到抑制时，铁的吸收率会下降；食物通过肠道的时间太短、胃酸缺乏或过多服用抗酸药时，影响铁离子释放而降低铁的吸收；某些疾病，如萎缩性胃炎、胃酸缺乏或过多服用抗酸药，都会影响膳食中铁的离子释放而降低铁的吸收。

综合以上影响食物中铁消化与吸收的因素，可见动物性食物和植物性食物中铁的消化与吸收率有很大的差别。植物性食物中铁吸收率较动物性食物为低。如大米仅为1%，玉米和黑豆为3%，莴苣为4%，小麦、面粉为5%；但动物性食物中铁的消化与吸收率则相对比较高，鱼为11%，血红蛋白为25%，动物肉、肝为22%，但蛋类因为卵黄高磷蛋白的存在，仅达3%。

3. 转运与代谢

运铁蛋白或称转铁蛋白是一类能与Fe^{3+}可逆结合的糖蛋白。在肠道内，膳食铁吸收进入小肠黏膜细胞内，不能以离子形式通过细胞，因为这样会导致自由基的形成，从而破坏细胞结构并导致组织损伤；因此，在细胞内与运铁蛋白结合，使铁成为可溶性化合物；运铁蛋白将大部分铁运送至骨髓，用于新的红细胞的生成，其余用来合成其他含铁化合物，如肌红蛋白、细胞色素等；或运送至所有需要铁的细胞或含铁酶类；失去铁的运铁蛋白返回到肠黏膜细胞表面，循环使用。

体内细胞表面存在有与运铁蛋白结合的受体，机体可通过调节受体的数量控制铁在体内的流向和分布，同时防止循环系统游离铁及自由基的形成。

体内铁的来源有两种，一种是膳食铁，另一种是自身红细胞衰老解体释放的血红蛋白铁。铁在体内以铁蛋白和含铁血黄素的形式贮存。铁的贮存状况与个体差异比较大，与铁的营养状况有关，也与性别有关。女性在月经期会丢失一部分铁，因此铁的贮存量少于男性。

正常情况下，铁的吸收与排泄是平衡且恒定的，每天1~2mg。机体铁的丢失主要是皮肤、呼吸道、胃肠道、泌尿系统黏膜细胞新陈代谢导致的细胞脱落。

4. 生理功能

铁对人体的生理功能与其在体内的存在形式有关。铁在人体内存在形式有两种：功能铁和贮存铁。功能铁（functional iron）主要指存在于血红蛋白、肌红蛋白、细胞色素酶及呼吸酶等的铁。在人体内主要参与氧气和二氧化碳的运输，交换和组织呼吸过程，约占体内总铁量的70%。贮存铁主要指以铁蛋白和含铁血黄素贮存在肝脏、脾脏和骨髓中，占体内总铁量的25%~30%。

（1）参与体内氧的运输和组织呼吸过程 血红蛋白（hemoglobin）能与氧气和二氧化碳可逆结合，当血液流经氧分压比较高、二氧化碳分压比较低的肺泡时，血红蛋白离解所携带的二氧化碳，与氧结合成氧合血红蛋白；当血液流经氧分压比较低，但二氧化碳含量比较高的组织细胞时，氧合血红蛋白又与氧分离，而与二氧化碳结合，从而完成了氧气、二氧化碳从肺泡至组织运输任务，对组织细胞的生物氧化作用十分重要。

肌红蛋白（myoglobin）主要作用是贮存氧在肌肉组织中，供肌肉的氧化代谢作用；细胞色素及其他呼吸酶的作用主要是在细胞呼吸过程中起转运电子的作用，对组织呼吸、能量代谢具有十分重要的作用。

此外铁还有许多重要的生理功能，如促进β–胡萝卜素转化为维生素A、帮助脂类在血液中的转运以及药物代谢等。

（2）维持正常有造血功能　铁与红细胞的形成与成熟有关，红细胞中的铁约占身体总铁量的2/3；铁在人体骨髓造血组织中形成血红蛋白。缺铁时，新生的红细胞中血红蛋白含量不足，甚至影响DNA的合成以及幼红细胞的分裂增殖，使红细胞的变形能力下降，寿命缩短。

（3）参与其他重要的生理功能　铁与人体的免疫功能与有关，铁与抗体的产生有关，可以提高机体的免疫力，使抗感染能力增强。缺铁可引起机体感染性增强，巨噬细胞活性受损，影响机体免疫力。但过量的铁往往会促进细菌的生长，对抵御感染不利。另外，铁还能促进β–胡萝卜素转化为维生素A，还参与嘌呤、胶原的合成等。

5. 缺乏的原因

铁缺乏是一种常见营养素缺乏病。1992年第三次全国营养调查表明，我国贫血患者中，有20%属于缺铁性贫血；2002年、2012年第四次和第五次全国营养与健康调查结果表明，我国缺铁性贫血的患病率明显下降。全世界有5亿～10亿的缺铁性贫血患者，且主要集中在发展中国家。导致缺铁性贫血的原因有多种，但主要与有以下因素有关。

（1）食物铁摄入不足或生物利用率低　人体从食物中摄取的铁不能满足机体需要。经济状况低下使含铁丰富的肉类食品摄入较低；不良的饮食习惯如偏食、挑食，影响了摄入食物的种类，从而限制了含铁丰富食物的摄入等。严格素食者膳食铁生物利用率较低等也是一个重要因素。

（2）机体对铁的需要量增加　当机体对铁的需要量增加，而摄入量未相应增加，能导致机体相对铁缺乏。如生长发育期的儿童、育龄女性月经失血和妊娠期、哺乳期妇女等铁的需要量远远高于其他人群，如不注意铁供给及食物补充，很容易发生贫血。

（3）疾病的因素　萎缩性胃炎、胃酸缺乏或服用过多抗酸药等可影响铁吸收；腹泻或钩虫感染则会增加铁的流失。

6. 缺铁的症状与体征

铁缺乏对人体健康的影响是一个从轻到重的过程，首先出现贮存铁的耗竭，血清铁蛋白含是下降，但此时一般不会出现临床症状；第二阶段为红细胞生成缺铁期，此时除铁蛋白含量下降外，血清铁的含量也减少，第三阶段为缺铁性贫血期，第二阶段和第三阶段会出现缺铁性贫血的表现。

（1）贫血　表现为疲乏无力、心悸、气短、头晕，严重者出现面色苍白、口唇黏膜和睑结膜苍白。症状常与贫血的严重程度相关；活动和劳动耐力降低。细胞内缺铁，影响肌肉组织的糖代谢使乳酸积聚；肌红蛋白量减少，使骨骼肌氧代谢受影响而产生易疲劳等症状（图 3-32）。

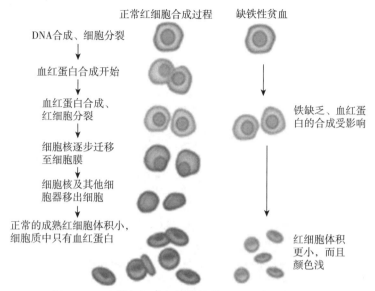

正常红细胞合成过程　缺铁性贫血

DNA合成、细胞分裂

血红蛋白合成开始

血红蛋白合成、
红细胞分裂

细胞核逐步迁移
至细胞膜

细胞核及其他细
胞器移出细胞

正常的成熟红细胞体积小，
细胞质中只有血红蛋白

铁缺乏、血红蛋
白的合成受影响

红细胞体积
更小，而且
颜色浅

图 3-32　正常红细胞与缺铁性贫血红细胞形态的差异

图片来源：*Understanding Nutrition*，（P407），第 13 版，2013

（2）影响生长发育　体内铁缺乏，会引起含铁酶或铁依赖酶的活性下降，使细胞产生呼吸障碍，从而影响组织器官的正常功能和身体发育与智力发育。缺铁的幼儿易激惹、注意力不集中，对周围人或事物不感兴趣，成年人则冷漠呆板；学龄儿童学习的注意力和记忆力调节过程障碍，学习能力降低。

（3）机体免疫功能和抗感染能力下降　特别多见于小儿，易发生感染，成人铁缺乏容易导致疲劳、倦怠、工作效率和学习能力降低，机体处于亚健康状态。

（4）消化道改变　严重缺铁性贫血可致黏膜组织变化，出现口腔炎、舌炎、舌乳头萎缩。75% 的缺铁性贫血患者有胃炎表现，而正常人仅为 29%，浅表性胃炎及不同程度萎缩性胃炎，伴胃酸缺乏，又可导致铁的消化与吸收率下降，形成恶性循环。

（5）皮肤毛发变化　毛发干枯脱落，指（趾）甲缺乏光泽、变薄、脆而易折断，出现直的条纹状隆起，指（趾）甲变平，甚至凹下呈勺状（反甲），是严重缺铁性贫血的特殊表现之一。

（6）抗寒能力降低，可出现怕冷等症状　人体具有比较强的维持铁平衡的能力，铁中毒比较少见，但若超量摄入含铁补充剂，或长期大量摄入含铁量高的特殊食物，以及肠外输入大量含铁营养液等，也会发生急性中毒。急性铁中毒最明显的症状是呕吐和血性腹泻；慢性铁过量对肝脏的损伤明显，肝脏是铁贮存的主要脏器，也是铁过量诱导损伤的主要器官。铁过量对肝脏的损伤主要是通过启动和催化氧自由基，使细胞在氧自由基的作用下产生脂质过氧化反应，引起氧化损伤，最终造成肝细胞死亡。铁过量还与糖尿病及心血管疾病、肿瘤有关。

　　7. 膳食参考摄入量与食物来源

　　人体每日都会从一定的途径失去铁，但只要从膳食中供给，就可以满足需要。铁的膳食参考摄入量为成年男子 12mg/d，成年女性因为月经的流失，每日的适宜摄入量为 20mg/d。孕妇和乳母分别为 25mg/d。由于铁过量对健康的影响，中国营养学会在 2013 年修订的中国居民膳食营养素参考摄入量对各人群都制订了 UL 值，成年人为 42mg/d，其他人群详见中国营养学会官网。

　　预防缺铁性贫血，健康教育十分重要。通过健康教育，指导人们科学、合理的膳食，是最有效又最经济的预防措施。

　　（1）铁强化食品　近年来有不少国家在高危人群中采用铁强化食品来预防缺铁的发生。我国从 1997 年开始由当时的卫生部（现中华人民共和国国家卫生健康委员会）组织中国疾病预防控制中心的专家开展了通过酱油铁强化来改善铁营养状况的项目研究并取得成功，并从 2002 年开始铁强化酱油走向市场。

　　（2）铁补充　对铁缺乏的高危人群如婴幼儿、早产儿、孪生儿、妊娠妇女、胃切除者及反复献血者应预防铁缺乏，可使用口服铁剂。

　　（3）提高食物铁的利用率　改进膳食习惯和生活方式，以增加铁的摄入和生物利用率，足量摄入参与红细胞生成的营养素，如维生素 A、维生素 B_2、叶酸、维生素 B_{12} 等。摄入富含血红素铁食物，如动物血、肝脏、鸡肫、牛肾、瘦肉等（表 3-24）。

表 3-24　常见食物中的铁含量（mg，以每 100g 可食部计）

食物名称	含量	食物名称	含量	食物名称	含量
猪肉	1.1	草鱼	1.3	白萝卜	0.2
牛肉	1.4	带鱼	1.1	茄子	0.5
羊肉	2.4	鱼子酱	2.7	番茄	0.2
驴肉	5.8	黄鳝	2.5	丝瓜	0.3
鹿肉	2.3	鳟鱼	4.3	大白菜	0.15
鸡脯肉	1.0	牡蛎	7.1	西兰花	0.8
猪肝	23.2	鲜贝	0.7	苋菜（青）	5.4
羊血	18.3	鲜扇贝	7.2	苋菜（紫）	2.9
鸭肝	23.1	鸡肝	12.0	黑木耳（干）	97.4
鸭血	30.5	鸡血	25.0	蘑菇（干）	51.3

摘自：《中国食物成分表 2004》，杨月欣主编，北京大学出版社，2005

（二）锌

锌（zinc，Zn）是人体必需的微量元素之一，参与人体内 300 余种酶和功能蛋白的组成，对代谢活动起重要的调节作用，与人体的生长发育、免疫功能、脂质的代谢等有着密切的关系。随着认识的深入，锌越来越受到人们的重视。

锌在人体内的含量仅次于铁，人体含锌量 2.0～2.5g，广泛存在于人体组织，以肝、肾、肌肉、视网膜、前列腺等组织中含量最高。

1. 吸收与代谢

十二指肠和近侧小肠是锌吸收的主要场所，小部分锌在胃和大肠吸收。锌先与小分子有机物构成复合物，然后通过主动转运机制被吸收。锌进入小肠黏膜细胞后与黏膜内低分子量的金属硫蛋白结合。小肠黏膜内的金属硫蛋白既是一种锌的临时贮存蛋白，又是锌的调节器，在维持体内锌的"稳态"中起重要作用。小肠内被吸收的锌在门静脉血浆中与白蛋白结合，并被带至肝脏，随后释放进入血液循环，以不同的速率进入机体组织。不同组织锌的周转速率不同，胰腺、肝脏、肾脏、脾脏中锌的周转速率最快；红细胞、肌肉、中枢神经系统、骨骼摄入锌的速率比较低；进入毛发中的锌也不能被机体组织利用，会随着毛发脱落而丢失。

小肠吸收的锌有来自食物的外源性锌，也有来自唾液、胆汁、肠液、胰液分泌的内源性锌。小肠被称为"锌库"。通过内源性锌的排泄对体内的锌起调节作用。正常膳食锌水平时，粪便是锌排泄的主要场所。当机体处于锌平衡状态时，约 90% 的锌从粪便中排泄，其余由尿液、汗液、毛发排泄或丢失。当食物中锌含量增加而导致体内锌的含量增加时，小肠排出的内源性锌也随之增加；当锌的消化与吸收率比较低时，自小肠排出的内源性锌也随之减少（图 3-33）。

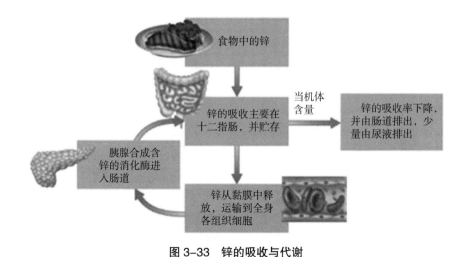

图 3-33　锌的吸收与代谢

图片来源：*Understanding Nutrition*，（P415），第 13 版，2013

许多膳食因素会影响锌的生物利用率。

膳食中蛋白质的含量与锌的生物利用率呈正相关。因此动物性食物中的锌生物利用率较高，增加膳食中蛋白质的供给也会增加膳食锌的吸收和利用；氨基酸可提高锌的利用率。

铁与锌在膳食中的比例会影响锌的生物利用率。当铁／锌过高时，可观察到铁对锌的抑制作用。

钙和磷对锌的生物利用也会有影响。人群研究发现，当膳食中的钙超过1000mg/d时可减少锌的吸收；植物性食物中含有的植酸、鞣酸和纤维素等均不利于锌的吸收。

2. 生理功能

（1）酶和酶的激活剂 锌参与人体内多种酶的组成。金属酶、碳酸酶、碱性磷酸酶、乳糖脱氢酶、羧肽酶、胸腺嘧啶激酶等都有锌作为其组成，特别是DNA和RNA聚合酶的活性都依赖锌的存在。

（2）促进生长发育和组织再生 锌在DNA合成、蛋白质代谢、细胞增殖、酶活性及激素的生物学作用等方面都发挥着重要作用。锌与儿童骨骼发育有关，影响儿童的身高；对胎儿的生长发育非常重要，锌还是大脑中含量最多的微量元素，参与许多酶的活性，特别是DNA修复和转录的酶所必需，因此与学习和记忆有关。

（3）维持人体食欲 维持正常味觉的味觉素是一种含锌与唾液蛋白质结合物；锌参与味蕾细胞的转化，唾液中的磷酸酶的活性、唾液的分泌等都与锌有关。因此，锌与人体的味觉关系密切。

（4）锌与免疫功能 锌通过影响胸腺细胞的成熟和胸腺上皮细胞的功能，而影响人体的免疫功能；锌可促进淋巴细胞的有丝分裂，增加T细胞的数量和活性，调节外周血液单核细胞合成γ-干扰素、白细胞介素、肿瘤坏死因子等。此外，锌对外周免疫器官如脾脏重量和脾脏细胞指数也有影响。

3. 缺乏与过量

锌缺乏在人群中普遍存在，特别是在经济落后的发展中国家更为严重，其中尤以经济状况较差的人群受危害最重。在不同的人群中，婴儿、儿童、孕妇和育龄妇女是锌缺乏的高发病人群。目前估计世界人口中约有一半处于锌缺乏的危险中。

（1）缺乏原因 锌在自然界中的分布虽然很广，但大部分食物中锌的生物利用率较低，同时膳食中存在较多的干扰锌吸收的因素，如植酸、草酸、膳食纤维等，膳食过多的钙、铁也会干扰锌的消化与吸收。因此，膳食中锌来源和吸收不足仍是锌缺乏的一个重要原因。我国居民的膳食以植物性食物为主，含植酸和纤维较多，锌的生物利用率一般为15%～20%。

由于妊娠、哺乳、快速生长发育和高强度运动等生理状况的变化，导致机体对锌的需要量有较大幅度的增加，而此时膳食中锌摄入量没能及时增加，就会使机体出现锌缺乏的危险。

此外，疾病状态下也会导致锌的缺乏，如肠病性肢皮炎是一种遗传性的锌吸收障碍疾病，因患者肠道锌的吸收不良，可导致严重的锌缺乏；肾病综合征患者可因大量蛋白尿而失锌。烧伤、手术、发热、严重感染等均会加重机体的分解代谢，增加锌的消耗。人体内锌的储备量很少，锌的耗竭时间很短，容易出现锌缺乏。

（2）临床表现　由于锌在机体内发挥着极为广泛的生理功能，锌缺乏时可导致许多病理变化。在不同的生理条件下，不同原因和不同程度的锌缺乏，对器官、组织和代谢的影响不同，因而可表现出不同的临床症状，或者不同的症状组合。

生长发育障碍是最早认识到的锌缺乏病的临床表现之一，为处于生长发育期的儿童青少年的最主要、明显的临床表现（图3-34）。锌缺乏影响生长发育，包括骨骼、内脏器官和脑发育；性发育障碍是青少年锌缺乏的另一个主要表现。患者表现为生殖器幼稚型，无第二性征出现。已发育成熟的成人缺乏锌会出现阳痿、性欲减退等表现。

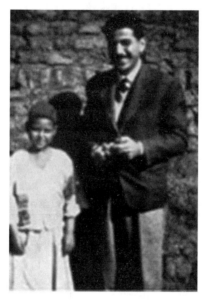

图 3-34　锌严重缺乏导致的发育障碍

由于锌的缺乏，导致生长发育和第二性征发育障碍。右边的男子是正常男性身高，左边的男子的身高只有7岁儿童的身高，但他的实际年龄是 17 岁，他的第二性征只相当于 6 岁儿童

图片来源：*Understanding Nutrition*，（P415），第 13 版，2013

孕期严重锌缺乏可使妊娠反应严重，胎儿宫内发育迟缓，胚胎易出现畸形，出生后锌缺乏可导致侏儒症的发生；产程延长、流产、早产，但轻度缺锌因为没有临床症状而常被忽视。

味觉及嗅觉障碍。锌缺乏病的患者可出现味、嗅觉迟钝或异常，异食癖和食欲缺乏是目前公认的缺锌症状。异食癖和食欲缺乏与味、嗅觉障碍和异常有关。

此外，缺锌还可以出现伤口愈合困难、皮肤干燥、皮疹、反复性口腔溃疡、免疫功能减退等。

锌的正常摄入量和产生有害作用剂量之间，范围跨度大，加之人体有效的体内平衡机制，所以一般说来人体不易发生锌过量或锌中毒。因此，一般认为锌对人体相对无毒。

锌中毒主要出现在职业中毒中，医疗中口服或静脉注射大剂量的锌，或误服导致的锌急性中毒，虽不多见也曾有发生。成人一次性摄入 2g 以上的锌会发生锌中毒，其主要特征之一是，锌对胃肠道的直接作用，导致上腹痛、腹泻、恶心、呕吐。在长期补充非常大量锌时可以发生其他的慢性影响，包括贫血、免疫功能下降等。

4. 推荐摄入量与食物来源

锌的需要量是采用要因加算法估计。锌的平均需要量（EAR）是维持机体生理功能所必需的吸收量。包括补充经肠道和非肠道途径丢失的内源性锌和其他需要。非肠道途径主要是尿液、表皮细胞脱落、头发、汗液、指（趾）甲、男性精液、女性月经锌的丢失；其他需要主要指青少年生长发育及孕妇增加的组织对锌的需要；哺乳期母亲经乳汁传递给婴儿的锌。成年人男性锌的 EAR 为 10.4mg/d，RNI 为 12.5mg/d，UL 为 40mg/d；成年女性 EAR 为 6.1mg/d，RNI 为 7.5mg/d，UL 为 40mg/d。其他年龄段人群锌的 RNI 详见中国营养学会官网。

食物中锌的含量相差比较大，存在形式不同，人体的消化与吸收率也有比较大的差异。红色瘦肉和贝类是人体食物锌的最佳来源。植物性食物中的锌含量相对较低，且消化与吸收率也比较低（表 3-25）。

表 3-25　常见食物中的锌含量（mg，以每 100g 可食部计）

食物名称	含量	食物名称	含量	食物名称	含量
猪肉	2.45	草鱼	0.38	小麦面粉（标准粉）	0.20
牛肉	4.65	带鱼	2.23	小麦面粉（富强粉）	0.39
羊肉	2.68	鱼子酱	1.35	粳米	1.76
驴肉	7.80	黄鳝	1.97	米粉	0.36
鹿肉	2.23	鳟鱼	4.30	玉米粉（黄）	0.08
鸡脯肉	0.26	牡蛎	9.39	黑大麦	2.33
乳鸽	2.40	鲜贝	2.38	小米（黄）	2.81
鸡蛋	0.38	鲜扇贝	11.69	荞麦粉	1.94

摘自：《食物成分表（全国代表值）》，中国预防科学院营养与食品研究所编著，人民卫生出版社，1991

（三）硒

硒（selenium，Se）是人体必需微量元素，这一认识是 20 世纪后半叶营养学上最重要的发现之一。1973 年美国科学家发现，硒是谷胱甘肽过氧化物酶（glutathione peroxidase；GSH-Px，GPX）的必需组成成分，没有硒的存在，这个酶就没有活力，从而提示了硒的第一个生理活性。1979 年我国发表克山病（Keshan disease）防治研究成果，发现克山病地区人群均处于低硒状态，补硒能有效地预防克山病，揭示了硒缺乏是克山病发病的基本因素；进一步证实了硒是人体必需微量元素。我国科学家在 20 世纪 80 ～ 90 年代对硒的安全摄入量范围进行了深入细致的调查研究，提出了迄今最适宜的人体硒推荐摄入量数据，已为国际营养学界广泛采用。

1. 吸收、转运与排泄

硒主要在十二指肠被吸收，胃不吸收硒。硒在体内的吸收、转运、排出、贮存和分布会受许多外界因素的影响。与膳食中硒的化学形式和含量有关。另外性别、年龄、健康状况，以及食物中是否存在如硫、重金属、维生素等化合物也有影响。

人体摄入的硒有各种形式，动物性食物以硒代半胱氨酸（Sec）和硒代蛋氨酸（SeMet）形式为主；植物性食物以 SeMet 为主；而硒酸盐和亚硒酸盐是常用的硒补充剂形式，吸收率为 60% ～ 80%。硒的吸收似乎不受体机体硒营养状态影响。

吸收的硒在血液中一般与蛋白质特别是蛋白质巯基结合转运，也可在脂蛋白中转运。

硒的生物利用率是硒转化为组织中硒的生物活性形式的效力。硒的生物利用率的测定，会因为所采用的指标不同而有很大的差异。

人体内硒分布于各组织器官和体液中，肾脏中硒的含量最高，肝脏次之，心脏和肌肉的含量虽然不高，但由于肌肉占体重的比例比较大，因此肌肉中硒的总量最多，可占人体硒总是的一半；血液中也含有硒。

肾脏对体内硒含量起着调节作用。在摄入高膳食硒时，尿硒排出量会增加，反之减少。经尿排出的硒占总硒排出量的 50% ～ 60%。

2. 生理功能

硒在人体内参与近百种含硒蛋白与含硒酶的组成。进入体内的硒绝大部分与蛋白质结合，称为含硒蛋白。目前认为，只有硒蛋白有生物学功能，主要以含硒酶的形式出现。主要的含硒蛋白或含硒酶有：谷胱甘肽过氧化物酶（GSH-Px，GPX）遍布各组织细胞、体液、细胞膜上。用免疫学方法和分子生物学方法，鉴别出四种 GPX 的同工酶，分别存在于不同的组织，它们以底物—还原型谷胱甘肽（GSH）作氢供体，将氢过氧化物（ROOH）或 H_2O_2 还原成无害的醇类（ROH）和水（H_2O），从而保护细胞和细胞膜免遭氧化损伤的作用。

$$ROOH + 2GSH \xrightarrow{\text{GPX}} ROH + H_2O + GSSG$$

硒还参与硫氧蛋白还原酶的形成，对活性氧敏感而起氧化还原调节的细胞信号作用，使已氧化的维生素 C 还原再生；参与碘甲状腺原氨酸脱碘酶的形成，将甲状腺分泌的 T_4 转化成活性程度更高的 T_3 供给周围组织，由于硒参与这类酶的形成，从而对人体发挥极为广泛的生理功能。

（1）抗氧化作用　医学研究发现许多疾病的发病过程都与活性氧自由基有关，如化学、辐射和吸烟等致癌过程；克山病心肌氧化损伤；动脉粥样硬化的脂质过氧化损伤；白内障形成；衰老过程；炎症发生等无不与活性氧自由基有关。由于硒是许多抗氧化酶的必需组成成分，它通过消除脂质过氧化物，阻断活性氧和自由基的致病作用，而起到延缓衰老乃至预防某些慢性病的作用。

（2）保护心血管和心脏健康　流行病学调查结果表明，血硒高的地区人群心血管发病率较低。动物实验进一步证实，硒对心肌纤维、小动脉以及毛细血管的结构和功能都有重要的作用。缺硒后脂质过氧化反应增强，导致以上组织细胞膜结构的变化，引起组织损伤。克山病的主要病因与硒缺乏有关。

（3）对甲状腺激素的调节作用　通过对脱碘酶的作用，对全身代谢及相关疾病产生影响。

（4）维持正常免疫功能　适宜硒水平对于保持细胞免疫和体液免疫是必需的，缺硒时补硒可提高宿主抗体和补体的应答能力等。免疫系统依靠产生活性氧杀灭外来微生物。如感染时，中性粒细胞产生大量 H_2O_2 来消灭外来细菌，出现炎症反应。但多余的 H_2O_2 会破坏自身细胞，这时就需要宿主有防御氧化系统来保护自身。硒在白细胞中的检出和硒作为 GPX 组分的发现，为硒在免疫系统中的作用提供了初步解释。

（5）预防与硒缺乏相关地方病（克山病和大骨节病）　目前虽然没有人或动物"单纯硒缺乏"疾病，但有许多与硒缺乏相关的克山病和大骨节病的报道。在硒水平适宜的地区，未发现克山病和大骨节病，但在我国从东北至西南的一条很宽的低硒带地区，出现克山病和大骨节病。克山病是一种以多发性灶状心肌坏死为主要病变的地方性心肌病，具有地区性分布、季节年度高发和人群多发的流行病学特征。克山病的病因虽然没有完全解释清楚，但人体硒缺乏状态是克山病发病的主要和基本因素已被学术界广泛认可。1976 年起，我国对全国各重病区逐步实施硒预防克山病的措施，之后未有克山病的暴发流行。

大骨节病是一种地方性、多发性、变形性骨关节病，主要发生于青少年，严重影响骨发育和劳动生产率。补硒可以缓解一些症状，但不能有效地控制发病率，说明低硒或缺硒只是大骨节病的致病因素之一。

流行病学干预研究结果表明，硒具有一定的抗肿瘤作用。分析发现，个体原先硒水平越低，补硒效果越好。

硒的抗衰老作用也与其抗过氧化作用有关。动物实验表明，自由基和脂质过氧化作用是导致膜损伤和促进老化进程的主要因素。脂褐质（老年斑）和蜡样质（肝脏、肌肉和神经系统等上皮组织上的脂质色素）是目前或观察到的衰老指标。它们是膜脂质过氧化终产物丙二醛（MDA）与蛋白质或核酸上的氨基反应生成的沉积物。体内氧化防御系统特别是维生素 E（阻断脂质过氧化过程）和硒通过 GPX 等消除脂质过氧化的协同作用，起到了抗氧化、减缓衰老化进程的作用。

3. 缺乏与过量

由于硒在地壳中分布的不均匀性，出现地域性的高硒或低硒，从而得到含硒量比较高的粮食或畜禽产品，由于硒的吸收率比较高，长期生活在这种环境中，就会导致硒缺乏或过量。与世界上其他国家相比，我国存在着高硒和低硒两个极端的状况。

（1）硒缺乏　导致硒缺乏的主要原因是摄入不足引起，与土壤中硒的缺乏有关。我国从东北到西南有一条很宽的土壤低硒地带，导致粮食及饮用水中硒的含量不能满足人体需要，形成地方性克山病。克山病是硒缺乏对健康影响最严重的疾病。主要症状为心肌扩大，心功能不全，心力衰竭，心律失常，心动过速或过缓，严重时会影响到生命。缺硒也与地方性大骨节病有关。

（2）硒过量　硒过量与生活地区土壤中硒含量有关。20 世纪 60 年代，我国湖北恩施地区和陕西紫阳县发生过吃高硒玉米而引起急性中毒的病例。硒中毒时，可出现头痛，指甲和毛发变脆干燥、折断等。神经系统也会出现功能障碍，如肢端麻木，抽搐，甚至偏瘫。

4. 膳食参考摄入量与食物来源

中国营养学会在 2013 年修订硒的参考摄入量时，以血浆中 GPX 的活性作为指标，仅对低于正常硒摄入水平的人合适，因此结合血浆硒蛋白含量为主要生理指标，研究膳食硒的推荐需要量。成年人 RNI 为 60μg/d，UL 为 400μg/d，其他人群的硒的推荐摄入量详见中国营养学会官网。

食物中硒含量主要受土壤中的硒丰度的影响。因此，同一品种的植物性食物，可因生产地域的不同，硒含量相差很大。如低硒地区的大米，硒含量约为 0.02mg/kg，而高硒地区所产大米硒的含量约为 20mg/kg；动物性食物中硒含量同样也受产地的影响，但相关不如植物性食物明显。这与动物体内的代谢有关。

海产品和动物的肝脏、肾脏及肌肉为硒的良好食物来源。植物性食物中大蒜、大葱比普通蔬菜更能聚集硒。通过生物工程也可以培育富硒酵母，生产富硒食品（表3-26）。

表3-26　常见食物中的硒含量（μg，以每100g可食部计）

食物名称	含量	食物名称	含量	食物名称	含量
猪肉	6.67	草鱼	11.67	小麦面粉（标准粉）	7.42
牛肉	1.84	带鱼	26.63	小麦面粉（富强粉）	6.79
羊肉	6.79	鱼子酱	18.89	粳米	4.17
驴肉	3.80	黄鳝	34.56	米粉	0.45
鹿肉	4.65	鳟鱼	20.40	玉米粉（黄）花菜	2.68
鸡脯肉	11.75	牡蛎	86.64	黑大麦	3.99
乳鸽	11.97	鲜贝	57.35	小米（黄）	2.72
鸡蛋	13.38	鲜扇贝	20.22	荞麦粉	2.16

摘自：《食物成分表（全国代表值）》，中国预防科学院营养与食品研究所编著，人民卫生出版社，1991

（四）碘

碘（iodine）是人体必需的微量元素，是合成甲状腺素的主要原料，碘缺乏或过量会影响甲状腺素的合成与分泌，同时也与甲状腺的形态和功能有着密切的关系。碘在人体内的总量有20～50mg，其中50%存在于肌肉中；20%存在于甲状腺内，10%存在于皮肤；6%存在于骨骼内；其余14%分散在于各内分泌组织、中枢神经和血浆中。甲状腺组织中浓度最高。甲状腺所含的碘有99%为有机结合碘，1%以碘离子形式存在。

1. 吸收与代谢

人体摄取的碘主要来自食物，占80%～90%，其次是饮水（10%～20%），还有来自空气的碘；高碘地区饮水中碘的摄取量高于其他地区。食物中碘存在形式为有机碘和无机碘两种。无机碘在胃和小肠几乎100%被迅速吸收；有机碘则需要在肠道先被降解，释放出碘后才能以无机碘形式被吸收；与脂肪结合的有机碘由乳糜管直接吸收；甲状腺素、与氨基酸结合的碘也可以直接被吸收。因此，膳食的碘吸收迅速而完全，摄入的碘在胃就开始吸收，但主要吸收部位是小肠。碘进入胃肠道后1h内大部分吸收，3h内完全吸收。

肺、皮肤、黏膜也能吸收微量的碘。

膳食中钙、镁、硫氰酸盐、高氯酸盐，烟草会干扰甲状腺对碘的吸收和利用。

进入循环的碘与蛋白质松散结合，遍布于细胞外液，并且在一些组织中浓集，如甲状腺、肾、唾液腺、泌乳的乳腺等。

碘在体内主要被用于合成甲状腺激素，甲状腺从血液中摄取碘的能力很强，甲状腺中碘的浓度比血浆高 25 倍以上。垂体前叶分泌的促甲状腺激素（thyroid stimulating hormone，TSH）促进甲状腺收集碘并甲状腺球蛋白上酪氨酸残基结合，首先形成一碘酪氨酸（monoiodotyrosine，MIT）和二碘酪氨酸（diiotyrosine，DIT）；两个分子的二碘酪氨酸耦联，生成四碘甲状腺原氨酸（tetraiodothyronine，T_4），即甲状腺素，贮存于甲状腺腺体细胞内；一分子的一碘酪氨酸与二碘酪氨酸结合，形成三碘甲状腺原氨酸（triiodotyrosine，T_3），其活性高于四碘酪氨酸，但维持时间比较短。

甲状腺素生成后与甲状腺球蛋白连接贮存在滤泡的胶质中，因其分子量大，不能直接进入血液。当机体需要时，甲状腺球蛋白通过胞饮作用进入甲状腺细胞，在溶酶体蛋白质水解酶的作用下，释放甲状腺素进入血液，对人体发挥生理功能。

机体组织中，特别是肝脏与肾脏，含有 5- 脱碘酶，约 80% 的 T_4 经过酶的作用，转化为生理活性更强的 T_3，发挥生理功能；T_3 可再经脱碘作用，生成二碘、一碘或不含碘的甲状腺原氨酸，脱下的碘被甲状腺贮存，重新利用。正常情况下，血浆脱下碘的清除半衰期约为 10 小时，当患甲状腺毒症或缺碘时，腺体活动旺盛，半衰期将缩短。

人体碘代谢受大脑垂体促甲状腺素激素的调节。当机体缺碘时，垂体促甲状腺素激素分泌增加，甲状腺细胞对碘的吸收、合成甲状腺素增加；当循环血液中碘和甲状腺素含量增加时，又可以抑制垂体促甲状腺素激素的分泌。这种负反馈调节作用对碘的正常代谢有着十分重要的作用。

在碘供应稳定和充足的情况下，人体排出的碘几乎等于摄入的碘；体内的碘主要由尿、粪、乳汁等途径排出。其中有近 90% 随尿排出，近 10% 随粪便排出，极少量则随汗液和呼出气等排出。哺乳期妇女可从乳汁中排出一定量的碘。

2. 生理功能

碘在人体内主要参与甲状腺素的合成，通过甲状腺素体现其生理功能。迄今还未发现碘有其他独立的作用。甲状腺素是人体的一种十分重要的内分泌激素，对调节和促进代谢及生长发育关系密切。

（1）增强能量代谢　调节氧化磷酸化过程及能量转换。蛋白质、脂肪、碳水化合物三大营养素最后通过三羧酸循环的生物氧化彻底释放能量，并进一步通过磷酸化过程贮存在三磷酸腺苷（ATP）中，以便提供肌肉活动、合成代谢、腺体分泌及神经活动所需要的能量。甲状腺素能促进氧化和磷酸化过程，促进分解代谢，能量转换，增加耗氧量，加强产热作用；甲状腺素参与维持体温、保持正常新陈代谢和生命活动。当人体缺碘时，由甲状腺合成和分泌的甲状腺素减少，从而引起基础代谢率下降；而甲状腺功能亢进者，机体能量的转换和释放的能量相对比较高。

（2）参与蛋白质代谢　T_3 及 T_4 作用于细胞核受体，刺激 DNA 的转录过程，促进 m-RNA 形成，加速各种蛋白质包括酶的合成。肌肉、肝脏、肾脏的蛋白质合成明显增加，细胞数量增多，体积增大，尿氮减少，表现为正氮平衡。

（3）参与糖代谢　甲状腺素促进小肠黏膜对糖的吸收，增强糖原分解，并能增强肾上腺素、胰高血糖素、皮质醇、生长素的升糖作用，因此，甲状腺素有促进升高血糖的作用，同时 T_3 和 T_4 有促进外周组织细胞对糖的分解利用，也有降血糖的作用，总体是增加糖的氧化供能。

（4）参与脂肪代谢　甲状腺素能促进脂肪酸的氧化，增强儿茶酚胺和胰高血糖素对脂肪酸的分解作用。T_3 和 T_4 能促进胆固醇的合成，同时也能促进肝脏对胆固醇的分解，加速分解的作用会超过增加合成的作用，因此，总体是维持胆固醇的正常水平。

（5）促进神经系统的发育　在脑发育阶段，神经元的迁移及分化，神经突起的分化和发育，神经微管以及神经元联系的建立、髓鞘的形成和发育都需要甲状腺激素的参与。人体胚胎发育至第 16～17 天出现甲状腺原基，第 11～12 周甲状腺滤泡即有聚碘和形成碘化甲状腺原氨酸的能力。胚胎期及出生后早期缺碘或甲状腺激素不足，均会影响神经细胞的增殖分化、髓鞘和触突的发育及功能。母亲妊娠前及整个妊娠期缺碘或甲状腺激素缺乏均导致胎儿脑细胞蛋白合成障碍，使脑蛋白质含量减少，细胞体积缩小，脑重量减轻，直接影响到智力发育。因此，在严重的地方性甲状腺肿流行地区，可发生神经肌肉功能障碍为主要表现的克汀病。胚胎期及婴儿期缺碘的儿童在改善缺碘状态后，只能防止缺碘对大脑的进一步损害及防止碘缺乏病的发生，而不能明显改善智力发育。缺碘对大脑神经的损害是不可逆的，胎儿期母亲合理营养、特别是微量营养素的充分摄取，对胎儿、对母亲都是非常重要的。

（6）促进体格生长发育　甲状腺素具有促进组织分化、生长与发育成熟的作用。甲状腺素是人体生长发育不可缺少的激素，对骨骼和大脑的发育尤其重要。发育期儿童的身高、体重、肌肉、骨骼的增长和性发育都需要甲状腺素的参与。甲状腺功能低下的儿童，表现为以智力迟钝、身体矮小为特征的呆小病，又称克汀病（图 3-35）。

甲状腺素还参与组织中的水盐代谢，缺乏甲状腺素可表现为组织水潴留，并发生黏液性水肿,促进维生素的吸收利用,促进烟酸的吸收利用及 β- 胡萝卜素转化。

3. 缺乏与过量

（1）缺乏　碘缺乏病是指因缺碘而导致的一系列障碍或疾病。其临床症状和表现取决于机体缺碘的生命周期、缺碘的程度、机体对缺碘的反应性或代偿能力。其中年龄的影响最大（图 3-35、表 3-27）。

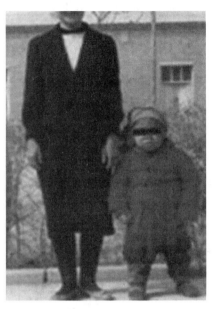

图 3-35　年龄相同的两位年轻人，右为克汀病患者

图片来源：*Understanding Nutrition*，（P445），第 8 版，1999

表 3-27　不同生命阶段碘缺乏的表现

生命阶段	碘缺乏病的表现
胎儿期	流产、死胎、先天畸形 新生儿死亡率增高 地方性克汀病 神经型：智力低下、聋哑、侏儒症、痉挛性瘫痪、步态异常 黏肿型：黏液性水肿、侏儒症、智力落后 神经运动功能发育落后 胎儿甲状腺功能减退
新生儿期	甲状腺功能减退、甲状腺肿
儿童期和青春期	甲状腺肿 青春期甲状腺功能减退 亚临床型克汀病 智力发育障碍、体格发育障碍 单纯性耳聋
成人期	甲状腺肿及并发症 甲状腺功能减退 智力发育障碍

摘自：中国营养学会.《中国居民膳食营养素参考摄入量（2013）》.北京：科学出版社，2014

　　碘缺乏主要是因环境与食物缺碘引起。水土流失、植被及生态环境的破坏都造成环境碘的丢失，成为碘缺乏的地区。膳食结构不合理，特别是以植物性食物为主，或只吃当地食物，特别是缺碘地区的食物，或长期摄入含有抗甲状腺素物质，如十字花科植物含有 β 硫代葡萄糖苷可以影响碘的吸收和利用，从而引起甲状腺缺乏病（图 3-36）。

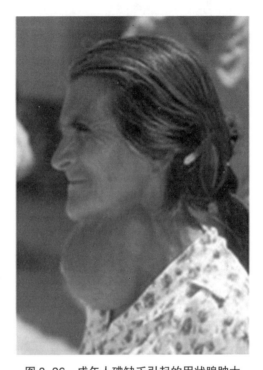

图 3-36　成年人碘缺乏引起的甲状腺肿大

图片来源：*Understanding Nutrition*，（P456），第 8 版，1999

　　（2）过量　较长时间的高碘摄入也可导致高碘性甲状腺肿。我国学者在 20 世纪 70 年代前后，根据在缺碘区、适碘区和高碘区的 17 个观察点近 5 万人的甲状腺检查和相应的水碘、尿碘测定数据，提出了水碘、尿碘与甲状腺肿患病率关系的方程式和相应的 U 形曲线，高碘、低碘都可引起甲状腺肿，且呈现低碘时碘越少甲状腺肿患病率越高，高碘时碘越多患病率也越高的特点。

　　已知碘有抑制甲状腺合成激素的作用，但高碘甲状腺肿，被广泛认为是由于血液中的碘抑制了蛋白水解酶，导致贮积在甲状腺内的、与甲状腺球蛋白结合的 T_3、T_4 不能释放至血液循环中，导致血中甲状腺激素水平降低，反馈性地引起垂体的 TSH 分泌增高，引起甲状腺肿大。

　　碘过量主要见于过量补充碘制剂引起，食用过量的高碘海产品也常见，在有些地区与饮用的深层地下水中碘含量过高有关。但水源性高碘地区往往呈局灶性分布，且与非高碘地区甚至是缺碘地区交织并在，加之居民的食物来源多样化，给碘的营养干预策略带来了新的挑战。

4. 膳食参考摄入量与食物来源

人体对碘的需要量，取决于对甲状腺素的需要量。维持正常代谢和生命活动所需的甲状腺激素是相对稳定的，合成这些激素所需的碘量为 $50 \sim 75\mu g$。由于食物和个体的原因，如萝卜、甘蓝属蔬菜、黄豆、花生、核桃、木薯、栗子等均含有引起碘需要量增加的致甲状腺肿物质，因此不同地区膳食致甲状腺肿含量不同，碘的需要量也各异，从而很难提出统一的适宜需要量。2013 年中国营养学会制定的成年人碘的 UL 值，是根据对中国居民碘安全摄入量的成人双盲实验的研究结果，参考 WHO 和欧盟的研究，最终制订成人碘推荐摄入量（RNI）为 $120\mu g/d$；可耐受最高摄入量（UL）为 $600\mu g/d$，这一数据明显低于 2000 的推荐量。

人类所需的碘主要来自食物，占日总摄入量的 $80\% \sim 90\%$，其次为饮水与食盐。食物碘含量的高低取决于各地区的生物地质化学状况。海洋生物含碘量很高，如海带、紫菜、鲜海鱼、蚶干、蛤干、干贝、淡菜、海参、海蜇、龙虾等；陆地食物含碘量以动物性食物含量高于植物性食物，特别是蔬菜、水果含量很低；而远离海洋的内陆山区或不易被海风吹到的地区，土壤和空气中含碘量较少，这些地区的食物含碘量不高（表 3-28）。

表 3-28　常见食物中的碘含量（μg，以每 100g 可食部计）

食物名称	含量	食物名称	含量	食物名称	含量
海带（干）	36240	凤尾鱼 *	17.0	烤鸭 *	89.7
裙带菜	15878	豆豉鱼 *	24.1	火腿肠 *	46.2
紫菜	4323.0	虾酱 *	166.6	脆皮香肠 *	49.6
淡菜	346.0	鸡蛋	27.2	碘蛋 *	329.6
海苔	289.6	鸭蛋	18.5	强力碘面 *	276.5
海米	82.5	鹌鹑蛋	37.6	山核桃	18.8
虾皮	264.5	咸鸭蛋	37.6	茶树菇	17.1
海藻饮料	184.5	海鸭蛋	45.7	脱水菠菜	24.0

* 食品中碘含量与是否用加碘盐有关

摘自：《食物营养成分速查》，中国疾病预防控制中心营养与食品安全所，杨月欣主编，人民日报出版社，2006

强化碘食物是缺碘地区居民摄入碘的最好途径，其中强化碘盐是应用最广泛且补碘效果被确认的补碘方式，世界上大多数国家都采取强化碘盐补碘的方法，另外也有采用碘化水、碘化面包、碘化酱油等方式进行补碘的。

（五）氟

正常成人体内含氟（fluorine，F）总量为 $2 \sim 3g$，约有96%贮存于骨骼及牙齿中，少量存在于内脏、软组织及体液中。1970年，美国食品营养委员会认为氟是人体必需的营养素，1996年 WHO 将氟归类为具有潜在毒性，但低剂量时可能是人体某些功能所必需的元素。氟化物可预防龋齿，保护钙化组织，防止病理性脱钙。

1. 吸收与代谢

膳食和饮水中的氟摄入后，主要在胃肠道吸收，皮肤和呼吸道吸收的氟比较少，但在氟严重污染的地区，氟化物可以通过氟尘、微粒等形式从呼吸道吸收。氟的吸收通过扩散作用进入血液，这种扩散属于被动扩散。氟的吸收速度很快，吸收率也很高。饮水中的氟可完全吸收，食物中的氟吸收率为 $75\% \sim 90\%$，未被吸收的氟通过粪便排出体外。体内代谢的氟主要通过肾脏排泄。也有极少部分随乳汁、毛发等途径排出。

氟的吸收率与 pH 呈负相关，因此促进胃酸分泌的因素会增加氟的吸收；钙、镁、铝与氟形成难溶性盐，可抑制氟的吸收；蛋白质、维生素C、脂类等物质会增加氟的吸收；离子氟以氟化物的形式存在于自然界，氟化物的溶解度越高，越容易被机体吸收。

2. 生理功能

（1）维护牙齿健康　氟也是牙齿的重要组成成分，氟被牙釉质中的羟磷灰石吸附后，在牙齿表面形成一层抗酸性腐蚀的、坚硬的氟磷灰石保护层，这一保护层已证实具有抗酸和抗腐蚀性的作用，并能抑制嗜酸菌的活性和抵抗某些酶对牙齿的伤害，氟已被证实是唯一能降低儿童和成人龋齿患病率和减轻龋齿病情的营养素。WHO 提出在生活中应用氟来预防龋齿的重要性，如使用含氟的牙膏、口腔清洗剂；饮用水加氟、食用含氟盐等。

（2）参与骨质形成　氟能与骨盐结晶表面的离子进行交换，形成氟磷灰石而成为骨盐的组成部分。骨盐中的氟增加时，骨质坚硬，且适量的氟有利于钙和磷的利用及在骨骼中沉积，可加速骨骼的形成，促进生长，并维护骨骼的健康。据报告在氟适宜地区骨质疏松症较少。

老年人缺氟时，钙和磷的利用受影响，可导致骨质疏松症。因此，氟对预防老年人骨质疏松有一定的作用。

3. 缺乏与过量

人类及高等动物还未发现特异的氟缺乏症。氟缺乏对人体的危害一般不易察觉，主要表现为使龋齿的发病率增高。氟缺乏时，由于釉质中不能形成氟磷灰石而使羟磷灰石结构得不到它的保护，从而使牙釉质被口腔中微生物、有机酸和酶侵蚀而发生龋齿。

此外氟缺乏时，钙和磷的代谢也会受到影响，易导致骨质疏松症（osteoporosis），对老年人的影响更为明显。

摄入过量的氟可引起急性或慢性氟中毒，我国氟中毒具有明显的地域性分布特征，有饮水型氟中毒、燃煤型氟中毒和饮茶型氟中毒。氟的急性中毒主要出现在特殊的氟污染环境中。氟的慢性中毒主要发生于高氟地区，如长期饮用氟含量过高的饮用水而引起。我国黑龙江、吉林、辽宁、北京、天津、山西、陕西、河南、山东、宁夏、贵州等地都有流行。

氟慢性中毒主要造成牙齿和骨骼的损害。

氟斑牙：牙齿是人体对氟最敏感的部位，是氟慢性中毒时最先出现的且最明显的症状。摄入过量的氟，主要损害釉质发育期牙胚的造釉细胞，影响正常牙齿的矿化过程，所以在儿童时期摄入过多的氟最容易出现氟斑牙（图 3-37），主要表现为牙齿失去光泽，出现白色、黄色、棕褐色乃至黑色斑，易于折碎或脱落。

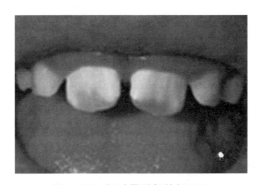

图 3-37　氟过量引起的氟斑牙

图片来源：*Understanding Nutrition*，（P423），第 13 版，2013

氟骨症：氟骨症是氟中毒的进一步症状。在出现氟斑牙的基础上，骨和关节结构与功能都发生改变。骨骼的损害易发生于躯干骨，严重者全身大部分骨骼均可受累，出现骨骼疼痛、变形、骨折、骨样硬化、骨软化、骨质疏松、外生性骨疣。发病机制与血液中的氟过量，与血液中的钙或磷结合，形成难溶性的氟化钙沉积在骨骼中，增加骨密度引起骨硬化；但骨中的氟化钙很难溶解进入血液，血钙浓度下降，引起甲状旁腺功能亢进，导致骨骼中正常结构的钙溶解，因此出现骨质密增加与疏松同时出现。轻度者可仅有腰腿疼痛，严重者脊柱前弯畸形，僵直，肢体活动严重受限，神经根受压迫时，则可发生麻木甚至瘫痪，称为氟骨症。

4.膳食参考摄入量与食物来源

目前还没有足够的资料确定氟的 EAR 与 RNI，仅能根据各种来源的氟并且结合氟对骨骼和牙齿的影响提出氟的 AI 和 UL。

成年人氟的 AI 为 1.5mg/d，UL 为 3.5mg/d。其余人群氟的 AI 及 UL 详见中国营养学会官网。

饮水和食物中氟的含量都受土壤中氟含量的影响。食物中茶叶氟的含量最高。不同种类的茶叶，氟的含量也有差异，为 37.5 ～ 178.0mg/kg。一般情况下，动物性食物中氟含量高于植物性食物；海洋动物氟含量高于陆地生物。海产品如海鱼、海带、紫菜氟的含量高于谷类、蔬菜、水果。

由于人体氟的主要来源是饮水，饮水中的氟取决于地理环境中氟元素的水平。我国不同地区天然水源中氟的含量不同，一般为 0.2 ～ 0.5mg/L。

（六）铬

1955 年，美国科学家证实，葡萄糖耐量因子是一种含铬（chromium，Cr）的复合物，并由此确定铬是人体必需的微量元素。人体的含铬量甚微，大约 6mg 或更低，其中骨、皮肤、脂肪、肾上腺、大脑和肌肉中的含量较高，血清中的铬浓度较低。

铬常见的化合价为 +2、+3、+6；其中二价铬不稳定，很快氧化为三价铬；三价铬在体内是最稳定的，天然食物及营养补充剂中的铬均是三价铬；六价铬在体内不稳定，且具有毒性。

1. 吸收与代谢

无机铬的吸收率很低，低于 3%，可通过消化道、皮肤、呼吸道、黏膜等吸收，但主要在肠道吸收。铬与有机物结合的有机铬较易吸收；当机体缺铬或膳食中铬含量比较低时，人体对铬的吸收率增加；淀粉可增加实验动物体内铬的贮存；铁、锌可抑制铬的吸收；维生素 C 可增加铬的吸收，而植酸盐、草酸盐等可以明显降低铬的吸收。膳食中出现高浓度单糖与双糖也不利于铬的吸收。

铬主要随尿排出，约占 80%；粪便次之。少量从胆汁和小肠经粪便排出，微量通过皮肤汗腺丢失。

2. 生理功能

铬在人体内参与糖和脂类的代谢，具有维持糖耐量的正常水平、促进生长发育的功能。

（1）葡萄糖耐量因子（GTF）的组成成分　研究表明，三价铬能改善胰岛素抵抗、增加胰岛素的作用、抑制自由基产生、降低血压等作用。胰岛素在体内发挥作用时，需要铬的参与，而葡萄糖耐量因子也只有在胰岛素存在的情况下才能发挥作用。三价铬通过与烟酸结合形成葡萄糖耐量因子，协同胰岛素发挥其生理功能。铬缺乏时，胰岛素的功能降低，糖尿病患者补充铬后，糖耐量受损得到改善。

糖代谢中铬作为辅助因子具有启动胰岛素的作用。含铬的葡萄糖耐量因子促进细胞膜的巯基和胰岛素分子 A 链的硫形成一个稳定的二硫键，促进胰岛素与特定的受体结合，使胰岛素能充分地发挥作用。

（2）影响脂质代谢 铬参与糖及脂质代谢酶的形成，并加速脂肪氧化，有助于动脉壁脂质的运输和清除，增加胆固醇的分解和排泄，对血清胆固醇内环境稳定有作用。所以铬能预防动脉粥样硬化的发生和发展。

此外，铬还能促进蛋白质合成，从而对人体蛋白质的代谢和生长发育产生影响。动物实验表明，铬可以提高应激状态下禽类的免疫功能。

3. 缺乏与过量

有研究证实缺铬是糖代谢及脂肪代谢紊乱的危险因素之一，能引起高葡萄糖血症和高脂血症，出现葡萄糖耐量降低，生长停滞，动脉粥样硬化和冠心病发病率增高。

铬缺乏的原因主要是摄入不足或消耗过多。人体铬主要来自食物，而人体对铬的吸收率较低。食物缺铬的原因主要是食品精制过程中铬被丢失，如精制面粉可损失铬 40%，砂糖铬的损失为 90%，大米为 75%，脱脂牛奶为 50%。此外，饮用水中铬的含量也会影响人体铬的摄入。

缺铬的另一主要原因是人体对铬消耗增加，如烧伤、感染、外伤和体力消耗过度，可使尿铬排出增加。

三价铬有益于人体健康，但摄入过多也会引起过量。铬的毒性与其存在的价态有极大的关系，六价铬的毒性比三价铬高约 100 倍。六价铬来源于工业，从事电镀、涂漆或吸入高深度的含铬粉尘、烟雾、或皮肤接触含铬人物都会引起铬中毒。含铬化合物在高浓度时具有明显的局部刺激作用和腐蚀作用，低浓度时为常见的致癌物质，经常接触铬化合物的人群易患肝癌、鼻癌、鼻咽癌、鼻窦癌、食管癌、胃癌等，应引起重视。食物中大多为三价铬，其口服毒性很低，可能与其吸收率低有关。有些研究拟广泛使用铬作为营养补充剂，故对于补充三价铬的危险性应进行进一步的研究。

4. 膳食参考摄入量与食物来源

目前还没有足够的资料确定铬的 EAR 与 RNI，中国营养学会参考世界主要国家铬的研究资料，制定了成年人铬的 AI 为 30μg/d。

膳食铬主要来源是谷类、肉类及鱼贝类。全谷类食物中含有的铬高于水果和蔬菜。在食物的精加工过程中铬损失比较多，因此精制糖和面粉中的铬低于未加工过的农产品。啤酒酵母、动物肝脏中铬的含量高，而且生物学活性也比较高。

（七）铜

正常成人体内含铜（copper，Cu）总量为 50 ～ 150mg，其中 50% ～ 70% 分布于肌肉、骨骼，20% 分布于肝脏，5% ～ 10% 分布于血液中，还有少量的铜以含铜酶的形式存在。

1. 吸收与代谢

铜主要在十二指肠被吸收，少量由胃吸收。可溶性铜的吸收率为12%～75%。铜的吸收率受膳食铜水平的影响，膳食中铜含量增加时，吸收率下降，但吸收量仍有所增加。如每天摄入铜少于1mg时，其吸收率为50%以上；当每天摄入量增加到5mg时，吸收率则下降为20%以下，每天摄入铜为2mg时吸收率约为35%。

铜的吸收可能受机体对铜的需要调节。膳食中铜水平低时，主动运输为主；膳食中铜水平高时，则被动吸收起作用。年龄和性别对铜吸收未见明显影响。

膳食中其他营养素的摄入量对铜的吸收利用产生影响，如锌、铁、钼、维生素C、蔗糖和果糖。已证明锌摄入过高可干扰铜的吸收，饲料中维生素C含量高时，在许多动物体内可产生铜缺乏，但对人体的研究较少。

正常人每日通过粪、尿、汗等各种途径排出铜。铜的主要排泄途经是从胆汁到肠道，10%～15%重新吸收，其余从粪便中排泄；随尿排出的铜量甚微，通常每日少于30μg。

2. 生理功能

铜吸收后，经血液送至肝及全身，除一部分以铜蛋白形式贮存于肝外，其余或在肝合成血浆铜蓝蛋白（ceruloplasmin），或在各组织内合成细胞色素氧化酶、超氧化物歧化酶（superoxide dismutase，SOD）、过氧化氢酶、酪氨酸酶、单胺氧化酶及抗坏血酸氧化酶等，这些铜蛋白和铜酶在人体内发挥着重要的生理功能。

（1）维持正常的造血功能　铜能促进铁的吸收和运输。当血浆铜蓝蛋白浓度降低时，小肠及肝的储备铁输送至血浆减少。铜蓝蛋白催化二价铁氧化成三价铁，对于生成运铁蛋白具有重要作用，将铁从小肠黏膜和贮存点运送到红细胞生成点，与细胞色素氧化酶一起促进血红蛋白的形成。因此，铜缺乏时可影响血红蛋的合成，缩短红细胞寿命。

（2）促进骨骼、血管和皮肤的正常结构　铜赖氨酰氧化酶促进骨骼、血管和皮肤胶原蛋白和弹性蛋白的交联（crosslinking）。铜缺乏时，骨骼结构疏松易碎，心脏、主动脉大血管中弹性蛋白含量降低，从而易于发生动脉瘤和血管破裂。皮肤也因为胶原蛋白原和弹性蛋白含量降低而发生相应的病变。

（3）保护毛发正常的色素和结构　铜酪氨酸酶能催化酪氨酸转化为多巴并进一步转化为黑色素。缺铜时，黑色素生成障碍，导致毛发脱色。铜还具有维护毛发结构正常及防止角化的作用。缺铜时硫氢基氧化酶缺乏，导致毛发角化，出现具有钢丝样头发的卷发症。

（4）保护机体细胞免受超氧阴离子的氧化损伤　心、肝、脑、骨髓中含有细胞铜蛋白（cytocuprein），如脑铜蛋白（cerebrocuprein）、红细胞铜蛋白（erythrocuprein）和肝铜蛋白（hepatocuprein）等具有超氧化物歧化酶的活力，因而称为超氧歧化酶。它们催化超氧阴离子成为氧和过氧化氢，过氧化氢又经过氧化氢酶和谷胱甘肽过氧化物酶的作用，进一步转变为水，从而保护活细胞免受毒性很强的超氧阴离子的损伤。

（5）维护中枢神经系统的健康　含铜的细胞色素氧化酶能促进神经髓鞘的形成，多巴胺羧化酶、酪氨酸酶则与儿茶酚胺的生物合成有关。已报道缺铜可导致脑组织萎缩、灰质和白质变性、神经元减少、精神发育停滞、嗜睡、运动障碍等。

此外，铜对胆固醇代谢、葡萄糖代谢、心肌细胞氧化代谢、免疫功能、激素分泌等许多生理、生化和病理生理过程也有影响。

3. 缺乏与过量

一般情况下，人体能从混合膳食中得到满足需要量的铜，通常不易发生铜缺乏。铜缺乏的原因可分为先天性和后天性两种，前者是由于遗传性铜代谢障碍引起的，如 Menkes 综合征；后天性缺乏主要是膳食摄入量不足。长期腹泻的患者会导致铜排泄量增加，也会导致铜的缺乏。

由于铜可促进机体对铁的吸收利用，铜蓝蛋白又能对血红蛋白的合成起促进作用，因此，铜缺乏时人体血红蛋合成减少，易发生小细胞低色素贫血。

铜缺乏对机体功能影响很大。含铜酶是心脏和动脉壁中结缔组织的必要成分。当人体铜缺乏时，由于各种含铜酶合成减少，心血管无法维持正常的形态；影响心肌的氧化代谢，会导致脂质累积，胆固醇增加；铜缺乏引起赖氨酰氧化酶活力下降，使弹性蛋白和胶原蛋白的合成减少，而导致心脏和大动脉的强度降低，易形成血管破裂和大血管的动脉瘤。

严重缺铜时还能导致中枢神经系统的损害。特别是婴儿的铜缺乏则引起中枢神经系广泛损害，与铜缺乏时大脑内浓集的两种神经递质多巴胺、去甲肾上腺素含量降低有关。

此外，铜缺乏时，肤粗糙缺少光泽；黑色素形成障碍，出现毛发脱色，毛发角化等症状。

Menkes 综合征是遗传性铜代谢障碍。患儿先天性铜吸收障碍，铜的吸收减少，产生严重典型的铜缺乏症，并以中枢神经损伤、头发卷曲色浅为特征。

由于人体对铜代谢的调节，铜中毒很少见。人体急性铜中毒偶见于误食铜盐、摄入铜污染的食物或饮料。慢性铜中毒主要见于 Wilson 病，是一种常染色体隐性遗传引起的疾病，患者对铜的吸收率高于正常人，导致过量的铜在肝脏、肾脏、大脑等组织中沉积，出现器官功能的障碍。

慢性铜中毒的其他可能原因：饮用与铜容器或铜管道长时间接触的酸性饮料如碳酸水、橘类果汁等可引起轻度急性铜中毒。出现恶心、呕吐、上腹部痛、腹泻等胃肠道刺激和头痛、眩晕、虚弱和口腔中金属味等神经症状。

长期食用铜含量高的食物，如牡蛎、动物肝脏、蘑菇、坚果等，未见慢性中毒。

4. 膳食参考摄入量与食物来源

由于对铜的代谢、生理和营养作用的了解还在初步的阶段，2013年中国营养学会修订我国居民的膳食铜的推荐摄入量时，参考国外的研究资料，也提出了我国居民膳食铜的 EAR 和 RNI，具体数据为：成人 EAR 0.6mg/d；RNI 0.8mg/d；UL 为 8.0mg/d。其余人群铜的推荐摄入量详见中国营养学会官网。

铜的食物来源广泛，牡蛎、贝类等海产品以及坚果（如巴西的腰果）是铜的良好来源；谷类胚芽、豆类及动物的肝和肾等铜含量较高，蔬菜、水果中铜含量较少则受土壤中铜含量的影响；牛奶中铜含量低。

成人每天可从混合膳食中获取约 2mg 铜，能充分满足需要量。

（八）锰

锰（manganese，Mn）是人体内一些酶的组成成分或激活剂，存在于所有的组织中，其中以肌肉、肝和胰腺含量比较高。

1. 吸收与代谢

锰主要在小肠吸收，尤其是在十二指肠。锰的吸收率很低，仅为 3%～4%。缺铁时，锰的吸收率增高。钙、磷、植酸等对锰的吸收都有影响。人体的锰有90% 或更多从肠道排出，尿中排出很少，为 1%～10%。从汗、头发、指甲也可丢失少量的锰。

2. 生理功能

锰是能量、蛋白质和核酸代谢中某些重要酶的组成成分和激活剂，是氧化还原、磷酸化等代谢过程中不可缺少的因子。锰可以增强蛋白质、脂肪酸代谢，参与黏多糖、胆固醇合成，促进骨骼形成和性腺发育。锰与钙的代谢也有关，血锰含量增高，可导致血钙含量降低。锰还可以直接取代镁，而使血镁含量降低。锰能增进胰岛素所引起的血糖过低作用，减少肾上腺素所致的血糖过高，使之降至正常水平。锰与铜、铁共同参与造血过程。

3. 缺乏与过量

锰缺乏：膳食锰缺乏不多见，但在钙、磷、铁及植酸等含量过高会干扰锰的吸收，引起锰缺乏。缺乏时会导致机体修复功能发，生长缓慢、骨及软骨生成异常、关节疾病、骨质疏松、智力呆滞、脑机能减退及神经紊乱等。

锰过量：锰摄入过多可导致中毒、损害中枢神经系统，但主要见于一些特殊的生产环境中，食用普通食物一般不易引起。

4. 供给量与食物来源

2013 年中国营养学会推荐锰 AI 为 4.5mg/d，UL 为 11mg/d。

谷类是锰的良好来源，糙米、米糠、麦芽、核桃、河蚌、茶叶和咖啡中锰的含量都很丰富。坚果、干豆、花生也是锰的良好来源，茶叶中含有丰富的锰；但精制的谷类、脂肪、鱼、禽、蛋、奶、肉类的锰含量比较少。

第六节 维生素

一、概述

维生素（vitamin）是维持人体正常生命活动所必需的一类低分子量有机化合物。它们以维生素本身或可被机体利用的前体化合物（维生素原）的形式存在于天然的食物中，人体内大多不能合成，或合成量少而不能满足需要；维生素既不参与机体组成也不提供人体需要的能量；机体对各种维生素的需要量很小，在人体内的含量极微，但在机体代谢、生长发育等过程中起着重要的作用，与人体的健康有着极大的关系。

（一）维生素的命名

人类对维生素的认识是从研究维生素缺乏病开始的。经过上百年的努力，目前已发现了多种维生素。维生素的命名也与此有很大的关系。维生素共有三个命名系统。

维生素的命名最早是按照它们被发现的顺序，在维生素之后加上英文大写字母 A、B、C、D、E 等命名的，分别称为维生素 A、维生素 B、维生素 C、维生素 D、维生素 E 等。后来发现维生素 B 其实是多种维生素的复合体，经分离提纯得到多种维生素，而以维生素 B_1、维生素 B_2、维生素 B_6、维生素 B_{12} 命名。

随着深入了解维生素特有的生理功能和治疗作用，并以此作为命名方式，如维生素 A 为抗干眼病维生素、维生素 D 为抗佝偻病维生素、维生素 E 为抗癞皮病维生素、维生素 C 为抗坏血酸等。

各种维生素化学组成和分子又不断地被研究并能进行人工合成，所以许多维生素以其化学结构命名，如维生素命名为视黄醇、维生素 B_1 为硫胺素、维生素 B_2 为核黄素等。

可根据不同目的分别使用三类不同名称。

（二）维生素的分类

维生素种类很多，化学结构、性质差别很大，生理功能也各不相同，营养学通常按其溶解性不同分为脂溶性维生素和水溶性维生素两大类。脂溶性维生素主要有维生素 A、维生素 D、维生素 E 和维生素 K；水溶性维生素主要是 B 族维生素及维生素 C。B 族维生素包括维生素 B_1、维生素 B_2、维生素 B_6、维生素 B_{12}、烟酸、泛酸、叶酸、胆碱等。部分维生素具有一种以上的结构类似、生物活性相同的化合物，如维生素 A_1 与维生素 A_2，维生素 D_2、维生素 D_3、维生素 D_4 与维生素 D_5，α–、β–、γ– 与 δ–生育酚，吡哆醇、吡哆醛、吡哆胺与吡哆酸等。

两类维生素的溶解性不同，吸收、排泄、体内的积存、缺乏症出现的快慢以及毒性有着很大的差异（表 3–29）。

表 3–29　脂溶性维生素与水溶性维生素的异同点

项目	脂溶性维生素	水溶性维生素
化学组成	仅含碳、氢、氧	除碳、氢、氧外，有的尚有氮、钴或硫等元素
溶解性	溶于脂肪及脂溶剂	溶于水
吸收、排泄	食物中与脂类共存，吸收与肠道中脂类密切相关，从胆汁少量排出	经血液吸收过量时，很快从尿中排出
积存性	摄入后，大部分积存在体内，特别是肝脏	一般在体内无非功能性的单纯积存
缺乏症出现时间	缓慢	较快
毒性	大剂量摄入（6～10 倍 RNI），易引起中毒	几乎无毒性，除非极大量
营养状况评价	不能用尿负荷试验进行分析评价	大多数可以通过血和（或）尿负荷试验进行评价

（三）维生素的缺乏与过多

食物中某种维生素长期缺乏或不足即可引起代谢紊乱和出现病理状态，形成维生素缺乏症（avitaminosis）。维生素缺乏在体内是一个渐进过程，初始储备量降低，继则有关生化代谢异常、生理功能改变，然后才是组织病理变化，出现临床症状和体征。因此，轻度缺乏不出现典型的临床症状，但一般的常有如劳动效率下降，对疾病抵抗力减低等表现，称为亚临床缺乏或不足（hypovitaminosis）。当缺乏达到一定严重程度时，则出现所缺乏的相应维生素的独特症状和体征。不过，由于膳食原因、维生素对人体发挥生理功能的相互影响等原因，临床所见常是多种维生素混合缺乏的症状和体征。

引起维生素不足与缺乏的因素有很多，按维生素缺乏发生的原因可分为原发性维生素缺乏和继发性维生素缺乏两种。前者主要由膳食中维生素供给不足或其生物利用率过低引起的，后者是指由于生理或病理原因妨碍了维生素的消化、吸收和利用，或因需要量增加，排泄或破坏增多而引起的条件性维生素缺乏。

1. 供给机体的维生素不足

（1）食物中维生素含量不足　因食物短缺，影响了膳食中维生素的供给，如战争、自然灾害等原因造成的粮食等其他作物的减产，经济的因素引起的购买力下降，导致受灾害地区人群食物供给量下降，引起多种维生素的缺乏或不足；某些特殊条件下，如海员，可因食入的新鲜蔬菜和水果减少，引起维生素 C 摄入不足。

（2）膳食结构、饮食习惯、食物的特殊禁忌　由于营养知识缺乏，会导致民众不合理的膳食结构、饮食习惯，如动物性食物的过多食入、挑食偏食，造成某些维生素的缺乏。一些国家和地区，还保留着传统习惯形成的食物禁忌，如部落或宗教团体的特殊食物禁忌，孕妇、哺乳期女性的一些食物禁忌，幼儿、乳儿甚至青少年的食物禁忌，严重影响了人类的膳食平衡，造成维生素的缺乏。

（3）食物加工、烹调过程中的损失　食物中原有的维生素在收获（植物性食物）、宰杀（动物性食物）、加工、烹调与贮藏过程中的损失和破坏，造成膳食维生素的供给量不足。动植物的种属（品种）与成熟程度、转运和贮存环境条件、烹调加工中温度与时间、接触氧气与紫外线程度、烹调用水量以及酸、碱条件等都会影响食物中维生素的含量。粮食加工的精度越高、烹调时淘米过度、加碱煮沸等，会使大量 B 族维生素损失或破坏。

2. 人体吸收利用降低

当消化系统吸收功能障碍，如长期腹泻、消化道或胆道梗阻、胆汁分泌受限、胃酸分泌减少，可引起维生素的吸收率下降。老年人牙齿的咀嚼功能及胃肠道功能降低，对营养素（包括维生素）的吸收减少；膳食成分的改变可影响维生素的吸收利用，如膳食中脂肪含量低，会降低脂溶性维生素的吸收；高膳食纤维引起食物快速通过肠道，减少营养素的吸收；胃黏膜分泌内因子糖蛋白的能力下降或慢性腹泻均干扰维生素 B_{12} 的吸收等。

3. 维生素需要相对增高

由于人体对维生素的需要量增加，或丢失量过多，使体内维生素需要量相对增加。

（1）体力活动　随着机体体力活动的增加，热能的消耗增多，使体内某些维生素的需要量增加，如维生素 B_1、维生素 B_2；体力活动汗液分泌量增加时，也会增加水溶性维生素的排泄。

（2）妊娠与哺乳　许多研究表明，妊娠期女性血液中维生素 A、烟酸、维生素 B_6、维生素 B_{12} 和维生素 C 的水平下降。所以要保持生理生命活动，必须适当地增加维生素的供给量。

（3）感染　感染与对维生素的缺乏互为因果。感染时对维生素的需要量增加，维生素缺乏时会降低人体对感染的抵抗力。

（4）药物的作用　服用异烟肼、青霉胺及避孕药等药物，可增加机体对维生素 B_6 的需要量；长期服用抗菌药物，使肠道正常菌群的生长受到抑制，细菌丛合成的某些维生素下降（如维生素 K、维生素 PP、维生素 B_6、叶酸等），也会增加维生素缺乏的概率。

（5）其他　生长发育期儿童以及特殊生活工作环境条件，可使机体对维生素的需要量相对增高；日光照射不足，使体内维生素 D 的合成减少；汗液和尿液中含有多种水溶性维生素，所以多汗、多尿、哺乳期的妇女，维生素的需要量也会增高。膳食或食物中还会存在一些干扰维生素消化吸收或利用的物质，如有些鱼肉中含破坏维生素 B_1 的硫胺素酶，但由于属于蛋白质，在食物加工、烹调处理会失去作用。

由国务院办公厅印发的《国民营养计划（2017—2030 年）》中，多处都特别提出了要重视维生素的缺乏，说明维生素缺乏仍然是我国居民需要控制的营养性问题。

正常普通膳食维生素摄入过多不常见，只出现在一些特殊情况下。水溶性维生素摄入过多，超过人体需要时，多余的部分常以原形通过肾脏经尿液排出体外，几乎无毒性，但也会有不良作用。脂溶性维生素大量摄入时，可致体内积存，过多时甚至引起中毒症状。如维生素 A 摄入过多会有肝毒性，维生素 D 摄入过多会出现高钙血症，甚至软组织的大面积钙化。为此，必须避免某些维生素含量非常丰富的食物的过量摄入，更需注意强化食物以及维生素制剂的使用，必须遵循合理原则，不宜盲目加大剂量。

（四）维生素与其他营养素的相互关系

维生素在体内发挥生理功能时，大多以酶的形式发挥作用，因此，维生素之间，以及与其他营养素都会相互影响。如维生素 B_1、维生素 B_2 和烟酸与能量代谢有着密切的关系，因此它们的需要量是随着能量的需要量增高而增加；维生素 E 能促进维生素 A 在肝脏内的贮存；实验显示大鼠缺乏维生素 B_1 时，其组织中的维生素 B_2 下降而尿中的排出量增高。因此，各种维生素之间，维生素与其他营养素之间应保持高度的平衡，否则可引起或加剧其他营养素的代谢紊乱。

二、脂溶性维生素

（一）维生素 A

维生素 A 又名视黄醇（retinol）或抗干眼病维生素，属于脂溶性维生素。早在古埃及，人类就懂得用动物肝脏治疗夜盲症；在我国，唐代的孙思邈在《备急千金要方》中就集中记载了动物肝脏具有治疗眼病和夜盲症的作用。经过多年的科学验证，证实了维生素 A 对人体的生理功能、缺乏症、与 β- 胡萝卜素之间的关系；明确了维生素 A 化学结构并能进行人工合成；目前发现了维生素 A 在细胞内的受体，其研究已进入了细胞分子水平。

1. 结构与理化性质

维生素 A 实是指所有具有视黄醇生物活性的一类物质，包括视黄醇和类胡萝卜素。

视黄醇是维生素 A 的主要代表，主要膳食来源是动物性食物中的视黄醇和视黄酯。视黄醇可被氧化为视黄醛，视黄醛具有视黄醇的全部生物活性，并可逆向还原为视黄醇，也可进一步氧化为视黄酸。视黄酸只具备部分视黄醇的生物活性（图 3-38）。

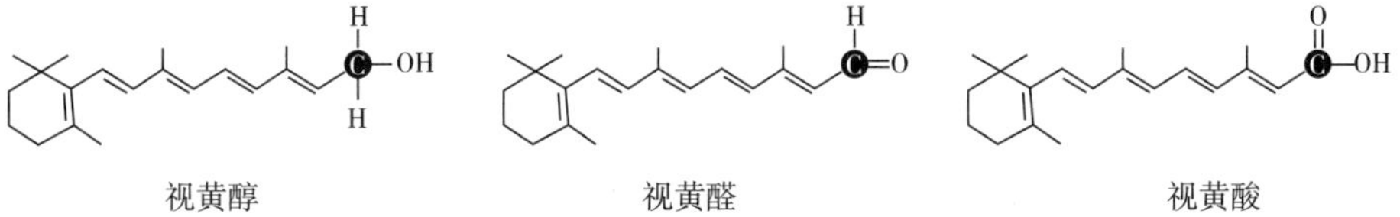

视黄醇　　　　　　　　　　　视黄醛　　　　　　　　　　　视黄酸

图 3-38　维生素 A

图片来源：*Understanding Nutrition*，（P131），第 13 版，2013

植物性食物中不含维生素 A，但在一些有色植物中含有类胡萝卜素。类胡萝卜素中只有一小部分在肠道或肝细胞中转变为维生素 A，故称为维生素 A 原，如 β- 胡萝卜素、α- 胡萝卜素等（图 3-39）。

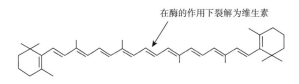

在酶的作用下裂解为维生素

图 3-39　类胡萝卜素——维生素 A 原的结构

图片来源：*Understanding Nutrition*，（P131），第 13 版，2013

维生素 A 与类胡萝卜素不溶于水，均可溶于脂肪及大多数有机溶剂中；对酸和碱都稳定。一般的烹调加工不易破坏。当食物中含有磷脂、维生素 E、维生素 C 和其他抗氧化剂时，维生素 A 和类胡萝卜素稳定；脂肪酸败可引起严重破坏。在维生素 A 的衍生物中，视黄酸和视黄酰酯的稳定性最好。膳食中类胡萝卜素在烹调过程中破坏比较少，食物的加工和热处理有助于加快细胞内植物内类胡萝卜素的释出，提高吸收率。但长时间的有氧和紫外线条件照射，损失会明显增加。

2. 吸收与代谢

食物中存在的视黄醇以其与脂肪酸结合成的视黄基酯的形式存在。食物中的视黄基酯和植物性食物中的类胡萝卜素常与蛋白质结合，形成复合物，经胃、胰液及肠液中的蛋白质酶水解释出，在小肠的中胆汁、胰脂酶和肠脂酶的共同作用下，释放出脂肪酸、游离的视黄醇和类胡萝卜素。游离的视黄醇和类胡萝卜素与其他脂溶性食物成分形成胶团，通过小肠绒毛的糖蛋白质进入肠黏膜细胞。膳食中约 70% ～ 90% 的视黄醇和 20% ～ 50% 的类胡萝卜素被吸收，类胡萝卜素的吸收率随着摄入量的增高而降低。

类胡萝卜素和维生素 A 的吸收部位都在小肠，吸收后的类胡萝卜素随着乳糜微粒从小肠黏膜经淋巴液转入血液循环。在小肠黏膜细胞内，在 β- 胡萝卜素在加氧酶的作用下被裂解为维生素 A。理论上一分子 β- 胡萝卜素可以裂解为二分子维生素 A，但在人体内的情况并非如此。首先，β- 胡萝卜素 -15,15，二加氧酶的活性比较低，大部分 β- 胡萝卜素并没有被裂解，而且类胡萝卜素的吸收率也比较低。目前的研究结果是，约 12mg 膳食 β- 胡萝卜素可产生 1mg 的活性视黄醇；而其他膳食维生素 A 原类胡萝卜素，如 α- 胡萝卜素及 γ- 胡萝卜素需要 24mg 才能转化为 1mg 的活性维生素 A。

维生素 A 在小肠主动吸收，吸收速率比胡萝卜素快 7 ～ 30 倍。食物中的维生素 A 在小肠经胰液或小肠刷状缘中视黄酯水解酶分解为游离状态后进入小肠细胞，再与微粒体中的酯酶作用下合成视黄醇棕榈酸酯。无论是类胡萝卜素，还是维生素 A，转化为视黄醇棕榈酸酯后都随着乳糜微米从肠黏膜经淋巴液转运进入血液循环，然后进入肝脏贮存。

与视黄醇不同的是，视黄酸经过门静脉吸收，并与血浆白蛋白结合，在血液中运输。

当周围靶组织需要维生素 A 时，肝脏中的视黄醇棕榈酸酯经过经酯酶水解为醇式后，以 1∶1 的比例与视黄醇结合蛋白（ retinol-binding protein，RBP ）结合，再与前白蛋白结合，形成复合体后释放入血，经血液循环转运至靶组织。进入靶组织后，维生素 A 与视黄醇结合蛋白解离，并以 1∶1 的比例与细胞内的视黄醇结合。

维生素 A 在体内氧化后转变为视黄酸，在小肠、肝脏和其他组织中，与葡萄糖醛苷结合，经进一步氧化生成排泄产物而补降解，由胆汁排入肠道。大约 70% 的维生素 A 经此途径排泄，30% 的代谢产物由肾脏排泄。

3. 生理功能

维生素 A 是健康机体必需的一种营养素，它以不同方式几乎影响机体内的一切组织细胞。维生素 A 在体内主要是参与生物膜的结构与功能。因此，与正常生长发育、生殖、视觉及抗感染等有关。

（1）维持正常的视觉 维生素 A 构成视觉细胞内感光物质成分，以维持正常视觉。眼球视网膜上对暗光敏感的杆状细胞含有视紫红质，由 11- 顺式视黄醛与视蛋白结合而成，为暗视觉所必需。感光后，11- 顺式视黄醛转变为全反式视黄醛并与视蛋白分离，这种对光线刺激的反应通过视神经纤维传送至大脑，形成视觉。全反式视黄醛经还原为全反式视黄醇，再经过酶的作用，重新转化为 11-顺式视黄醛，可在暗光下与视蛋白质结合，再次形成视紫红质。在此过程中，除了消耗能量和酶外，有部分视黄醛转变后被排泄，因此，必须不断补充维生素 A，才能维持暗视觉的过程（图 3-40）。

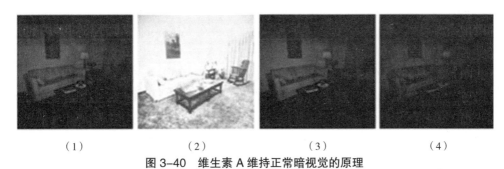

（1）　　　　　　　（2）　　　　　　　（3）　　　　　　　（4）

图 3-40　维生素 A 维持正常暗视觉的原理

（1）夜间，一般人不能看清房间里物品的细节；（2）一道亮光瞬间使你失明；（3）很快，在几秒钟内，你又能看清物体了；（4）但是如果你缺乏维生素 A，那你重新看清物体的时间就会延长

图片来源：*Understanding Nutrition*，（P343），第 13 版，2013

（2）维持皮肤黏膜层的完整性　维生素 A 是调节糖蛋白合成的一种辅酶，对上皮细胞膜起稳定作用，维持上皮细胞的结构完整与功能健全。维生素 A 缺乏时，最早影响的是眼结膜和角膜，表现为结膜或角膜干燥、软化及泪腺分泌减少；继而这种变化会累及全身的上皮组织：皮肤出现毛囊角化、皮脂腺、汗腺萎缩；鼻、咽、喉和其他呼吸道、胃肠和泌尿生殖系统内膜角质化，削弱了防止细菌侵袭的天然屏障，易于感染；有的肾结石也与泌尿道角质化有关（图 3-41）。

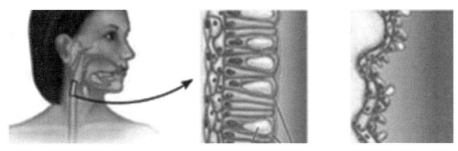

图 3-41　维生素 A 对呼吸道黏膜细胞的作用

维生素 A 保持黏膜气管细胞的正常，当缺乏维生素 A 时，缺乏黏膜细胞的结构与功能都受到影响

图片来源：*Understanding Nutrition*，（P343），第 13 版，2013

（3）调节机体免疫功能　维生素 A 对机体的免疫系统有着重要作用，主要

是通过其在细胞核内的特异性受体——视黄酸受体实现的，维生素 A 缺乏可使机体特异性和非特异性免疫功能降低，对细菌、病毒及寄生虫感染性增加，同时呼吸道或消化道感染又会加重维生素 A 的缺乏。

（4）促进生长发育和维护生殖功能　维生素 A 参与细胞的 RNA、DNA 的合成，对细胞的分化、组织更新有一定的影响，这一作用在哺乳动物的生殖器官和胚胎发育时更加明显。维生素 A 还参与软骨内成骨的作用，摄入量不足或缺乏，可影响长骨形成和牙齿的发育。

（5）类胡萝卜素的生理功能　类胡萝卜素在人体内的作用主要有抗氧化功能和调节免疫反应等作用。类胡萝卜素与维生素 E、维生素 C、谷胱甘肽、硒一起被称为抗氧化营养素。抗氧化剂一般是通过优先被氧化，保护细胞内重要结构避免被氧化。类胡萝卜素的重要化学特征是猝灭单线态氧。单线态氧的反应活性远大于空气中的氧，能与细胞中许多成分作用产生多种氧化物。类胡萝卜素与单线氧作用，自身被氧化，保护了细胞成分。类胡萝卜素与维生素 A 一样，也具有免疫调节的功能，这在动物实验和细胞培养已被证实，但对人体的作用还在进一步研究中。

4. 缺乏与过量

维生素 A 缺乏仍然是许多发展中国家的一个主要公共卫生问题。维生素 A 缺乏的发病率相当高，婴幼、青少年高于成年人。根据 WHO 的报道，全球范围内有 1/3 的儿童缺乏维生素 A；发展中国家每年有 25 万～ 50 万儿童因维生素 A 缺乏导致失明，这些失明儿童中，2/3 在数月后继发感染性疾病而导致死亡。我国维生素 A 的缺乏的人数在近年来已明显下降，但 2015 年的调查显示，在 12 岁以下的儿童中，维生素 A 的缺乏导致的患病率为 5.16%。

（1）维生素 A 缺乏　由于维生素 A 缺乏最典型的症状为损伤视觉的夜盲症（night blindness）和眼干燥症（俗称干眼病，xerophthalmia）。最早的症状是暗适应能力下降，黑夜或暗光下看不清物体，在弱光下视力减退，暗适应时间延长，严重时可致夜盲症和眼干燥症。夜盲症是视网膜暗适应功能紊乱，在补充维生素 A 后，可以逐渐恢复；而眼干燥症患者眼结膜和角膜上皮组织变性，泪腺分泌减少，而引发眼睛角膜发炎、软化、溃疡等一系列变化，因为有永久性形态学的改变，不能纠正，直至形成瘢痕、失明。

维生素 A 缺乏会造成多种上皮组织分化不良，导致上皮组织角质化而诱发一系列疾病。在皮肤外层及其口腔、消化系统、呼吸系统和泌尿系统等黏膜组织，由于角质化而变硬、变干，从而失去了作为保护内脏器官的上皮组织所应有的湿润性和柔软性。其结果导致全身特别是臂、肩、下腹部皮肤因角化变得干燥、粗糙、鳞屑等；细菌易于侵入黏膜引起感染，气管、支气管上皮细胞角质化会诱发支气管肺炎，胃肠道黏膜受损会加剧消化不良及腹泻；而泌尿与排泄系统内黏膜的损伤与尿结石和膀胱结石有关。特别是儿童、老年人容易引起呼吸道炎症，严重时可引起死亡。

（2）维生素 A 过量　维生素 A 是脂溶性维生素，吸收后可以在体内，特别是肝脏大量贮存。过量摄入可引起急性、慢性及致畸等毒性损害。

成人一次或多次连续摄入维生素 A 推荐摄入量的 100 倍，或儿童大于其 RNI 的 20 倍时，可发生急性毒性反应。流行病学调查结果显示，成年人急性中毒的原因主要是一次性大量摄入维生素 A 含量极高的食物，如鳕鱼的肝脏，而儿童发病的原因主要是意外服用过多的维生素 A 制剂。

维生素 A 急性中毒的临床表现可发生在摄入大剂量维生素 A 后 6～8 小时，或 1～2 天内出现。初期表现为恶心、呕吐、头痛、眩晕、视觉模糊、肌肉运动失调等颅内高压表现。婴幼儿以颅内高压为主要特征。停止服用后，症状会逐步消失；但剂量极大时可引起死亡。

慢性中毒比急性中毒常见，大多数患者因不遵医嘱，长期摄入过量的维生素 A 导致。一般维生素 A 的剂量为其 RNI 的 10 倍以上时可发生慢性中毒。这些情况主要出现在口服鱼肝油制剂治疗维生素 D 缺乏导致的佝偻病时常见。鱼肝油不仅含有维生素 D，也含有维生素 A，当口服治疗剂量的鱼肝油时，易造成维生素 A 的过量，引起慢性中毒。常见的症状有食欲不振、体重下降、头痛、肝脏肿大，以及脱发、皮肤干燥和瘙痒、鼻出血、口唇干裂等皮肤黏膜损伤表现，以及长骨末端外周部分及骨关节疼痛。

胡萝卜素血症：由于摄入大量的含有胡萝卜素的食物，如胡萝卜、南瓜、橘子等，大量的类胡萝卜素不能在小肠黏膜细胞内分解转化为维生素 A。大量摄入胡萝卜素时，不会引起维生素 A 过多，但会导致血液中胡萝卜素的水平增加。由于黄色色素沉着在皮下，主要表现为皮肤变黄，停止食用症状会慢慢消失，未见其他危害性。

维生素 A 过多一旦确诊，应立即停止服用维生素 A 的相关制剂或食物，一般不需要特别的治疗。但个别病情严重的儿童会留下身材矮小的后遗症。

5. 供给量与食物来源

维生素 A 的需要量受年龄、性别、生理状况以及膳食因素等多种因素的影响。膳食中高脂肪、蛋白质、维生素 E 可增加类胡萝卜素和维生素 A 的吸收和利用，而食物中的过氧化脂肪和其他氧化剂则减少其吸收利用。

维生素 A 的表达方式包括国际单位(international nuits，IU)、视黄醇当量(retinol equivalent，RE) 以及视黄醇活性当量 (retinol activity equivalent，RAE)。

1967 年 FAO/WHO 提出了视黄醇当量（RE）的概念，但近期的研究表明，RE 的概念可能高估了膳食中维生素 A 原类胡萝卜素的维生素 A 贡献，故美国医学研究院食物与营养委员会在 2001 年提出以视黄醇活性当量替代视黄醇当量

（RE），评估膳食与补充剂中维生素 A 的生物活性。视黄醇当量（RE）与视黄醇活性当量（RAE）的比较详见表 3-30。

表 3-30　视黄醇当量（RE）与视黄醇活性当量（RAE）的比较

视黄醇当量（RE）	视黄醇活性当量（RAE）
1 视黄醇当量（μgRE）	1 视黄醇活性当量（μgRAE）
= 1μg 全反式视黄醇	= 1μg 全反式视黄醇
= 2μg 溶于油剂的纯品全反式 β- 胡萝卜素	= 2μg 溶于油剂的纯品全反式 β- 胡萝卜素
= 6μg 膳食全反式 β- 胡萝卜素	= 12μg 膳食全反式 β- 胡萝卜素
=12μg 其他膳食维生素 A 原类胡萝卜素	=24μg 其他膳食维生素 A 原类胡萝卜素

摘自：《营养与食品卫生学》（第 8 版），孙长颢，人民卫生出版社，2017

膳食或食物中总视黄醇活性当量的计算公式如下：

膳食或食物中总视黄醇活性当量（μgRAE）= 全反式视黄醇 + 1/2 补充剂纯品全反式 β- 胡萝卜素 +1/12 膳食全反式 β- 胡萝卜素 + 1/24 其他膳食维生素 A 原类胡萝卜素

中国营养学会建议成年男性和成年女性的维生素 ARN 分别为 800μgRAE/d 和 700μg RAE/d。维生素 A 的安全摄入范围比较小，可耐受最高摄入量（UL）成年人 3000μg RAE/d。其他人群参见中国营养学会官网。

维生素 A 主要存在于动物性食物中，动物的肝脏的含量最高；鱼肝油、鱼卵、全奶、奶油及禽蛋含量也比较丰富。在各种原因导致的动物性食物的来源比较少时，人群维生素 A 只能依靠植物性食物中的类胡萝卜素。类胡萝卜素主要来源于植物性食物，特别是深绿色、红橙黄色蔬菜水果中，如菠菜、西蓝花、空心菜、苜蓿、豌豆苗、胡萝卜、青椒、韭菜、番茄、芒果、柿子、杏子等。

最新出版的《中国食物成分表》第 6 版，对食物中维生素 A 采用 RAE 表示，因此，与前几版采用 RE 表示的维生素 A 含量相比，数据有比较大区别，在使用食物成分数据时应注意（表 3-31）。

（二）维生素 D

维生素 D 是人体必需的脂溶性维生素。从发现维生素 D 至今的 100 多年里，研究者对维生素 D 的功能不断完善。过去认为，维生素 D 对人体的主要功能是维持血钙和磷的深度在正常范围内；近年来研究发现，维生素 D 还具有骨骼外的健康效应。维生素 D 缺乏在全球很普遍，补充维生素 D 可以减少相关健康的风险。

表 3-31 食物中维生素 A 和类胡萝卜素 RE 与 RAE 比较（以每 100g 可食部计）

食物名称	食物编码	胡萝卜素（μg）	RE（μgRE）	REA（μgRAE）
胡萝卜	041204	4170	685	342
青萝卜	041113	88	15	7
豇豆	042119	526	88	44
茄子（白皮）	043115	15	3	1
茄子（紫皮）	043117	23	4	2
南瓜	043227	1518	253	127
乌塌菜	045124	1568	261	131
国光苹果	061103	60	10	5
杏子	062204	450	76	38
柿	063301	120	20	10
橙子	064101	160	26	13
蜜橘	604206	1660	276	138
菠萝	065002	20	3	2
芒果	065011	897	150	75
木瓜	065012	870	146	73
西瓜	066203	210	35	18
哈密瓜	066103	920	153	77

摘自：《中国食物成分表》（2002），杨月欣主编，中国疾病预防控制中心营养与健康所，北京大学医学出版社；《中国食物成分表》（2004），杨月欣主编，中国疾病预防控制中心营养与健康所，北京大学医学出版社；《中国食物成分表》标准版，第 6 版，（2018），杨月欣主编，中国疾病预防控制中心营养与健康所，北京大学医学出版社

1. 结构与理化性质

维生素 D（vitamin D）是一类含有环戊氢烯菲环结构的化合物，由类固醇衍生而来，至少有五种形式，其中最具有生物学意义的有两种形式：胆钙化醇（cholecalciferol，维生素 D_3）和麦角钙化醇（ergocalciferol，维生素 D_2）。维生素 D_3 是人体皮肤下存在的 7- 脱氢胆固醇，在紫外线照射下转化而成；维生素 D_2 是通过紫外线麦角固醇作用下产生的，但自然界中存量很少，用紫外线照射麦角固醇是人工合成维生素 D 的主要方式。维生素 D_2 与维生素 D_3 的分子结构仅在侧链上稍有差异，但对人体的作用和作用机制完全相同。

维生素 D 溶于脂肪与脂溶剂，化学性质比较稳定，在中性及碱性溶液中能耐高温和氧化；但光及酸性溶液能够促进其异构化。通常的烹调加工不会引起维生素 D 的损失，但脂肪的酸败可以引起维生素 D 的破坏。

2. 吸收与代谢

人类以及动物都是通过食物的摄入与皮肤内形成这两个途径获得维生素 D。

维生素 D_3 在体内并不能直接对人体发挥生理功能，必须先经过转化才能具有生理活性。

（1）维生素 D 的皮肤内形成　人体的表皮与真皮内含有一定量的 7- 脱氢胆固醇，当阳光或紫外线照射时，由于光化学反应而形成前维生素 D_3，并进一步转化为维生素 D_3。血浆中的维生素 D 结合蛋白（vitamin D–binding protein，DBP）可将皮肤中形成的维生素 D_3 输送至肝脏，进一步代谢活化；不能进入血液循环中的维生素 D_3 则可以通过日光照射而代谢失活。因此，经皮肤产生的维生素 D_3 不易产生中毒，从未有过由于增加紫外线照射引起维生素 D 中毒的报道。

（2）维生素 D 的消化与吸收　膳食中天然存在维生素 D 来源很少，以维生素 D_2、维生素 D_3 的形式存在，能够被人体直接吸收，根据食物来源的不同，约占体内维生素 D 来源的 20% ～ 30%。由食物摄入的维生素 D 在小肠内胆汁的协助下，乳化形成胶团与脂肪一起被吸收。大部分的维生素 D_3（约占吸收总量的90%）与乳糜微粒结合进入淋巴系统，其少部分与血浆 α- 球蛋白结合并被转送至肝脏（图 3-42）。

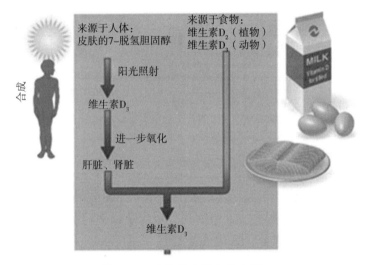

图 3-42　人体维生素 D 的来源

图片来源：*Understanding Nutrition*，（P348），第 13 版，2013

（3）维生素 D 的代谢　维生素 D 吸收后必须进行代谢活化后才能发挥生理功能。在肝脏，维生素 D_3 经维生素 D_{25} 羟基化作用下形成 25- 羟维生素 D_3[25-（OH）D_3]，随后在肾脏 1-α 羟基化生成 1,25- 二羟基维生素 D_3[1,25-（OH）$_2D_3$]。1,25-（OH）$_2D_3$ 是维生素 D 在体内发挥生理作用的活性形式，肾脏是产生活性维生素 D 的关键器官，1-α 羟化酶是合成 1,25-（OH）$_2D_3$ 的限速环节，也是机体调节 1,25-（OH）$_2D_3$ 含量的关键作用点（图 3-43）。

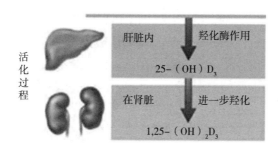

活化过程

肝脏内　　羟化酶作用

25-（OH）D₃

在肾脏　　进一步羟化

1,25-（OH）₂D₃

图 3-43　维生素 D 在体内变化过程

图片来源：*Understanding Nutrition*，（P348），第 13 版，2013

机体内主要通过 1,25-（OH）$_2$D$_3$、甲状旁腺素、降钙素以及血钙和磷的水平来控制肾脏 1- 羟化酶的活性，从而调节肾脏 1,25-（OH）$_2$D$_3$ 的合成。1- 羟化酶受 1,25-（OH）$_2$D$_3$ 反馈抑制，因此，当血液循环中 1,25-（OH）$_2$D$_3$ 循环水平降低，肾脏 1,25-（OH）$_2$D$_3$ 的生成就增多；反之，肾脏产生的 1,25-（OH）$_2$D$_3$ 就降低。

维生素 D 主要贮存于脂肪组织和骨骼肌中，肝脏、大脑、肺、脾脏、骨骼、皮肤中也有存在。其分解代谢主要在肝脏，转化为极性较强的代谢产物与葡糖苷酸结合后随胆汁被排入小肠，由粪便排出，从尿中排出 2%～4%。

与其他脂溶性维生素不同，维生素 D 不仅贮存在肝脏中，而且在各种组织器官中都有存在。在脂肪组织中，以类脂的形式存在，有比较高的浓度，且代谢速度比较慢。

3. 生理功能

维生素 D 经典的功能是以 1,25-（OH）$_2$D$_3$ 的形式作用于小肠、肾、骨骼等靶器官，维持细胞内外钙浓度，调节钙磷代谢，满足骨骼矿物化、肌肉收缩、神经传导等功能。近年来，维生素 D 的许多骨骼系统外的功能也受到广泛的关注，如调节机体的免疫功能。

（1）维持机体钙、磷平衡　维生素 D 在肝、肾内转化为活性 1,25-（OH）$_2$D$_3$ 形式后，在小肠、骨骼、肾脏等靶器官发挥作用。1,25-（OH）$_2$D$_3$ 与甲状旁腺激素（PTH）共同作用，维持钙水平稳定。当血钙浓度降低时，PTH 分泌增加，刺激肾脏 25-（OH）D$_3$-1α- 羟化酶活性增加，1,25-（OH）$_2$D$_3$ 合成增加，促进肾小管对钙的重吸收，减少尿钙丢失，增加血钙水平；而当血钙浓度比较高时，促进降钙素产生，阻止骨钙从骨骼中动员，增加钙、磷从尿液中排泄，使血钙浓度恢复正常。维生素 D 还通过促进骨骼和牙齿矿化，促进小肠钙吸收，以及肾脏对钙、磷的重吸收等调节机体的钙、磷代谢。

（2）参与机体免疫调节　近年研究发现，机体的许多组织、细胞上存在有 1,25-（OH）$_2$D$_3$ 受体，特别是淋巴细胞如单核细胞、巨噬细胞、活化的 T 细胞、

B 细胞等，因此研究人员提出了 1,25-（OH）$_2$D$_3$ 能诱导巨噬细胞分化、调节 T 细胞功能以及细胞因子分泌等观点，其中研究最多的是维生素 D 对于单核巨噬细胞功能的调节，维生素 D 的激素样作用可能在机体免疫调节中起重要作用。目前，维生素 D 已用于治疗银屑病。

（3）其他作用 近年来的流行病学调查发现，维生素 D 水平与心血管疾病、2 型糖尿病、肺结核等多种疾病的发生风险存在着负相关。如血清 25-（OH）D$_3$ 浓度与低密度脂蛋白质（LDL）呈负相关，而与高密度脂蛋白（HDL）呈正相关；在一项超重与糖尿病前期人群的调查发现，约 83% 的人存在维生素 D 的缺乏，且 25-（OH）D$_3$ 的水平与胰岛素抵抗水呈负相关；在结核患者中也发现了普遍存在维生素 D 缺乏。

尽管维生素 D 缺乏与骨骼外的系统健康将就的关系已有了大量的流行病学研究证据，但大多来自观察性研究，因此还需要进一步研究证实。

4. 缺乏与过量

维生素 D 缺乏（vitamin D deficiency）是一个世界性的营养问题。长期维生素 D 缺乏会引起婴幼儿佝偻病，成年人骨软化症、骨质疏松症；同时还可能与自身免疫性疾病、2 型糖尿病等有关，但长期过量摄入也会导致过量中毒。

（1）维生素 D 的缺乏 造成维生素 D 缺乏流行的主要原因是阳光直接暴露不足，膳食中缺乏维生素 D。孕妇、皮肤色深的人群、肥胖者、儿童和老年人是维生素 D 缺乏的高风险人群。日光照射与地理条件、季节及大气环境关系密切。热带、亚热带常年日光充足，一般不易发生维生素 D 缺乏，而温带、寒带及多雨、多雾的地区日照较少，容易发生维生素 D 缺乏。此外，户外活动的时间、衣服覆盖皮肤的多少也影响维生素 D 的营养状况，年龄与维生素 D 在体内的合成也有关。

佝偻病（rickets）常见于日照不足、喂养不当的婴儿及出生后生长较快的早产儿。佝偻病患儿主要表现为低钙血症、牙齿萌出延迟、骨骼生长障碍、易弯曲变形。患儿刚学走路时身体重量使下肢骨弯曲，与骨骼中钙、磷含量过低，骨骺软骨过度增殖，骨骼缺少正常的硬度有关，形成"O"形或"X"形腿；膝部膨大形成"膝闭锁"；肋软骨的结合部膨大形成"肋串珠"；由于颅骨软化，导致头部变形，额骨、顶骨和枕骨向外隆起，形成"方头"；胸骨外凸形成"鸡胸"（图 3-44）。

骨质软化症（osteomalacia）常发生于成年人，特别是孕妇、乳母和老年人，女性发病率高于男性。由于缺乏维生素 D 及钙和磷，使骨质矿物质化低下；低血钙症引起骨质丢失，引起骨质软化、容易变形、孕妇骨盆变形可致难产，主要表现为腰背、腿部疼痛，活动时加剧。

骨质疏松症（osteoporosis）是慢性退行性病变。以骨量减少、骨密度降低、骨的微观结构退化为特征，致使骨的脆性增加，骨折的风险增高的一种全身性骨骼疾病。可出现骨痛、身高缩短、驼背等症状，并随着年龄的增加而加重，女性发病率高于男性，绝经期的女性尤为多见。

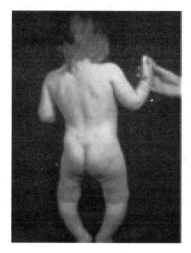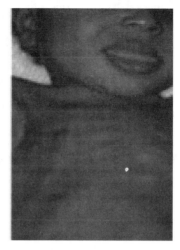

图 3-44　佝偻病的临床表现

图片来源：*Understanding Nutrition*（P349），第 13 版，2013

孕妇、乳母出现骨软化症与钙需要量增加而供给量不足有关。引起老年人骨质软化症、骨质疏松症的因素很多，大多与老年人生理功能的衰退有关；消化系统功能减退使老年人钙的吸收率低于其他人群；肾功能降低，使具有生理活性的 1,25-（OH）$_2$D$_3$ 合成减少；老年人的活动量减少，不利于骨骼的新陈代谢，还会增加骨骼中钙的丢失量。此外，血中甲状旁腺素的水平随着年龄的增加而增加，而降钙素在血中的水平一般随着年龄的增加而降低。降钙素缺乏也是老年人，尤其是绝经后妇女患骨质疏松症的重要原因。

（2）维生素 D 过量　维生素 D 在天然食物中的含量通常比较低，天然食物引起的维生素 D 过量很少见，接受阳光暴露的人也不会产生维生素 D 中毒，但若长期摄入大剂量维生素 D 补充剂则可引起维生素 D 过多或中毒。维生素 D 摄入量增加时，循环血液中 25-（OH）D$_3$ 含量增加，但 1,25-（OH）$_2$D$_3$ 水平没有显著变化。高浓度 25-（OH）D$_3$ 刺激肠道钙吸收和骨钙重吸收引起高钙血症，最终导致钙和磷在软组织中沉积，特别是心脏和肾脏，其次为血管、呼吸系统和其他组织，最终导致软组织钙化。

维生素 D 的中毒表现为恶心、呕吐、食欲不振、体重减轻、烦躁、头痛、口渴、多尿、便秘或腹泻交替出现等。若血清钙、磷增高，可发展成动脉、心肌、肺、肾、气管等软组织转移性钙化和肾结石。严重的维生素 D 中毒可导致死亡。故在服用维生素 D 制剂时应当注意，尤其对幼儿更应慎重。

5. 膳食参考摄入量与食物来源

由于维生素 D 既可以从膳食中获得，又可以通过日光照射皮肤合成。研究表明，1cm^2 的皮肤中等强度阳光照射 10 分钟可产生 0.025μg 的维生素 D。但皮肤维生素 D 的合成量受很多因素的影响，如纬度、暴露面积、照射时间、紫外线的强度、有无空气污染、季节、气候、皮肤的颜色等，因此，维生素 D 的需要量很难确定。尽管近年来大量研究发现维生素 D 的骨骼外生理功能，但中国营养学会在修订维生素 D 的参考摄入量时，仍然以骨骼的健康指标作为依据。2013 年中国营养学会制定的中国居民维生素 D 参考摄入量成年男、女为 10μg/d，UL 为 50μg/d，其他人群详见中国营养学会官网。

大多数天然食物中维生素 D 含量很低，动物性食物中只有脂肪含量比较高的海水鱼如大马哈鱼、虹鳟鱼、动物的肝脏蛋黄和奶油含量较为丰富。植物性食物，如蘑菇、食用菌类含有维生素 D_2。蔬菜和水果中几乎不含有维生素 D。由于食物中维生素 D 来源不足，许多国家和地区采用食物强化的方式增加维生素 D 的供给。在某些特殊条件下，如阳光暴露不足的人群可以考虑服用维生素 D 制剂。

维生素 D 的数量通常用 IU 或 μg 来表示，它们的换算关系是：

$$1IU \ 维生素 \ D_3 = 0.025μg \ 维生素 \ D_3$$

（三）维生素 E

维生素 E（vitamin E）是 20 世纪 20 年代由美国科学家首次发现的。他们在研究中发现，用酸败的猪油喂养大鼠可造成不育，而在饲料中加入莴苣或全麦，能使大鼠恢复生育能力，表明植物中可能存在某些成分是大鼠生育所必需的。后继的研究陆续分离了维生素 E 的第一个生理活性形式、并完成了维生素 E 的人工合成，在 20 世纪 60 年代，维生素 E 被认为是人体必需的营养素。

1. 结构与理化性质

维生素 E 又称生育酚（tocopherol），天然存在维生素 E 有 α-、β-、γ- 和 δ- 生育酚和 α-、β-、γ- 和 δ- 三烯生育酚，两类共八种化合物，都具有维生素 E 的生理活性。结构上支链无双键的为生育酚，在疏水侧链中含有不饱和双键的为三烯生育酚。虽然维生素 E 的八种结构相似，但生物活性却相差甚远，其中 α- 生育酚是自然界发布最广、生理活性最高、食物中含量最丰富；β- 生育酚活性、γ- 生育酚、δ- 生育酚的生理活性为 α- 生育酚的 50%、10% 和 2%；α- 三烯生育酚为其活性的 30% 左右。因此，膳食中总 α- 生育酚当量（tocopherol equivalent，α-TE）的估算，用下列公式折算：

膳食中总 α-TE 当量（mg）= 1 × α- 生育酚（mg）+ 0.5 × β- 生育酚（mg）+ 0.1 × γ- 生育酚（mg）+ 0.02 × δ- 生育酚（mg）+ 0.3 × α- 三烯生育酚（mg）

维生素 E 室温下为油状液体，溶于乙醇与脂溶剂，对热及酸稳定，但对碱不稳定，暴露在氧、紫外线的环境中，可以被氧化破坏，在酸败的脂肪中维生素 E

容易破坏，可氧化为氧化生育酚、生育酚氢醌及生育酚醌，这种氧化可由于光的照射，热、碱及一些金属元素如铁、铜存在而加速。在一般的烹调加工过程中食物的维生素 E 的损失不大，但长时间高温加热，如油炸时常使其活性明显降低。

2. 吸收与代谢

维生素 E 为脂溶性的维生素，必须借助于胆汁才能从油脂溶液或含水乳浊液中吸收，所以胆汁的分泌与正常的胰腺功能对生育酚的吸收极为重要。在脂酶的作用下以混合微粒的形式，在小肠上部经被动吸收方式进入肠黏膜上皮细胞。维生素 E 的相对吸收率在 40% 左右，不同形式和来源的维生素 E 表观吸收率相差不大，餐后服用维生素 E 补充剂吸收率会有所增加。

当摄入量增大时，其吸收率则降低。胰液或胆汁缺乏，胆汁输送障碍或胆道梗阻、脂肪吸收不良、脂肪肝、胰腺炎等患者，可影响维生素 E 的吸收而引起缺乏。

维生素 E 吸收后，由乳糜微粒通过淋巴系统到达肝脏。在肝脏合成脂蛋白的过程中，维生素 E 被整合组装到极低密度脂蛋白（VLDL）中并分泌进入血液循环。因肝脏中含有 α- 生育酚转运蛋白（α-tocopherol transfer protein，α-TTP）具有特异性选择 α- 生育酚并将其整合入极低密度脂蛋白的能力，因而肝脏在整合组装脂蛋白时优先选择 α- 生育酚。其他形式的生育酚在肝脏中的储留相对要少得多，主要从胆汁和尿液中排出体外。在极低密度脂蛋白代谢过程中，维生素 E 再被转移到低密度脂蛋白和高密度脂蛋白上去，由脂蛋白酶介导从血浆乳糜微粒和各种脂蛋白释放脂质，并将 α- 生育酚转运到外周组织。

维生素 E 在血浆和红细胞中的主要形式是 α- 生育酚，占生育酚总量的 80% ～ 85%，其余的大多是 γ- 生育酚。维生素 E 在机体大部分组织中均有存在，肾上腺、脑下垂体、心脏、肺、睾丸、子宫及血小板中，而血浆、红细胞、肝脏及脾脏中的维生素 E 属于快速转化的库，这些组织中的"旧"的 α- 生育酚会很快被"新"的所替代，脂肪组织中的维生素 E 含量则相当稳定，因而对维生素 E 缺乏引起的变化很小。新生儿组织中的维生素 E 含量很低，这是因为它较难通过胎盘输送给胎儿。

α- 生育酚的主要氧化产物是 α- 生育醌，在脱去含氢的醛基生成葡萄糖醛酸。葡萄糖醛酸可通过胆汁通过粪便排泄，或进一步在肾脏中被降解产生 α- 生育酸随尿液排出。

3. 生理功能

（1）抗氧化作用 人体存在着两种抗氧化防御系统，即酶防御系统和非酶防御系统。维生素 E 是非酶系统中最重要的抗氧化剂，能够清除体内自由基，并阻断其引发的链反应，防止生物膜和脂蛋白中多不饱和脂肪酸、细胞骨架以及其他含巯基免受自由基和氧化剂的攻击。在整个过程中，维生素 E 被先氧化，充当了"牺牲者"的角色。

　　维生素 E 与氧自由基反应后，将自由基捕获，转变为生育酚自由基，即氧化型维生素 E，这种形式的自由基虽然不是完全没有活性，但对脂肪酸的抗击作用比过氧自由基弱得多，因而维生素 E 总的作用是减慢脂质过氧化链的反应。此后，机体利用体内的自由基自体淬灭机制将生育酚自由基恢复为生育酚。

　　维生素 C、β- 胡萝卜素与维生素 E 有一定的协同作用。在氧分压比较高时，生育酚自由基在生物膜表面与维生素 C 接触发生反应，使维生素 C 氧化成维生素 C 自由基，而生育酚自由基可还原为生育酚，构成了维生素 E、维生素 C 的联合抗氧化防线；在氧分压比较低时，则由 β- 胡萝卜素发挥作用，使与自由基结合的维生素 E 还原为生育酚；硒是谷胱甘肽过氧化物酶的重要组成部分，此酶主要存在于细胞质中，可清除胞质内的过氧化氢，减少自由基引起的细胞膜破坏。而维生素 E 主要定位于细胞膜，因此，硒、维生素 E、维生素 C 和 β- 胡萝卜素共同完成抗氧化作用。

　　（2）预防动脉粥样硬化　　血液中低密度脂蛋白（LDL）中含有大量的胆固醇及多不饱和脂肪酸，受到氧自由基攻击后，产生氧化型 LDL（Ox-LDL），Ox-LDL 易被血管内皮细胞及平滑肌细胞的"清道夫"受体大量吸收，形成泡沫细胞和脂肪条纹，使内皮细胞受损，引发平滑肌细胞增殖移行，血小板聚积，动脉壁形成粥样硬化斑块。大量的脂质积聚、逐渐坏死、崩解，引起结缔组织增生和炎症，导致动脉粥样硬化性疾病的发生。

　　各种脂蛋白中都有维生素 E 的存在，LDL 的脂质过氧化多发生在维生素被消耗之后，体外和体内的研究都表明，充足的维生素 E 能增强 LDL 的抗氧化能力，减少 Ox-LDL 的产生，保护 LDL 免受氧化，维生素 E 不有抑制血小板在血管内皮细胞表面聚积和保护血管内皮细胞的作用，因而被认为有预防动脉粥样硬化和心血管疾病的作用。

　　维生素 E 在人群心血管疾病预防中的作用，还需要有更多的研究资料做进一步阐明和证实。

　　（3）对免疫功能的作用　　维生素 E 对维持人体正常免疫功能，特别对于 T 淋巴细胞的功能尤为重要，这已在动物模型和一些老年人群中得到证实。大鼠缺乏维生素 E 时免疫反应迟缓，外周血淋巴细胞出现抑制现象。老年人补充维生素 E 可使迟发型变态反应皮肤试验阳性率提高，淋巴细胞转化试验活性增强。

　　（4）对胚胎发育和生殖的作用　　动物实验证实，维生素 E 是大鼠正常胚胎发育过程中不可缺少的营养素，缺乏维生素 E 将引起生殖系统损害，如受孕雌鼠缺乏维生素 E 将导致胚胎死亡并被吸收，而引起动物不孕。维生素 E 加入饲料中已成为促进饲养动物生长的一项常规措施，但对其机制的研究相当少。

　　关于人体正常的生殖功能中维生素 E 是否存在关系，长期以来一直尚无定论。妊娠期妇女，其血浆 α- 生育酚的浓度随血脂水平的增加而升高，一般认为维生素 E 的需要量随妊娠月份的增加而增加。妊娠异常时，其相应妊娠月份时的血浆 α- 生育酚浓度比正常孕妇低。但维生素 E 不能通过胎盘进入胎儿循环血液中，因此补充维生素只能增加母体血液中维生素 E 的水平。

（5）预防衰老　机体衰老过程中，细胞和组织内某些成分被氧化，形成过氧化产物脂褐质（lipofuscin），俗称老年斑，是细胞内某些成分被氧化分解后产生的沉积物。随着年龄的增加，人体的血液、血管壁和组织中的脂褐质含量不断增加。补充维生素 E 可防止脂质过氧化的发生，减少脂褐质的形成，改善皮肤弹性，起到延缓衰老的作用。

维生素 E 还可保护神经系统、骨骼肌、视网膜免遭氧化损伤。神经系统在产生神经递质的过程中，伴随大量自由基的产生，而维生素 E 在防止线粒体和神经系统的轴突膜自由基损伤方面是必要的。

4. 缺乏与过量

维生素 E 广泛存在于自然界食物中，维生素 E 几乎贮存在体内所有器官组织中；维生素 E 可在体内贮存较长时间，一般不会引起缺乏，多年来在人类中一直未找到维生素 E 缺乏的证据，但机体脂肪吸收不良或患某些疾病时可导致维生素 E 的缺乏。最常见的疾病是囊性纤维变性（婴儿的一种遗传性综合征及吸收不良）、无 β- 脂蛋白血症、慢性胆汁淤滞性肝病及其他形式的慢性腹泻，多不饱和脂肪酸摄入过多等，血浆维生素 E 明显减少。成年人患维生素 E 吸收不良时，因体内的贮存数年后才表现出维生素 E 的缺乏。但儿童时期维生素 E 缺乏，若不及时给予维生素 E 补充，可迅速发生神经方面的症状，并影响认知能力和运动发育。

新生儿特别是早产儿血浆中维生素 E 水平较低，足月新生儿维生素 E 水平约为成年人的 1/3，早产儿更低。因此，在婴儿出生后的头几周内，易因红细胞寿命缩短而引起溶血性贫血。与此同时，由于红细胞膜受到多不饱和脂肪酸过氧化物的侵袭受损而导致细胞易于破裂，产生水肿、皮肤损伤以及血液异常等特征性症状。通过补充维生素 E 可迅速消除上述症状。

在脂溶性维生素中，维生素 E 的毒性相对较低。动物实验尚未发现维生素 E 有致畸、致癌、致突变的作用，大多数成年人可耐受维生素 E 长期摄入 100 ～ 8000mg/d 以上，而没有明显的毒性症状和生化指标的改变。但极高剂量时，可能会出现与其他脂溶性维生素的拮抗作用。因此，一般膳食情况下，不会产生维生素 E 过量。

5. 膳食参考摄入量与食物来源

目前，还没有足够的关于人体维生素需要量的研究来确定维生素 E 的平均需要量（EAR）。对于大多数人而言，从食物中摄取的维生素 E 可满足机体的需要。多数国家仍然以膳食中维生素 E 摄入资料为主，结合防治维生素 E 缺乏或过量引起的临床表现和生化检测指标，以及维持维生素 E 在体内平衡的摄入量等，制定维生素 E 的参考摄入量（DRIs）。中国居民膳食维生素 E 参考摄入量，建议 18 岁以上成年人 AI 为 14mg α–TE/d，UL 为 700mg α–TE/d。

人体对维生素 E 的需要量受多种因素的影响，随着膳食中其他成分的变化，如膳食中多不饱和脂肪酸、酒精饮料，脂肪酸败、氧化物或过氧化物的存在，以及口服避孕药、阿司匹林等药物都可增加机体对维生素 E 的需要。硒有节省维生素 E 的作用。

维生素 E 只在包括高等植物在内的光合作用生物中合成。所有高等植物的叶子和其他绿色部分均含有维生素 E，特别是种子中含量更多；α- 生育酚主要存在于植物细胞的叶绿体内，β- 生育酚、γ- 生育酚和 δ- 生育酚通常发现于叶绿体外；绿色植物中维生素 E 的含量高于黄色植物。植物油是人体维生素 E 的主要膳食来源，橄榄油、胚芽油和葵花籽油中含 α- 生育酚；而玉米油和大豆油中主要含有 γ- 生育酚和 δ- 生育酚；三烯生育酚是棕榈油中维生素 E 的主要成分，在大麦、燕麦、米糠中的含量也比较高；坚果也是维生素 E 的良好来源；蛋类、鸡（鸭）肫、绿叶蔬菜含有一定量，肉、鱼、水果、其他蔬菜含量很少（表3–32）。

表 3–32　食物中维生素 E 的含量（mg，以每 100g 可食部计）

食物名称	维生素 E	食物名称	维生素 E	食物名称	维生素 E
小麦	1.82	玉米（黄）	3.89	花豆（干）	6.13
小麦胚芽	23.2	小米	3.63	银杏	24.7
麸皮	4.47	荞麦	4.40	核桃（干）	43.21
粳米（标一）	1.01	藜麦	6.4	松子（生）	34.48
粳米（标二）	0.53	黄豆（干）	18.9	杏仁	26.0
粳米（标三）	0.30	绿豆（干）	10.95	花生（炒）	12.94
粳米（极品精粹）	Tr	红小豆（干）	14.36	葵花籽（炒）	26.46
胡萝卜	0.31	大白菜	0.36	南瓜子（炒）	27.28
四季豆	1.24	油菜（黑色）	0.94	西瓜籽（炒）	2.71
茄子（绿皮）	0.55	西蓝花	0.76	栗子（干）	11.45
冬瓜	0.04	茭白	0.99	莲子	2.71
木耳（干）	11.34	猪肉（瘦）	0.34	鸭肝	1.41
松蘑（干）	3.09	猪血	0.20	鸭肫	0.12
银耳（干）	1.26	牛肝	0.13	鸡蛋白	0.01
紫菜（干）	1.82	牛肾	0.19	鸡蛋黄	5.06

摘自：《中国食物成分表》，第六版，第一册、第二册，中国疾病预防控制中心营养与健康所，杨月欣主编，北京大学医学出版社，2019

（四）维生素 K

维生素 K 为脂溶性维生素。20 世纪 20 年代被发现是一种脂溶性的抗出血因子。随后的研究表明，维生素 K 在骨组织钙化中发挥着重要的作用，能促进骨骼组织的钙化，并抑制其他组织的钙化；对神经髓鞘的合成也具有促进作用。

天然维生素 K 对热稳定，但易在酸、碱、氧化剂特别是紫外线的环境中破坏；在正常的烹饪过程中的损失不大。

维生素 K 按结构的差异，分为维生素 K_1 和维生素 K_2 两种形式。维生素 K_2 可由肠道内的细菌合成，可作为人体维生素 K 的来源之一。

1. 吸收与代谢

机体吸收的维生素 K 既有来源于食物的，也有来源于肠道细菌合成的，吸收的过程与其他脂溶性维生素一样，需要胆汁、胰液参与，并与乳糜微粒结合，由淋巴系统运输。维生素 K 从乳糜微粒转运至 β–脂蛋白中，运输到肝脏，通过 LDL 转运至骨骼及其他组织。

由于人体肝脏对维生素 K 的贮存量不大，故人体内维生素 K 的贮存比较少，更新比较快。

2. 生理功能

维生素 K 最早发现的生理功能是参与血液凝固，现还发现参与骨骼钙化作用。

（1）调节凝血蛋白的合成　在凝血过程的 12 种蛋白质中，有 4 种凝血因子是维生素 K 依赖蛋白质。大多数维生素 K 依赖凝血因子在肝脏内合成，如果肝脏有严重疾病或肝脏切除会引起患者出血。

（2）调节骨组织钙化　研究表明，来源于发酵豆类维生素能够促进成骨细胞生成，抑制破骨细胞从而促进内钙化。

3. 缺乏与过量

健康成年人原发性维生素 K 缺乏并不常见。成年人不会产生维生素 K 缺乏是因为维生素 K 广泛存在于动植物组织中，正常的肠道菌群能产生维生素 K。维生素 K 缺乏主要见于膳食摄入量很低的人群，或外科手术、肠外营养同时有广谱抗生素治疗；胆道阻塞、吸收不良或实质性肝脏疾病也有维生素 K 缺乏的风险。

天然形式的维生素 K 不产生毒性，甚至大量服用也无毒。食物来源的维生素 K_2 毒性很低，动物摄入相当于每日需要量的 1000 倍也未见不良反应。

4. 参考摄入量与食物来源

目前尚缺乏膳食平均需要量的资料，不足以确定各种人群维生素 K 的 EAR，只能依靠流行病学调查所获得的健康人群维生素 K 摄入量，来估算膳食维生素 K 的 AI 值。中国居民膳食维生素 K 的参考摄入量，18 岁以上成年人 AI 为：80μg/d。因为未见维生素 K 对机体产生不良影响的动物或人群资料，因此目前暂不制定维生素 K 的 UL。

维生素 K 含量丰富的食物主要有豆类、麦麸、绿色蔬菜、动物肝脏、鱼类等。在常见绿色蔬菜中，含量最高的是羽衣甘蓝、黄瓜、菠菜等；其次为叶菜类和野菜；而嫩茎类、瓜果类、根茎类维生素 K 的含量比较低。

目前我国食物成分表数据库中尚缺乏维生素 K 的资料。

三、水溶性维生素

（一）维生素 B_1

维生素 B_1 又称硫胺素（thiamin）、抗脚气病因子、抗神经炎因子。我国医书《黄帝内经》就对脚气病进行过详细的论述；直到 19 世纪末，20 世纪初才发现维生素 B_1 是一种必需的营养物质。1897 年，荷兰的内科医生发现了脚气病是由于食用精白米导致；1911 年英国的科学家从米糠中提取出这种治疗脚气病的物质，因为具有胺的性质，因此命名为"生命胺（vitamine）"；1926 年荷兰化学家进一步从米糠中提取出维生素 B_1 的结晶，并将这种纯品称为"抗神经炎因子"；1936 年，美国化学家确定了维生素 B_1 的结构，并用人工的方法进行了合成，从此，由于维生素 B_1 缺乏导致的脚气病得以控制。

1. 结构与理化性质

维生素 B_1 由一个含氨基的嘧啶环和一个含硫的噻唑环组成，故又称硫胺素（thiamine）。

硫胺素常以盐酸盐的形式存在，即盐酸硫胺素。它极易溶于水，微溶于乙醇，气味似酵母。维生素 B_1 固态时比较稳定，在 100℃在酸性溶液中稳定，对温度也较稳定，当 pH<5 时，加热到 120℃也不被破坏；当 pH=3 时，即使 140℃高压蒸煮 1h 也能保持其生理活性。但硫胺素在碱性环境中极不稳定，室温下也能被破坏，如果继续加热，即会全部被破坏。氧化剂及还原剂均可使其失去作用，亚硫酸盐在中性和碱性环境下能加速硫胺素的分解，因而保存富含维生素 B_1 的食物如谷类、豆类时，不宜用亚硫酸盐作为防腐剂或以二氧化硫熏蒸谷仓。有些鱼及软体动物体内含有硫胺素酶，能分解破坏硫胺素，使食物中的硫胺素失去活性，故不要生吃鱼类和软体动物。

2. 吸收与代谢

维生素 B_1 的吸收主要在小肠，浓度高时，吸收的形式为简单扩散；浓度低时为主动吸收。大量饮茶会降低肠道对维生素 B_1 的吸收，酒精中含抗硫胺素物质，摄入过量也会影响维生素 B_1 在体内的吸收利用。缺乏叶酸也会降低维生素 B_1 的吸收利用。

维生素 B_1 进入小肠黏膜细胞后，在三磷酸腺苷（ATP）作用下主要形成硫胺素焦磷酸（thiamine phrophosphate，TPP）经门静脉被运送至肝脏中，然后经血液循环被转运到各组织。游离的硫胺素存在于血浆中，细胞中的硫胺素主要为TPP。

维生素 B_1 及其代谢产物主要从尿中排出，不能被肾小管重吸收。通常情况下，维生素 B_1 从汗液中的排出量很少，但气候炎热时，每 1L 汗液中排出的维生素 B_1 可达 90～150μg。尿液中维生素 B_1 的排出量与摄入量有关。如果每天维生素 B_1 的摄入量超过 0.5～0.6mg，尿液中维生素 B_1 的排出量随摄入量的增加而增加，呈线性关系；但当维生素 B_1 的摄入量超出一定的范围时，其排出量呈比较平衡的状态。此时的转折点可视为维生素 B_1 在体内充裕的标志，受劳动强度和环境因素影响。过量的维生素 B_1，从尿中排出，一般不会在体内造成蓄积中毒。

3. 生理功能

硫胺素在体内主要是以辅酶和非辅酶的形式参与能量及常量营养素的代谢，与维持正常食欲、胃肠道蠕动和消化液分泌都有着一定的关系。

（1）构成辅酶参与机体的代谢 硫胺素在体内与 ATP 结合，形成硫胺素焦磷酸（TPP），在体内形成 α-酮酸脱氢酶系和转酮醇酶的辅酶，参与能量代谢。丙酮酸脱氢酶系、α-酮戊二酸脱氢酶系、支链 α-酮酸脱氢酶系在葡萄糖有氧氧化和支链氨基酸的氧化途径中起着重要的作用，它们都需要 TPP 作为辅酶。

在糖代谢的磷酸戊糖途径中，有两处需要转酮反应，TPP 作为辅酶参与催化此反应的转酮酶。这个代谢过程是唯一能产生核糖以供 RNA 合成的途径。维生素 B_1 缺乏，磷酸戊糖途径障碍，会引起体内重要物质的代谢。如脂肪酸、类固醇激素、非必需氨基酸的合成受影响。

（2）非辅酶功能 维生素 B_1 在神经组织中还可能具有特殊的非辅酶作用。当维生素 B_1 缺乏时，乙酰 CoA 生成减少，影响乙酰胆碱的合成。乙酰胆碱有促进胃肠蠕动和腺体分泌的作用，可被胆碱酯酶分解而失去活性。维生素 B_1 同时也是胆碱酯酶的抑制剂，当维生素 B_1 缺乏时，胆碱酯酶的活性增加，乙酰胆碱分解增强。导致肠蠕动减慢，消化液分泌减少，出现消化不良，因此临床上常用维生素 B_1 作为辅助消化药作用。

4. 缺乏与过量

维生素 B_1 缺乏易导致脚气病。硫胺素在体内贮存量极少，若长期以精白米面为主食，缺乏其他副食补充；或肝损害、酗酒、肾病长期透析、完全胃肠外营养、长期发热等，都可引起硫胺素缺乏症——脚气病（beriberi）。首先出现体弱及疲倦，然后出现头痛、失眠眩晕、食欲不佳以及其他胃肠症状和心动过速，症状性质和程度与缺乏程度、急慢性等有关。一般将其分为以下几种。

干性脚气病（dry beriberi）：以多发性神经炎症状为主，可以出现烦躁、健忘、精神不集中、多梦、多疑等，稍后出现上行性周围神经炎症状，表现为指、趾麻木、肌肉酸痛和压痛，尤以腓肠肌表现更为明显。膝反射在发病初期亢进，后期减弱甚或消失，向上发展累及腿伸屈肌、手臂肌群，而出现垂足、垂腕症状。病程肠长者有肌肉萎缩、共济失调，出现异常步态。胃肠神经受累使胃肠蠕动减弱、消化液分泌减少，导致食欲减低、消化不良、便秘等胃肠道症状（图 3-45）。

湿性脚气病（wet beriberi）：以心脏和水肿症状为主，也可伴有便秘、厌食、消化不良等胃肠道症状。由于心血管系统功能障碍出现心动过速、心悸、气喘、水肿等症状，水肿可从下肢遍及全身，可伴有心包积液，循环障碍者有端坐呼吸或口唇发绀。严重者或处理不及时常致心力衰竭（图 3-46）。

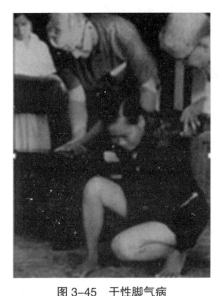

图 3-45　干性脚气病

图片来源：*Understanding Nutrition*，（P295），第 8 版，1999

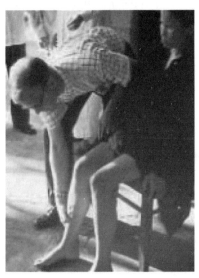

图 3-46　湿性脚气病

图片来源：*Understanding Nutrition*，（P295），第 8 版，1999

脑型脚气病：长期酗酒者由于酒精中毒引起维生素 B_1 缺乏，导致 Wernicke-kosakoff 综合征，主要表现为神经错乱、共济失调、眼肌麻痹，甚至昏迷，是一种神经脑病综合征。

婴儿脚气病：常发生在 2～5 月龄的婴儿，多由硫胺素缺乏的乳母所喂养的乳儿。其发病较成人急且重，症状涉及消化、泌尿、循环和神经系统。初期食欲下降，呕吐，兴奋，心跳快，呼吸急促和困难。晚期有发绀、水肿、心脏扩大、心力衰竭、强直性痉挛，常在症状出现后 1～2 天突然死亡。

由于人体对硫胺素的吸收有饱和机制，摄入过量的硫胺素很容易通过肾脏经尿液排出，罕见硫胺素中毒的报告。有研究表明，每日口服 500mg，持续 1 个月，未见毒性反应。但也有资料显示，如摄入量超过推荐量的 100 倍，发现有头痛、抽搐、衰弱、麻痹、心律失常和过敏反应等症状。

5. 膳食参考摄入量与食物来源

由于维生素 B_1 在能量代谢，尤其是碳水化合物代谢中的重要作用，其需要量常取决于能量的摄入量。因此，传统上按每 1000kcal 能量消耗作为单位来表述维生素 B_1 的需要量。但目前认为，每日的摄入量表示比传统表示方法更能预测维生素 B_1 的营养状况。中国营养学会 2013 年推荐的成年人维生素 B_1 的摄入量：男性 RNI 1.4mg/d，女性 1.2mg/d。其他人群详见中国营养学会官网。

硫胺素广泛存在于天然食物中，但含量随食物的种类而不同，且受收获、加工贮存、烹调工艺等条件的影响。含量较为丰富的有动物内脏（肝、肾、心等）、瘦猪肉等；未加工精细的粮食、豆类、酵母、干果及硬果中；水果蔬菜、蛋、奶等含量较低，不是主要来源。有些调味品及干菜中虽然含量也很高，但因食用量少，对膳食中维生素 B_1 在膳食结构中的贡献率不大。谷类食物中，全粒谷含维生素 B_1 较多，因而吃粗制的糙米和带麸皮的面粉，能摄入较多的维生素 B_1。在根茎类中，甘薯和马铃薯含量虽然不太高，如作为主食，也是供给维生素 B_1 的一个良好来源（表 3-33）。

表 3-33　食物中维生素 B_1 的含量（mg，以每 100g 可食部计）

食物名称	维生素 B_1	食物名称	维生素 B_1	食物名称	维生素 B_1
猪肉(里脊)	0.32	黄鳝	0.06	小麦（特一粉）	0.17
猪肾	0.29	鲫鱼	0.04	小麦（特二粉）	0.15
猪肝	0.22	黄姑鱼	0.04	小麦胚粉	3.5
鸡肝	0.33	鲅鱼	0.06	麸皮	0.30
鸭肝	0.26	虾	0.01	玉米面	0.34
纯牛奶	0.02	海蟹	0.01	小米	0.33
酸奶	0.03	河蟹	0.06	黄豆（干）	0.41
鸡蛋	0.12	粳米（标一）	0.16	豆腐	0.06
鸡蛋白	0.04	粳米（标二）	0.22	绿豆（干）	0.25
鸡蛋黄	0.33	粳米（标三）	0.33	豌豆（干）	0.49
大白菜	0.05	粳米（极品精米）	0.06	茄子	0.02
油菜（黑）	0.01	辣椒（小红尖辣椒,鲜）	0.16	小番茄	0.03
萝卜缨	0.86	西葫芦	0.01	蒜头（紫）	0.29
芹菜茎	0.02	香菇（干）	0.19	芦笋	0.10
芹菜叶	0.08	香菇（鲜）	Tr	黄蘑（干）	0.15

摘自：《中国食物成分表》，第 6 版，第一册、第二册，中国疾病预防控制中心营养与健康所，杨月欣主编，北京大学医学出版社，2019

（二）维生素 B_2

维生素 B_2 又称核黄素（riboflavin）。早在 19 世纪后期，人们发现天然乳清中含有一种可溶性的能产生黄色荧光的物质，这种物质可治疗皮肤炎症。后继的研究分离了这种物质，证明了其对人体生理功能及作用机制。

维生素 B_2 在人体内以 FAD 和 FMN 两种形式参与氧化还原反应，是机体中很多重要辅酶的组成成分，在维持蛋白质、脂肪和碳水化合物的正常代谢，促进正常的生长发育，维持皮肤、黏膜的完整性等方面发挥着重要作用。

1. 结构与理化性质

维生素 B_2 分子是由一个核糖醇与一个异咯嗪侧链组成的，其纯品为针状结晶，呈黄色，故又名核黄素。

维生素 B_2 溶于水中，在中性或酸性溶液中比较稳定，对热也稳定，短时间高压加热也不会被破坏。游离型维生素 B_2 在碱性环境和受光照射，尤其是紫外线照射下，可以引起不可逆的分解。如将牛奶（其中 40% ～ 80% 为游离型维生素 B_2）放入瓶中，在日光下照射 2 小时，维生素 B_2 可以破坏一半以上，其破坏程度随温度及 pH 升高而增加，故宜在避光条件下存放。一般食物中的维生素 B_2 多以磷酸和蛋白质呈结合型的复合物的形式存在，在烹饪加工与蒸煮过程中损失较少。

2. 吸收与代谢

维生素 B_2 在食物中多以黄素单核苷酸和黄素腺嘌呤二核苷酸的辅酶形式与蛋白质形成复合物，即黄素蛋白，在消化道内经蛋白酶、焦磷酸酶水解为维生素 B_2，大部分在近段小肠稳定吸收然后通过特殊的转运进入血液。胃酸和胆盐有助于维生素 B_2 的释放和吸收。

胃酸可影响维生素 B_2 的吸收，因为食物中维生素 B_2 需要从其与蛋白质的复合体中游离出来，才能吸收。胆汁酸盐也能促进维生素 B_2 的吸收。氢氧化铁、氢氧化镁、酒精等会干扰维生素 B_2 的吸收。咖啡因、糖精、铜、锌、铁等都会影响维生素 B_2 的吸收。

进入血液后大部分与白蛋白结合，小部分与其他蛋白质如免疫球蛋白结合运输。在生理浓度下，维生素 B_2 通过特殊载体蛋白进入人体内组织器官细胞，高浓度情况下可通过扩散进入人体内器官细胞。

吸收后的维生素 B_2 在体内大多数组织器官细胞内，一部分核黄素由依赖 ATP 的黄素激酶催化，转化成黄素单核苷酸（flavin mononucleotide，FMN），大部分核黄素通过黄素腺嘌呤二核苷酸合成催化酶和 ATP 进一步磷酸化形成黄素腺嘌呤二核苷酸（flavin adenine dinucleotide，FAD），然后与蛋白结合。

体内组织贮存维生素 B_2 的能力有限，当人体大量摄入时，肝、肾中的维生

素 B_2 的量常明显增加，并有一定量的维生素 B_2 以游离形式从尿中排泄。胆汁中的维生素 B_2 素可被重吸收（肠肝循环），少量从乳汁排出。

$$维生素 B_2（核黄素） \xrightarrow{\quad ATP \quad} 黄素单核苷酸（FMN）$$

$$\downarrow ATP$$

$$黄素腺嘌呤二核苷酸（FAD）$$

3. 生理功能

（1）参与体内生物氧化与能量代谢 维生素 B_2 是机体许多重要辅酶的组成成分。在体内以黄素单核苷酸、黄素腺嘌呤二核苷酸与特定蛋白质结合，形成黄素蛋白，通过三羧酸循环中的一些酶及呼吸链等参与体内氧化还原反应与能量生成。FAD 和 FMN 是黄素酶的辅基，在生物氧化过程中起到电子传递的作用，如氨基酸氧化酶、细胞色素还原酶、黄嘌呤氧化酶、琥珀酸脱氢酶复合体、谷胱甘肽还原酶等。

这些酶在氨基酸的脱氨基、嘌呤核苷酸的代谢中起重要作用，从而维持氨基酸、脂肪酸、碳水化合物的正常代谢，促进细胞的正常发育，维护皮肤和黏膜的完整性。若体内维生素 B_2 不足，则物质和能量代谢都会发生紊乱，出现生长发育障碍。

（2）参与烟酸和维生素 B_6 的代谢 FAD 和 FMN 分别作为辅酶参与色氨酸转变为烟酸；维生素 B_6 可通过磷酸化 / 脱磷酸化、氧化 / 还原、氨基化 / 脱氨基化过程相互转换，此代谢过程的限速步骤是由黄素单核苷酸吡哆醛磷酸氧化酶催化，因此，维生素 B_2 缺乏可导致降低维生素 B_6 的代谢转化。

（3）核黄素还具有较强的抗氧化活性 FAD 可作为谷胱甘肽还原酶的辅酶，参与体内的抗氧化防御系统，维持还原性谷胱甘肽的浓度；FDA 与细胞色素 P450 结合，参与药物代谢，提高机体应激适应能力等。

4. 缺乏与过量

（1）缺乏 维生素 B_2 缺乏是我国常见的营养缺乏病之一。常见于摄入量低下，如膳食供给不足，限制食物的供应、贮存和加工不当导致维生素 B_2 的破坏和丢失；胃肠道功能紊乱如腹泻、感染性肠炎、内分泌功能紊乱，如甲状腺素功能紊乱也会导致维生素 B_2 缺乏；维生素 B_2 的缺乏也见于先天性遗传缺陷、β- 地中海贫血患者、苯巴比妥药物的副作用等。

维生素 B_2 缺乏的主要临床表现为眼、口腔、皮肤反应。在成人一般需要 3 ～ 8 个月才出现缺乏症状，而且往往其他维生素缺乏比它先表现出来。维生素 B_2 轻度缺乏没有明显的体征改变，仅有生化代谢的变化。当严重缺乏时，主要表现如下。

眼睛：维生素 B_2 缺乏患者有视物模糊，怕光、流泪、易疲劳，常伴有睑缘炎、结膜炎，角膜血管增生。也有报道认为老年白内障的发生与维生素 B_2 缺乏有关。

皮肤：主要表现为脂溢性皮炎，好发于脂肪分泌旺盛的鼻翼两侧、眉间、耳郭后等。初期轻度红斑，有脂状黄色鳞片，中期在黄色鳞片之后有丝状霜末，晚期更明显，继而重新红斑型、丘疹型、湿疹至皮肤损害。

口腔：口唇早期为红肿、纵裂纹加深，后期表现出现干燥，重者出血、结痂、化脓。舌炎表现为舌色紫红或洋红，味蕾肿胀，舌尖部蕈状乳头和后部的轮廓乳头肥大，舌缘出现牙痕，有皱褶裂纹。口腔黏膜溃疡，唾液分泌增多。典型者全舌呈紫红色或红紫相间，出现中央红斑，边缘界线清楚如地图，又称地图样变化或地图舌。

维生素 B_2 缺乏常干扰铁在体内的吸收、贮存与动员，致含铁量下降，严重时可造成缺铁性贫血。此外，维生素 B_2 的缺乏还影响生长发育；妊娠期的缺乏还可致胎儿骨骼畸形。

（2）过量 从膳食中摄入过量维生素 B_2 的情况未见报道。人与动物均无维生素 B_2 中毒的报道。可能与人体对维生素 B_2 的吸收率低有关，机体对维生素 B_2 的吸收有上限，大剂量摄入并不能无限增加机体对维生素 B_2 的吸收。另外，过量的维生素 B_2 也能很快通过肾脏经尿液排出体外。

5. 膳食参考摄入量与食物来源

维生素 B_2 是很多氧化还原酶的成分，其需要量与膳食模式及体内能量代谢有关，低脂肪、高碳水化合物膳食使机体对维生素 B_2 需要量减少，而高蛋白质、高脂肪、低碳水化合物膳食可使机体对维生素 B_2 的需要量增加。人体在生长发育迅速期、创伤恢复期、妊娠与哺乳期蛋白质的需要量增加，相应维生素 B_2 的需要量也要增加。如蛋白质营养低下时，维生素 B_2 不能被机体利用，大量由尿排出；饮水过多也可促进维生素 B_2 的排出。2013 年《中国居民膳食营养素参考摄入量》中建议成年男性维生素 B_2 的 EAR 为 1.2mg/d，RNI 为 1.4mg/d，女性 EAR 为 1.0mg/d，RNI 为 1.2mg/d，其他人群的膳食参考摄入量。详见中国营养学会官网。

维生素 B_2 广泛存在于动植物食物中。动物性食物含量高于植物性食物，尤以动物的内脏（如肝、肾、心等）、蛋类、牛奶及其制品、各种肉类含量丰富，鱼类以鳝鱼含量最高。植物性食物中，豆类和绿叶蔬菜也有一定含量，天然存在于谷类食物的含量与碾磨程度和烹饪方法有关，一般蔬菜中的维生素 B_2 含量相对较低。但某些野菜中含有丰富的维生素 B_2（表 3-34）。我国国民的膳食构成以植物性食物为主，所以一般较容易发生维生素 B_2 的缺乏和不足。为满足机体的生理需要，要充分利用动物的内脏、蛋类、奶类等动物性食物，同时注意增加新鲜的绿叶蔬菜的摄入，以及各种豆类和标准米和面的利用。

表 3-34 食物中维生素 B₂ 的含量（mg，以每 100g 可食部计）

食物名称	含量	食物名称	含量	食物名称	含量
猪肝	2.08	猪肾	0.69	猪心	0.48
羊肝	1.75	羊肾	2.01	羊心	0.40
牛肝	1.30	牛肾	0.85	牛心	0.39
鸡肝	1.10	鸭肝	1.05	火鸡肝	1.30
鸡蛋（代表值）	0.20	鸡蛋黄	0.29	鸡蛋白	0.31
鸭蛋	0.35	鸭蛋黄	0.62	鸭蛋白	0.07
黄鳝	0.98	草鱼	0.11	鲅鱼	0.04
奶酪（干）	0.91	鲜奶（代表值，全脂）	0.12	酸奶（代表值，全脂）	0.12
大红菇（干）	6.90	松蘑（干）	1.48	蘑菇（干）	1.26
紫菜（干）	1.02	桂圆肉（干）	1.02	银耳（干）	0.25
酵母	3.35	鲜酵母	0.81	海带（鲜）	0.15
白萝卜	0.01	荷兰豆	0.04	茄子	0.04
大白菜（代表值）	0.04	乌菜	0.11	白薯叶	0.28
芹菜茎	0.06	芹菜叶	0.15	扁蓄菜（竹节草）	0.58
大蓟叶（鲜）	0.32	黄麻叶（鲜）	0.55	牛蒡叶	0.29

摘自：《中国食物成分表》，第六版，第一册、第二册，中国疾病预防控制中心营养与健康所，杨月欣 主编，北京大学医学出版社，2019

（三）烟酸

烟酸（nicotinic acid）又称尼克酸、抗癞皮病因子（preventive pellagra，PP），在体内以烟酰胺的形式出现，烟酸和烟酰胺总称为维生素 PP。这种维生素缺乏病曾在世界广泛流行，在 20 世纪初，由烟酸缺乏导致的癞皮病（又称糙皮病）在美国南部流行。1913 年以后，每年有 20 万人患癞皮病，引起成千上万的患者死亡。死亡者一般为贫困人群，主食以玉米和腌肉为主。经研究发现，癞皮病并不是由于感染或毒素中毒，而是因为膳食中缺乏一种营养因子。直到 1937 年，有科学家从肝脏中分离出的烟酸可以治疗狗的黑舌病（癞皮病），不久证明可防治人的癞皮病，从此烟酸的作用才被发现，并证实色氨酸在人体内可转化为烟酸。

1. 结构与理化性质

烟酸的化学结构为吡啶 3- 羧酸，由于它的衍生物都具有和烟酸同样的活性，广义上所说的烟酸实际指的是吡啶 3- 羧酸及其衍生物的总称，其衍生物中最重要的一种就是烟酸的氨基化合物，即烟酰胺或尼克酰胺。

烟酸和烟酸酰胺都溶于水及乙醇，烟酸酰胺的溶解度大于烟酸。烟酸和烟酸酰胺的性质比较稳定。不易被氧、热、光、高压所破坏，对酸、碱也很稳定。一般的烹调加工损失极小，高温（120℃）高压下持续20分钟也不被破坏，是一种性质最稳定的维生素。但洗涤时会随水流失。

2. 吸收与代谢

食物中的烟酸和烟酸酰胺主要以辅酶Ⅰ（烟酰胺腺嘌呤二核苷酸，NAD）和辅酶Ⅱ（烟酰胺腺嘌呤二核苷酸磷酸，NADP）的形式存在，经过消化酶水解，释放出游离的烟酸和烟酸酰胺，并在小肠中吸收。低浓度时，通过Na^+依赖性主动运输的过程吸收；高浓度时通过被动扩散的形式吸收。

对哺乳动物来说，膳食中的色氨酸或通过丙氨酸途径转化成烟酸，对人体来说，以必需氨基酸色氨酸生物合成的过程，是满足机体需要烟酸的重要途径。

吸收以后烟酸能快速被组织细胞摄取，按需要合成NAD及NADP，在肝脏中浓度最高，其次是肾脏；血液中的含量相对比较少。体内过多烟酸主要在肝脏甲基化，由肾脏排出，也有少量的烟酸和烟酸酰胺直接从尿液排出。

3. 生理功能

（1）参与物质与能量代谢　烟酸在体内以烟酰胺的形式构成辅酶Ⅰ和辅酶Ⅱ，具有可逆的递氢和脱氢的特性，在细胞呼吸链中的能量释放和细胞生物合成过程中起着重要的作用。是一系列氧化—还原反应的递氢体和受氢体，特别是葡萄糖酵解（乳酸脱氢酶）、三羧酸循环（异柠檬酸脱氢酶、苹果酸脱氢酶）、脂肪酸β-氧化（L-β-羟脂肪酰辅酶A）、酮体生成（β-羟丁酸脱氢酶）、氨基酸代谢（L-谷氨酸脱氢酶）等都需要烟酰胺羧构成的辅酶Ⅰ和辅酶Ⅱ参加。

（2）参与蛋白质等物质的转化　NAD作为各种ADP-核糖基化反应的底物，参与蛋白质的核糖基化过程，与DNA复制、修复和细胞分化有关。$NADP^+$在维生素B_6、泛酸和生物素存在下，参与脂肪、胆固醇和类固醇类激素的合成。

（3）构成葡萄糖耐量因子　葡萄糖耐量因子是由三价铬、烟酸、谷胱甘肽组成的一种复合体，可能是胰岛素的辅助因子，有增加葡萄糖的利用及促使葡萄糖转化为脂肪的作用。

（4）调节血脂的作用，保护心血管　有研究报告，服用烟酸具有降低血胆固醇、甘油三酯、β脂蛋白质浓度及扩张血管作用。

4. 缺乏与过量

（1）烟酸缺乏　人体缺乏烟酸可引起癞皮病（pellagra），又称糙皮病。其典型症状是皮炎（dermatitis）、腹泻（diarrhoea）和痴呆（dementia），简称"三D症"。此病的起病缓慢，早期主要表现为疲劳乏力、倦怠、体重下降、口腔和舌有烧灼感，以及食欲不振、腹痛不适、消化不良、头痛、注意力不集中等症状。烟酸缺乏常与维生素B_1、维生素B_2缺乏同时存在。

皮肤皮炎是癞皮病的最典型的症状，出现皮肤粗糙，有鳞屑状皮屑脱落，最后残留褐色素沉着。多发于身体暴露部位，经日晒、受热处或有轻度外伤处，如手背、足背腕、前臂、踝部等最多，其次为肢体受摩擦处，如肘部、膝部等，表现为对称性晒斑样损伤。

消化系统症状主要表现为口角炎、舌炎、腹泻。早期舌尖及舌边缘发红充血，并蕈状乳头增大，其后全舌、口腔黏膜、咽部、食道红肿、上皮脱落，并有浅表溃疡，继而舌痛与进食下咽困难，唾液分泌也增多。随发病时间长久，出现舌乳头萎缩、全舌干燥似牛肉样。还可伴随口角湿白、糜烂的口角炎。腹泻也是癞皮病的典型症状，早期多为便秘，其后出现腹泻，水样或糊状便，量多而恶臭，也可带血，主要因消化腺体萎缩、肠绒毛消失而引起。

神经系统症状一般出现在严重缺乏烟酸时，神经症状通常在皮肤损后出现，但也可在没有皮损症状时发生，一旦发生就不易恢复。轻者表现为情绪变化无常，精神紧张，抑郁或易怒，失眠、幻觉，重者有狂躁、幻视、幻听、意识模糊，进一步发展为痴呆，甚至死亡等。

（2）烟酸过量　一般食物来源的烟酸量，不至于引起毒性作用，目前尚未有食物中烟酸摄入过多而引起中毒的报道。临床使用大剂量烟酸治疗高脂血症及早发性痴呆时曾有毒副作用的报道。毒性轻者可致血管扩张，引起皮肤红肿、颜面潮红、头晕眼花、皮肤瘙痒等。严重者可出现肝炎、脂肪肝、肝性昏迷、脂肪肝等。

5. 参考摄入量与食物来源

目前确定烟酸需要量是通过根据烟酸摄入量与代谢产物排泄量间关系的方法。以不发生糙皮病时，烟酸及烟酰胺代谢产物的最小排泄量时的膳食摄入量，作为膳食烟酸的 EAR。

儿童、青少年和成年人，按烟酸平均需要量为 4.8mg NE/1000kcal，计算出不同年龄、性别和体力活动强度人群烟酸的 RNI。

皮肤潮红效应是摄入过量烟酸后最显著的不良反应。一些人还会出现皮疹、低血压、眩晕。虽然引起皮肤潮红的剂量比引起胃肠道反应和肝中毒的剂量要少得多，但老年人若发生潮红反应，会引起体位性低血压，增加摔倒的风险，特别是在空腹时服用烟酸制剂，因此，在确定烟酸的 UL 值时，以潮红反应作为烟酸对人体不良反应的指标。

烟酸供给量应考虑能量的消耗及蛋白质的摄入量。色氨酸在体内可转化为烟酸，平均 60 毫克色氨酸转化为 1 毫克烟酸。烟酸的膳食摄入量应以烟酸当量（NE）计算：

$$烟酸当量（mg\ NE）= 烟酸（mg）+1/60\ 色氨酸（mg）$$

当能量消耗增加时，烟酸应适当增加；膳食蛋白质含量较高，一般色氨酸量也多，所以蛋白质摄入量多时，烟酸供给量可相应减少。

中国营养学会对中国居民成年人的烟酸参考摄入量：

EAR：男性 12mg NE/d，女性 10mg NE/d；

RNI：男性 15mg NE/d，女性 12mg NE/d；

UL：烟酸 35mg NE/d，烟酰胺 310mg NE/d。

其他人群的烟酸推荐摄入量详见中国营养学会官网。

烟酸及其衍生物广泛存在于动植物食物中（表 3-35）。动物性食物中以烟酰胺为主，植物性食物中以烟酸为主。含量较高的有动物的肝脏、肾脏、瘦畜肉、鱼、坚果类等。牛奶和蛋类烟酸含量较少，但含有丰富的色氨酸，可弥补烟酸含量少的缺陷。谷类中 80% ～ 90% 的烟酸存在于种子皮中，因而加工过程对其影响较大。

表 3-35　食物中烟酸的含量（mg，以每 100g 可食部计）

食物名称	含量	食物名称	含量	食物名称	含量
小麦	4.00	玉米（鲜）	1.80	猪肉（代表值）	4.10
麦麸	12.50	玉米（白，干）	2.30	猪肾	6.00
小麦胚粉	3.70	玉米（黄，干）	2.50	猪心	6.80
小麦粉（标准粉）	1.91	玉米面（白）	3.00	猪肝	10.11
小麦粉（特一粉）	0.94	大麦	3.90	猪肚	2.85
稻米（代表值）	2.00	黑大麦	5.40	猪血	0.30
粳米（标一）	1.30	青稞	6.70	鸡（代表值）	7.45
粳米（标二）	2.60	小米	1.50	土鸡（家养）	15.70
粳米（标三）	3.60	荞麦面	3.47	肉鸡（肥）	13.10
粳米（标四）	5.20	大豆	2.10	鸡肝	11.90
粳米（特等）	1.10	黑豆	2.00	牛奶（鲜）	0.11
粳米（极品精米）	0.67	青豆	3.00	酸奶（代表值，全脂）	0.09
鸡蛋（代表值）	0.20	草鱼	2.80	黄鳝	3.70
青鱼	2.90	泥鳅	6.20	对虾	1.70

摘自：《中国食物成分表》，第六版，第一册、第二册，中国疾病预防控制中心营养与健康所，杨月欣主编，北京大学医学出版社，2019

玉米中烟酸的含量并不低，但以玉米作为主食的人易产生癞皮病，主要的原因是玉米中 70% 的烟酸以结合型存在，不能被吸收利用；同时玉米中色氨酸含量比较低。若用碱处理玉米，可将结合型的烟酸游离出来，可提高生物价值。这项措施在实践中得以证实。我国新疆地区曾用小苏打处理玉米以预防癞皮病，取得了很好的效果。

（四）泛酸

泛酸（pantothenic acid）又称为遍多酸，即维生素 B_5。呈黄色黏稠的油状，因广泛存在于自然界，故又称泛酸。20 世纪 30 年代，有研究者发现，用限定的食物喂养小鸡时，小鸡皮肤会出现类似癞皮病样的改变；另一项研究发现，一种成分不明的物质能促进酵母的生长，随后的研究从肝脏中分离出此化合物；1940 年人工合成泛酸成功；1950 年证实是辅酶 A 的组成成分。

泛酸几乎存在于所有的活细胞中，在原核生物、真菌、植物的细胞内，都可以通过反应合成。

1. 吸收与代谢

泛酸经小肠吸收，由血液进入细胞分布于全身各组织器官，主要以游离形式或 4- 磷酸泛酸盐从尿中排出。食物中泛酸的生物利用率约为 40% ～ 60%。泛酸的吸收形式有两种：高浓度时通过简单的扩散吸收；低浓度时，则通过主动运输吸收。血浆中的泛酸主要为游离型的，细胞内的泛酸则以辅酶 A 的形式存在，泛酸进入细胞时，靠一种特异的载体蛋白转运。

2. 生理功能

泛酸在组织中与巯乙胺、焦磷酸、3- 磷酸腺苷结合成为辅酶 A（CoA），辅酶 A 是蛋白质、脂肪、碳水化合物代谢供能所必需的辅酶。辅酶 A 的主要作用是转移酰基，为酰基的供体和受体，参与体内任何一个有酰基形成或转移的反应。酰基载体蛋白是体内重要的乙酰基或脂酰基的载体，对脂肪酸的代谢起着重要的作用。

含泛酸的辅酶 A 参与脑合成神经肌肉信使以及褪黑素，也是合成神经冲动传导物质乙酰胆碱所必需，当机体处于应激或饥饿状态时，泛酸还能协助脑部酮体的生成与利用，以酰基 CoA 的形式在胞液、网状内皮组织系统、线粒体和细胞核中发挥作用。

此外，泛酸还参与血红素的形成，对毛发和皮肤也有一定的作用，因此泛酸还被称为"抗皮炎因子"。泛酸还参与类固醇激素、维生素 A 和维生素 D 的合成等。

3. 缺乏与过量

由于泛酸广泛存在于自然界，所以人类泛酸缺乏极为罕见。除非长期食用缺乏泛酸的半合成膳食，或使用泛酸拮抗剂。食物中泛酸的含量相差比较大，而且会因为加工、烹饪损失明显。因此，膳食结构不合理，或加工方法不当，会引起泛酸的摄入量下降，而产生缺乏。

因泛酸摄入量低时可能使一些代谢过程缓慢，而引起不明显的临床症状，如头痛、焦躁不安、肌肉痉挛、足底灼痛、易疲劳、葡萄糖耐量改变、抵抗力下降等。

目前未见泛酸摄入过量引起毒副反应的报道。体外实验表明，泛酸和生物素共用一个细胞转运载体，因而泛酸摄入过量时，可能会导致生物素的转运受阻。

4. 膳食参考摄入量与食物来源

我国目前建议膳食适宜摄入量，成年人为 5.0 mg/d，孕妇、乳母分别为 6.0mg/d 和 7.0mg/d。

泛酸在动植物性食物中分布广，动物内脏如肾、心、肝含量特别丰富，鱼肉、鸡蛋黄、坚果、蘑菇也是泛酸的主要食物来源，其次为大豆粉、小麦粉、菜花、鸡肉等，谷类食物的含量受加工程度的影响。蔬菜、水果中含量相对较少（表 3-36）。

表 3-36　常见食物中泛酸的含量（mg，以每 100g 可食部计）

食物	含量	食物	含量
啤酒酵母	12.00	牛乳	0.41
油炸小牛肝	8.80	甘薯	0.41
焙牛肝	7.60	樱桃	0.40
羊肾	4.50	马铃薯	0.38
鲜蛋黄	4.40	牛肉	0.35
小牛肾	4.00	鲜草莓	0.34
猪肾	3.20	番茄	0.33
花生仁	2.80	菠菜	0.30
蘑菇	2.20	芹菜	0.30
大豆粉	1.75	胡萝卜	0.28
鲜鸡蛋	1.60	黄瓜	0.25
腰果	1.30	柑橘	0.25
小麦粉	1.10	鲜姜	0.20
菜花	1.00	柠檬	0.19
鸡肉	0.73	鲜桃	0.17
朝天椒	0.69	青豆	0.15
杏仁	0.59	苹果	0.11
蛤肉	0.58	梨	0.07
金枪鱼	0.50		

摘自：《中国营养科学全书》，葛可佑主编，（P219），人民卫生出版社，2004

（五）维生素 B_6

维生素 B_6 在生长发育、免疫功能、抗疲劳以及调节类固醇激素的活性方面发挥重要作用。以辅酶的形式参与糖、蛋白质和脂肪酸的代谢，并与白细胞、红细胞的合成有关。有研究证明，脂肪肝、高胆固醇血症等与缺乏维生素 B_6 有关，因此维生素 B_6 在降低慢性非传染性疾病方面有现实意义。

1. 结构与理化性质

维生素 B_6 是一组含氮化合物，基本化学结构为 2- 甲基 -3 羟基 -5- 羟甲基吡啶，包括吡哆醇（pyridoxine，PN）、吡哆醛（pyridoxal，PL）和吡哆胺（pyridoxamine，PM），都是吡啶的衍生物，三种形式都具有维生素 B_6 的生物活性，而且可以相互转变。

维生素 B_6 易溶于水和乙醇，空气中比较稳定，对酸相当稳定，在酸性介质中吡哆醇、吡哆醛和吡哆胺对热也比较稳定，但在碱性溶液中对热不稳定，易被碱破坏，各种形式对光均较敏感，中性溶液中易被光破坏。

2. 吸收与代谢

食物中的维生素 B_6 主要以磷酸吡哆醇（PNP）、磷酸吡哆醛（PLP）和磷酸吡哆胺（PMP）的形式存在，在消化道中经非特异性磷酸酶水解成游离形式后在小肠被吸收，再经磷酸化形成磷酸吡哆醛（PLP）和磷酸吡哆胺（PMP），被吸收的维生素 B_6 在肠黏膜和血液中与血浆白蛋白及血红蛋白结合在体内转运。

大部分被吸收的非磷酸化维生素 B_6 被转运到肝脏。维生素 B_6 主要以 5′-磷酸吡哆醛（PLP）的形式与多种蛋白质结合，并蓄积、储留在组织中，这有助于防止被磷酸酶水解。细胞中的维生素 B_6 主要存在于线粒体和胞质中。

蛋白质的结合能力限制了摄入过量维生素 B_6 时 PLP 在组织中的蓄积。超过这个能力时，游离的 PLP 迅速被水解。

维生素 B_6 通过磷酸化 / 脱磷酸化、氧化 / 还原、氨基化 / 脱氨基化过程进行相互的代谢转化。这个过程是由维生素 B_2 形成的黄素单核苷酸吡哆醛磷酸化酶所催化。因此维生素 B_2 缺乏可能会导致吡哆醇（PN）和吡哆胺（PM）转化为活性辅酶 5′-磷酸吡哆醛（PLP）。

维生素 B_6 主要在肝脏中被代谢，通过黄素腺嘌呤二核苷酸（FAD）和烟酰胺腺嘌呤二核苷酸依赖酶的作用，磷酸吡哆醛经过脱磷酸化并被氧化生成 4- 吡哆酸和其他无活性的代谢物由尿液排出体外。

因此，维生素 B_6 在体内的代谢过程与其他维生素有着密切的联系。

3. 生理功能

维生素 B_6 在体内主要以磷酸吡哆醛的形式参与氨基酸、糖原、脂肪及核酸的代谢。磷酸吡哆醛和磷酸吡哆胺作为体内很多酶的辅酶成分，参加一系列重要的生物转化，如氨基酸的转移、氨基酸的脱羧、氨基酸的羟化以及氨基酸的脱氨，必需脂肪酸的转变，以磷酸化酶的辅酶形式参与糖原代谢。

（1）参与氨基酸代谢　维生素 B_6 参与所有氨基酸的代谢。5′-磷酸吡哆醛（PLP）是氨基酸代谢中 100 多种酶的辅酶，在氨基酸代谢中，发挥着重要作用。

如丙氨酸、天门酰胺、精氨酸、天冬氨酸、半胱氨酸、赖氨酸、苯丙氨酸、色氨酸、酪氨酸等的转氨基作用；色氨酸、组氨酸、酪氨酸、多巴等的脱羧基作用都需要维生素 B_6；色氨酸合成 5- 羟色胺、酪氨酸转化为去甲肾上腺素和组氨酸合成组胺等；中枢神经系统中谷氨酸转化为 γ- 氨基丁酸、含硫氨基酸如半胱氨酸去硫和蛋氨酸转化为牛磺酸等也都需要维生素 B_6 参与。

（2）参与糖原与脂肪酸代谢 维生素 B_6 参与葡萄糖代谢，是糖原磷酸化酶的辅助因子，催化肌肉与肝脏中的糖原转化。维生素 B_6 还参与亚油酸转变成花生四烯酸和胆固醇的合成与转运。

（3）对神经系统的作用 维生素 B_6 可促进大脑中 γ- 氨基丁酸的合成，间接扩张血管，促进大脑血液循环；提高葡萄糖磷酸酯酶的活性，增加乙酰胆碱的合成；许多需要 PLP 参与的酶促反应，均可以使神经递质水平增高，包括 5- 羟色氨、牛磺酸、多巴胺、去甲肾上腺素、γ- 氨基丁酸等。

（4）对免疫功能的影响 维生素 B_6 促进抗体的合成，缺乏时，机体抗体形成减少，抵抗力下降。但维生素 B_6 对机体免疫力的影响与年龄有一定的关系。给老年人补充足够的维生素 B_6，有利于淋巴细胞的增殖。近年来研究提示，磷酸吡哆醛可通过参与 1- 碳单位代谢而影响到免疫功能。维生素 B_6 缺乏将会损害 DNA 的合成，这个过程对维持适宜的免疫功能也是十分重要的。

（5）参与某些微量营养素的转化与吸收 在色氨酸转化为烟酸的过程中，会受到机体维生素 B_6 营养状况的影响。肝脏中 PLP 水平下降时，会影响烟酸的合成。此外，维生素 B_6 还可促进铁、锌、维生素 B_2 的吸收。

（6）防治慢性病的作用 同型半胱氨酸血症已被认定为心血管疾病的危险因子，而维生素可降低同型半胱氨酸的含量，有前瞻性研究结果显示，叶酸及维生素 B_6 的良好营养状况可降低心肌梗死和致死性冠心病的风险。

4. 缺乏与过量

（1）缺乏 食物中维生素 B_6 存在广泛，因此因膳食摄入不足引起的原发性维生素 B_6 缺乏并不常见，但临界轻度缺乏较多见，通常同时伴有其他 B 族维生素的缺乏。抗结核药异烟肼与维生素 B_6 形成复合物而诱发维生素 B_6 的缺乏。

维生素 B_6 缺乏的主要症状表现为眼、鼻与口腔周围皮肤脂溢性皮炎，可扩大至面额、耳后、阴囊及会阴处；颈项、前臂和膝部出现色素沉着；唇裂、舌炎等口腔炎症；易激动、忧郁、失眠、精神萎靡、步行困难等。维生素 B_6 缺乏对幼儿的影响较成人更大。婴儿缺乏维生素 B_6 会出现烦躁、肌肉抽搐和惊厥，肌肉注射维生素 B_6 几分钟即可恢复。但长期缺乏维生素 B_6 可使体重停止增长，引起低色素性贫血，给予吡哆醇后症状消失，但体内色氨酸转化为烟酸的能力恢复很慢。维生素 B_6 缺乏时还可出现低色素性小细胞贫血，用铁剂治疗无效，但给予维生素 B_6 后，血象恢复正常。

（2）过量　维生素 B_6 的毒性比较低，经食物摄入大量维生素 B_6 不会产生毒副作用。通过补充剂或药物给予大剂量的维生素 B_6 会引起严重副作用，主要表现为感觉神经疾病。但这种副作用一般在摄入剂量超过 500mg/d 时才可观察到，摄入在 250mg/d 以下时对大多数人是安全的。

5. 膳食参考摄入量与食物来源

血浆中 PLP 浓度能反映机体维生素 B_6 的贮存情况，有研究显示，如果血浆 PLP 浓度维持在 30mmol/L，则不会出现因维生素 B_6 缺乏而引起的症状。因此，将能够使血浆 PLP 浓度维持在 30mmol/L 的摄入量作为维生素 B_6 的 EAR。

许多因素可影响机体对维生素 B_6 的需要。如维生素 B_6 与氨基酸代谢的关系密切，因而需要量应随着膳食蛋白质摄入量的增高而增高；肠道细菌合成维生素 B_6 的量、人体对其吸收利用的程度，人体生理状况及服用药物状况等也可影响维生素 B_6 的需要量。正常情况下，维生素 B_6 不易造成人体缺乏。研究结果提示，每摄入 1 克蛋白质时维生素 B_6 的摄入量为 0.019mg。妊娠、哺乳期应适当增加。当口服避孕药、异烟肼治疗时，维生素 B_6 需要量也应增加。

2013 年《中国居民膳食营养素参考摄入量》成年人维生素 B_6 的 EAR 为 1.2mg/d，RNI 为 1.4mg/d，可耐受最高摄入量（UL）为 60 mg/d，其他人群维生素 B_6 的推荐摄入量详见中国营养学会官网。

维生素 B_6 普遍存在于各种动植物食物中，但一般含量不高，动物性食物相对含量高些（表 3-37）。植物性食物中为吡哆醇与蛋白质结合，不易被吸收；吡哆醛、吡哆胺存在于动物组织，较易吸收。含量最高的食物为白色肉类（如鸡和鱼），其次为肝脏、全谷类产品（特别是小麦）、坚果、蛋黄中，但奶制品中相对较少；谷类维生素 B_6 主要集中于胚芽和糊粉层，食品加工过程损失较多。不同的食物和加工贮存可能导致 10% ～ 50% 维生素 B_6 的损失。

表 3-37　常见食物中维生素 B_6 的含量（mg，以每 100g 可食部计）

食物名称	维生素 B_6 含量	食物名称	维生素 B_6 含量	食物名称	维生素 B_6 含量
辣椒（青、尖）	0.2	金枪鱼	0.5	芹菜	0.3
小红尖辣椒	0.8	鸡胸脯肉	0.5	马铃薯	0.3
榛子（熟）	0.6	鸡翅	0.3	韭菜	0.2
葵花子（熟）	0.9	猪肉	0.2	西蓝花	0.2
黄豆	0.5	猪肝	0.3	丝瓜	0.1
腰果	0.4	牛肉	0.3	油菜	0.1

摘自：《中国居民膳食营养素参考摄入量》，2013 版，中国营养学会编著，（P377），科学出版社

（六）维生素 B_{12}

维生素 B_{12} 是唯一含有金属元素的水溶性维生素。自然界中存在的维生素 B_{12} 由微生物合成，动、植物都不能合成。维生素 B_{12} 与人体健康息息相关，参与蛋白质、脂肪和碳水化合物等生物大分子在体内的转化和利用，在造血系统中促进红细胞的发育和成熟，使机体的造血功能处于成熟状态，参与 DNA 的合成；还能维持中枢神经系统与外周神经系统的功能健全，稳定情绪，消除烦躁不安，增强记忆力。

1. 结构与理化性质

维生素 B_{12} 结构复杂是一组含钴的类咕啉化合物，结构中含有钴（ Co^{3+} ）和氰基（CN），故又称氰钴胺素或钴胺素。

维生素 B_{12} 在水溶液中溶解度较大，不溶于有机溶剂，在 pH 4.5～5.0 的弱酸条件下最稳定，在强酸（pH<2）、强碱环境中易被破坏，遇热有一定程度的破坏，但快速高温消毒损失较小。日光、氧化剂及还原剂均可使其受到破坏。

2. 吸收与代谢

食物中的维生素 B_{12} 与蛋白质结合，进入消化道，在胃酸、胃蛋白酶、胰蛋白酶的作用下，维生素 B_{12} 被释放而游离出来，然后与胃底黏膜分泌的一种"内因子（IF）"的糖蛋白结合为复合物。维生素 B_{12}-IF 复合物对胃蛋白质酶稳定，进入肠道后，因回肠黏膜表面具有维生素 B_{12}-IF 受体而被吸收。有游离的钙或碳酸氢盐时，有利于维生素 B_{12} 的吸收。而与未与 IF 结合的游离维生素 B_{12}，则不能吸收，随粪便排出。

维生素 B_{12} 吸收以后，即与血浆中的特异性蛋白质结合成维生素 B_{12} 运输蛋白，包括转钴胺素Ⅰ、Ⅱ、Ⅲ（TcⅠ、TcⅡ、TcⅢ），维生素 B_{12} 与 TcⅡ结合后，被运往至细胞表面具有 TcⅡ受体的细胞和组织，如肝脏、肾脏、骨髓、红细胞、胎盘等。血浆中其他的维生素 B_{12} 则与 TcⅠ、TcⅢ结合，运送至肝脏代谢后，从尿液排出。

因此，当各种原因导致胃酸分泌过少、胰蛋白酶分泌不足、回肠疾病以及 TcⅡ蛋白质合成减少时，都会影响维生素 B_{12} 的吸收与运输。维生素 B_{12} 在人体内的贮存量很少，仅 2～3mg，主要贮存于肝脏。食物中的维生素 B_{12} 每天约 2% 由胆汁排出，绝大部分经肠肝循环，在回肠被重吸收。有研究表明，体内贮存的维生素 B_{12} 可满足人体 6 年以上的需要。因此，维生素 B_{12} 一般不易造成缺乏。

3. 生理功能

维生素 B_{12} 主要以辅酶的形式即甲基钴胺素（甲基 B_{12} ）和脱氧腺苷钴胺素（辅酶 B_{12} ），参与体内的生化反应。

（1）参与蛋氨酸的合成　甲基钴胺素作为蛋氨酸合成酶的辅酶，从 5- 甲基四氢叶酸获得甲基后转而供给同型半胱氨酸，并在蛋氨酸合成酶的作用下合成蛋氨酸。

（2）参与脂肪酸代谢，促进红细胞的发育成熟　脱氧腺苷钴胺素作为甲基丙二酰 CoA 异构酶的辅酶参与甲基丙二酸向琥珀酸的转化反应。人体内的代谢过程中，甲基丙二酰 CoA 转变为琥珀酸 CoA 的过程需要甲基丙二酰 CoA 异构酶。此外，维生素 B_{12} 对红细胞的成熟起着重要的作用，可能和维生素 B_{12} 参与 DNA 的合成有关。

（3）提高叶酸的利用率　维生素 B_{12} 具有保护叶酸在细胞内转移和贮存，增加其代谢效率，促进碳水化合物、蛋白质、脂类的代谢。

（4）保护神经系统　缺乏维生素 B_{12} 时，可引起神经系统功能障碍、脊髓变性、并可能会引起严重的精神症状。儿童缺乏维生素 B_{12} 的早期表现为情绪异常、表情呆滞、反应迟钝。

（5）促进红细胞的发育与成熟，预防恶性贫血　维生素 B_{12} 对红细胞的生成和铁的吸收等造血过程是不可缺少的。在造血系统中主要促进红细胞成熟，维生素 B_{12} 缺乏时，细胞内脱氧尿嘧啶核苷酸转化为脱氧胸腺嘧啶核苷酸的生化过程受阻，最后导致贫血。

4. 缺乏与过量

（1）缺乏　由于食物中摄入维生素 B_{12} 不足而引起的缺乏很少见，主要见于膳食中严格限制动物性食物的素食者；获得性吸收不良，如胰源性、胃源性、肝源性及肠源性疾病，老年人和胃肠道疾病患者（如老年人萎缩性胃炎、胃切除等）因胃酸分泌过少引起维生素 B_{12} 的吸收不良；对维生素 B_{12} 的需要量增加，如妊娠、产后、寄生虫感染（绦虫感染）；少见于先天性维生素 B_{12} 的吸收障碍，如先天性缺乏内因子等。

缺少维生素 B_{12} 时，体内所有细胞的功能均受影响，但对细胞分裂迅速的组织影响最为严重。其典型的临床表现是巨幼红细胞性贫血，因维生素 B_{12} 缺乏抑制了蛋氨酸合成酶，导致蛋氨酸合成及由 5- 甲基四氢叶酸转变成四氢叶酸减少，使红细胞的 DNA 合成受到阻碍，不能进行细胞分裂、分化为成熟的红细胞，而引起巨幼红细胞性贫血，即恶性贫血。维生素 B_{12} 缺乏还会使神经鞘脂肪发生缺陷，引起神经组织的损害，往往由周围神经开始，逐渐向中心发展累及脊髓和大脑，可出现精神抑郁、记忆力下降、四肢震颤等神经症状。

（2）过量　目前尚无维生素 B_{12} 毒性反应的报道，据研究显示每日口服达 $100\mu g$ 维生素 B_{12} 未见明显反应。其无毒副作用反应水平为 $3000\mu g$，可观察到的最低毒副作用剂量尚未确定。

5. 膳食参考摄入量与食物来源

人体需要的维生素 B_{12} 的量很低，故很难确定，我国目前还没有维生素 B_{12}

的研究数据，主要根据国外的调查资料，仅提出维生素 B_{12} 的 EAR 和 RNI。2013 年《中国居民膳食营养素参考摄入量》成年人维生素 B_{12} 的 EAR 为 2.0μg/d，RNI 为 2.4μg/d。其他人群的维生素 B_{12} 推荐摄入量详见中国营养学会官网。

植物性食物中基本不含维生素 B_{12}。在一定条件下，人肠道微生物可以合成一部分。维生素 B_{12} 的主要食物来源是动物性食物，肉类及其制品、动物内脏肝脏、鱼、禽、贝类及蛋类，奶类及其奶制品含量较少（表 3-38）。

表 3-38　常见食物中维生素 B_{12} 的含量（mg，以每 100g 可食部计）

食物名称	维生素 B_{12} 含量	食物名称	维生素 B_{12} 含量	食物名称	维生素 B_{12} 含量
牛肝	87.0	沙丁鱼	9.0	鸭蛋	5.4
羊肝	81.0	牡蛎	8.7	鸡蛋	1.1
猪肝	26.0	青鱼	4.2	鸡蛋黄	1.9
鸡肝	16.8	鳕鱼	2.1	脱脂奶	0.5
牛肉	2.8	海鲈鱼	1.7	全脂奶	0.4
猪肉	0.9	龙虾	1.4	酸奶	0.4

摘自：《中国居民膳食营养素参考摄入量（2013 版）》，中国营养学会编著，（P383），科学出版社

（七）叶酸

叶酸（folic acid）旧称维生素 M、维生素 Bc、U 因子、Wills 因子、干酪乳酸菌生长因子等，属于 B 族维生素。1930 年英国科学家 Lucy Wills 从酵母中得到一种可治疗营养性巨幼红细胞贫血的因子，后来人们发现这种因子与从肝脏中提取的抗恶性贫血病因子不同，因此，将它命名为 Wills 因子。1941 年，Michel 在研究微生物生长条件时，从菠菜叶中分离出一种可以促进乳酸杆菌生长的因子，并将其称为叶酸。1945 年，研究者鉴定并合成了蝶酰谷氨酸，证实了历史上发现的很多因子活性成分本质上都属于蝶酰谷氨酸或其衍生物，并统称为叶酸。

1. 性质

叶酸微溶于水，不溶于乙醇及其他有机溶剂。对热、光线敏感，在酸性溶液中不稳定，但在中性、碱性溶液中对热稳定。食物在烹饪加工中叶酸的损失率可达 50% ～ 90%。

2. 吸收与代谢

食物中的叶酸大多以与多个谷氨酸相结合的形式存在，在肠道中经肠黏膜细胞分泌的 γ- 谷氨酸酰基水解酶水解为游离型，主要以单谷氨酸叶酸的形式被吸收。单谷氨酸叶酸因为分子量比较小，可以直接被肠黏膜吸收，也可以通过叶酸

转运蛋白吸收。叶酸结构中谷氨酸分子数量越多，吸收率越低。一般膳食中的吸收率为 70% 左右。强化食品或补充剂中的叶酸多为单谷氨酸叶酸，因此吸收率比较高，可达 100%。

维生素 C 和葡萄糖可促进叶酸吸收，锌作为叶酸结合的辅助因子，对叶酸的吸收也起着重要的作用。不利于锌吸收的主要因素为饮酒、吸烟、饮茶、饮咖啡及服用某些药物。动物实验表明乙醇可干扰叶酸代谢，使二氢叶酸还原酶活性下降，红细胞中叶酸含量下降；吸烟会导致血浆叶酸水平下降，吸烟者对叶酸的需求增加，若叶酸供给不足，会导致吸烟者患食道癌的风险增大，甚至是高叶酸摄入、非吸烟者的 8 倍；随机对照实验表明，饮茶可使叶酸的生物利用率降低 17.9% ～ 39.9%；药物对叶酸利用的影响是多方面的。

吸收后的叶酸通过门静脉进入肝脏，在肝中由合成酶作用重新转变成多谷氨酸衍生物后贮存。

叶酸的代谢产物主要通过尿及胆汁排出体外。

3. 生理功能

叶酸在肠壁、肝脏、骨髓等组织中，经叶酸还原酶作用，还原为具有生理活性的四氢叶酸。四氢叶酸作为体内生化反应中一碳单位转移酶的辅酶，参与体内"一碳基团"的转移。主要参与嘌呤和胸腺嘧啶的合成，而影响 DNA、RNA 的合成；参与氨基酸之间的相互转化，如丝氨酸与甘氨酸的互换、组氨酸转化为谷氨酸、同型半胱氨酸与蛋氨酸之间的互换等；参与血红蛋白及重要的甲基化合物的合成，如肾上腺素、胆碱、胆酸等。此外叶酸还影响脑内维生素 B_{12}、蛋氨酸、L-酪氨酸及乙酰胆碱的代谢反应，促进脑内神经递质合成等；叶酸与维生素 B_{12} 一起，促进骨髓红细胞的生成，预防巨幼红细胞性贫血等。

4. 缺乏与过量

由于叶酸在体内参与多种物质的代谢过程，因而其缺乏引起的损害是广泛的，主要表现如下。

（1）巨幼红细胞贫血　叶酸缺乏对细胞增殖速度较快的组织影响较大，DNA 合成受阻，骨髓中幼红细胞分裂增殖速度减慢，停留在巨幼红细胞阶段，使成熟受阻，细胞体积增大，细胞核内染色体疏松；骨髓中大的、不成熟的红细胞增多，同时因叶酸缺乏血红蛋白合成减少，因此形成巨幼红细胞性贫血。表现为精神萎靡、头晕、面色苍白，还可出现舌炎、食欲下降及腹泻等症状。

（2）对孕妇及胎儿的影响　孕妇缺乏叶酸引起胎盘发育不良而导致自发性流产，还使先兆子痫、胎盘早剥的发生率增高。叶酸缺乏的孕妇易出现胎儿宫内发育迟缓、早产及新生儿出生体重低。

胎儿体内叶酸水平一般比母亲高 3 ～ 4 倍。这与叶酸的母婴转运是一个主动转运的过程有关，胎盘中含有叶酸的高亲和受体。当母亲体内叶酸处于低水平时，胎儿体内的叶酸贮备也减少，出生后的快速生长会使叶酸很快消耗，不仅会影响生长发育，也会导致巨幼红细胞贫血。

孕早期叶酸缺乏会引起胎儿神经管畸形（neural tube defect，NTD）。神经管畸形是指由于胎儿在母亲体内发育至第 3～4 周时，神经管未能闭合导致的先天性缺陷。出现脊柱裂（spina bifida）、脑膨出（encephalocele）、无脑（encephalocele）等中枢神经系统发育异常。脊柱裂患儿虽然可以成活，但终身残疾；无脑儿则在出生前或出生后不长时间内死亡。单独神经管畸形发生率为 1.4‰～2‰，是世界上第二高发生率的先天性畸形；我国是神经管畸形的高发国家，每年有 8 万～10 万例神经管畸形儿出生，北方高于南方，全国发病率约为 3‰，北方发病率约为 6‰，南方为 1‰；发病具有明显的地域性。育龄期女性在孕前至早孕期及时补充叶酸，可有效预防 50%～70% 的神经管畸形的发生。

（3）高同型半胱氨酸血症　由于体内叶酸缺乏，5-甲基四氢叶酸合成不足，同型半胱氨酸向蛋氨酸的转换发生障碍，导致同型半胱氨酸在体内堆积，而形成高同型半胱氨酸血症。

（4）肿瘤　叶酸与 DNA 甲基化、DNA 修复和癌基因表达之间存在相互交联。最近的研究发现，血清叶酸水平降低是宫颈癌发生的危险因子；而膳食中高水平的叶酸，可降低大肠癌和食道癌的风险。

叶酸为水溶性维生素，过量从尿中排出，超出人体需要量（50μg/d）20 倍一般也不会引起中毒。但大剂量摄入叶酸可能会导致副作用，如影响锌的吸收、掩盖维生素 B_{12} 缺乏的早期表现、放射性婴儿哮喘等，机制还需要进一步研究。

5. 膳食参考摄入量与食物来源

叶酸的供给量除了应考虑最低生理需要量外，还需注意其他影响因素，如叶酸的生物利用率、食物中存在的叶酸水解酶抑制因子和结合因子、不同人群对叶酸的不同需要量等。叶酸的摄入量一般以膳食叶酸当量（dietary folate equivalent，DFE）表示。成年人每日叶酸摄入量维持在 60μg 或 1μg/kg 的水平，可满足正常的生理需要，并保证体内有适量的贮存。由于食物中叶酸的生物利用率约为 50%，而叶酸的补充剂与膳食混合时生物利用率为 80%，比单纯来源于食物的叶酸利用度高 1.7 倍，因此食物中叶酸当量的计算公式为：

膳食中叶酸当量 DEF（μg）= 膳食叶酸（μg）+ 1.7 × 叶酸补充剂（μg）

中国营养学会建议，中国居民成年人叶酸 EAR 为 320μg DEF/d；RNI 为 400μg DEF/d；UL 为 1000μg DEF/d。其他人群叶酸的膳食推荐摄入量详见中国营养学会官网。

叶酸广泛存在于各种动植物性食物中。动物内脏（如肝、肾）、鸡蛋、豆类、酵母、绿叶蔬菜、水果及坚果中都含有丰富的叶酸（表 3-39）。

表 3-39　部分食物中叶酸的含量（μg，以每 100g 可食部计）

食物	含量	食物	含量	食物	含量
猪肝	236.4	绿豆	16.5	芹菜	41.7
猪肾	49.6	菠菜	347.0	番茄	132.1
瘦猪肉	8.3	小白菜	115.7	香菇	14.3
牛肉	3.0	油菜	148.7	豇豆	66.0
羊肉	2.0	蒜苗	90.7	豌豆	82.6
鸡肝	80.0	韭菜	61.2	橘	52.9
鸡肉	5.0	茼蒿	114.3	香蕉	29.7
鸡蛋	75.0	卷心菜	39.6	苹果	6.3
鸭蛋	24.8	生菜	49.6	菠萝	24.8
带鱼	2.0	洋葱头	32.9	葡萄	9.9
草鱼	1.5	莴笋	18.2	山楂	24.8
鲤鱼	1.5	西葫芦	40.7	草莓	33.3
胖头鱼	2.3	青椒	14.6	西瓜	4.0
虾	26.4	竹笋	95.8	梨	8.8
海米	24.8	绿豆芽	24.8	桃	3.0
奶粉	42.7	扁豆	49.6	核桃	102.6
鲜牛奶	5.5	黄瓜	12.3	蜂蜜	52.6
黄豆	381.2	辣椒	69.4	花生	104.9
青豆	28.1	茴香	120.9	大米	32.7
腐竹	147.6	小萝卜	22.5	面粉	24.8
红小豆	23.1	花菜	29.9	玉米粉	41.3
豆腐	66.1	马铃薯	15.7	小米	38.7
豆腐干	57.9	胡萝卜	33.1		

摘自：《中国营养科学全书》，葛可佑主编，（P226），人民卫生出版社，2004

（八）生物素

生物素（biotin）也称维生素 B_7 或维生素 H、辅酶 R 等。生物素是多种羧化酶的辅酶，在羧化反应中起 CO_2 载体的作用，参与碳水化合物和脂肪的代谢，影响蛋白质的合成与细胞生长。

早在 1901 年，研究者发现有一种有机物是酵母生长所必需的，因此被称为"生物活素"；1916 年和 1927 年两位研究者发现，用生鸡蛋清喂养大鼠会引起皮炎，但将鸡蛋清加热凝固后，则不会发生这种现象。随后的研究都有类似的发现，并分别命名为维生素 H、维生素 B_7 等。直到 1942 年，生物素的结构被发现，能人工合成并证实了维生素 B_7、维生素 H 等其实都是一种物质——生物素。现已认识到，大鼠皮炎是由生鸡蛋清中含有一种"抗生物素蛋白"引起的，这种糖蛋白能与生物素高度特异性结合，阻止肠道对生物素的吸收，从而引起生物素缺乏而导致的症状。

生物素是无色、无味的针状结晶，极易溶于热水，微溶于冷水，能溶于乙醇，但不溶于有机溶剂，对热稳定，一般的烹调过程不会导致生物素的破坏，但强酸、强碱和氧化剂可使其破坏，紫外线也会使其逐渐破坏。

1. 吸收、代谢与分布

食物中的生物素主要以游离或与蛋白质结合的形式出现。与蛋白质结合的生物素在肠道中分别经过蛋白酶、肠道生物素酶的作用，释放出游离的生物素被人体吸收。

生物素的吸收部位主要是小肠近端。高浓度时，以简单扩散形式吸收；低浓度时，则与载体结合主动吸收。吸收的生物素经过门静脉循环，运送至肝脏、肾脏内贮存，其他细胞内的生物素含量比较少。生鸡蛋蛋清中含有抗生物素蛋白，与生物素结合，抑制生物素的吸收；胃酸缺乏者，生物素的吸收也会减少。

人体肠道细菌可合成生物素，但合成的量不能满足人体的需要。肠道细菌合成生物素的影响因素也比较多，如碳水化合物的来源、其他 B 族维生素的存在、有无抗菌药物的存在等。因此人体还是需要从膳食中获得生物素。

生物素转运到外周组织需要生物素结合蛋白为载体。生物素经过转化后主要由尿液排出。

2. 生理功能与缺乏和过量

生物素的生理功能主要是在脱羧——羧化反应和脱氨反应中起辅酶作用，广泛参与脂肪酸、糖异生、氨基酸的代谢。

生物素缺乏主要见于以下人群：长期酗酒人群，长期酗酒会导致生物素吸收障碍；孕妇和乳母，因为需要量增加，即使正常摄入，但至少有 1/3 的孕妇会出现边缘生物素缺乏；即使哺乳期母亲膳食中的生物素达到 AI 水平，但血浆和母乳中生物素的浓度也会降低；长期生食鸡蛋者。

生物素缺乏者多以皮肤症状为主，可见毛发变细、失去光泽、皮肤干燥、鳞片状皮炎等；严重者皮炎可延伸至眼睛、鼻子和口周。此外也会伴有食欲不振、恶心、呕吐、黏膜变灰、麻木、疲乏等症状。因为生物素缺乏者有毛发改变的症状，有人建议将生物素作为强化头发和指甲的膳食补充剂，虽然相关的研究还要进一步证实，但已有将生物素运用到化妆品和保健品中，用于保持毛发和皮肤的健康。

生物素的毒性很低，目前无论是日常膳食情况下，还是治疗状态下，都未发现生物素中毒者。

3. 膳食参考摄入量与食物来源

由于生物素的研究资料不充分，因此还无法提出膳食生物素的平均需要量，只是根据膳食摄入量制定 AI。中国营养学会建议，成年人生物素 AI 为 40μg/d。其余人群详见中国营养学会官网。

生物素广泛存在于天然食物中，但与其他大部分水溶性维生素相比，含量比较低（表 3-40）。生物素含量丰富的食物主要是坚果、蛋黄、酵母、动物内脏、豆类、谷类等。谷物和蛋清中与蛋白质结合的生物素不容易降解，因此生物利用比较低。

表 3-40　常见食物中生物素的含量（μg，以每 100g 可食部计）

食物名称	含量	食物名称	含量	食物名称	含量
花生	107.9	猪肝	61.9	甘蓝	9.8
葵花子（熟）	104.0	乌鸡蛋	41.4	芥蓝	8.7
榛子（熟）	90.1	鸡蛋	9.4	豌豆苗	8.7
咖啡豆	56.1	猪舌	8.8	榴莲	8.5
杏仁（熟）	49.0	蟹	7.0	小麦粉	7.6
腰果（熟）	18.9	全脂牛奶	2.5	麦胚粉	2.0

摘自：《中国居民膳食营养素参考摄入量（2013 版）》，中国营养学会编著，（P422），科学出版社

（九）胆碱

胆碱是卵磷脂的组成成分，也存在于神经鞘磷脂中，此外胆碱还是神经递质乙酰胆碱的前体。20 世纪 30 年代，已经证实胆碱为实验大鼠正常生长所必需的营养素。虽然可以从食物中获得人类及动物所需要的胆碱，由于人和动物都不能自身合成胆碱，如果膳食中缺乏胆碱就会引起缺乏病，因此，许多营养学家将胆碱列入人体需要的营养素。

胆碱呈无色味苦的水溶性白色浆液，有很强的吸湿性，暴露于空气中能很快吸水。胆碱易与酸反应，生成更稳定的结晶，在强碱条件下也不稳定，但对热和贮存相当稳定，干燥环境中即使长时间贮存食物中胆碱的含量也没有变化；由于胆碱耐热，加工和烹饪过程中损失很少。

1. 吸收、代谢与分布

膳食中胆碱的生物利用程度取决于肠道对其的吸收率。对于成年人，摄入的部分胆碱在肠道未被吸收就被代谢。肠道细菌能部分分解胆碱，未被分解的胆碱在整个小肠都能被吸收。食物中的胆碱除了游离的胆碱，还有一些是结合型的，如胆碱酯、磷脂胆碱、鞘磷脂、磷脂酰胆碱等，胰腺和小肠黏膜都能分泌水解酶，水解结合型的胆碱，游离型的胆碱被吸收后进入肝脏门脉循环。此外，脂溶性的

磷脂酰胆碱和鞘磷脂也可以通过淋巴以乳糜微粒的形式吸收进入人体内。因此，不同来源、不同结构的胆碱生物利用率是有差别的。

胎儿和新生儿血浆或血清胆碱的浓度，高出成年时的 6 ～ 7 倍，出生后 1 周开始下降。

所有组织都通过扩散和介导转运蓄积胆碱，但在肝脏、肾脏、大脑、胎盘、乳腺对胆碱的摄取尤为重要。游离胆碱通过一个特殊的转运机制透过血脑屏障，其速率与血浆胆碱浓度相关，在新生儿，这一转运系统的效能极高，以保证大脑快速发育的需要。肝脏和肾脏都是胆碱的贮存器官和代谢器官。

2. 生理功能

在人体内，胆碱的功能与磷脂的功能相互间有密切的关系。胆碱一方面是合成其他物质的原料，同时也是作为甲基供体发挥其生理功能。

（1）促进大脑发育　这是胆碱的最重要的生理功能。人类大脑从孕晚期开始迅速增长，一直持续到出生后 5 岁左右。这个时期，神经组织中含有丰富的鞘磷脂和磷脂酰胆碱，供给神经纤维髓鞘化所需。髓鞘的形成有利于神经纤维快速、定向传导信号，保护和绝缘神经纤维，对信息的传递、大脑神经系统的正常功能至关重要。动物实验也表明，在大脑发育的敏感期补充胆碱，可促进各阶段训练记忆成绩的提高。

（2）对细胞凋亡的调控　DNA 的断裂是胆碱早期缺乏的标志，DNA 损伤对凋亡细胞的形态学变化有重要作用。胆碱减少了甲基的供应，虽然维生素 B_{12}、叶酸等也能供给甲基，但胆碱对调控细胞凋亡方面具有其他甲基供体所不能替代的功能。胆碱缺乏诱导的细胞凋亡可能与其诱导的 DNA 链断裂有关。

（3）构成生物膜的重要组成成分　胆碱在细胞膜结构和脂蛋白质结构上是重要的。在生物膜中，磷脂排列成双分子层构成膜的基质。磷脂酰胆碱是大多数哺乳动物生物膜的主要磷脂，胆碱是磷脂酰胆碱的主要组成成分。双分子层的每一个磷脂成分都可以横向移动，其结果是使双分子层结构具有流动性、柔韧性、高电极性以及对高极性分子的不通透性。

（4）促进脂肪代谢　肝脏能合成甘油三酯（TG），但不能贮存，必须与载脂蛋白及磷脂结合，形成极低密度脂蛋白（VLDL），由肝细胞分泌进入血液循环，将合成的甘油三酯运送到肝外供其他组织细胞利用。VLDL 是肝脏将合成的脂肪运输的唯一载体，而胆碱是 VLDL 的重要组成成分，如果胆碱缺乏，将导致 TG 在肝脏中沉积，脂肪聚积在肝脏中形成脂肪肝。

（5）降低血胆固醇　随着年龄的增长，胆固醇在血管中沉积引起动脉硬化，最终导致心血管疾病。胆碱和磷脂具有良好的乳化特性，能阻止胆固醇在血管内壁的沉积并清除部分沉积物，同时改善脂肪的吸收与利用，因此具有预防心血管疾病的作用。

3. 缺乏与过量

胆碱缺乏时，影响严重的器官主要是肝脏和肾脏。

（1）肝脏的变化 除反刍动物外，大部分动物缺乏胆碱时，会引起肝脏功能异常，肝脏出现甘油三酯积累，最终蔓延到整个肝脏。肝脏脂肪浸润从肝小叶中心部位开始，然后向四周扩散。胆碱缺乏的人血浆低密度脂蛋白（VLD）降低，而低密度脂蛋白由极低密度脂蛋白（VLDL）代谢而来。动物实验还表明，胆碱缺乏会引起肝癌。

（2）肾脏的变化 胆碱缺乏会影响肾脏的浓缩功能。水的重吸收、钠的分泌、肾小球滤过率、肾血流量都会出现异常，还会导致肾脏大面积出血。

（3）影响神经发育 胆碱缺乏也会引起胎儿神经管畸形。这与胆碱在蛋氨酸循环过程中参与了磷脂酰胆碱的合成有关。而磷脂酰胆碱是神经细胞膜的必要成分，因此，缺乏时不利于神经系统的发育。

目前还没有发现确凿的证据表明膳食中过量摄入胆碱会引起毒性作用。毒理学资料表明，胆碱属于低毒性，大量摄入对动物有抑制生长的作用。

4. 膳食参考摄入量与食物来源

目前对胆碱的营养状况评价还缺乏明显的特异性指标，还无法获得人群对胆碱的需要量，因此只能根据膳食摄入量制定 AI。我国食物成分数据库中尚无全面的食物胆碱含量的资料。目前建议男性成年人 AI 为 500mg/d，女性为 400mg/d，UL 为 3000mg/d。

胆碱广泛存在于各种食物中，主要以卵磷脂的形式存在于细胞膜中，特别是蛋黄、肝脏、花生、麦胚、大豆中。蔬菜中莴苣、花菜的含量相对比较高（表3-41）。

表 3-41 常见食物中胆碱的含量（mg，以每 100g 可食部计）

食物名称	含量	食物名称	含量	食物名称	含量
猪肝	359	猪肉（里脊）	60	花生（烤）	36
牛肉干	179	虾仁	59	腐竹	34
牛肝菌	139	蜂蜜（槐花）	58	茶树菇（干）	27
豆腐皮	137	燕麦片	54	豆腐（北豆腐）	27
鸡蛋（红皮）	124	小米（黄）	51	玉米粒（黄、干）	23
带鱼	108	全脂奶粉	48	牛奶	22
葵花子（熟）	103	腰果（熟）	46	鸡胸脯肉	14
鸡腿菇（干）	94	小麦粉（标准粉）	42	豆浆	6
开心果（熟）	90	牛肉	39		
松子（熟）	69	挂面	37		

摘自：《中国居民膳食营养素参考摄入量（2013 版）》，中国营养学会编著，（P415），科学出版社

（十）维生素C

维生素C又称抗坏血酸（ascorbic acid）。公元前1550年，古埃及医学书籍记载了维生素C缺乏病，即坏血病；公元前450年，希腊医学书籍中详细描述了坏血病的临床症状。在以后的十几个世纪中，维生素C缺乏所引起的对人类危害有过多次的记载。如1497年，葡萄牙船队围绕好望角航行时，160名船员中的100名因坏血病丧生；1740年，英国海军上将率领6艘船只和1955名船员作全球航行，4年后返航时，丧失了5艘船和1051名船员。这些丧生的船员中，有一半死于坏血病；15和16世纪，坏血病曾涉及整个欧洲，以至于医生怀疑所有疾病都与坏血病有关。1747年，英国军医在一个的机会发现柑橘和柠檬有治疗坏血病的作用，并将其列入英国海军军用口粮。20世纪初，人们又发现许多蔬菜和水果也具有治疗坏血病的作用，许多学者因此开展了大量的研究，直到1933年，科学家们研究出维生素C的结构，并人工合成维生素C成功，至此，维生素C缺乏引起的坏血病才能得到根本的防治。

维生素C除可治疗和预防坏血病外，还与维生素E、谷胱甘肽、硒等其他因子一起，在细胞的抗氧化中发挥作用，对人体的生理功能也表现出多样性。

1. 结构与理化性质

维生素C是含有6个碳原子的酸性多羟基化合物，分子式为$C_6H_8O_6$，分子中C_1和C_4位上形成内酯环，其分子中第C_2和C_3位碳原子上两个相邻的烯醇式羟基极易被氧化，解离而释放出H^+而显酸性，结构如图3-47所示。

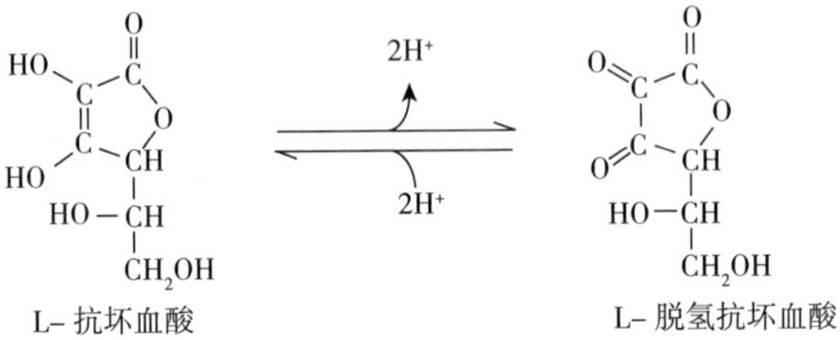

图3-47　维生素C的结构

图片来源：*Understanding Nutrition*，（P322），第13版，2013

自然界存在维生素C有L型和D型，具有生理活性的是L-抗坏血酸。L-抗坏血酸极易氧化脱氢，形成L脱氢抗坏血酸。因它在体内可以还原为L抗坏血酸，所以仍具有生物活性。但脱氢抗坏血酸继续氧化，生成二酮古乐糖酸等，因反应为不可逆而完全失去活性。

维生素C分子中C_3位上的烯醇式羟基极易解离而释放出氢原子，所以维生素C虽无羧基，但仍具有机酸的性质，具有很强的酸性，pH 2.5；而C_2位上烯醇式羟基由于受到共轭体系的影响，难以使氢释放。同时，由于抗坏血酸分子中烯醇式羟基的氢能以氢原子的形式释放，又使它具有很强的还原性，这都决定了它在营养意义上的重要作用。

维生素 C 在水中溶解度极大，微溶于乙醇，几乎不溶于脂肪及脂溶剂。在酸性环境中相当稳定，但在中性及碱性溶液中易被破坏。维生素 C 的特殊结构决定了它本身性质的不稳定性。它对氧很敏感，极易被氧化，特别是有某些重金属离子（铜、铁等）存在时，可加速其氧化破坏。氧化酶及某些含铜酶，如抗坏血酸氧化酶、多酚氧化酶、细胞色素氧化酶及过氧化物酶等都能催化维生素 C 的氧化破坏。遇到空气、光、热、碱性物质等可加快其氧化破坏的速度。所以维生素 C 是一种在外界环境中最易受到破坏损失的营养素。

2. 吸收与利用

食物中的维生素 C 在小肠通过钠依赖的转运过程或扩散方式迅速被吸收。食物中的摄入量为 30～200mg 时，吸收率可达 80%～100%；摄入量为 500mg 时，其吸收率为 75% 左右；摄入量超过 1250mg 时，其吸收率降至 50% 以下。

吸收以后的维生素 C 分布于人体各个组织器官，肾上腺、脑、胰、脾、唾液腺等，其中以肾上腺含量最高，骨骼肌、大脑和肝脏的贮存量最大。正常情况下，成年人体内维生素 C 代谢活性池中约有 1500mg 维生素 C，最高贮存峰值可达 3000mg。维生素 C 的总转换率为 45～60mg/d，每日可用去总量的 3% 左右，一般说来，随着年龄的增大，机体各组织中维生素 C 含量会逐渐减少。

大部分的维生素 C 在体内代谢分解成草酸或与硫酸结合生成抗坏血酸 -2- 硫酸通过肾脏由尿液排出，另一部分可直接由尿液排出体外。尿液中维生素 C 的排泄量与摄入量和机体维生素 C 贮存有关，人体维生素 C 的摄入量为 60～100mg/d 时，可以在尿液中检测出维生素 C；当摄入量小于 60mg/d 时，尿液中几乎没有维生素 C 的排出。此外，汗液和粪便也有少量维生素 C 的排出。

3. 生理功能

（1）参与羟化反应 羟化反应是机体许多重要物质合成或分解的必要步骤。

促进胶原蛋白的合成：人体细胞是靠细胞间质将它们连接起来，细胞间质中有一种成分为胶原蛋白，它是皮肤、软骨、牙齿和瘢痕组织的主要成分，同时还参与骨骼的构成。毛细血管间质、结缔组织中都含有胶原蛋白。胶原蛋白是含有大量羟脯氨酸和羟赖氨酸的纤维状蛋白质，它们分别是由脯氨酸和赖氨酸的羟基化形成，维生素 C 的作用在于活化脯氨酸羟化酶和赖氨酸羟化酶，促进脯氨酸、赖氨酸向羟脯氨酸和羟赖氨酸转化。机体创伤口的愈合需形成新的胶原连接组织，需要有大量的维生素 C 参与。伤口组织愈合时，该组织会聚积大量的维生素 C；成纤维细胞也迁往伤口周围，并开始合成脯氨酸和赖氨酸等短小的胶体单体。在维生素 C 的作用下，成纤维细胞在细胞外间隙处分泌这些单体并结合成更长的胶原纤维，将各细胞连接起来以增加伤口组织的强度；伤口愈合后还需维持高浓度的维生素 C 以保养所形成的胶原。就在此时，如果维生素 C 不足会加快胶原的损失速度，导致伤口愈合组织强度降低，易于断裂。

促进神经递质合成：维生素 C 作为羟化酶的辅酶促进神经递质的合成，5-羟色胺、去甲肾上腺素合成时，都需要羟基化作用才能完成。

促进类固醇的羟化：维生素 C 在体内还参与类固醇的羟化反应，促进代谢进行，如促进胆固醇转化成胆汁酸、皮质激素及性激素，减慢组织中胆固醇的积累，降低肝脏和血浆胆固醇水平，从而在预防心血管疾病上发挥作用。同时它对胶原形成的促进作用和维持血管壁的健康也十分重要。

促进有机物或毒物羟化解毒：维生素 C 可增强混合功能氧化酶的活性，因而促进有机物和毒物在体内的羟化解毒过程。

（2）抗氧化作用　抗坏血酸是一种活性很强的水溶性抗氧化剂，与脂溶性抗氧化剂协同作用，构成体内氧化还原体系，参与机体还原超氧化物、羟自由基及其他活性氧化物，清除自由基。

促进抗体形成：抗体分子中含有数量比较多的二硫键（—S—S—），这些二硫键是由二个半胱氨酸组成的，所以抗体的合成不能缺少半胱氨酸；人体膳食中含有丰富的胱氨酸，需要转化为半胱氨酸才能参与抗体的形成，体内高浓度的维生素 C 有助于胱氨酸还原为半胱氨酸。

改善对钙、铁和叶酸的吸收利用：维生素 C 作为一种还原剂，将三价铁转化成二价铁，促进铁在肠道中的吸收，并促使运铁蛋白的铁转移到器官铁蛋白中，以利于铁在肝脏、脾、骨髓的贮存。维生素 C 促进钙的吸收，在胃中形成一种酸性介质，防止不溶性钙络合物的生成及发生沉淀。叶酸要转化为四氢叶酸后，才发挥生理活性作用，维生素 C 对叶酸的还原，对防止哺乳期婴儿患巨幼红细胞性贫血具有一定的意义。

维生素 C 还具有防止氧化型低密度脂蛋白胆固醇泡沫细胞的形成，对心血管具有一定的保护作用。

维生素 C 能防止或延缓维生素 A 和维生素 E 的氧化，使生育酚自由基重新还原为生育酚；通过还原体内的氧化型谷胱甘肽，与重金属离子结合形成复合物，增加排泄，减少毒性。

（3）维生素 C 与慢性病的关系　虽然服用不同剂量的维生素 C 不能延长寿命，但由于维生素 C 的抗氧化功能，对心血管系统具有保护作用，降低患心血管疾病的风险，预防其他相关疾病。

此外，维生素 C 可预防食道癌，与维生素 C 具有抑制致癌物 N- 亚硝基化合物的形成、增加机体免疫力、抗氧化功能等有关。

4. 缺乏与过量

（1）缺乏　膳食中的维生素 C 不能满足机体的需要时，可引起维生素 C 不足或缺乏，体内维生素 C 的贮存量低于 300mg 时，将出现临床症状。维生素 C 的缺乏症为坏血病（scurvy）。

维生素 C 缺乏起病缓慢，自膳食缺乏维生素 C 发展至坏血病，一般历时 3 ～ 7 个月。早期症状大多是非特异性的，如全身无力、食欲减退、体重减轻、全身关节疼痛等。还可能出现牙龈松动、出血，皮肤干燥粗糙等症状。

进一步发展可出现全身大小不等、程度不同的出血。起初局限于毛囊和牙龈周围，进一步可发展为皮下、肌肉、关节、腱鞘等处，甚至血肿或瘀斑；内脏、黏膜也有出血，如鼻出血、血尿、月经过多等；严重时会出现心包、胸腔、腹膜及颅内出血。

维生素 C 缺乏还会引起牙龈炎症，牙龈出现红肿、出血，并有溃疡及继发感染；骨质疏松也是维生素 C 缺乏时的常见症状。维生素 C 缺乏会引起胶原合成障碍，使骨骼中的有机质形成不良而导致骨质疏松症，幼儿也会出现佝偻病。

人工喂养不当，6 ～ 12 个月的婴儿也容易患坏血病。可引起生长迟缓，烦躁和消化不良、臀部触痛和贫血等症状，发病时异常迅猛，若不及时治疗可能致命，但及时治疗恢复也很快。

（2）过量　基于人们对维生素 C 是一种必需营养素、一种活性成分或是一种药物有着不同的认识，对维生素 C 适宜摄取量的规定也有所不同。作为一种营养素，只要符合人体正常需求即可；体内一种活性成分，为了某种或某些保健功能，可以适当提高摄入量；而作为一种药物，为了医治某种疾病，短期内摄入一定剂量的维生素 C，不会带来副作用。尽管维生素 C 的毒性很小，但服用剂量过多仍可产生一些不良反应。

主要是因为维生素 C 的代谢产物为草酸盐，每天从尿液中排出的 35 ～ 40mg 草酸中有 35% ～ 50% 来源于维生素 C 的代谢产物。过量摄入维生素 C 时，草酸盐的排泄量增加，可能会导致泌尿系统结石。

当摄入维生素 C 数量超过 1g 时，尿酸排出明显增加。研究发现，每日服用 4g 维生素 C，会导致尿液中尿酸含量增加 1 倍，并因此形成尿酸盐结石增多。大剂量维生素 C 导致尿酸排泄增多的原因是维生素 C 和尿酸都在肾小管重吸收，高浓度的维生素 C 竞争性抑制了尿酸的重吸收。当每日维生素 C 的摄入量在 8g 以上时，可出现恶心、腹部痉挛、铁吸收过度、红细胞破坏及泌尿道结石等副作用。

不适当的大量使用维生素 C 可能造成维生素 C 依赖症，如果突然停用，虽然膳食中维生素 C 的供给正常，但因体内代谢仍然维持在高水平，则很快消耗体内贮备，而出现坏血病的症状。

5. 膳食参考摄入量与食物来源

维生素 C 的需要量历来争议不少，有些科学家认为所定标准只要能防止坏血病和保持正常的机体代谢即可，另一些科学家则主张把标准定得高一些，使机体组织的维生素 C 水平饱和而又不会造成危害。因而各国每日供给的标准差异很大。

我国目前还缺乏人群维生素 C 需要量的研究，主要参考国外的研究资料修订推荐摄入量。中国营养学会 2013 年修订的中国居民膳食维生素 C 参考摄入量，建议成年人维生素 C 的 RNI 为 100mg/d，UL 为 2000mg/d；维生素 C 具有预防非传染性慢性病的作用，大量研究表明，每天摄入 200mg 的维生素 C 无安全性问题，并可使血浆维生素 C 的浓度维持在接近高水平的（70μmol/L），故预防非传染性慢性病摄入量（PI-NCD）为 200mg/d。其他人群维生素 C 的 DRIs 详见中国营养学会官网。

人类和其他灵长类动物体内不能合成维生素 C，故只能依靠食物供给。维生素 C 的主要食物来源是植物性食物，特别是新鲜的蔬菜和水果，如青椒、青菜、韭菜、菠菜等深色蔬菜和花菜以及酸枣、柑橘、山楂、草莓、柠檬等水果是优质的天然维生素 C 的来源（表 3-42）。

表 3-42　常见蔬菜水果中维生素 C 含量（mg，以每 100g 可食部计）

食物名称	含量	食物名称	含量	食物名称	含量
白萝卜	19.0	白菜	37.5	辣椒（小红尖辣椒）	86.0
红心萝卜	20.0	油菜	24.0	辣椒（青）	59.0
青萝卜	7.0	西蓝花	56.0	甜椒	130.0
黄瓜	9.0	菠菜	32.0	彩椒	104.0
节瓜	39.0	蚕豆（鲜）	16.0	竹笋	5.0
西葫芦	6.0	豆角（鲜）	39.0	茄子（代表值）	5.0
冬瓜	16.0	毛豆（鲜）	27.0	樱桃番茄	33.0
红富士苹果	2	李子	5	枣（鲜）	243.0
莱阳梨	3	杏	4	枣（干）	14.0
酸梨	14	芦柑	19	酸枣	900.0
蜜桃	4	蜜橘	19	樱桃	10.0
黄桃	9	柠檬	22	红玫瑰葡萄	25
菠萝	18	沙棘	204	紫葡萄	3
椰子	6	白兰瓜	17	草莓	47

摘自：《中国食物成分表（标准版）》第 6 版，第一册，杨月欣，中国疾病预防控制中心营养与健康所主编，北京大学出版社，2018

植物组织中的维生素 C 的含量受气候、日光照量、成熟程度、植物部位、加工与烹调方法以及贮存时间等众多因素影响。一般来说，植物的日照时间长、果实成熟度高则维生素 C 含量较高。但种子例外，未成熟的种子如豌豆、绿豆和四季豆都含有一定量的维生素 C，一旦成熟，就丧失殆尽。根茎类蔬菜如马铃薯等虽然维生素 C 含量不高，但由于消费量大，也是很好的来源。谷类和豆类食物中几乎不含维生素 C，但是豆类经发芽后也产生一定量的维生素 C。

氧化酶在蔬菜中含量比较高，特别是黄瓜、白菜等含有维生素 C，同时也含有较多的抗坏血酸氧化酶，会加速对维生素 C 的破坏。这类蔬菜存放一段时间后，其中维生素 C 的含量会不同程度的有所下降。但酸枣、刺梨中含有生物类黄酮，能保护维生素 C 的稳定性。

第七节　水

水（water）是一切生命赖以生存的基础，对人体也是同样，水分不但构成人体组织成分，而且具有调节生理功能的作用，人体在缺水时生理功能受到巨大影响。人体在断食不断水的情况下可生存数周；但如断水数天，当失去全身水分10% 时即可危及生命，可见水对于生命的重要性。由于水在自然界广泛分布，比较容易获得，人们往往忽略了它的重要性，但这并不能否认水在生命活动中的重要作用。

一、水在体内的分布

人体内含有的水分总量称作总体水量（total body water，TBW）。全身总体水量占体重的 50% ～ 80%，因年龄、性别和体型等不同而有明显个体差异。新生儿总体水量最多，约占体重的 80%；婴幼儿次之，约占体重 60%；随着年龄的增长，总体水逐渐减少；12 岁以后，减至成人水平；40 岁以后随肌肉组织含量的减少，总体水量也渐减少，一般 50 岁以上男性为体重的 56%，女性为 47%。总体水量还随机体脂肪含量的增多而减少，因为脂肪组织含水量较少，仅 10% 左右，而骨骼肌的水含量达 75% ～ 80%，所以脂肪组织占体重的比例越高，体内水分的含量就越低，与普通人相比，运动员体内脂肪占体重的比例比较低，总体水量明显高于其他个体（表 3-43）。

水在体内主要分布于细胞内和细胞外。细胞内液（intracellular fluid）约占总体水量的 2/3，对维持细胞生理功能具有重要作用；细胞外液约占 1/3。细胞外液（extracellular fluid）又可分为血管内液和血管外液。血管内液是指心血管系统中所有的液体，包括动脉、静脉、毛细血管中的液体。血管外液也称为细胞间液，是指细胞周围和细胞之间的体液，负责将营养素运送到细胞，并将细胞内的代谢产物运送到排泄器官。另外一些组织中的体液，如眼球、关节腔等，也属于细胞外液，但这些体液不经常与细胞外液进行交换。

不同组织器官的含水量相差很大。在代谢旺盛的内脏器官和肌肉细胞中，水分的含量最高，而在代谢不活跃和或稳定的组织中，如脂肪和骨骼组织，水分的含量则比较低，详见表3-44。

表3-43 不同年龄性别人体中水分含量

年龄	总体水占体重的比例（%）		
	性别	均值	范围
新生儿	—	74	64～84
0～0.5 岁	—	60	57～64
12 岁～	男	59	52～66
	女	56	49～63
19 岁～	男	59	43～73
	女	50	41～60
51 岁～	男	56	47～67
	女	47	39～57

摘自：中国营养学会.《中国居民膳食营养素参考摄入量》，2013 版，科学出版社，2014

表3-44 人体各组织器官的含水量

组织器官	水分含量（%）	组织器官	水分含量（%）
血液	83.0	大脑	74.8
肾脏	82.7	肠	74.5
心脏	79.2	皮肤	72.0
肺脏	79.0	肝脏	68.3
脾脏	75.8	骨骼	22.0
肌肉	75.6	脂肪	10.0

摘自：中国营养学会.《中国居民膳食营养素参考摄入量》，2013 版，科学出版社，2014

二、人体内水平衡及调节

（一）水平衡

正常人每日水的摄取与排出处于动态平衡。机体体液及其组织成分的波动比较小，以保持体液容量、电解质、渗透压和酸碱度的相对恒定。炎热、高温作业、剧烈运动、某些疾病、创伤、感染等会造成机体内外环境发生变化，如机体代偿则内环境稳定；若机体失代偿则会导致体液的代谢紊乱、造成水、电解质和酸碱平衡失调，重者可危及生命。

人体每日都会有一部分水通过大小便、汗液等途径丢失，同时也通过饮水、食物等途径来补充这部分水。水的摄入量和排出量每日维持在 2500mL 左右。

（二）水平衡的调节

机体对水的平衡依赖两种调节的途径，即通过中枢神经系统控制水的摄入，通过肾脏控制水的排泄。体内水的平衡受渴觉感受器、渗透压感受器、垂体分泌的抗利尿激素等。

当机体缺水时，出现有效循环血常量减少、体液高渗、口腔黏膜干燥时，细胞外液中的电解质，尤其当血钠浓度增加 1% 时，可刺激下丘脑产生一种渴感刺激物，产生口渴而引发喝水行为；同时垂体分泌抗利尿激素（antidiuretic hormone，ADH），促进肾脏对水分的重吸收，减少水的排泄。当水的摄入量达到一定的程度，循环血容量增加，细胞外液渗透压下降，渴感消失，饮水行为停止。

相反，如果人体水的摄入量超过需要，细胞外液中的电解质浓度下降，下丘脑的渴感刺激物和垂体的抗利尿激素分泌都减少，口渴的感觉消失，肾脏对水的重吸收也会相应减少，从而使水的摄入减少，排泄增加，维持了机体水的平衡。

三、生理功能

（一）组成细胞和体液

成人体内总体水量占体重的 55% 左右，水广泛分布于组织细胞内外，构成人体内环境的重要部分；体内代谢活跃的组织器官水含量也比较高，充分说明了水在构成人体的内环境和组织代谢中的重要性。

正常情况下，体液在血浆、组织间液和细胞内液这三个区域，通过溶质的渗透作用，维持着动态平衡状态，即渗透压平衡。细胞内液和细胞外流的渗透压平衡，主要依靠水分子在细胞内外的自由渗透；细胞内液和细胞外液的电解质中阴离子和阳离子之间的平衡，主要通过电解质的活动与交换来维持。

当机体水摄入不足、水丢失过多或摄入比较多的盐时，细胞外液的渗透压就会增高，通过神经系统、激素、肾脏等调节机制，启动饮水行为、肾脏重吸收以及离子交换来调节水和电解质平衡，使水摄入量增多、排出减少，从而维持体液的正常渗透压。

人体大多数细胞并不与外界环境接触，而是浸润于机体内部的细胞间液中，因此细胞外流是细胞直接接触和赖以生存的环境，为区别机体所处的外环境，生理学将细胞外液称为机体的内环境；内环境的温度、渗透压和各种液体成分的相对恒定，是维持机体生命活动的必要条件。

（二）参与人体的物质代谢

水的溶解力很强，并有较大的电解力，可使水溶性物质以溶解状态和电解质离子状态存在；水具有较大的流动性，在消化、吸收、循环、排泄过程中协助营养物质的运送和废物的排泄，使人体内新陈代谢和生理化学反应得以进行。

食物中营养素的消化、吸收、代谢、转运、排泄都必须在溶解于水的状态下才能进行。食物进入口腔后，迅速与唾液混合，利于咀嚼与吞咽；当食物进入胃及小肠，胃液及肠液使食物与消化酶充分接触；消化后的营养素被吸收进入血液后，由于水使血液具有流动性，并使营养素能随血液循环进入全身各组织器官；存在于组织中的细胞间液，负责将营养素运送到细胞外膜，并协助营养素跨膜转送到细胞内液中。同样，细胞代谢的产物，如 CO_2、尿素等也通过这条途径逆向转移，被运往排泄的器官；激素、抗体等生物活性物质，也是通过血液和运输及细胞间液的作用，将其转送到靶细胞。而细胞内液作为则将各种营养素及生物活性物质运送到细胞器，以构成和维持细胞的正常功能。如果没有水作为媒介，生命中几乎所有的化学反应都会停止。

水参与体内物质代谢和生化反应，既是生化反应的原料，又是生化反应的产物；还是一种反应剂，直接参与体内的多种化学反应过程。在生化反应中，水分子被分解，提供给机体所需要的多种氢原子、氢离子、氧原子、氧离子、羟基、氢氧根离子等；许多大分子物质也通过水解分解为小分子物质。

（三）体温的调节

体内宏量营养素在代谢的过程中，氧化后释放的能量除供应人体需要的能量外，还有一部分会转化为热量维持人体的体温。但在一般情况下，机体产生的热量往往超出维持体温所需要的热量，这部分热量必须及时释放出体外。

人体释放热量的方法有热辐射和水蒸发两种，其中水蒸发是效率最高，也最为有效的释放多余热量的方法。水的比热值大，1g 水升高或降低 1℃需要约 4.2J（1kcal）的热量，人体内大量的水可以吸收代谢过程中产生的热量，使体温不至显著升高；水的蒸发热量大，在 37℃体温的条件下，蒸发 1g 水可带走 2.4J 的热量。因此在高温下，体热可随水分经皮肤蒸发熟，以维持人体体温的恒定。

（四）润滑作用

存在于关节、胸腔、腹腔和胃肠道等部位的水分，对关节、肌肉、组织有缓冲、润滑、保护作用。特别是关节腔内的水分使关节的运动更加自如，减少软骨及骨之间的磨损，保护了组织器官。

四、水合状态与人体健康

当机体水的摄入量与水的认定结果大致相等时，机体中的水处于平衡状态，称为正常的水合状态（euhydration）。水的摄入过量或不足都会影响水合状态，从而影响健康。

（一）脱水状态

水摄入过少会引起脱水状态，降低机体的认知能力、体能，还能增加肾脏疾病、心血管疾病等慢性病的发生风险。

当总体水量丢失约为体重的 1% 时，机体血浆渗透压增高，出现口渴，体能受影响。

当总体水量丢失为体重的 2%～4% 时，为轻度脱水，表现为口渴、尿少、尿呈深黄色、尿液比重增高、工作效率降低。

当总体水量丢为体重的 4%～8% 时，为中度脱水，除上述症状外，还会出现极度口渴、皮肤干燥、口舌干裂、声音嘶哑、心率加快、眼窝下陷、烦躁不安等。

总体水量丢失约为体重的 10% 时，会出现烦躁、全身无力、体温升高、血压下降、皮肤失去弹性，甚至危及生命。

总体水量丢失约为体重的 20% 时，会引起死亡。

正常情况下人体水缺乏并不常见，但在严重腹泻、呕吐、排汗过多及高热等情况下，而未能及时补充水分，则可能出现水的缺乏。

人体出现水的缺乏时往往也伴有钠等电解质的丢失，根据其丢失的程度不同，缺水可分为高渗性、低渗性和等渗性三种类型。

1. 高渗性缺水

特点是以缺水为主，电解质的丢失比较少，血钠浓度增加，因此可表现为口渴、尿少、工作效率低下等；严重时可表现为皮肤干燥、口舌干裂、声音嘶哑。一般情况下，身体健康的人在从事体力活动时，虽然水的丢失比较多，而钠的丢失比较少，呈高渗性缺水。

2. 低渗性缺水

这种情况比较少见，以丢失电解质为主。由于细胞外液呈低渗状态，可引起脑细胞水肿，肌肉细胞水肿可引起肌肉痉挛。

3. 等渗性缺水

此类脱水是水和电解质按比例丢失，体液渗透压基本上不变，细胞外液减少，而细胞内液一般不减少，有口渴和少尿的现象。常见于从事高强度体力活动的人；在高温环境下作业的工人、运动员等；高蛋白质、低碳水化合物膳食的人群也会导致水和电解质丢失，采用这种膳食控制体重的，在最初的几天体重下降明显，一般在 4 天左右达到高峰；但到第 9 天时，机体就会建立一个新的平衡，水和电解质的丢失好转。

无论是缺水还是饮水不足，对人体的健康都会造成影响。

（二）水过多

由于人体水的摄入受口渴感的调节，水的排泄又受中枢神经系统和肾脏排尿的调节，因此一般正常人不会出现因为水的摄入过多而出现水中毒（water intoxication）。但如果在短时间内大量饮用去离子等低渗水，会导致细胞外液离子浓度下降，使细胞外水大量进入细胞内，造成细胞肿大，出现乏力、肌肉痉挛等表现。如果人体摄入的水超出了肾脏的排泄能力，也会引起急性水中毒。

人体内水分增加超过正常水平的 10% 时，就会导致水肿。

五、人体水的需要量与来源

与其他营养素不同是，人体内的水分可以作为代谢的终产物在体内合成（内生水），但由于机体每日都可能通过尿液、汗液等排出一定量的水分，因此，正常情况下也需要摄入一定的水分以维持体液的平衡。

体内水的来源包括饮水和食物水及内生水三大部分。

总体水摄入量定义：将来源于食物中的水称为食物水，将来源于普通水和各种饮料的水称为饮水，两者合计构成了人体总体水的摄入量。

通常每人每日饮水约 1200mL，食物水约 1000mL，内生水约 300mL。饮水包括饮料是人体水的主要来源。酒精饮料、茶、咖啡等虽然也是水的来源，但这些饮料具有利尿的作用，可以促进水从肾脏排出。固体食物中的水是人体水的另一个重要来源。但不同种类的固体食物水分的相差比较大，天然食物中，蔬菜水果中的水分的含量比较高，而植物的种子、硬果类食物的含量比较少。内生水又称代谢水，主要为蛋白质、脂肪和碳水化合物代谢时产生的水。每克蛋白质产生的代谢水为 0.42mL，脂肪为 1.07mL，碳水化合物为 0.6mL。

体内水的排出以肾脏为主，约占 60%，其次是经肺、皮肤和粪便。一般成人每日尿量介于 500～4000mL，最低量为 300～500mL，低于此量，可引起代谢产生的废物在体内堆积，影响机体的功能（表 3-45）。

皮肤以出汗的形式排出体内的水。出汗分为非显性和显性两种，前者为不自觉出汗，很少通过汗腺活动产生；后者是汗腺活动的结果。一般成年人经非显性出汗排出的水量为 300～500mL，婴幼儿体表面积相对较大，非显性失水也较多。经肺和粪便排出水的比例相对较小，但在特殊情况下，如胃肠道炎症引起的呕吐腹泻时，可发生大量失水。

中国营养学会 2013 年对中国居民水的适宜摄入量，建议男性和女性当处于温和气候条件下，轻体力活动水平下，每天饮水量分别为 1.7L/d 和 1.5L/d；如果在高温或进行中等以上的体力活动时，应适当增加饮水量。

表 3-45　人体每日水的平衡

项目	排出（mL）	项目	摄入（mL）
尿液	1500	水及饮料	1200
皮肤非显性出汗（蒸发）	500	食物	1000
肺呼出液体	350	内生水	300
粪便	150	—	—
合计	2500	合计	2500

摘自：中国营养学会，《中国居民膳食营养素参考摄入量》，2013 版，科学出版社，2014

第八节　其他膳食成分

人类食物中除含有营养素外，还含有数量更多的，超过数千种的其他生物活性物质。它们对机体健康的影响越来越引起人们的关注，每年都有此类物质在对人体健康及疾病预防中的重要发现，很多实验室和流行病学研究都证实，食物中的许多生物活性成分有助于预防慢性疾病的发生，如膳食纤维的适量摄入有助于人体健康的维护。萜类化合物、酚类化合物、有机硫化物等，均具有抗肿瘤、抗氧化、抗炎症活性；在调节血糖、血压、血脂等方面好具有一定的功效；在免疫调节、保护肝脏等方面也发挥着积极的作用。

食物中的生物活性物质既有来自植物性食物的，也有来自动物性食物，它们不仅对人体的健康有一定的调节作用，还为食物带来了丰富的色彩和不同的风味。因此，了解这些生物活性成分，不但对促进健康、预防疾病具有重要意义，也为合理烹饪提供依据。

一、植物化学物

来自植物性食物中的生物活性成分，称为植物化学物（phytochemical），是指只存在于植物中的，除传统营养素以外的低分子量的生物活性物质，又称植物中的次级代谢产物（primary metabolites）。这些次级代谢产物是生物进化过程中，植物维持其与周围环境相互作用的生物活性物质。这些生物活性物质对植物而言，具有许多重要的功能，如保护自身不受环境中昆虫、微生物及杂草的侵害；作为植物生长调节剂或形成植物色素等。每种植物中含有不同的植物化学物；不同的植物化学物的生物活性也各不相同。

过去一直以为,有些植物中的次级代谢产物是一些天然毒素,对人体的健康也存在不同程度的危害。如十字花科植物中的芥子油苷、豆科植物中的皂苷等。但随着对植物化学物的不断研究,发现许多植物化学物对人体的健康具有有益和有害的双重作用。例如过去认为豆类植物存在蛋白酶抑制因子对人体蛋白质的消化吸收具有干扰作用,但现在却发现它具有明显的抗氧化作用和抑制肿瘤的作用。

迄今为止,人们对天然存在的植物化学物了解得并不多。从结构上讲,估计植物化学物的种类有 60000 ～ 100000 种;从数量上讲,植物化学物的含量又微乎其微。据估计,普通混合膳食每天摄入的植物化学物约为 1.5g,但对于素食者来说获得的植物化学物要多一些。

(一)植物化学物的分类

植物化学物的种类繁多,主要是按其化学结构或其功能特点进行分类,表 3-46 中的植物化学物是膳食中摄入比较多的,且是功能相对明确的常见植物化学物。

某些植物化学物可以归属于多个分类中,如花色苷是花青素的糖苷结构,既属于酚类化合物,又属于苷类;绿原酸既属于酚类,又属于有机酸。

表 3-46 植物化学物的分类及常见种类

名称	按化学结构分类	常见种类	生物活性	主要食物来源
酚类化合物	苯丙烷类	姜黄素、香豆素	抗氧化、抗炎、抑制肿瘤、调节毛细血管功能	各类植物性食物,尤其是深色水果、蔬菜
	类黄酮	儿茶素、大豆异黄酮、花色苷、槲皮素、葛根素		
	酚酸	绿原酸		
	单宁	原花青素		
	其他(二苯乙类烯类、醌类等)	白藜芦醇		
萜类化合物	单萜	月桂烯、苧烯	杀菌、镇静、抑制肿瘤作用;增强免疫功能,预防眼病	柑橘类水果,玉米、绿色、黄色蔬菜
	倍半萜	青蒿素		
	二萜	甜菊苷、穿心莲内酯		
	三萜	三萜皂苷(人参皂苷、红景天苷、罗汉果甜苷)		
	四萜	类胡萝卜素(番茄红素、叶黄素)、虾青素、植物固醇(β-谷固醇、豆固醇)		

名称	按化学结构分类	常见种类	生物活性	主要食物来源
有机硫化物	二价硫化合物、高价硫化合物	大蒜素、异硫氰酸盐、硫辛酸、吲哚–3–甲醇	杀菌、防腐、镇静、抑制肿瘤	十字花科和葱蒜类蔬菜
含氮化合物	胺类、硝基化合物、重氮化合物、偶氮化合物	生物碱（辣椒素、甜菜碱）、生氰苷、非蛋白氨基酸	镇静、抗焦虑和降血压功能	龙眼、青稞籽粒、裸大麦籽粒、糙米胚芽、菠菜、大麦芽
苷类	氧苷、硫苷、氮苷、碳苷	皂苷、芥子油苷	抗菌及抗病毒、抗氧化、增加机体免疫力；抑制肿瘤的作用	百合科和薯蓣科、五加科和伞形科、十字花科植物
有机酸	芳香族有机酸	苯甲酸、水杨酸、咖啡酸	—	苹果酸主要存在于苹果、葡萄、山楂等仁果类水果中；柠檬酸主要存在于柑橘类果实中，以柠檬含量最高；植酸主要存在于植物的种子、根干及茎中，其中以豆科的种子、谷物的麸皮和胚芽中含量最高
	脂肪族有机酸	酒石酸、草酸、苹果酸、柠檬酸		
	其他(有机磷酸)	植酸		

（二）常见的植物化学物

1. 酚类化合物

酚类化合物是植物众多次生代谢产物中最常见，也是最重要的一类化合物。目前已知的酚类化合物有8000多种，在植物中有着广泛的分布，常见的有儿茶素、大豆异黄酮、花色苷、槲皮素、葛根素、姜黄素、香豆素、绿原酸、原花青素、白藜芦醇等。

酚类化合物一般有着芳香的气味，呈弱酸性，在环境中易被氧化。

某些酚类化合物，如茶多酚、花色苷、原花青素、姜黄素等具有天然色泽，呈现出植物性食物特有的缤纷色彩。

酚类化合物在体内发挥着抗氧化、抗炎、抑制肿瘤、调节毛细管功能等生理功能，同时，大豆异黄酮还具有雌激素样作用。

茶多酚的主要食物来源为各种茶叶和茶饮料；绿原酸在蔬菜、水果和咖啡饮品中含量比较多；白藜芦醇主要存在于葡萄、桑葚、菠萝、花生等果实或植物中；大豆及豆制品是大豆异黄酮的主要来源；花色苷主要存在于深色浆果、蔬菜、谷薯类及制品；原花青素主要存在于水果、蔬菜、坚果、花朵及树皮中，其中以葡萄和蔓越橘中含量更高；槲皮素广泛存在于多种植物的茎、花、叶及果实中，以苷的形式存在，经酸水解可得槲皮素，详见表 3-47。

表 3-47　酚类化合物的食物来源及含量

分类	食物	含量	食物	含量
儿茶素 （mg/g）	黄山毛尖	83.57	铁观音	26.24
	大叶青茶	61.65	红茶	8.39
	西湖龙井	51.58	普洱茶	3.76
绿原酸 （mg/100g）	绿色咖啡豆（干）	6000～10000	茄子	60
	菊苣	260	樱桃	15～60
	浓咖啡	150～175	甘薯	10～50
	蓝莓	50～200	朝鲜蓟	45
	向日葵仁	63.0～79.1	苹果	6.2～38.5
白藜芦醇 （μg/100g）	桑葚	2688	蒲桃	455
	干葡萄皮（红、白）	2406	假槟榔	218
	鲜葡萄皮（红）	1845	可可粉	185
	菠萝	912	大蒜叶	173
	水煮花生	510	冬笋	120
大豆异黄酮 （mg/100g）	腐竹	193.88	腐竹（熟）	50.70
	大豆蛋白提取物	97.43	豆腐（炸）	48.35
	豆腐干	67.49	豆面酱	42.55
	大豆（煮，发酵）	58.93	黄豆芽	40.71
	豆片	54.16	腐乳	39.00

续表

分类	食物	含量	食物	含量
花色苷 （mg/100g）	桑葚	668.05	黑豆	125
	黑米	622.58	黑布林	86.95
	紫包菜	256.06	紫苏	80.66
	杨梅（黑）	147.54	黑加仑	71.21
	茄子皮	145.29	红豆	63.64
原花青素 （mg/100g）	肉桂（粉）	8108.2	榛子	490.8
	葡萄籽（干）	2872.0	红小豆	446.0
	高粱	1893.3	红葡萄酒	293.0
	芸豆（红色）	756.6	开心果	226.4
槲皮素 （mg/100g）	萝卜叶	70.37	西洋菜	29.99
	香菜叶	52.9	红薯	16.94
	茴香叶	48.8	辣椒	15.98
	野樱桃	42.81	辣椒（绿）	14.7
	洋葱（红）	31.77	芦笋	13.98
姜黄素 （mg/100g）	姜黄	3100	咖喱粉	50～580

摘自：《中国营养科学全书》，第2版，杨月欣，葛可佑总主编，（P412），人民卫生出版社，2019

2. 萜类化合物

萜类化合物在植物界分布广泛，超过了22000种。萜类化合物在体内发挥着杀菌、防腐、镇静、抑制肿瘤等生理功能；植物固醇还具有抗炎退热和抑制胆固醇吸收的作用；类胡萝卜素具有抗氧化、增加免疫功能以及预防眼病等作用。

萜类化合物以植物固醇和类胡萝卜素最为常见，被人们熟知。类胡萝卜素是水果和蔬菜中广泛存在的植物次级代谢产物，它们的主要功能之一是使植物显示出红色或黄色。类胡萝卜素在人体内具有抗过氧化的功能。某些类胡萝卜素，如番茄红素与β-胡萝卜素相比，对单线态氧和氧自由基具有更有效的抵御作用。类胡萝卜素对免疫系统刺激作用的动物试验和干预性研究表明，类胡萝卜素对免疫功能有调节作用。

类胡萝卜素中的各胡萝卜素具有热稳定性，而叶黄素（主要存在于绿色蔬菜中）则对热敏感。

植物固醇主要存在于植物的种子及其油料中，如 β- 谷固醇（β-sitoesterol）、豆固醇（stigasterol）和菜油固醇（campesterol）等。早在 20 世纪中叶人们就发现植物固醇有降低胆固醇的作用，其作用机制主要是竞争性抑制胆固醇的吸收。

其食物来源及含量见表 3-48。

表 3-48　萜类化合物的常见食物来源与含量（mg，以每 100g 可食部计）

分类	食物	含量	食物	含量
β - 谷固醇	玉米胚芽油	661.7	花生油	164.7
	芝麻油	350.7	黄豆	65.0
	菜籽油	341.5	黑麦	53.4
	葵花籽油	268.0	全麦粉	48.1
	橄榄油	244.9	花菜	40.8
	大豆油	175.6	橘子	21.1
菜油固醇	玉米胚芽油	195.72	黄豆	22.6
	菜籽油	155.0	紫米	19.1
	芝麻油	102.8	全麦粉	13.5
	大豆油	58.1	黑豆	13.1
	葵花籽油	53.5	橄榄油	12.9
	花生油	35.6	苹果（红富士）	6.2
番茄红素	番茄酱	29.3	番茄汁	9.3
	调味番茄酱	17.0	番石榴	5.2
	番茄糊	16.7	西瓜	4.5
	意粉酱	16.0	番茄（熟）	4.4
	番茄酱汁	15.9	番茄（生）	2.6
	番茄汤料	10.9	—	—

摘自：《中国营养科学全书》，第 2 版，杨月欣，葛可佑总主编，（P143），人民卫生出版社，2019

3. 有机硫化合物

有机硫化合物是指含碳硫键的化合物，可分为含二价键的化合物和高价硫（四价或六价）化合物。食物中常见的含硫化合物为蒜氨酸。

有机硫化物多具有刺激气味和辛辣气味，以蒜中的大蒜素最具代表，有强烈的大蒜臭味，食之有辛辣感。

有机硫化物的生物学作用主要为杀菌、抗炎、抑制肿瘤细胞生长。

其食物来源及含量见表 3-49。

表 3-49　有机硫化合物的常见食物来源与含量（mg，以每 100g 可食部计）

分类	食物	含量	食物	含量
大蒜素	紫皮大蒜（兰州）	1.05	其他大蒜	10.63～0.89
异硫氰酸盐	水芹	389.5	卷心菜	58.9
	秋芽甘蓝（生）	236.6	西蓝花（冻、生）	50.7
	萝卜（生）	93.0	花菜	43.2
	西蓝花（生）	61.7	大白菜	20.6
番茄红素	鸡肝	500～1000	猪心	107
	牛肉	236	鸡肉	91
	菠菜	170	牛肾	90～130
	马铃薯	150～420	牛心	70～100
	鸡蛋黄	124	羊肝	70～80

摘自：《中国营养科学全书》，第 2 版，杨月欣，葛可佑总主编，（P414），人民卫生出版社，2019

4. 含氮化合物

含氮化合物是指分子中含有 C—N 键的化合物。含氮化合物的种比较多，按化学结构分为胺类、硝基化合物、重氮化合物、偶氮化合物等。食物中常见含氮化合物主要是生物碱、生氰苷以及非蛋白质氨基酸等。

生物碱是存在于自然界（主要是植物，少数为动物）的一类含氮的碱性有机化合物，是许多中草药的主要成分。一些生物碱具有挥发性，少数有颜色。生物碱大多有苦味，但辣椒具有辛辣气味，甜菜碱具有甜味。

生氰苷又称含氰苷，是植物生氰过程中产生氰化氢的前体。生氰苷本身无毒，但植物破碎后会释放出挥发性毒物氰化氢，产生毒性。食物时，需要经过加工除去，方可食用。木薯中含有比较多的生氰苷，豆类、禾谷类、和玫瑰花中也含有。

γ-氨基丁酸的化学名称为 4-氨基丁酸，为白色的结晶性粉末，在龙眼、绿茶、马铃薯、山药等含量比较高，具有镇静、抗焦虑和降血压功能（表 3-50）。

5. 苷类

苷类又称配糖体，是糖或糖的衍生物与另一非糖物质通过糖的端基碳原子连接形成的化合物。根据苷元结构可分为氰苷、酚苷、皂苷、醇苷、强心苷、香豆素苷、黄酮苷等；根据糖的名称可分为葡萄糖苷、鼠李糖苷、三糖苷、芸香糖苷等等；根据糖的数量可分为单糖苷、双糖苷、三糖苷等；根据苷原子不同，分为氧苷、硫苷、碳苷、氮苷等。

表 3-50　γ- 氨基丁酸的常见食物来源及含量（mg，以每 100g 可食部计）

食物名称	含量	食物名称	含量
龙眼	180.42	豆芽	3.11
青稞籽粒	29.51	大豆	2.58
裸大麦籽粒	15.28	马铃薯	1.71
糙米胚芽	7.40	山药	1.33
菠菜	4.27	羽衣甘蓝	1.26
大麦芽	3.36	—	—

摘自：《中国营养科学全书》，第 2 版，杨月欣，葛可佑总主编，（P412），人民卫生出版社，2019

大多数苷类无色无臭，具苦味；少数苷类，如黄酮苷、蒽苷、花色苷为有色苷；少数具有甜味，如甘草皂苷。

皂苷是一类具有苦味的化合物，它们可与蛋白质和脂类（如胆固醇）形成复合物。在豆科植物中皂苷的含量特别丰富。由于皂苷具有溶血的特性，所以一直被认为是对健康有害的，而人群试验却未能证实其危害。目前一些国家已批准将某些种类的皂苷作为食品添加剂用于饮料，如美国和加拿大将其作为泡沫稳定剂用在啤酒中，英国用在无酒精饮料中。

动物实验和临床研究均发现，以皂苷、植物固醇、硫化物和生育三烯酚为代表的植物化学物具有降低血胆固醇水平的作用，血清胆固醇降低的程度与食物中的胆固醇和脂肪含量有关。皂苷在肠中与初级胆酸结合形成微团，因这些微团过大不能通过肠壁而减少了胆酸的吸收，使胆酸的排出增加，减少了胆汁酸的胆肠循环；皂苷还可使内源性胆固醇池加快初级胆酸在肝脏中的合成，也降低了血中的胆固醇浓度。

皂苷多存在于百合科和薯蓣科植物中，三萜皂苷存在于五加科和伞形科植物中；芥子油苷存在于十字花科植物中，如油菜等。

芥子油苷存在于所有十字花科植物中。它们的降解产物具有典型的芥末、辣根和花椰菜的味道。借助于植物中特殊酶——葡糖硫苷酶（thioglucosidase）的作用，植物组织的机械性损伤可将芥子油苷转变为有活性的物质，即异硫氰酸盐（isothiocyanate）、硫氰酸盐（thiocyanate）和吲哚（indole）。白菜加热时，其中的芥子油苷含量可减少 30% ～ 60%。人体每日从膳食中摄入芥子油苷的量大致为 10 ～ 50mg，素食者每日摄入量可高达 110mg。芥子油苷的代谢产物，如硫氰酸盐可在小肠完全吸收。

芥子油苷的代谢物异硫氰酸盐和硫氰酸盐具有抗微生物活性。混合食用水芹、金莲花和辣根后，泌尿道中芥子油苷的代谢物能够达到治疗浓度，但单独食用其中一种则不能获得满意的疗效。

6. 有机酸

有机酸是结构中含有羧基的化合物。常见的食物中含有的有机酸有脂肪族的一元、二元、多元羧酸，如酒石酸、草酸、苹果酸、枸橼酸、柠檬酸等，也有芳香族的如苯甲酸、水杨酸、咖啡酸等。除少数以游离状态出现外，一般都与钾、钠、钙结合成盐，有些与生物碱类结合成盐；有些有机酸是挥发油与树脂的组成成分。

大多数机酸具有酸味，并使食物呈现不同的酸味，如柠檬酸具有极强的酸味；而苹果酸的酸味令人愉悦；草酸具有涩味；草酸与植酸都易与阳离子结合，影响食物中矿物质的吸收。

苹果酸主要生产存在于一些果实中，以苹果、葡萄、山楂等仁果类水果的含量最高；柠檬酸主要存在于柑橘类果实中，以柠檬含量最高；植酸主要存在于植物的种子、根干、茎中，其中以豆科的种子、谷物的麸皮和胚芽中含量最高。

7. 蛋白酶抑制剂

植物蛋白酶抑制剂（protease inhibitor）存在于所有植物中，特别是豆类、谷类等种子中含量更高。哺乳动物肠道中的蛋白酶抑制剂主要阻碍内源性蛋白酶（如胰蛋白酶）的活性，导致机体加强消化酶的合成反应。蛋白酶抑制剂与蛋白酶形成复合物，阻断酶的催化位点，从而竞争性抑制蛋白酶。蛋白酶是使一些癌症具有侵袭能力的重要因子。人体平均每日摄入的胰蛋白酶抑制剂约为295mg，对于膳食以蔬菜、豆类和粮谷为主的素食者来说所摄入的蛋白酶抑制剂更多。所吸收的蛋白酶抑制剂能以生物活性形式在各组织中被检测出来，它们主要具有抑制肿瘤和抗氧化的作用。

8. 单萜类

调料植物中所存在的植物化学物主要是典型的食物单萜类（monoterpenes）物质，如薄荷中的薄荷醇（peppermint）、葛缕子种子中的香芹酮（carvone）、柑橘油中的柠檬油精（limonene）。莱姆树中的单萜类可减少内源性细胞生长促进物质的形成，从而阻止对细胞增生的异常调节作用。

9. 植物雌激素

植物雌激素（phytoestrogen）是存在于植物中，可结合到哺乳动物体内雌激素受体上，并能发挥类似于内源性雌激素作用的成分。异黄酮（isoflavones）和木聚素（lignans）从化学结构上讲都属于多酚类物质，但也属于植物雌激素。异黄酮几乎全部存在于大豆和大豆制品中，木聚素在亚麻种籽和粮食制品中含量较高。虽然植物雌激素所显示出的作用只占人体雌激素的0.1%，但在尿中植物雌激素的含量可比内源性雌激素高10～1000倍。因此，依照机体内源性雌激素数量和含量的不同，植物雌激素可发挥雌激素和抗雌激素两种作用。

现已证实，植物雌激素对机体激素代谢有影响。动物实验表明，植物雌激素和芥子油苷的代谢物吲哚-3-甲醇可影响雌激素的代谢。已知雌激素对某些肿瘤生长有轻度促进作用，而植物性雌激素在人体肝脏可诱导性激素结合球蛋白的合成，增加雌激素与该种转运蛋白的结合，从而降低雌激素促肿瘤生长的作用。

10. 植物凝血素

植物凝血素存在于大豆和谷类制品中，过去一直认为是抗营养因子，但现在的研究表明，它可能具有降低血糖的作用。

除上述各种植物次级代谢产物外，还有一些植物化学物，如葡萄糖二胺、苯酞、叶绿素和生育三烯酚类等。另外还有广泛在于蔬菜中的植酸，动物实验的结果表明，植酸具有调节血糖和预防肿瘤的作用，但在某些情况下植酸可影响矿物质特别是微量元素的吸收。

大量的流行病学研究结果表明，大量食用蔬菜和水果可以预防人类多种疾病，如癌症。通常摄入蔬菜和水果量大的人群比摄入蔬菜和水果量低的人群癌症发生率低 50%。新鲜（生）蔬菜和沙拉可明显降低癌症发生的危险性，对胃肠道、肺和口腔/喉的上皮肿瘤证据最为充分。对激素相关肿瘤保护作用的证据较少，但乳腺癌和前列腺癌的低发病率似乎与食用大量蔬菜有关。除降低癌症发生的危险性外，流行病学证据还显示摄入大量蔬菜和水果可降低男性脑卒中的危险性。

但目前现有的知识还很难区分蔬菜和水果中的每一种成分（如必需营养素、膳食纤维、植物化学物）降低疾病危险性的作用。因此在流行病学研究中还要进行人群干预实验来进一步证实蔬菜和水果促进健康的作用与摄入植物化学物之间是否存在因果关系。但根据植物化学物作用的现有知识，可认为植物性食物中的非营养性膳食成分具有有益健康的作用，植物化学物与维生素、矿物质、微量元素和膳食纤维一样，都是蔬菜和水果中发挥抗癌和抗心血管疾病作用的重要成分。

目前已建立了食物和体液中多种植物化学物的检测方法，而且能够对其浓度、生物利用率和生物动力学进行评价。但对某些植物化学物与特殊疾病发病率之间的关系，尚需进一步的流行病学调查及实验研究才可能对其加以系统阐述。此外，还需要识别出一些短期的生物标志物作为人类摄取的植物化学物发挥长期健康保护作用的指标。

根据目前对植物化学物有益健康的理解还没有对营养素推荐量进行修改，对某些具有预防或治疗某些疾病作用的植物性食物的参考摄入量还不能及时制订出来。但根据流行病学研究所得到的植物化学物对人类健康有益的证据，几乎所有营养学家均推荐多吃植物性食物。随着生命科学研究的不断深入和发展，营养学家将会准确地告诉人们应吃哪种食物和吃多少，而不是笼统地说"多吃蔬菜和水果"。

二、动物性食物中的生物活性成分

来自动物性食物中的生物活性成分，如左旋肉碱、牛磺酸等，对人体了有一定的生物学功能；γ- 氨基丁酸存在于植物性食物，动物性食物中也含量丰富。

1. 左旋肉碱

左旋肉碱又称 L- 肉毒碱，维生素 BT，是一种具有多种生理功能的类氨基酸化合物。人体需要的左旋肉碱通过饮食摄入和自身的生物合成。在平衡膳食情况下，人体从食物中获取的左旋肉碱约为 50mg，通过自身合成的约为 20mg；但严格素食情况下，从食物中摄取的左旋肉碱不足 5mg，对左旋肉碱需要完全依赖自身的合成。

左旋肉碱主要参与脂肪酸的氧化、调节酰化 CoA 及 CoA 的比例的过程，并通过增加脂肪酸的氧化供能，减少肌糖原的无氧酵解，抑制乳酸生成，同时加速运动中积累的乳酸，起到延缓运动性疲劳的作用。

左旋肉碱在畜肉、禽肉、鱼类和乳制品中含量比较高，牛羊类的红肉含量高于白肉；谷类制品中含量比较少；乳制品中左旋肉碱主要存在于乳清中。

2. 牛磺酸

牛磺酸是半胱氨酸代谢的产物，1927 年首次在牛的胆汁中分离出来，1975 年首次发现膳食中缺乏牛磺酸与视网膜的病变有关。

牛磺酸在肠道中可与胆汁酸结合，延缓了胆汁酸的重吸收，增加了肠道中的浓度，从而使胆汁酸成为一种高效胆盐，能充分发挥其功能；牛磺酸还具有抗氧化功能，牛磺酸是过氧化物，特别是含氧氯基的有效清除剂。作为一种抗氧化剂，牛磺酸一方面通过上调细胞内的抗氧化防卫系统，间接作用清除活性氧；另一方面，还可抑制活性氧的产生；牛磺酸作为重要的神经递质存在于感光细胞内，参与了视网膜细胞的生长发育，对维持正常的视网膜功能起到了重要的作用；牛磺酸还参与渗透压的调节，在哺乳动物中也具有调节组织渗透压的作用；参与体内脂肪和脂溶性物质的吸收，起到降低胆固醇、提高高密度脂蛋白、防止动脉粥样硬化的作用。

虽然牛磺酸是含硫氨基酸的代谢产物，但它通常也从膳食中获得。牛磺酸存在于动物性食物中，而多数植物性食物中缺乏牛磺酸，或含量很低，英国对严格素食者的膳食进行分析，未能检测到牛磺酸。由于出生时婴儿的大脑和视网膜均未发育完全，对牛磺酸缺乏比较敏感，因此目前世界上已经普遍在婴儿配方奶中添加牛磺酸。婴儿配方奶中牛磺酸水平高于人奶，而早产儿的配方奶中牛磺酸的含量就更高。

3.γ- 氨基丁酸

γ- 氨基丁酸是一种普遍存在于动、植物以及微生物体内的非蛋白质氨基酸，是哺乳动物、甲壳类动物、和昆虫神经系统内最重要的抑制性神经递质。

γ-氨基丁酸在改善应激和情绪紊乱方面具有重要作用。γ-氨基丁酸可提高葡萄糖磷脂酶的活性，从而促进大脑的能量代谢；同时γ-氨基丁酸是神经系统的抑制性传递物，能结合抗焦虑的大脑受体并使之激活，然后与另外一些物质协同作用，阻止与焦虑相关的信息抵达脑指示中枢，进而促进放松、消除神经紧张，以达到抗压和抗焦虑的作用。

γ-氨基丁酸可促进脑部血供、增加氧气供给，促进脑组织的代谢，同时作用于脊髓的血管神经中枢，有铲促进血管扩张，从而起到降低血压的作用。

γ-氨基丁酸广泛存在于各种天然食物中，但含量比较低。发酵的食物中含量会增加。龙眼、绿茶、菠菜、马铃薯、山药、南瓜、坚果、米糠、全谷物、动物肝脏含量相对比较高。

4. 辅酶 Q

辅酶 Q（CoQ）又称泛醌，是一种脂溶性醌类化物。作为呼吸链的组成成分之一，参与人体能量代谢过程，如 ATP 的合成。

辅酶 Q 中的醌式结构，使泛醌具有氧化型和还原型两种形式。还原型辅酶 Q 脱去电子被氧化形成氧化型的辅酶 Q，因而具有清除自由基的能力；氧化型的辅酶 Q 则没有抗氧化活性。辅酶 Q 也可与维生素 E 的协同清除自由基。

辅酶 Q 具有保护心血管作用。辅酶 Q 在心肌细胞中含量丰富，能促进缺血心肌的氧化磷酸化降低线粒体耗氧量，提高细胞内 ATP 的产生效率，从而改善缺血状态下心肌细胞的能量代谢及功能，有助于缺血心肌功能的恢复。

提高运动能力。辅酶 Q 能延长力竭运动时间，提高最大摄氧量，降低运动引起的氧化损伤和肌肉损伤，有助于运动后磷酸肌酸的恢复。

免疫调节作用。辅酶 Q 免疫调节作用，升高白细胞数量，促进淋巴细胞的增殖和转化，增加抗体生成、增强吞噬细胞的杀菌功能。

辅酶 Q 在自然界分布广泛，主要存在于动物肝脏、心脏、肾脏及酵母中，植物叶片及种子也含有。

5. 褪黑素

褪黑素又称黑细胞凝结素，是一种主要由人体等哺乳动物松果体产生的胺类激素。对人体有广泛的生理功能，主要表现如下。

调节时间生物学规律。褪黑素在调节昼夜规律、季节节奏、人体睡眠、觉醒节律等方面有重要的作用，可延长睡眠时间、改善睡眠质量。

抗氧化作用。褪黑素可直接清除自由基，并终止自由基链反应，阻止自由基产生。褪黑素还能增强抗 氧化酶的活性，抑制一氧化氮合成酶的活性，减少一氧化氮的形成；并与维生素 E、维生素 C、谷胱甘肽过氧化物酶协同作用，抑制自由基的形成。

调节免疫作用。褪黑素是一种神经免疫调节剂，可提高机体免疫力。褪黑素能增强淋巴细胞增殖能力和活性，促进细胞因子的产生，还通过内源性阿片肽系统调节免疫。

调节能量代谢。人体随着年龄的增加，腹腔内脂肪增长，而褪黑素的分泌减少，两者有显著相关性。研究表明，褪黑素可减少高脂饮食诱导的腹部脂肪积累，还可降低血糖、血脂，改善血清胰岛素、瘦素、脂联素水平。但褪黑素对人体作用的机制还不明确。

延缓衰老。褪黑素的分泌随着年龄的增长而减少，衰老相关疾病，尤其是神经退行性病变患者在衰老过程中褪黑素分泌的减少更为明显。尽管褪黑素与延长寿命的关系尚不明确，但褪黑素可提高老年人的生存质量。

褪黑素在自然界分布广泛，动物性食物是褪黑素的良好来源。植物性食物如玉米、百合、胡萝卜等植物中也有。人体在摄入褪黑素的食物后，褪黑素被吸收，并溶入体内的褪黑素。

三、特定建议值

近年来营养学界对植物化学物等食物成分的研究取得了进展，《中国居民膳食营养素参考摄入量（2013）》对部分植物化学物和食物成分的结构、性质、吸收代谢、生物学作用、过量及危害及主要食物来源进行了系统的介绍。对已有充分依据的膳食成分提出了 UL 值和特定建议值。

✔ 本章总结

本章主要介绍人体需要营养素的概念，包括蛋白质、脂类、碳水化合物、矿物质、维生素、水的生理功能、消化吸收、代谢、缺乏或过量的危害、参考摄入量及食物来源；同时介绍了人体能量的代谢及影响因素、能量摄入的调节、能量需要及食物来源。

✔ 思考题

1. 营养素与人体健康的关系主要表现在哪些方面？
2. 简述三大生热营养素与能量代谢之间的关系。
3. 简述矿物质的食物来源，以及影响消化吸收的因素。
4. 简述脂溶性和水溶性维生素参与人体生理功能调节的特点。
5. 简述各营养素对维持人体健康的协同、拮抗的关系与调节。
6. 简述机体能量平衡在维持人体健康中的作用。

第四章　烹饪原料的营养价值

本章内容：烹饪原料营养价值的评价

畜类烹饪原料及制品的营养素组成与营养价值

禽类烹饪原料及制品的营养素组成与营养价值

水产类烹饪原料及制品的营养素组成与营养价值

蛋类烹饪原料及制品的营养素组成与营养价值

乳类及乳制品的营养素组成与营养价值

谷类原料及制品的营养素组成与营养价值

豆类及豆制品的营养素组成与营养价值

蔬菜、水果及制品的营养素组成与营养价值

教学时间：8课时

教学目的：通过本章的学习，让学生掌握常见烹饪原料的一般营养规律，掌握同类烹饪原料的营养特性，并总结归纳烹饪原料及制品营养价值的特点。

教学方式：采用课堂教学、课堂讨论及实验验证等待教学方法，加强学生对原料营养价值在膳食结构中作用的认识。

由教师讲述基本概念和基本理论，让学生通过小组讨论的方式，对烹饪原料的营养一般规律和特殊性进行总结。

教学要求：1. 了解烹饪原料营养价值评价的方法及应用。

2. 熟悉烹饪原料及其制品营养价值的一般规律。

3. 掌握烹饪原料及制品营养价值的特殊性。

4. 掌握影响烹饪原料及制品营养价值因素的一般规律。

5. 结合第三章的内容，掌握烹饪原料在平衡膳食及膳食结构中的作用与意义。

　　烹饪原料是指通过烹饪加工以制成各种食物的可食性原材料。食物是人类赖以生存的物质，不但能提供各类人体需要的营养素和生物活性物质，在将烹饪原料加工成食物的过程中，还赋予了食物的安全及色香味形，以满足人的食欲以及感官和心理的需求。

　　烹饪原料的营养价值是指烹饪原料中所含各类营养素和热量能满足人体营养需要的程度。其营养价值的高低不仅取决于食物中所含营养素的种类数量和比例是否合适，还与在人体中被消化利用的程度有关。因此，理想的营养价值高的烹饪原料应含有人体必需的营养素和热能，营养素的种类、数量、组成比例等都符合人体的需要，并能被人体消化吸收。用这一标准去衡量烹饪原料和天然存在的食物就可以发现，除了母乳对于刚出生的婴儿能符合此条件外，自然界还没有任何一种食物能达到这一要求。因此，人类的膳食由多种烹饪原料加工而成，观察和评价烹饪原料在膳食结构营养素的贡献度也很重要。

　　自然界中生长的各种烹饪原料，在营养素的含量和分布上各有特点；即使是同一种烹饪原料，不同的品系、产地、种植养殖条件、使用肥料、收获时间、贮存条件，以及不同的加工方法等，都会影响烹饪原料及加工后食物的营养素组成和含量。

第一节　烹饪原料营养价值的评价

　　评价烹饪原料的营养价值，不但要了解每一类或每一种烹饪原料营养素的组成和含量，还要从人体膳食结构、膳食或宴席组成、烹饪加工过程对烹饪原料营养价值的影响等角度去理解和实践。

一、烹饪原料营养价值评价的目的和意义

　　了解烹饪原料中营养素的组成与含量的特点，以便最大限度地利用食物资源，开发利用新的食物资源。

　　了解烹任烹饪原料在收获、加工、贮存等过程中可能存在的影响烹饪原料营养价值的因素，以便于烹饪过程中对食物的质量进行控制，提高食物的营养价值。

　　了解烹饪原料在膳食结构或宴席组成中的营养价值贡献率（度），指导科学配膳，使烹饪原料的选择与搭配更加合理。

二、烹饪原料营养价值评价

（一）烹饪原料的分类

　　烹饪原料分类的方法有多种，农业、加工和卫生部门的分类方法各有不同。

既可以根据烹饪原料的商品特点分类，也可以按烹饪原料的烹饪特性分类。根据烹饪原料营养素组成分类是常用分类方法。烹饪原料中营养素组成和含量的数据主要来自《中国食物成分表》。在《中国食物成分表》中，将烹饪原料和部分食物成品细分为谷类及制品；薯类、淀粉及制品；干豆类及制品；禽肉类及制品；婴幼儿食品；小吃甜饼等 21 类。结合烹饪原料在加工过程中的特点和营养素的分布规律，以及便于学习和检索，我们主要介绍烹饪原料的营养价值，分为三大类进行叙述。

1. 动物性烹饪原料及其制品

包括畜肉类及制品、禽肉类及制品、乳类及制品、蛋类及制品、鱼虾蟹贝类等。

2. 植物性烹饪原料及其制品

包括谷类及其制品，豆类及其制品，薯类及其制品，蔬菜类及制品，菌藻类，水果类及制品，坚果、种子类等。

3. 饮品及调品味

包括含酒精饮料，糖、蜂蜜，油脂类、酱类制品等。

（二）《中国食物成分表》的检索与应用

目前烹饪原料营养素组成与含量的数据，主要来源于《中国食物成分表》。

我国的食物营养素测定始于 20 世纪 30 年代，第 1 版《食物成分表》是 1952 年出版的，在 60 多年的营养学研究和科学发展的过程中，食物成分的研究一直不断地发展和扩充，目前最新出版的是《中国食物成分表》第 6 版（标准版），分为三册，每册都包括了三部分的内容：使用说明、食物成分表及附录。其中，第二部分食物成分表是我们学习和工作实践中最常用的部分。

《中国食物成分表》第 6 版（标准版）共有三册，分别收录了植物性原料和食品、动物性原料及食品、各类加工食品的能量、水分、膳食纤维、灰分、胆固醇和宏量营养素 8 种，维生素 11 种、矿物质 10 种，以及部分原料及食品的氨基酸 20 种、脂肪酸 45 种。与之前出版的《食物成分表》相比，还增了常见食物的碘、维生素、植物化学物等 9 个特别成分数据；增加了食物血糖生成指数数据以及脂肪酸、食用油脂数据；修订了维生素 A 的表达方式。

通过检索《中国食物成分表》，可以了解不同来源的烹饪原料营养素的组成和含量。在检索前，要仔细阅读使用说明，并注意以下几点。

1. 食物名称

《中国食物成分表》中的食物名称由中文学名和别名组成，以便于检索者对原料的名称辨认。我国辽原广阔，同一种烹饪原料及食品都会有不同地方名称，对于容易混淆的食物，《中国食物成分表》在名称中会对其颜色、形状、质地、生产加工方式、地区来源等都加以说明。例如学名为"小白菜"的蔬菜，在南方许多地方称为青菜，因此食物成分表会在小白菜后加注（青菜）；禽类原料鸡的后面也会加注（土鸡、家养）、（1年内）、（乌骨鸡）等说明，让检索者能更准确地选择。

2. 食物编码

在食物成分表中，采用食物编码来保证食物数据的唯一性。根据食物分类的规则和方法，对食物采用6位数字编码的方法，即前2位数代表食物类别的编码，第3位数食物的亚类编码，最后3位数是食物在亚类中的排列序号。

例如食物编码为"062111"的晚桃（黄），具体为：

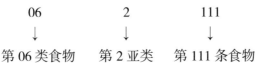

采用食物编码后，相当于给这个食物一个不可重复的名称，在食物成分表中只要是同一编码，所有的数据只能是来源于这个食物，即"唯一性"。

3. 食物的可食部

食物成分表中所有的营养素含量均以"每100g可食部食物"表示。

烹饪原料从市场采购后，要预先进行初加工，按烹饪和饮食习惯，去掉不可食的部分，剩余的为可食部分。如苹果去皮去核、猪肉去骨等。食物成分表中"食部"一栏中的数值表示某一食物中可食部分占食品样本的百分比，即可食部(%)。而食物成分表中营养素的数值，是按某食物可食部100g测定的结果。

例如编码为"031104"的黄豆，可食部为100%，代表从市场上购入的黄豆没有需要去掉的部分，100%都为可食；但编码为"042102"的蚕豆（鲜），因为是带壳的，可食部为31%。可食部（EP）的计算方法为：

$$可食部（EP）= \frac{［食品（原料）的重量（W）- 废弃部分的重量（W_1）］}{食品（原料）的重量（W）} \times 100\%$$

食物的可食部与废弃率是互补的概念，食物的废弃率的计算公式为：

$$食物的废弃率 = \frac{［食品（原料）的重量（W）- 可食部分的重量（W_2）］}{食品（原料）的重量（W）} \times 100\%$$

因此，从市场上购进的烹饪原料，要检索、计算某种营养素的含量，可以用两种方法。

方法一：初加工去除不可的部分，称重剩余的可食部分重量，用公式计算：

$$X =（A \div 100）\times 可食部重量$$

式中：X——某食物中某营养素的含量；

A——某食物成分表中每100g该营养素的含量。

举例1：从市场上购入青菜2500g，经初加后称重可食部的青菜2300g，请查食物成分表，并计算青菜维生素C的含量。

查阅《中国食物成分表》，编码为045115的油菜（小）维生素C的含量为7.0mg/100g可食部，则购入的青菜中维生素C的总量为：

$$维生素C（mg）=（7.0÷100）×2300=161mg$$

即市场购入的青菜，经过初加工后，含有161mg维生素C。

方法二：有些烹饪原料在初加工过程中，不可食的部分很难或不需要去除，如鱼刺、鸡骨等，则可参考食物成分表中的"食部"，计算出可食部的重量，再检索、计算食物成分表中营养素的含量，公式如下：

$$X=（A÷100）×（市品原料重量×EP）$$

式中：X——某食物中某营养素的含量；

A——某食物成分表中每100g该营养素的含量；

EP——某食物成分表中的可食部。

举例2：从市场上购入家养的活土鸡1只，重量为1560g，请计算其蛋白质的含量。

查阅食物成分表，编码为"091102"的鸡比较符合所举例中的信息，该鸡的食部为58%；100g可食部鸡肉蛋白质的含量为20.8g，则购入的土鸡中蛋白质的总量为：

$$该购入的土鸡蛋白质的总量为=（A÷100）×（市品原料重量×EP）$$
$$=（20.8÷100）×（1560×58\%）$$
$$=188.20g$$

即，该购入的1560克土鸡可供给人体188.20g蛋白质。

4. 食物成分的表述

《中国食物成分表》标准版中的各种成分数据均以每100g可食部食物中营养素的含量表示，此外，还有一些符号、标注等，具体的含义见表4-1。

5. 营养素的定义和计算方法

《中国食物成分表》的使用说明里还介绍了营养素的定义和计算方法。

食物成分表中有些营养素的数据是计算值，如能量。采用各供能营养素的克重量乘以能量转换系数，再求和而得。目前确认的产生能量的物质及其能量转换系数见表4-2。

表 4-1　营养素符号和标注

符号	意义
x	代表值，几条相同食物数据计算的中位数或平均数
Tr	未检出，或微量，低于目前应用的检测方法检出线或未检出
（0）	估计 0 值，理论上为 0 或不存在，或测定后为 0
*	参考相似食物或原料数据计算而得或参考值
—	未检测，理论上食物中应该存在一定量的该种成分，但实际未检测
un	不能计算或未测定

表 4-2　供能营养素及食物成分的能量转换系数

名称	能量转换系数	
	kcal/g	kJ/g
蛋白质	4	17
脂肪	9	37
碳水化合物	4	17
膳食纤维	2	8
乙醇（酒精）	7	29

碳水化合物也是使用差减法计算食物中的总碳水化合物含量：

总碳水化合物 = 100 –（水分 + 蛋白质 + 脂肪 + 灰分）

食物成分表中所示的碳水化合物的含量，实际上是总碳水化合物的量，包括了可利用的碳水化合物和不可利用的碳水化合物（膳食纤维），在使用时应该注意，特别是利用数据计算能量时。

举例：通过《中国食物成分表》检索，大麦（元麦）[014101] 碳水化合物为 73.3g/100g 可食部，不溶性膳食纤维 9.9g/100g 可食部，请计算大麦中碳水化合物所能提供的能量。

碳水化合物提供的能量 = [（总碳水化合物含量 – 不溶性膳食纤维含量）× 4]+

（不溶性膳食纤维含量 ×2）

= [（73.3–9.9）× 4]+（9.9×2）

= 253.6+19.8 = 273.4 kcal

此外，维生素 A、维生素 E 等脂溶性维生素，在烹饪原料及食物中有不同的存在形式、计算方法和结果，在使用前要仔细阅读使用方法。

6. 烹饪原料与食物成品营养素含量转换

在《中国食物成分表》中，数据大多是测定的原料中的营养素种类和含量，虽然也有些食物成品的营养素含量被检测，但用计算的方法对食物成品的营养素估算会更加准确。例如，稀粥中营养素的含量，虽然可通过食物成分表检索，但稀粥加工时米与水的比例不同，对营养素含量影响很大，若直接引用数据，不能真实地反映稀粥的营养价值，通过计算则可减少误差。计算过程中需要注意的几个概念。

（1）质量变化因子（weight change factor，WCF）　烹饪原料在加工过程中，会发生质量的变化。如菠菜 500g，经过炒制加工后的质量为 400g，若要计算烹饪后食物菠菜的营养素含量，可先计算质量变化因子：

$$质量变化因子 = \frac{处理后食物的重量}{处理前食物的重量} \times 100\% = \frac{400}{500} \times 100\% = 80\%$$

即菠菜加工后的质量保留因子为 80%。

举例：某顾客在食堂中购得清炒菠菜一份，重量为 350 克，请计算这份菠菜中维生素 C 的含量。

查《中国食物成分表》，100g 可食部菠菜中维生素 C 为 32mg。

$$350g\ 清炒菠菜维生素 C 含量 = \frac{清炒菠菜重量}{质量保留因子} \times \frac{菠菜原料中维生素 C 含量}{100}$$

$$= \frac{350}{（80\%）} \times \frac{32}{100} = 140mg$$

质量变化因子可大于 1，也可以小于 1，主要根据烹饪加工方法而定。

例如，同样是米饭 100g，A 用 60g 大米加 40g 水烹制而成；B 则用 50 克大米加 40g 水烹制而成，米饭 A 的质量变化因子是 167%，米饭 B 的质量变化因子是 200%；如要计算不同米与水比例的米饭中蛋白质含量，则：

$$米饭中蛋白质的含量为 = \frac{米饭的重量}{质量变化因子} \times \frac{大米中蛋白质的含量}{100}$$

将食物成分表中大米的营养素含量分别乘以 A 和 B 的质量变化因子，就可以得到 A 和 B 两种米饭的营养素不同的含量。

（2）涨发率　许多经过脱水加工的烹饪原料，在制作食物前，需要涨发处理，涨发前后的变化为涨发率：

$$涨发率 = \frac{涨发后原料的加重}{涨发前原料的加重} \times 100\%$$

烹饪原料有许多干货制品，涨发后才可加工。若在食物成分表中只有干货制品的营养素含量，可以通过干货制品的涨发率换算得到数据。

举例： 现有涨发后的木耳 150g，干木耳的涨发率为 510%，请计算涨发后木耳蛋白质的含量。

查《中国食物成分表》，干品木耳蛋白质的含量：可食部 100 克为 12.1g，则 150g 涨发后木耳的蛋白质含量：

$$涨发后木耳蛋白质的含量 = \frac{涨发后原料的重量}{涨发率\%} \times \frac{干品木耳中蛋白质的含量}{100}$$

$$= \frac{150}{510\%} \times \frac{12.1}{100} = 3.56g$$

烹饪原料在加工过程中各种成分的变化十分复杂，受很多因素的影响，以上的这些方法能尽量纠正由于食物成品质量的变化所带来的误差。

（三）烹饪原料营养价值评价指标

烹饪原料的营养价值（nutritional value）是指烹饪原料中营养素和能量满足人体营养需要的程度。即烹饪原料中营养素的组成与含量、营养素被人体消化吸收的程度，在烹饪营养实践中，我们还要评价烹饪原料在膳食结构或宴席中营养价值贡献度、食物的血糖生成指数及血糖负荷以及抗氧化能力等。

1. 烹饪原料营养素的组成与含量

（1）烹饪原料中营养素的组成　是指烹饪原料中营养素的种类，种类越多，可以提供给人体的营养素种类就越全面，营养价值就越高。例如动物的肝脏，可以提供给人体的营养素有蛋白质、脂类、碳水化合物、铁、锌、硒、维生素 A、维生素 D、B 族维生素等，营养素的种类比较多；而食用油脂内所含的营养素主要为甘油三酯，营养素的种类单调，属于纯热能性营养素，其营养价值低于动物肝脏。

自然界中没有一种天然食物能满足人体需要的全部营养素，因此用营养素组成比较烹饪原料营养价值，是相对的概念。

（2）烹饪原料营养素的含量　烹饪原料的营养素含量是评价其营养值的重要指标。烹饪原料中某种营养素的含量的高低，是决定该烹饪原料能否成为这种营养素的食物来源的重要因素，在制定食谱、评价宴席营养价值等方面具有重要的参考价值。例如，大米的蛋白质含量约为 7g/100g 可食部，鸡蛋的蛋白质含量为 13g/100g 可食部，在制定食谱时，可以将鸡蛋列为蛋白质的主要食物来源，而谷类则不能成为膳食中蛋白质的主要来源。

（3）烹饪原料的营养素密度　食物成分表中的烹饪原料或食物中营养素含量通常都是指 100g 可食部食物中的含量。如果将两种烹饪原料进行比较，用营养素密度更具可比性。营养素密度是指 100g 可食部食物的某营养素占该营养素参考摄入量之比。营养素密度可以用以下公式进行计算：

$$某营养素密度 = \frac{烹饪原料中某营养素的含量}{该营养素的参考摄入量} \times 100\%$$

以营养素蛋白质为例，纯牛奶（食物编码：101101X）的蛋白质含量为3.3%；鸡蛋（食物编码：111101X）为13.1%；若蛋白质的参考摄入量为65g/d，那么牛奶和鸡蛋的蛋白质营养素密度分别为：

牛奶蛋白质密度 = 3.3 ÷ 65 × 100% = 5.07%

鸡蛋蛋白质密度 = 13.1 ÷ 65 × 100% = 20.15%

很明显，同样的100g重量的食物，鸡蛋的蛋白质营养密度远远高于牛奶。

同样，也可以对烹饪原料中的能量密度进行计算：

$$能量密度 = \frac{烹饪原料中能量的含量}{能量的参考摄入量} \times 100\%$$

仍然用牛奶和鸡蛋进行比较，纯牛奶（食物编码：101101X）的能量为65kcal；鸡蛋（食物编码：111101X）的能量为139kcal；能量的参考摄入量为2250kcal，那么牛奶和鸡蛋的能量密度分别为：

牛奶能量密度 = 65 ÷ 2250 × 100% = 2.89%

鸡蛋能量密度 = 139 ÷ 2250 × 100% = 6.18%

影响烹饪原料营养密度或热能密度的因素，除与原料中营养素或能量含量相关外，营养素及能量的参考摄入量也是重要的影响因素。不同年龄、性别、劳动强度的人群，营养素和能量的推荐摄入量有很大差异，因此，一般情况下选择成年健康男性，轻体力劳动者的推荐摄入量为标准，但特殊情况下，也可选择其他人群，如评价人乳，或特殊食品，如婴幼儿食品时，老年的食品，就可用食品消费人的推荐量作为标准，这样更具有实用性。

（4）营养质量指数　营养质量指数（index of nutrition quality，INQ）是在营养素和能量密度的基础上提出来的，INQ值可以进一步判断该烹饪原料营养素组成与含量与能量之间的关系。

$$INQ = \frac{营养素密度}{热能密度} \times 100\%$$

营养素密度：烹饪原料中某营养素的含量 ÷ 该营养素的参考摄入量

能量密度：烹饪原料中提供的能量 ÷ 能量的参考摄入量

结果分析：INQ = 1，代表被评价烹饪原料提供某营养素的能力与提供能量的能力相当，二者满足人体需要的程度相等，理想的原料或食物应该是所含的各种营养素的 INQ 值便是等于 1，即"吃饱了也吃好了"。

INQ>1，表示该烹饪原料提供营养素的能力大于提供能量的能力，即虽然营养素的供给足够了，但能量的供给还不能满足需要；在制定膳食计划时，可作为某种营养素的主要食物来源的选择依据。

INQ<1，表示该食物提供营养素的能力小于提供能量的能力，属于能量密度大的食物，长期吃这种食物会导致能量的过剩或该营养素的缺乏。

很明显，自然界食物中营养素的 INQ 值是不一样的，有些明显大于 1，也有些明显小于 1，如果对烹饪原料中的营养素进行全面的 INQ 评价，可以得出一种食物的营养素特点，因此是选择食物营养素来源的最直观的指标。

用 INQ 进行食物烹饪原料营养价值的评价，还可以根据不同人群的需求分别进行计算。同一食物对成人适合，但对儿童却不一定合适。

现以 100g 鸡蛋为例，根据食物成分表中检索到的营养素含量，并按成年轻体力劳动者和 11 岁儿童营养素推荐摄入量，计算出鸡蛋的 INQ 值，结果见表 4-3。

表 4-3　100g 鸡蛋中主要营养素的 INQ 值

项目	能量 （kcal）	蛋白质 （g）	脂肪 （g）	核黄素 （mg）	硫胺素 （mg）	抗坏血酸 （mg）	钙 （mg）	铁 （mg）
含量	139	13.1	8.6	0.20	0.09	Tr	56	1.6
推荐摄入量（成年）	2250	65	60	1.4	1.4	100	800	12
营养素（能量）密度	6.18	20.2	14.3	14.3	6.4	Tr	7.0	13.3
INQ		3.26	2.32	2.31	1.04	Tr	1.13	2.16
推荐摄入量（11 岁）	2350	50	65	1.3	1.3	90	1200	15
营养素（能量）密度	5.91	26.0	13.23	15.38	6.92	Tr	4.67	10.67
INQ		4.40	2.23	2.60	1.17	Tr	0.81	1.81

注：鸡蛋（食物编码：111101X）营养素含量数据摘自《中国食物成分表》（标准版），第二册；营养素推荐摄入量摘自《中国居民膳食营养素参考摄入量》

由表 4-3 可见，对成年人而言，鸡蛋的几种主要营养素，特别是蛋白质、脂肪、核黄素、铁的 INQ 值比较高，因此，鸡蛋可作为人体这几种营养素的比较好的食物来源；硫胺素和钙的 INQ 值约为 1，营养素的供给与能量持平；但抗坏血酸的 INQ 很低，说明鸡蛋不宜作为这种营养素的食物来源。

但若是对于 11 岁的儿童，由于营养素的参考摄入量与成年人有区别，特别是能量和钙的推荐摄入量明显高于成年人，因此鸡蛋的 INQ 值产生了变化，钙的 INQ 值降为 0.81，所以鸡蛋不适合作为儿童的钙的食物来源（表 4-4）。

表 4-4 几种烹饪原料中营养素的 INQ 值比较

项目	能量（kcal）（能量密度）	蛋白质（g）	碳水化合物（g）	总维生素 A（μgRE）	硫胺素（mg）	核黄素（mg）	钙（mg）	铁（mg）
成年轻体力劳动参考摄入量	2250	65	350	800	1.4	1.4	800	12
鸡蛋（111101X）	139	13.1	2.4	255	0.09	0.20	56	1.6
INQ	6.18（能量密度）	3.26	0.11	5.16	1.04	2.31	1.13	2.16
稻米（012001X）	346	7.9	77.2	0	0.15	0.04	8	1.1
INQ	15.3（能量密度）	0.79	1.44	0	0.70	0.19	0.07	0.60
黄豆（031101）	390	35.0	34.2	18	0.41	0.20	191	8.2
INQ	17.3（能量密度）	3.11	0.56	0.13	1.69	0.83	1.38	3.94
牛奶（101101X）	65	3.3	4.9	54	0.03	0.12	107	0.3
INQ	2.90（能量密度）	1.76	0.48	2.32	0.73	2.96	4.61	0.86

通过比较不同食物的 INQ，在制定食谱时，我们能选择营养素的适宜食物来源。

由表 4-4 可知，同一种烹饪原料的不同营养素 INQ 值有很大差别，充分体现了不同烹饪原料的营养特点；因此在不考虑烹饪原料中营养素的消化吸收及利用率的前提下，我们可以根据不同食物的 INQ 选择最佳的营养素食物来源：

①蛋白质的最佳食物来源是鸡蛋（INQ 为 3.26）及黄豆（INQ 为 3.11）；

②碳水化合物的最佳食物来源为稻米（INQ 为 1.44）；

③维生素 A 的最佳食物来源是鸡蛋（INQ 为 5.16），其次为牛奶（INQ 为 2.32）；

④硫胺素的最佳食物来源为黄豆（INQ 为 1.69）；

⑤核黄素的最佳食物来源是牛奶（INQ 为 2.96）及鸡蛋（INQ 为 2.31）；

⑥钙的最佳食物来源首选牛奶（INQ 为 4.61）；

⑦铁的最佳食物来源为黄豆（INQ 为 3.94），其次是鸡蛋（INQ 为 2.16）。

2. 烹饪原料中营养素的消化吸收与利用率

烹饪原料中的成分十分复杂，除含有人体需要的营养素外，还有其他的成分，有些会增加人体对营养素的消化吸收和利用率，但有些却有相反的作用。

以人体需要的微量元素铁为例，食物中的维生素 C 可以增加铁，特别是植物性食物中铁的消化吸收率；但膳食纤维或草酸会降低铁的消化吸收；同样作为铁的来源，如果我们选择动物性食物，其铁的消化吸收和生物利用率都会明显高于植物性食物。

营养素消化吸收和利用率的影响因素在前面章节中已介绍，可作为参考。

3. 在膳食结构中贡献度

烹饪原料营养价值评价，还需要考虑每日食物的摄入量，分析作为营养素食物来源的可能性。有些烹饪原料，某些营养素含量很高，如小虾皮中钙含量为991mg/100g可食部，INQ值可达62，但由于只能用作调味，每次使用量为2～3g，那作为钙的食物来源就不能作为首选或主要的来源，而作为钙来源的补充更合适。

例如木耳，原料中分干木耳和涨发后的木耳，由于木耳作为烹饪原料的特殊性，一般作为配菜使用，虽然铁的INQ值相当高（表4-5），但也不能作为铁的食物来源和首选，或者说不能作为主要来源。

表4-5 木耳中营养素的INQ值比较

项目	能量（kcal）	蛋白质（g）	碳水化合物（g）	总维生素A（μgRE）	硫胺素（mg）	核黄素（mg）	钙（mg）	铁（mg）
成年轻体力劳动参考摄入量	2250	65	350	800	1.4	1.4	800	12
木耳（051013干）	265	12.1	65.6	8	0.17	0.44	247	97.4
INQ	11.78（能量密度）	1.58	1.59	0.08	1.04	2.67	2.62	68.90
木耳（051014水发）	27	1.5	6.0	2	0.01	0.05	34	5.5
INQ	1.2（能量密度）	1.92	1.42	0.21	0.60	2.98	3.54	38.19

一种食物在膳食结构中的贡献度受很多因素的影响。食物中营养素的组成与含量、营养素密度、INQ值主要从营养素和能量供给的角度影响其贡献度，而饮食习惯、食物获得的难易程度、价格、食物生产和制作对环境的影响，都是应该考虑的因素。虽然没有贡献度的计算公式或数据标准，但全面考虑这些影响因素，会让膳食结构更加合理，营养摄取更精准。

4. 食物的血糖生成指数及血糖负荷

食物的血糖生成指数（glycemic index，GI）是1986年加拿大科学家Jenkin首先提出的一个用衡量碳水化合物对血糖反应的有效指标，提出了不同种类的碳水化合物有不同质量的新理论。经过近10年的实践，1998年国际粮农组织（FAO）和世界卫生组织（WHO）专家会议上，建议将食物血糖生成指数作为评定食物营养价值的指标之一。食物的血糖生成指数是反映餐后血糖反应的一项生理性指标，表达了食物中碳水化合物利用的程度和对人体血糖的影响。具体定义为50g碳水化合物的食物血糖应答下面积与同一个体50g碳水化合物的标准（葡萄糖）食物血糖应答下面积。即：

$$血糖指数（GI）= \frac{被测食物碳水化合物（50g）餐后 2 小时血糖曲线下面积}{等量葡萄糖（50g）餐后 2 小时血糖曲线下面积}$$

20 世纪 90 年代，经过对混合膳食的长期应用效果的研究，许多新的证据证实了 GI 在混合膳食和长期效果中的显著效果，GI 也因此受到营养学界和临床工作者的重视。

在人体内所有的碳水化合物都要消化分解为葡萄糖，吸收后由血液进入组织细胞内。这种转运过程受胰岛素等激素的影响。

当食品中的碳水化合物被快速消化吸收后，血糖浓度快速升高，刺激胰岛素分泌，使血糖转运至细胞内从而使血糖浓度恢复正常，同时血糖浓度降低的速度比较快，GI 值比较高；如果碳水化合的消化吸收速度比较慢，血糖稳定，GI 值比较低，对胰岛素的依赖比较小。因此，血糖指数广泛应用于糖尿病患者膳食控制、肥胖患者的体重控制、运动员的补糖指导、改善胃肠道功能以及对膳食中碳水化合物的消化吸收的研究。

当血糖生成指数在 55 以下时，该食物为低 GI 值食物；当血糖生成指数为 55 ～ 70 时，为中等 GI 值食物；当血糖生成指数大于 70 时，为高 GI 值食物。

GI 值评价了食物中碳水化合物转变为消化吸收及与血糖的关系。实际上，碳水化合物的摄入量也与此有关，血糖负荷的概念由此产生。血糖负荷（glycemic load，GL）指摄入一定量的某食物后，该食物可利用碳水化合物含量与 GI 值的乘积，表示了摄入该食物后对血糖的综合影响，即：

$$GL = m \times GI/100$$

式中：m 表示每百克或每份食物中可利用碳水化合物的克数。

食物 GL 的判断常常为 GL > 20 为高，11 ～ 19 为中，GL < 10 为低。GL 兼顾了碳水化合物升高血糖的能力和摄入量关系的综合指标。

5. 抗氧化能力

人体不断地进行生物氧化反应可能会生成氧自由基，同时氧自由基也不断地被体内的防御系统清除，因此氧自由基在体内保持一种动态平衡。如果体内的氧自由基产生过多或清除能力下降，则会损伤体内的生物大分子，破坏细胞的结构和功能，加速疾病的发生和发展。这种防止体内的氧自由基产生过多和清除氧自由基的能力，与食物烹饪原料中抗氧化能力的营养素的种类和含量有着密切的关系。因此，目前也将其作为烹饪原料营养价值评价的指标之一。烹饪原料中具有抗氧化能力的物质主要包括如下。

（1）具有抗氧化功能的营养素　主要包括维生素 E、维生素 C、β- 胡萝卜素等，可直接清除和淬灭体内的活性氧自由基。微量元素如硒、铜、铁、锌等则可增强这种抗氧化的能力。

（2）具有抗氧化能力的植物化学物　类胡萝卜素、生物类黄酮、番茄红素等，虽然目前还没有确定它们是人体必需的营养素，但在机体内却发挥着重要的抗氧化功能。

6. 其他

在烹饪原料营养价值的评定时，还需要考虑烹饪原料中存在的一些小分子化学物质，如动物性烹饪原料中的含氮浸出物、蔬菜和水果中的色素、有机酸等。这些物质对于改善食物的感官性状，增加食物的色、香、味、形，赋予食物特殊的风味，改善人体的食欲，提高人体对食物的消化吸收率等都会起到一定的作用。

烹饪原料中的有些小分子物质是一些天然存在的抗营养因子（anti-nutritional factors），如大豆蛋白中的抗胰蛋白酶因子、抗生物素因子；禽蛋中的抗生物素因子；植物性烹饪原料中的草酸、植酸、单宁等，这些抗营养因子会影响人体对食物中营养素的消化和吸收，在烹饪过程中应尽量除去，有利于提高食物的营养价值。

以上对烹饪原料营养价值的评价，都是从单一的指标体系进行的，因此根据原料的特点，考虑多种因素对烹饪原料的综合影响，才能更全面、更科学地进行评价。

第二节　畜类烹饪原料及制品的营养素组成与营养价值

畜类烹饪原料及制品，主要指猪、牛、羊等畜类动物的肌肉、内脏及制品。畜类烹饪原料含有丰富的蛋白质、脂肪、矿物质及脂溶性维生素；但不同的畜类品种或同一品种的畜类，也会因为生长环境的不同，在营养素的含量和组成上存在比较大的差异；畜类内脏的营养素在组成与含量上与畜类的肌肉有一定的区别；畜类的制品也与烹饪原料在营养素的组成与含量上有很大的差异，这与加工方法有很大的关系。

畜类营养素的消化吸收率高，饱腹作用强，经过烹调加工可制成美味佳肴，是我国居民喜食的动物性烹饪原料。

一、蛋白质

畜类的肌肉和部分内脏器官如肝脏、肾脏、心脏等含有丰富的蛋白质，其含量可达 10% ~ 20%，甚至更高；但不同品种和器官蛋白质的 INQ 有一定的差异，相同器官组织比较，牛、羊的蛋白质 INQ 值高于猪，主要原因是猪的器官和组织中脂肪的含量比较高，导致 INQ 都高于其他品种的器官组织。

因此，作为人体食物蛋白质的主要来源，首选的畜类原料是牛、羊，其次为猪。考虑到膳食习惯，虽然驴、兔、马等畜类品种的蛋白质 INQ 值高于牛、羊、猪，但不是首选。畜类原料的三大营养素含量和 INQ 值详见表 4-6。

表 4-6　畜类不同品种及器官烹饪原料三大营养素含量及 INQ 值（单位：以每 100g 可食部计）

品种	食物编码	能量（kcal）（能量密度）	水分	蛋白质（g）（INQ）	脂肪（g）（INQ）	碳水化合物（g）（INQ）
猪肉（代表值）	081101X	331（14.71）	54.9	15.1（1.58）	30.1（3.41）	0.0（0.00）
牛肉（代表值）	082101X	160（7.11）	69.8	20.0（4.32）	8.7（2.04）	0.0（0.00）
羊肉（代表值）	083101X	139（6.18）	72.5	18.5（4.61）	6.5（1.75）	1.6（0.07）
驴肉（瘦）	084101	116（5.16）	73.8	21.5（6.41）	3.2（1.03）	0.4（0.02）
马肉	085101	122（5.42）	74.1	20.1（5.70）	4.6（1.41）	0.1（0.005）
狗肉	089001	116（5.16）	76.0	16.8（5.01）	4.6（1.49）	1.8（0.10）
兔肉	089004	102（4.53）	76.2	19.7（6.69）	2.2（0.81）	0.9（0.06）
猪肉（里脊肉）	081129	150（6.67）	74.4	19.6（4.52）	7.9（1.97）	0.0（0.00）
牛肉（里脊肉）	082105	107（4.76）	73.2	22.2（7.16）	0.9（0.32）	2.4（0.14）
羊肉（里脊肉）	083105	103（4.58）	75.4	20.5（6.89）	1.6（1.69）	1.6（0.10）
猪肥肉	081102	807（35.87）	8.8	2.4（0.10）	88.6（4.12）	0.0（0.00）
猪肝	081214	126（4.31）	72.6	19.2（6.85）	4.7（1.68）	1.8（0.12）
牛肝	082205	139（6.18）	68.7	19.8（4.93）	3.9（1.05）	6.2（0.29）
羊肝	083204	134（5.96）	69.7	17.9（3.85）	3.6（1.01）	7.4（0.35）
猪肾	081209	137（6.08）	75.0	16.0（4.05）	8.1（2.22）	0.0（0.00）
牛肾	082208	94（4.18）	78.3	15.6（5.74）	2.4（0.96）	2.6（0.18）
羊肾	083207	96（4.27）	78.2	16.6（5.98）	2.8（1.09）	1.0（0.07）

注：营养素含量数据来源于《中国食物成分表》标准版，第 6 版，第一册、第二册，杨月欣，中国疾病预防控制中心营养与健康所主编，北京大学医学出版社，2019

能量密度：根据公式计算。能量密度 =（烹饪原料中所含能量 ÷ 能量的参考摄入量）×100%

营养素密度：根据公式计算。营养素密度 =（烹饪原料中营养素含量 ÷ 营养素参考摄入量）×100%

INQ：根据公式计算。INQ = 营养素密度 ÷ 能量密度

能量及营养素的参考摄入量以《中国居民膳食营养素参考摄入量（2013）》健康的轻体力劳动者男性成年为例

　　肌肉组织的蛋白质主要有肌球蛋白、肌红蛋白和球蛋白等，都属于完全蛋白

质。生物学价值在80%左右，氨基酸评分在90%以上，而结缔组织中的蛋白质，如胶原蛋白、弹性蛋白，由于必需氨基酸中色氨酸、酪氨酸、蛋氨酸的含量比较低，属于不完全性蛋白质。详细资料请查阅《中国食物成分表》。

二、脂类

脂类含量在畜类烹饪原料的变化幅度很大，与动物的品种、年龄、饲养方法、饲料的营养素组成、烹饪原料取出的部位等有关。畜类脂肪的平均脂肪含量为10%～30%；但在10%～90%的变化幅度范围内，如猪肥肉食物编码（081102）脂肪含量可达88.6%；瘦肉和肝脏的脂肪含量比较低。畜类原料和器官脂肪含量及INQ值详见表4-7。与其他营养素不同，脂肪在膳食中是需要控制或减少供给的营养素，结合畜类组织蛋白质的INQ，在选择时，尽量选择蛋白质INQ高而脂肪INQ低的品种，如牛肉（里脊肉）。

表4-7 畜类不同品种及器官烹饪原料脂肪酸的含量与组成

品种	食物编码	脂肪（g）	脂肪酸（g，以每100g可食部计）				
			总量	饱和（%）	单不饱和（%）	多不饱和（%）	未知（%）
猪肉（代表值）	081101X	30.1	26.7	10.8（40.4）	13.3（49.8）	2.1（7.9）	0.5（1.9）
牛肉（代表值）	082101X	8.7	8.0	4.1（51.2）	3.5（40.2）	0.3（3.4）	0.0（0.0）
羊肉（代表值）	083101X	6.5	7.4	4.2（56.8）	2.4（32.4）	0.8（10.8）	0.0（0.0）
驴肉（瘦）	084101	3.2	2.9	1.2（41.4）	1.1（37.9）	0.6（20.7）	0.0（0.0）
马肉	085101	4.6	4.2	1.6（38.1）	1.5（35.7）	1.1（26.2）	0.0（0.0）
狗肉	089001	4.6	4.2	1.3（31.0）	2.0（47.6）	0.9（21.4）	0.0（0.0）
兔肉	089004	2.2	2.0	0.8（40.0）	0.5（25.0）	0.7（35.0）	0.0（0.0）
猪肉（里脊肉）	081129	7.9	7.2	2.7（37.5）	3.3（45.8）	0.9（12.5）	0.4（5.6）
牛肉（里脊肉）	082105	0.9	0.8	0.4（50.0）	0.3（37.5）	0.0（0.0）	0.0（0.0）
羊肉（里脊肉）	083105	1.6	1.5	0.7（46.7）	0.6（40.0）	0.2（13.3）	0.0（0.0）
猪肝	081214	4.7	3.5	2.1（60.0）	1.3（27.7）	0.1（2.9）	0.0（0.0）
牛肝	082205	3.9	2.9	1.6（55.2）	0.8（27.6）	0.5（17.2）	0.0（0.0）
羊肝	083204	3.6	2.7	1.3（48.1）	1.2（44.4）	0.3（11.1）	0.0（0.0）
猪肾	081209	8.1	5.9	4.4（74.6）	1.5（25.4）	0.0（0.0）	0.0（0.0）

续表

品种	食物编码	脂肪（g）	脂肪酸（g，以每100g可食部计）				
			总量	饱和（%）	单不饱和（%）	多不饱和（%）	未知（%）
牛肾	082208	2.4	1.8	1.0（55.6）	0.5（27.8）	0.3（16.7）	0.0（0.0）
羊肾	083207	2.8	2.1	0.3（14.3）	0.9（42.9）	0.8（38.1）	0.1（4.8）

注：数据来源：《中国食物成分表》标准版，第6版，第二册，杨月欣，中国疾病预防控制中心营养与健康所主编，北京大学医学出版社，2019

内脏脂肪的含量因内脏的种类而异。心脏、肾脏等内脏器官的脂肪含量比较低，某些内脏器官中脂肪的含量则比较高，如猪舌等。

畜类烹饪原料的脂肪酸以饱和脂肪酸为主，单不饱和脂肪酸，特别是多不饱和脂肪酸的比例比较低；牛、羊组织中饱和脂肪酸的比例高于猪及其他畜类；脂肪的熔点比较高，因而在常温下为固态。羊肉中含有的辛酸、壬酸等中链饱和脂肪酸，是羊肉具有特殊膻味的原因。详细资料请查阅《中国食物成分表》。

一般情况下，畜类内脏的胆固醇含量高于肌肉组织，特别是大脑组织胆固醇的含量相当高，每100g大脑中胆固醇的含量可达2000～2500mg；肝脏中的胆固醇含量也比较高，每100g肝脏组织中胆固醇含量可达180～350mg，肾脏也是动物胆固醇含量高的器官；其他组织中胆固醇的含量都不高，特别是肌肉组织，猪瘦肉中胆固醇的含量只有约55mg；肥肉中胆固醇的含量略高，约为110mg。畜类不同品种和器官胆固醇含量及INQ详见表4-8。

胆固醇只来源于动物性原料，因此在评价INQ时应考虑到这一点。

能量及营养素的参考摄入量以《中国居民膳食营养素参考摄入量（2013）》健康的轻体力劳动者男性成年为例。

三、碳水化合物

碳水化合物在畜类原料的含量几乎为零，肝脏含量少许，这与肝脏贮存糖原的功能有关。畜类原料不是人体碳水化合物的良好来源。

四、能量

畜类原料的能量密度都比较高，与原料中脂肪的含量相关，猪肉组织中脂肪的含量高于其他畜类原料，因此能量密度高于其他畜类原料。

表4-8 畜类不同品种和器官的胆固醇含量及INQ（单位：以每100g可食部计）

品种	食物编码	能量（kcal）（能量密度）	胆固醇（mg）（INQ）	品种	食物编码	能量（kcal）（能量密度）	胆固醇（mg）（INQ）
猪肉（代表值）	081101X	331（14.71）	86（1.95）	猪肉（里脊肉）	081129	150（6.67）	55（2.75）
牛肉（代表值）	082101X	160（7.11）	58（2.72）	猪肉（肥）	081102	807（35.87）	109（1.01）
羊肉（代表值）	083101X	139（6.18）	82（4.42）	牛肉（里脊肉）	082105	126（4.31）	63（4.11）
驴肉（瘦）	084101	116（5.16）	62（4.01）	羊肉（里脊肉）	083105	139（6.18）	107（7.79）
马肉	085101	122（5.42）	84（5.17）	猪肝	081214	126（5.60）	180（10.71）
狗肉	089001	116（5.16）	62（4.01）	牛肝	082205	139（6.18）	297（16.02）
兔肉	089004	102（4.53）	59（4.34）	羊肝	083204	134（5.96）	349（19.52）
猪肾	081209	137（6.08）	392（21.49）	猪脑	081205	131（5.82）	2571（147.25）
牛肾	082208	94（4.18）	295（23.52）	牛脑	082206	149（6.62）	2447（123.2）
羊肾	083207	96（4.27）	289（22.56）	羊脑	083205	142（6.31）	2004（105.87）

注：营养含量数据来源：《中国食物成分表》标准版，第6版，第一册、第二册，杨月欣，中国疾病预防控制中心营养与健康所主编，北京大学医学出版社，2019

能量密度：根据公式计算。能量密度＝（烹饪原料中所含能量÷能量的参考摄入量）×100%

营养素密度：根据公式计算。营养素密度＝（烹饪原料中营养素含量÷营养素参考摄入量）×100%

INQ：根据公式计算。INQ＝营养素密度÷能量密度

五、维生素

畜类烹饪原料肌肉维生素的含量并不占优势，脂溶性维生素 A 和维生素 E，INQ 都小于 1；畜类肝脏需含多种维生素，特别是维生素 A 和水溶性维生素 B_1、维生素 B_2 等。肝脏中维生素 A 来源十分丰富，作为一种可在体内贮存的脂溶性维生素，在膳食结构中要注意供给量要适当，以防止过量；维生素 C 的含量在畜类原料的含量都不高，特别是畜肉中维生素 C，含量几乎为零（表 4-9）。

六、矿物质

畜类烹饪原料肌肉组织中钙的含量并不高；肝脏、肾脏中含有丰富的血红素铁，INQ ＞ 1；红色肌肉中铁的含量也比较高，特别是驴肉、马肉、兔肉等的肌肉；动物性食物中铁的消化吸收率一般不受膳食中其他因素的影响，是生物利用率比较高的铁。锌的分布与铁类似；肾脏中硒的含量和 INQ 值特别高，高于肝脏和肌肉；畜类原料中钠的含量很低，只有肾脏 INQ ＞ 1，与肾脏的功能有关。

畜类肌肉及其他组织中矿物质和微量元素的含量受许多因素的影响，其中饲料中微量元素的含量与畜类烹饪原料肌肉和组织的含量有相关性，但总的来说，含有比较丰富的锌、硒、镁等微量元素（表 4-10）。

七、含氮浸出物

在畜类烹饪原料中含有一些含氮浸出物，是肉汤鲜味的主要成分，这些含氮浸出物主要包括肌肽、肌酸、肌酐、氨基酸、嘌呤等化合物等，成年动物中含氮浸出物的含量高于幼年动物。

以上是畜类肌肉及内脏烹饪原料营养素含量、INQ 值及分布的一般规律。如前所述，由于畜类烹饪原料的品种很多，畜类饲养方法不同，饲料的种类也有比较大的差异，这些因素都会影响到畜类肌肉和内脏组织中营养素的分布和含量。畜类原料是我国大多数地区动物性食物的主要来源，对膳食结构食物组成的贡献度比较大，在实际工作中对某一具体的畜类烹饪原料进行营养价值的评价时，要考虑这些因素。

八、畜类制品的营养价值

畜类烹饪原料的制品种类很多，制品的加工方法不同，对其营养价值的影响也就不同。一般情况下，加工会导致水分丢失，因而制品的营养素密度，特别是三大生热营养素的含量会有不同程度的增加；一些矿物质，特别是钠，增加的幅度也会很大；而水溶性维生素则会有不同程度的损失。如果在制作时还添加其他的烹饪原料，则其营养价值的变化也与此有很大的关系。因此，评价畜类制品的营养价值时，需要根据具体的工艺过程作评价。表 4-11 是几种常见畜类制品的营养素含量，可供参考。

表4-9 畜类不同品种和器官的维生素含量及INQ（单位：mg，以每100g可食部计）

品种	食物编码	能量（kcal）能量密度	总维生素A含量*（INQ）	硫胺素含量（INQ）	核黄素含量（INQ）	维生素C含量（INQ）	维生素E含量（INQ）
猪肉（代表值）	081101X	331（14.71）	15（0.13）	0.30（1.46）	0.13（0.63）	Tr	0.67（0.32）
牛肉（代表值）	082101X	160（7.11）	3（0.05）	0.04（0.40）	0.11（1.11）	Tr	0.15（0.15）
羊肉（代表值）	083101X	139（6.18）	8（0.16）	0.07（0.81）	0.16（1.85）	Tr	0.48（0.55）
驴肉（瘦）	084101	116（5.16）	72（1.74）	0.03（0.42）	0.16（2.21）	Tr	2.76（3.82）
马肉	085101	122（5.42）	28（0.65）	0.06（0.79）	0.25（3.29）	Tr	1.42（1.87）
狗肉	089001	116（5.16）	12（0.29）	0.34（4.71）	0.20（2.77）	Tr	1.42（1.97）
兔肉	089004	102（4.53）	26（0.72）	0.11（1.73）	0.10（1.58）	Tr	1.99（3.14）
猪肉（里脊肉）	081129	150（6.67）	Tr	0.32（3.43）	0.20（2.14）	Tr	0.33（0.35）
牛肉（里脊肉）	082105	107（4.76）	Tr	0.04（0.60）	0.10（1.50）	Tr	Tr
羊肉（里脊肉）	083105	103（4.58）	8（0.22）	0.07（1.09）	0.16（2.50）	Tr	0.48（0.75）
猪肝	081214	126（4.31）	6502（188.57）	0.22（3.65）	2.02（33.48）	20.0（4.64）	Tr
牛肝	082205	139（6.18）	20220（408.98）	0.16（1.85）	1.30（15.03）	11.90（1.93）	0.13（0.15）
羊肝	083204	134（5.96）	20972（439.84）	0.21（2.52）	1.75（20.97）	—	29.93（35.87）
猪肾	081209	137（6.08）	46（0.95）	0.29（3.41）	0.69（8.11）	7.0（1.15）	0.33（0.39）
牛肾	082208	94（4.18）	88（2.63）	0.24（4.10）	0.85（14.52）	—	0.19（0.32）
羊肾	083207	96（4.27）	126（3.69）	0.35（5.69）	2.01（33.62）	—	0.13（0.22）

注：营养素含量数据来源于《中国食物成分表》标准版，第6版，第一册、第二册，杨月欣，中国疾病预防控制中心营养与健康所主编，北京大学医学出版社，2019

* 维生素A以μg RAE计。

能量密度：根据公式计算。能量密度＝（烹饪原料中所含能量÷能量的参考摄入量）×100%

营养素密度：根据公式计算。营养素密度＝（烹饪原料中营养素含量÷营养素参考摄入量）×100%

INQ：根据公式计算。INQ＝营养素密度÷能量密度

能量及营养素的参考摄入量以《中国居民膳食营养素参考摄入量（2013）》健康的轻体力劳动者男性成年为例

表4-10 畜类不同品种和器官的矿物质含量及INQ值（单位：以每100g可食部计）

品种	食物编码	能量（kcal）（能量密度）	钙（mg）（INQ）	钠（mg）（INQ）	铁（mg）（INQ）	锌（mg）（INQ）	硒（ug）（INQ）
猪肉（代表值）	081101X	331（14.71）	6（0.05）	56.8（0.26）	1.3（0.93）	1.78（0.97）	7.90（0.90）
牛肉（代表值）	082101X	160（7.11）	5（0.09）	64.1（0.60）	1.8（2.11）	4.70（5.29）	3.15（0.74）
羊肉（代表值）	083101X	139（6.18）	16（0.32）	89.9（0.97）	3.9（5.26）	3.52（9.22）	5.95（1.60）
驴肉（瘦）	084101	116（5.16）	2（0.05）	46.9（0.61）	4.3（6.94）	4.26（33.02）	6.1（1.97）
马肉	085101	122（5.42）	5（0.12）	115.8（1.42）	5.1（7.84）	12.26（18.10）	3.73（1.15）
狗肉	089001	116（5.16）	52（1.26）	47.4（0.61）	2.9（4.68）	3.18（24.65）	14.75（4.76）
兔肉	089004	102（4.53）	12（0.33）	45.1（0.66）	2.0（3.68）	1.30（2.30）	10.93（4.02）
猪肉（里脊肉）	081129	150（6.67）	6（0.11）	43.2（0.43）	1.5（1.87）	2.01（2.41）	8.32（2.08）
牛肉（里脊肉）	082105	107（4.76）	3（0.08）	75.1（1.05）	4.4（7.70）	6.92（11.63）	2.76（0.97）
羊肉（里脊肉）	083105	103（4.58）	8（0.22）	74.4（1.13）	2.8（5.09）	1.98（3.46）	5.53（2.01）
猪肝	081214	126（4.31）	6（0.17）	68.6（1.06）	23.2（44.86）	3.68（6.83）	26.12（10.10）
牛肝	082205	139（6.18）	4（0.08）	45.0（0.49）	6.6（8.90）	5.01（32.43）	11.99（3.23）
羊肝	083204	134（5.96）	8（0.17）	123.0（1.38）	7.5（10.49）	3.45（4.63）	17.68（4.94）
猪肾	081209	137（6.08）	2（0.04）	124.8（1.37）	4.6（6.30）	1.98（2.61）	156.77（42.97）
牛肾	082208	94（4.18）	8（0.24）	180.0（2.87）	9.4（18.74）	2.17（4.15）	70.25（28.01）
羊肾	083207	96（4.27）	8（0.24）	193.3（3.01）	5.8（11.32）	2.74（5.13）	58.90（22.99）

注：营养素含量数据来源为《中国食物成分表》标准版，第6版，第一册、第二册，杨月欣，中国疾病预防控制中心营养与健康所主编，北京大学医学出版社，2019

＊含量以 μg 计。

能量密度：根据公式计算。能量密度＝（烹饪原料中所含能量÷能量的参考摄入量）×100%

营养素密度：根据公式计算。营养素密度＝（烹饪原料中营养素含量÷营养素参考摄入量）×100%

INQ：根据公式计算。INQ＝营养素密度÷能量密度

能量及营养素的参考摄入量以《中国居民膳食营养素参考摄入量（2013）》健康的轻体力劳动者男性成年为例

表4-11 部分畜类原料与制品营养素组成及含量比较（以每100g 可食部计）

营养素	猪肉（081101X）	酱汁肉（081303）	午餐肉（081307）	猪肉松（081317）	牛肉（082101X）	牛肉干（082303）	酱牛肉（082307）	煨牛肉（罐头）（082302）
水分（g）	54.9	24.0	59.9	24.4	69.8	9.3	55.5	70.1
能量（kcal）	331	549	229	316	160	550	229	166
蛋白质（g）	15.1	15.5	9.4	38.6	20.0	45.6	33.2	16.7
脂肪（g）	30.1	50.4	15.9	8.3	8.7	40.0	10.7	11.0
碳水化合物（g）	0.0	8.4	12.0	21.6	0.5	1.9	0.0	0.1
维生素 B_1（mg）	0.3	0.07	0.24	0.05	0.04	0.06	0.02	0.04
维生素 B_2（mg）	0.13	0.14	0.05	0.16	0.11	0.26	0.12	0.09
钠（mg）	56.8	257.4	981.9	1880.0	64.1	412.4	926.0	609.4
钾（mg）	218	110	146	300	212	519	327	95

注：数据来源为《中国食物成分表》标准版，第6版，第二册，杨月欣，中国疾病预防控制中心营养与健康所主编，北京大学医学出版社，2019

第三节 禽类烹饪原料及制品的
营养素组成与营养价值

常见的家禽原料有鸡、鸭、鹅、火鸡的肌肉、内脏及其制品。品种比较多，营养素的种类分布相差不大，但含量的差别比较明显。

禽类和畜类都属于中国居民日常动物性食物的主要来源，在营养素的种类与含量上与畜类也有一定的相似之处，但仍存在差别（表4-12）。

表4-12 禽类不同品种及器官烹饪原料三大营养素含量及INQ值（以每100g可食部计）

品种	食物编码	能量（kcal）（能量密度）	蛋白质（g）（INQ）	脂肪（g）（INQ）	碳水化合物（g）（INQ）
鸡（代表值）	091101X	145（6.40）	20.3（4.80）	6.7（1.74）	0.9（0.04）
鸭（代表值）	092101X	240（10.67）	15.5（2.23）	19.7（3.08）	0.2（0.01）
鹅	093101	251（11.16）	17.9（2.47）	19.9（2.74）	0.0（0.00）
火鸡腿肉	094101	91（4.04）	20.0（7.62）	1.2（0.50）	0.0（0.00）
鸽	099001	201（8.93）	16.5（2.84）	14.2（2.65）	1.7（0.05）
鹌鹑	099002	110（4.89）	20.2（6.36）	3.1（1.06）	0.2（0.01）
鸡（土鸡，家养）	091102	124（5.51）	20.8（5.81）	4.5（1.36）	0.0（0.00）
肉鸡（肥）	091104	389（17.29）	16.7（1.49）	35.4（4.13）	0.9（1.17）
公麻鸭	092102	360（16.0）	14.3（1.38）	30.9（3.22）	6.1（0.11）
母麻鸭	092103	461（20.49）	13.0（0.98）	44.8（3.64）	1.4（0.02）
鸡肝	091201	121（5.38）	16.6（4.75）	4.8（1.49）	2.8（0.15）
鸭肝	092202	128（5.69）	14.5（3.92）	7.5（2.20）	0.5（0.03）
鹅肝	093201	129（5.73）	15.5（4.17）	3.4（0.99）	9.3（0.07）
鸡心	091203	172（7.64）	15.9（3.20）	11.8（2.57）	0.6（0.02）
鸡血	083204	49（2.17）	7.8（5.53）	0.2（0.15）	4.1（0.54）

续表

品种	食物编码	能量（kcal）（能量密度）	蛋白质（g）（INQ）	脂肪（g）（INQ）	碳水化合物（g）（INQ）
鸭心	092206	143（6.36）	12.8（1.54）	8.9（2.33）	2.9（0.13）
鸭血（公麻鸭）	092208	56（2.49）	13.2（8.16）	0.4（0.27）	0.0（0.00）

注：营养素含量数据来源：《中国食物成分表》标准版，第6版、第一册、第二册，杨月欣，中国疾病预防控制中心营养与健康所主编，北京大学医学出版社，2019

能量密度：根据公式计算。能量密度 =（烹饪原料中所含能量 ÷ 能量的参考摄入量）×100%

营养素密度：根据公式计算。营养素密度 =（烹饪原料中营养素含量 ÷ 营养素参考摄入量）×100%

INQ：根据公式计算。INQ = 营养素密度 ÷ 能量密度

能量及营养素的参考摄入量以《中国居民膳食营养素参考摄入量（2013）》健康的轻体力劳动者男性成年为例

一、蛋白质

禽类肌肉和内脏器官的蛋白质含量，INQ 值基本上都大于 1，特别是禽类血液蛋白质的含量和 INQ 值比较高；禽类不同品种和饲养方法对蛋白质的含量有比较大的影响，如下表中土鸡和肉鸡品种，INQ 值差别比较大；在前面章节中对禽类蛋白质营养价值比较结果显示，禽类肌肉及肝脏等蛋白质，属于完全蛋白质，氨基酸评分可达到 95% 以上，生物学价值在 90% 左右。

禽类的肌肉组织中结缔组织的含量相对于畜类来说比较少，因而肉质细嫩，易被人体消化吸收。

二、脂类

禽类的脂肪含量因品种、养殖方法的不同而有很大的差异。一般来说，鸡肉的脂肪含量低于鸭、鹅的脂肪含量；一些特殊养殖方法饲养的家禽，脂肪含量明显增高，如肉鸡的脂肪含量和 INQ 值明显高于家养土鸡（表 4-13）。

禽类的中性脂肪熔点与畜类相比较低，为 33 ～ 44℃，易被人体消化吸收，并含有 20% 左右的亚油酸，营养价值比较高。

一般情况下，禽类内脏器官中的胆固醇含量高于肌肉组织，肝脏中的胆固醇含量明显高于肌肉；禽血的胆固醇 INQ 值比较高；不同品种胆固醇的含量有一定的差别，麻鸭的胆固醇含量高于其他禽类品种。禽类不同品种和器官胆固醇含量及 INQ 详见表 4-14。

与其他营养素相比，胆固醇只来源于动物性原料，因此在评价 INQ 时应考虑到这一点。

表4-13　禽类不同品种及器官烹饪原料的脂肪酸组成比较

品种	食物编码	脂肪（g）	脂肪酸（g，以每100g可食部计）				
			总量	饱和脂肪酸（%）	单不饱和脂肪酸（%）	多不饱和脂肪酸（%）	未知（%）
鸡（代表值）	091101X	9.4（1.74）	8.9	3.1（34.8）	3.7（41.6）	2.2（24.7）	0.0（0.0）
鸭（代表值）	092101X	19.7（3.08）	18.6	5.6（30.1）	9.3（50.0）	3.6（19.4）	0.1（0.5）
鹅	093101	19.9（2.74）	18.8	5.5（29.3）	10.2（54.3）	3.1（16.5）	0.1（0.5）
火鸡腿肉	094101	1.2（0.50）	1.1	0.4（36.4）	0.5（45.5）	0.2（18.2）	0.0（0.0）
鸽	099001	14.2（2.65）	13.4	3.3（24.6）	8.2（61.2）	1.8（13.4）	0.0（0.0）
鹌鹑	099002	3.1（1.06）	2.9	1.1（37.9）	1.0（34.5）	0.8（27.6）	0.0（0.0）
公麻鸭	092102	30.9（3.22）	29.2	8.8（30.1）	14.6（50.0）	5.7（19.5）	0.1（0.3）
母麻鸭	092103	44.8（3.64）	42.3	12.8（30.3）	21.2（50.1）	8.2（19.4）	0.1（0.2）
鸡肝	091201	4.8（1.49）	3.6	1.7（47.2）	1.2（33.3）	0.6（16.7）	0.1（5.9）
鸭肝	092202	7.5（2.20）	5.6	2.8（50.0）	2.0（35.7）	0.8（14.3）	0.0（0.0）
鹅肝	093201	3.4（0.99）	2.5	1.6（64.0）	0.5（20.0）	0.3（12.0）	0.0（0.0）
鸡心	091203	11.8（2.57）	9.3	2.7（29.0）	4.0（43.0）	2.7（29.0）	0.0（0.0）
鸡血	083204	0.2（0.15）	0.2	0.1（50.0）	0.1（50.0）	0.0（50.0）	0.0（0.0）
鸭心	092206	8.9（2.33）	7.0	2.2（31.4）	3.7（52.9）	1.1（15.7）	0.0（0.0）
鸭血（公麻鸭）	092208	0.4（0.27）	0.4	0.2（50.0）	0.1（25.0）	0.1（25.0）	0.0（0.0）

表 4-14　禽类不同品种和器官的胆固醇含量及 INQ（单位：以每 100g 可食部计）

品种	食物编码	能量（kcal）能量密度	胆固醇（mg）（INQ）	品种	食物编码	能量（kcal）能量密度	胆固醇（mg）（INQ）
鸡（代表值）	091101X	145（6.40）	106（5.52）	鸡肝	091201	121（5.38）	356（22.61）
鸭（代表值）	092101X	240（10.67）	94（2.94）	鸭肝	092202	128（5.69）	341（19.98）
鹅	093101	251（11.16）	74（2.21）	鹅肝	093201	129（5.73）	285（16.58）
火鸡腿肉	094101	91（4.04）	58（4.79）	鸡心	091203	172（7.64）	194（8.46）
鸽	099001	201（8.93）	99（3.70）	鸡血	083204	49（2.17）	170（26.11）
鹌鹑	099002	110（4.89）	157（10.70）	鸭心	092206	143（6.36）	120（6.29）
鸡（土鸡、家养）	091102	124（5.51）	106（6.41）	鸭血（公麻鸭）	092208	56（2.49）	95（12.71）
肉鸡（肥）	091104	389（17.29）	106（2.04）	公麻鸭	092102	360（16.0）	313（6.52）
母麻鸭	092103	461（20.49）	255（4.14）				

注：营养素含量数据来源为《中国食物成分表》标准版，第 6 版，第一册、第二册，杨月欣，中国疾病预防控制中心营养与健康所主编，北京大学医学出版社，2019

能量密度：根据公式计算。能量密度 =（烹饪原料中所含能量 ÷ 能量的参考摄入量）× 100%

营养素密度：根据公式计算。营养素密度 =（烹饪原料中营养素含量 ÷ 营养素参考摄入量）× 100%

INQ：根据公式计算。INQ = 营养素密度 ÷ 能量密度

能量及营养素的参考摄入量以《中国居民膳食营养素参考摄入量（2013）》健康的轻体力劳动者男性成年人为例

三、碳水化合物

与大多数动物性烹饪原料一样，禽类的碳水化合物含量也不高。

四、能量

与畜类原料一样，当禽类原料的能量密度与脂肪含量相关，脂肪含量越高，能量密度越大，会影响到其他营养素的 INQ 值。

五、维生素

禽类的维生素含量因品种而异，维生素 A、维生素 E 都集中在肝脏，但不同的品种间有差别；禽类肝脏维生素 B_1 和维生素 B_2 含量丰富，INQ 值都很高；禽类的血液、心脏也含有丰富的维生素 B_1 和维生素 B_2，维生素 A 和维生素 E 也比肌肉的含量和 INQ 值高。禽类也不是维生素 C 的良好来源（表 4-15）。

六、矿物质

与畜类烹饪原料一样，钙在肌肉和内脏中的含量不高，INQ 值也很低；钠的含量和 INQ 值在原料中都不高，经过加工后的"火腿鸡肉"钠含量明显增加；禽类肌肉中铁的含量比较高，INQ 值为 1～3，但禽类肝脏及血液中含量比较高，INQ 值也很高，属于血红素铁，生物利用率高，是人体铁的很好的食物来源；禽类动物的肝脏中锌和硒的含量也明显高于肌肉和其他组织。

此外，不同的品种、饲养方法及饲料对禽类原料矿物质的含量有明显的影响，鸽、鹌鹑及家养的土鸡微量元素的含量及 INQ 值明显高于肉鸡（表 4-16）。

七、含氮浸出物

禽肉中含有的含氮浸出物与畜类烹饪原料相比更多，因而禽肉炖出的汤也更鲜；老年禽肉比幼年禽肉的含氮浸出物含量高。

八、禽类制品的营养价值

禽类烹饪原料的制品种类很多，制品的加工方法不同，对其营养价值的影响差别比较大。一般情况下，加工时水分丢失，制品的营养素密度，特别是三大生热营养素的含量会有不同程度的增加，这变化在油炸、火烤等烹饪方法时更为突出；碳水化合物含量的增加与调味品的添加有关；制品钠增加的幅度很大；汤汁比较多的烹饪方法，会使部分钾丢失在汤液中；水溶性维生素的损失在这几个案例中不明显。表 4-17 是几种常见禽类制品的营养素含量。

表 4-15 禽类不同品种和器官的维生素含量及 INQ（单位：以每 100g 可食部计）

品种	食物编码	能量（kcal）能量密度	总维生素 A（μgRAE）（INQ）	维生素 B₁（mg）（INQ）	维生素 B₂（mg）（INQ）	维生素 C（mg）（INQ）	维生素 E（mg）（INQ）
鸡（代表值）	091101X	145（6.40）	92（1.80）	0.06（0.67）	0.07（0.78）	Tr	1.34（1.50）
鸭（代表值）	092101X	240（10.67）	52（0.61）	0.08（0.54）	0.22（1.47）	Tr	0.27（0.18）
鹅	093101	251（11.16）	42（0.47）	0.07（0.49）	0.23（1.47）	Tr	0.22（0.14）
火鸡腿肉	094101	91（4.04）	Tr	0.07（1.24）	0.06（1.06）	Tr	0.07（0.12）
鸽	099001	201（8.93）	53（0.74）	0.06（0.48）	0.20（1.60）	Tr	0.99（0.79）
鹌鹑	099002	110（4.89）	40（1.02）	0.04（0.58）	0.32（4.67）	Tr	0.44（0.64）
鸡（土鸡，家养）	091102	124（5.51）	64（1.45）	0.09（1.17）	0.07（0.91）	Tr	2.02（2.62）
肉鸡（肥）	091104	389（17.29）	226（1.63）	0.07（0.29）	0.05（0.21）	Tr	—
公麻鸭	092102	360（16.0）	238（1.86）	0.05（0.22）	0.11（0.49）	Tr	0.13（0.06）
母麻鸭	092103	461（20.49）	476（2.90）	0.06（0.21）	0.09（0.31）	Tr	0.60（0.21）
鸡肝	091201	121（5.38）	10414（241.96）	0.33（4.38）	1.10（14.60）	Tr	1.88（2.50）
鸭肝	092202	128（5.69）	4675（102.70）	0.35（4.39）	0.65（8.16）	18.0（3.16）	1.41（1.77）
鹅肝	093201	129（5.73）	6100（133.07）	0.27（3.37）	0.25（3.12）	Tr	0.29（0.36）
鸡心	091203	172（7.64）	910（14.89）	0.46（4.30）	0.26（2.43）	Tr	—
鸡血	083204	49（2.17）	56（3.23）	0.05（1.65）	0.04（1.32）	Tr	0.21（0.69）
鸭心	092206	143（6.36）	24（0.47）	0.14（1.57）	0.87（9.77）	Tr	0.81（0.91）
鸭血（公麻鸭）	092208	56（2.49）	57（2.86）	0.05（1.43）	0.03（0.86）	Tr	0.10（0.29）

注：营养素含量数据来源为《中国食物成分表》标准版，第 6 版，第一册、第二册，杨月欣，中国疾病预防控制中心营养与健康所主编，北京大学医学出版社，2019

能量密度：根据公式计算。能量密度 =（烹饪原料中所含能量 ÷ 能量的参考摄入量）× 100%

营养素密度：根据公式计算。营养素密度 =（烹饪原料中营养素含量 ÷ 营养素参考摄入量）× 100%

INQ：根据公式计算。INQ = 营养素密度 ÷ 能量密度

能量及营养素的参考摄入量以《中国居民膳食营养素参考摄入量（2013）》健康的轻体力劳动者男性成年为例

表4-16　禽类不同品种和器官的矿物质含量及INQ（单位：以每100g可食部计）

品种	食物编码	能量（kcal）（能量密度）	钙（mg）（INQ）	钠（mg）（INQ）	铁（mg）（INQ）	锌（mg）（INQ）	硒（μg）（INQ）
鸡（代表值）	091101X	145（6.40）	13（0.25）	62.8（0.65）	1.8（2.34）	1.46（1.83）	11.92（3.10）
鸭（代表值）	092101X	240（10.67）	6（0.07）	69.0（0.43）	2.2（1.72）	1.33（0.98）	12.25（1.91）
鹅	093101	251（11.16）	4（0.04）	58.8（0.35）	3.8（2.84）	1.36（0.97）	17.68（2.64）
火鸡腿肉	094101	91（4.04）	12（0.37）	168.4（2.78）	5.2（10.73）	9.26（18.34）	15.50（6.39）
鸽	099001	201（8.93）	30（0.42）	63.6（0.47）	3.8（3.55）	0.82（0.73）	11.08（2.07）
鹌鹑	099002	110（4.89）	48（1.23）	48.4（0.66）	2.3（3.92）	1.19（1.95）	11.67（3.98）
鸡（土鸡，家养）	091102	124（5.51）	9（0.20）	74.1（0.90）	2.1（3.16）	1.06（1.54）	12.75（3.86）
肉鸡（肥）	091104	389（17.29）	37（0.27）	47.8（0.18）	1.7（0.82）	1.10（0.51）	5.40（0.52）
公麻鸭	092102	360（16.0）	4（0.03）	61.6（0.26）	3.0（1.56）	1.90（0.95）	—
母麻鸭	092103	461（20.49）	9（0.05）	48.4（0.16）	2.9（1.18）	1.38（0.54）	—
鸡肝	091201	121（5.38）	7（0.16）	92.0（1.14）	12.0（18.69）	2.40（3.57）	38.55（11.94）
鸭肝	092202	128（5.69）	18（0.40）	87.2（1.02）	23.1（33.83）	3.08（4.33）	57.27（16.68）
鹅肝	093201	129（5.73）	2（0.04）	58.2（0.68）	4.7（6.84）	4.04（5.64）	—
鸡心	091203	172（7.64）	54（0.88）	108.4（0.95）	4.7（5.13）	1.94（2.03）	4.10（0.89）
鸡血	083204	49（2.17）	10（0.58）	208.0（6.39）	25.0（96.01）	0.45（1.66）	12.13（3.18）
鸭心	092206	143（6.36）	20（0.39）	86.2（0.90）	5.0（6.55）	1.38（1.74）	15.30（4.01）
鸭血（公麻鸭）	092208	56（2.49）	3（0.15）	198.6（5.32）	31.8（106.43）	0.90（2.89）	—

注：营养素含量数据来源为《中国食物成分表》标准版，第6版，第一册、第二册，杨月欣，中国疾病预防控制中心营养与健康所主编，北京大学医学出版社，2019

能量密度：根据公式计算。能量密度 =（烹饪原料中所含能量 ÷ 能量的参考摄人量）× 100%

营养素密度：根据公式计算。营养素密度 =（烹饪原料中营养素含量 ÷ 营养素参考摄人量）× 100%

INQ：根据公式计算。INQ = 营养素密度 ÷ 能量密度

能量及营养素的参考摄入量以《中国居民膳食营养素参考摄入量（2013）》《健康的轻体力劳动者男性成年为例

表 4-17 部分禽类原料与制品的营养素组成及含量比较（单位：以每 100g 可食部计）

营养素	鸡肉（09110x）	扒鸡（091301）	炸鸡块（肯德基）（091303）	瓦罐鸡汤（肉）（091305）	鸭（092101X）	盐水鸭（熟）（092306）	北京烤鸭（092301）	酱鸭（092304）
水分（g）	70.5	56.0	49.4	63.3	63.9	51.7	38.2	53.6
能量（kcal）	145	217	279	190	240	313	436	266
蛋白质（g）	20.3	29.6	20.3	20.9	15.5	16.6	16.6	18.9
脂肪（g）	6.7	11.0	17.3	9.5	19.7	26.1	38.4	18.4
碳水化合物（g）	0.9	0.0	10.5	5.2	0.2	2.8	6.0	6.3
维生素 B_1（mg）	0.06	0.02	0.03	0.01	0.08	0.07	0.04	0.06
维生素 B_2（mg）	0.07	0.17	0.17	0.21	0.22	0.21	0.32	0.22
钠（mg）	62.8	1000.7	755.0	201.2	69.0	1557.5	83.0	981.3
钾（mg）	249	149	232	23	191	218	247	236

注：营养素含量数据来源为《中国食物成分表》标准版，第 6 版，第一册，第二册，杨月欣，中国疾病预防控制中心营养与健康所主编，北京大学医学出版社，2019

能量密度：根据公式计算。能量密度 =（烹饪原料中所含能量 ÷ 能量的参考摄入量）× 100%

营养素密度：根据公式计算。营养素密度 =（烹饪原料中营养素含量 ÷ 营养素参考摄入量）× 100%

INQ：营养素密度计算。INQ = 营养素密度 ÷ 能量密度

能量及营养素的参考摄入量以《中国居民膳食营养素参考摄入量（2013）》健康的轻体力劳动者男性成年为例

第四节　水产类烹饪原料及制品的营养素组成与营养价值

水产类烹饪原料的种类繁多，包括鱼、虾、蟹及贝和软体动物等亚类，根据其生长环境又可分为淡水类和海水类。

水产类烹饪原料属于动物性烹饪原料，因而在营养素的种类和含量上与畜类、禽类比较接近，但由于水产类品种很多，以及生长时间的长短、大小、生长环境、捕捞时间、取样部位等不同，使不同种类的水产品在营养价值上又存在一定的差异，同样也表现出不同的特点。

一、蛋白质

水产类烹饪原料属于低能量密度、高蛋白质含量和高 INQ 值的原料。鱼和虾的肌肉组织纤维细短，结缔组织蛋白质比较少，水分的含量比较高，因而口感细嫩，比畜类、禽类肌肉更容易消化、吸收；鱼肉蛋白质属于完全蛋白质，利用率可达到 85% ~ 95%；贝类和软体动物由于水分含量高于鱼和虾，蛋白质的含量相对比较低，但由于能量密度低，因此蛋白质的 INQ 值与鱼、虾相当（表 4-18）。

表 4-18　不同品种水产类烹饪原料三大营养素含量及 INQ 值（单位：以每 100g 可食部计）

品种	食物编码	能量（kcal）（能量密度）	蛋白质（g）（INQ）	脂肪（g）（INQ）	碳水化合物（g）（INQ）
草鱼	121102	113（4.52）	16.6（5.65）	5.2（1.92）	0.0（0.00）
黄鳝	121107	89（3.96）	18.0（6.99）	1.4（0.59）	1.2（0.09）
鲫鱼	121123	108（4.80）	17.1（5.48）	2.7（0.94）	3.8（0.23）
鳗鲡（鳗鱼、河鳗）	121127	181（8.04）	18.6（3.56）	10.8（2.24）	2.3（0.08）
鲥鱼	121145	189（8.40）	20.8（3.81）	11.3（2.24）	0.9（0.03）
黄鱼	121211	97（4.31）	17.7（6.32）	2.5（0.97）	0.8（0.05）
白米虾	122101	81（3.60）	17.3（7.39）	0.4（0.19）	2.0（0.16）
河虾	122108	87（3.87）	16.4（6.52）	2.4（1.03）	0.0（0.00）
海虾	122107	79（3.51）	16.8（7.36）	0.6（0.28）	1.5（0.12）
对虾	122106	93（4.13）	18.6（6.93）	0.8（0.32）	2.8（0.19）
龙虾	122111	90（4.00）	18.9（7.27）	1.1（0.46）	1.0（0.07）
海蟹	123001	95（4.22）	13.8（5.03）	2.3（0.91）	4.7（0.32）
河蟹	123002	103（4.58）	17.5（5.88）	2.6（0.95）	4.7（0.29）

续表

品种	食物编码	能量（kcal）（能量密度）	蛋白质（g）（INQ）	脂肪（g）（INQ）	碳水化合物（g）（INQ）
鲍鱼（杂色鲍）	124101	84（3.73）	12.6（5.20）	0.8（0.36）	6.6（0.51）
蛏子	124103	40（1.78）	7.3（6.31）	0.3（0.28）	2.1（0.34）
河蚌	124106	54（2.40）	10.9（6.99）	0.8（0.56）	0.7（0.08）
扇贝（鲜）	124111	60（2.67）	11.1（6.40）	0.6（0.37）	2.6（0.28）

注：营养素含量数据来源为《中国食物成分表》标准版，第6版，第一册、第二册，杨月欣，中国疾病预防控制中心营养与健康所主编，北京大学医学出版社，2019

能量密度：根据公式计算。能量密度 =（烹饪原料中所含能量 ÷ 能量的参考摄入量）× 100%

营养素密度：根据公式计算。营养素密度 =（烹饪原料中营养素含量 ÷ 营养素参考摄入量）× 100%

INQ：根据公式计算。INQ = 营养素密度 ÷ 能量密度

能量及营养素的参考摄入量以《中国居民膳食营养素参考摄入量（2013）》健康的轻体力劳动者男性成年为例

二、脂类

水产类的脂肪含量比较低，特别是虾、贝和软体动物类；鱼类的脂肪含量与品种有关，大部分品种含量比较低，一般在 3% ～ 5%，这也是水产类原料能量密度低的主要原因，但也有个别品种的鱼脂肪含量相对比较高，如表4-19所示，鳗鲡和鲥鱼的脂肪含量在 10% 以上；贝和软体动物脂肪含量低于 1%，这也与其体内的水分含量高有关。

鱼类的脂肪呈不均匀分布，主要存在于皮下和脏器的周围，肌肉组织中含量很少；虾类的脂肪含量很低，蟹类的脂肪主要存在于蟹黄中。

鱼类的脂肪多呈液态，熔点比较低，消化吸收率比较高，可达到95%，其中不饱和脂肪酸占60% ～ 80%。特别在海产鱼中，不饱和脂肪酸的含量高，EPA（二十碳五烯酸）和 DHA（二十二碳六烯酸）的含量高于淡水产品，详见《中国食物成分表（标准版）》第6版，第二册。但鱼油中脂肪酸可含有 1 ～ 6 个不饱和双键，导致其很容易氧化酸败，保存过程中注意避光避氧。

每 100g 鱼肉中含有胆固醇60 ～ 200mg，由于鱼类的能量密度比较低，因此鱼肉胆固醇的 INQ 都大于1；虾和蟹肉中胆固醇含量高于鱼肉，与测定时的所取样品包括了虾脑和蟹黄有关，虾脑和蟹黄是胆固醇含量高的器官（表4-19、表4-20）。

三、碳水化合物

与其他动物性原料一样，水产品的碳水化合物的含量很低。

表 4-19　水产类不同品种和器官烹饪原料脂肪酸组成的比较（单位：以每 100g 可食部计）

品种	食物编码	脂肪（g）	脂肪酸（g/100g 可食部）				
			总量	饱和脂肪酸（%）	单不饱和脂肪酸（%）	多不饱和脂肪酸（%）	未知（%）
草鱼	121102	5.2	3.6	1.0（27.8）	1.4（38.9）	0.9（25.0）	0.4（11.1）
黄鳝	121107	1.4	1.0	0.3（30.0）	0.4（40.0）	0.2（20.0）	0.1（10.0）
鲫鱼	121123	2.7	1.9	0.5（26.3）	0.8（42.1）	0.5（26.3）	0.0（0.0）
鳗鲡（鳗鱼、河鳗）	121127	10.8	7.6	2.8（36.8）	3.2（42.1）	1.4（18.4）	0.3（3.9）
黄鱼	121211	2.5	1.8	0.7（38.9）	0.7（38.9）	0.3（16.7）	0.1（5.6）
对虾	122106	0.8	0.6	0.2（33.3）	0.2（33.3）	0.2（33.3）	0.0（0.0）
龙虾	122111	1.1	0.8	0.3（37.5）	0.3（37.5）	0.2（25.0）	0.0（0.0）
海蟹	123001	2.3	1.6	0.5（31.2）	0.6（37.5）	0.5（31.2）	0.1（6.3）
河蟹	123002	2.6	1.8	0.5（27.8）	0.6（33.3）	0.4（22.2）	0.3（16.7）
鲍鱼（杂色鲍）	124101	0.8	0.6	0.3（50.0）	0.1（16.7）	0.1（16.7）	0.0
蛏子	124103	0.3	0.2	0.1（50.0）	0.0	0.1（50.0）	0.0
河蚌	124106	0.8	0.6	0.1（16.7）	0.1（16.7）	0.3（50.0）	0.1（16.7）

注：数据来源为《中国食物成分表》标准版，第 6 版，第二册，杨月欣，中国疾病预防控制中心营养与健康所主编，北京大学医学出版社，2019

四、维生素

水产类原料维生素 E 的含量丰富，特别是鲍鱼类和扇贝，INQ 值达 20～30；虾和蟹类的维生素 E 含量比鱼类高；维生素 A 含量的分布与维生素 E 类似，在鱼肉中不高，虾、蟹类及软体动物相对比较高；维生素 B_1 的含量在水产品原料中并不占优势，有些鱼体内含有硫胺素酶（thiamine enzymes），新鲜鱼如果不及时加工处理，鱼肉中的维生素 B_1 则被分解破坏；虾和蟹类及软体动物维生素 B_2 的含量普遍高于鱼类，但黄鳝中维生素 B_2 的含量很突出，INQ 值达 17；与其他动物性原料一样，水产类原料中维生素 C 的含量都很低，详见表 4-21。

五、矿物质

水产类含有丰富的钙，特别是虾、蟹及软体动物；钠的含量不高，但海产品中钠含量明显高于淡水产品；水产品鱼类的肌肉是铁的良好来源，尤其是虾、蟹及软体动物；锌和硒有相同的特点。海产品中还含的丰富的碘（表 4-22）。

表 4-20　水产类不同品种的胆固醇含量及 INQ（单位：以每 100g 可食部计）

品种	食物编码	能量（kcal）能量密度	胆固醇（mg）（INQ）	品种	食物编码	能量（kcal）能量密度	胆固醇（mg）（INQ）
草鱼	121102	113（4.52）	86（6.34）	对虾	122106	93（4.13）	193（15.58）
黄鳝	121107	89（3.96）	126（10.61）	龙虾	122111	90（4.00）	121（10.08）
鲫鱼	121123	108（4.80）	130（9.03）	海蟹	123001	95（4.22）	125（9.87）
鳗鲡（鳗鱼、河鳗）	121127	181（8.04）	177（7.34）	河蟹	123002	103（4.58）	267（19.43）
鲥鱼	121145	189（8.40）	62（2.46）	蟹黄（大闸蟹，蒸）	123304	255（11.33）	252（7.41）
黄鱼	121211	97（4.31）	86（6.65）	鲍鱼（杂色鲍）	124101	84（3.73）	242（21.63）
白米虾	122101	81（3.60）	103（9.54）	蛏子	124103	40（1.78）	131（24.53）
河虾	122108	87（3.87）	240（20.67）	河蚌	124106	54（2.40）	103（14.31）
海虾	122107	79（3.51）	117（11.11）	扇贝（鲜）	124111	60（2.67）	140（17.48）

注：营养素含量数据来源为《中国食物成分表》标准版，第 6 版，第一册、第二册，杨月欣，中国疾病预防控制中心营养与健康所主编，北京大学医学出版社，2019

能量密度：根据公式计算。能量密度 =（烹饪原料中所含能量÷能量的参考摄入量）×100%

营养素密度：根据公式计算。营养素密度 =（烹饪原料中营养素含量÷营养素参考摄入量）×100%

INQ：根据公式计算。INQ = 营养素密度÷能量密度

能量及营养素的参考摄入量以《中国居民膳食营养素参考摄入量（2013）》健康的轻体力劳动者男性成年为例

表 4-21　水产类不同品种的维生素含量及 INQ（单位：以每 100g 可食部计）

品种	食物编码	能量（kcal） （能量密度）	总维生素 A（μg RAE） （INQ）	维生素 B$_1$（mg） （INQ）	维生素 B$_2$（mg） （INQ）	维生素 C（mg） （INQ）	维生素 E（mg） （INQ）
草鱼	121102	113（4.52）	11（0.30）	0.04（0.63）	0.11（1.74）	Tr	2.03（3.21）
黄鳝	121107	89（3.96）	50（1.58）	0.06（1.08）	0.98（17.68）	Tr	1.34（2.42）
鲫鱼	121123	108（4.80）	17（0.44）	0.04（0.60）	0.09（1.34）	Tr	0.68（1.01）
鳗鲡（鳗鱼，河鳗）	121127	181（8.04）	—	0.02（0.18）	0.02（0.18）	Tr	3.60（3.20）
鲥鱼	121145	189（8.40）	—	—	—	Tr	0.86（0.73）
黄鱼	121211	97（4.31）	10（0.29）	0.03（0.50）	0.10（1.66）	Tr	1.13（1.87）
白米虾	122101	81（3.60）	54（1.88）	0.05（0.99）	0.03（0.60）	Tr	3.34（6.63）
河虾	122108	87（3.87）	48（1.55）	0.04（0.74）	0.03（0.55）	Tr	5.33（9.84）
海虾	122107	79（3.51）	Tr	0.01（0.20）	0.05（1.02）	Tr	2.79（3.64）
对虾	122106	93（4.13）	15（0.45）	0.01（0.17）	0.07（1.21）	Tr	0.62（1.07）
龙虾	122111	90（4.00）	Tr	—	0.03（0.54）	Tr	3.58（6.39）
海蟹	123001	95（4.22）	30（0.89）	0.01（0.17）	0.10（1.69）	Tr	2.99（5.06）
河蟹	123002	103（4.58）	389（10.62）	0.06（0.94）	0.28（4.37）	Tr	6.09（9.50）
鲍鱼（杂色鲍）	124101	84（3.73）	Tr	Tr	0.10（1.91）	Tr	11.85（22.69）
蛏子	124103	40（1.78）	59（4.14）	0.02（0.80）	0.12（4.82）		0.59（2.37）
河蚌	124106	54（2.40）	243（12.66）	0.01（0.30）	0.18（5.38）	Tr	0.59（1.76）
扇贝（鲜）	124111	60（2.67）	Tr	Tr	0.21（5.62）	Tr	11.85（31.70）

注：营养素含量数据来源为《中国食物成分表》标准版，第 6 版，第一册、第二册，杨月欣，中国疾病预防控制中心营养与健康所主编，北京大学医学出版社，2019

能量密度：根据公式计算。能量密度 =（烹饪原料中所含能量 ÷ 能量的参考摄入量）× 100%。

营养素密度：根据公式计算。营养素密度 =（烹饪原料中营养素含量 ÷ 营养素参考摄入量）× 100%

INQ：根据公式计算。INQ ＝营养素密度 ÷ 能量密度

能量及营养素的参考摄入量以《中国居民膳食营养素参考摄入量（2013）》健康的轻体力劳动者男性成年为例

表4-22　水产类不同品种的矿物质含量及INQ（单位：以每100g可食部计）

品种	食物编码	能量（kcal）（能量密度）	钙（mg）（INQ）	钠（mg）（INQ）	铁（mg）（INQ）	锌（mg）（INQ）	硒含量（μg）（INQ）
草鱼	121102	113（4.52）	38（1.05）	46.0（0.68）	0.8（1.47）	0.87（1.54）	6.66（2.46）
黄鳝	121107	89（3.96）	42（1.33）	70.0（1.18）	2.5（5.26）	1.97（3.98）	34.56（14.55）
鲫鱼	121123	108（4.80）	79（2.06）	41.2（1.07）	1.3（2.26）	1.94（3.23）	14.31（4.97）
鳗鲡（鳗鱼、河鳗）	121127	181（8.04）	82（1.27）	60.6（0.94）	0.8（0.83）	0.76（0.76）	19.47（4.04）
鲥鱼	121145	189（8.40）	18（0.27）	114.4（0.91）	14.0（13.89）	0.81（0.77）	Tr
黄鱼	121211	97（4.31）	53（1.54）	120.3（1.86）	0.7（1.35）	0.58（1.08）	42.57（16.46）
白米虾	122101	81（3.60）	403（14.00）	90.7（1.68）	2.1（4.86）	2.03（4.51）	—
河虾	122108	87（3.87）	325（10.50）	133.8（2.30）	4.0（8.61）	2.24（4.63）	29.65（12.77）
海虾	122107	79（3.51）	146（5.20）	302.2（5.74）	3.0（7.12）	1.44（3.28）	56.41（26.79）
对虾	122106	93（4.13）	62（0.97）	165.2（2.67）	1.5（3.03）	2.38（4.61）	33.72（13.61）
龙虾	122111	90（4.00）	21（0.66）	190.0（3.17）	1.3（2.71）	2.79（5.58）	39.36（16.40）
海蟹	123001	95（4.22）	208（6.16）	260.0（4.11）	1.6（3.16）	3.32（6.29）	82.65（32.64）
河蟹	123001	103（4.58）	126（3.44）	193.5（2.82）	2.9（5.28）	3.68（6.43）	56.72（20.64）
鲍鱼（杂色鲍）	124101	84（3.73）	266（8.91）	2011.7（35.95）	22.6（50.49）	1.75（3.75）	21.38（9.55）
蛏子	124103	40（1.78）	134（9.41）	175.9（6.59）	33.6（157.30）	2.01（9.03）	55.14（51.63）
河蚌	124106	54（2.40）	248（12.92）	17.4（0.48）	26.6（92.36）	6.23（20.77）	20.24（14.06）
扇贝（鲜）	124111	60（2.67）	142（6.65）	339.0（8.46）	7.2（22.47）	11.69（35.03）	20.22（12.62）

注：营养素含量数据来源为《中国食物成分表》标准版，第6版，第一册、第二册，杨月欣，中国疾病预防控制中心营养与健康所主编，北京大学医学出版社，2019

能量密度：根据公式计算。能量密度 =（烹饪原料中所含能量÷能量的参考摄入量）× 100%

营养素密度：根据公式计算。营养素密度 =（烹饪原料中营养素含量÷营养素参考摄入量）× 100%

INQ：根据公式计算。INQ = 营养素密度÷能量密度

能量及营养素的参考摄入量以《中国居民膳食营养素参考摄入量（2013）》健康的轻体力劳动者男性成年为例

六、含氮浸出物

鱼类的含氮浸出物比较多，占鱼体重量的 2% ~ 3%，主要包括三甲胺、次黄嘌呤核苷酸、游离氨基酸和尿素等。氧化三甲胺是鱼类鲜味的重要物质，三甲胺则是鱼腥味的重要物质，还有一些有机酸常常与磷结合成磷酸肌酸，此物常略带苦味。

七、水产制品的营养价值

水产类制品的营养素组成和含量与烹饪加工方法有关，一般情况下营养素密度会明显增加，但维生素 B_1 和维生素 B_2 会有不同程度的破坏；钠和碳水化合物的含量明显增加；熏和油炸等方法会明显增加脂肪含量和能量密度；鱼翅已列为禁止食用的野生动物制品，若从营养学角度分析，虽然蛋白质的含量很高，但由于鱼翅蛋白质属于结缔组织蛋白质，必需氨基酸的组成和比例不符合人体需要，特别是鱼翅中含有的胶原蛋白（collagen）和弹性蛋白（elastic protein），缺乏色氨酸，因此虽然其蛋白质含量可达到 80% 以上，营养价值却不高（表 4-23）。

表 4-23　部分水产类原料与制品营养素组成及含量比较（单位：以每 100g 可食部计）

营养素	鱼排	鱼	鱼子酱	草鱼（熏）	箭鱼（炸）	虾脑酱	虾皮	鱼翅（干）
水分（g）	61.2	72.5	55.9	45.6	47.8	58.4	42.4	25.3
能量（kcal）	160	107	201	283	271	100	153	362
蛋白质（g）	10.1	11.1	9.6	24.0	20.8	15.2	30.7	88.4
脂肪（g）	2.4	1.3	7.1	16.5	16.1	4.3	2.2	0.9
碳水化合物（g）	24.5	12.7	24.7	9.6	10.7	0.0	2.5	0.0
维生素 B_1（mg）	0.04	0.02	0.07	0.03	0.02	—	0.02	Tr
维生素 B_2（mg）	0.05	0.04	0.04	0.04	0.05	0.29	0.14	0.01
钠（mg）	383.3	854.2	394.6	1291.8	403.6	1790.0	5057.7	533.0
钾（mg）	136	360	271	315	60	111	617	134

注：数据来源为《中国食物成分表》标准版，第 6 版，第二册，杨月欣，中国疾病预防控制中心营养与健康所主编，北京大学医学出版社，2019

第五节　蛋类烹饪原料及制品的
营养素组成与营养价值

蛋类主要指家禽的蛋，包括鸡、鸭、鹅蛋，其他一些禽类的蛋如鹌鹑蛋、鸽蛋等也可供食用，但主要食用蛋为鸡蛋。

一、蛋的结构

各种禽类蛋的结构都很相似，主要由蛋壳、蛋清、蛋黄三部分组成（表4-24）。

表4-24   蛋类各部分的营养素组成（%）

品种	水分	蛋白质	脂肪	矿物质
全蛋	78.5	12.7	9.0	1.0
蛋清	84.4	1.6	0.1	0.8
蛋黄	51.5	15.2	28.2	1.7

以经常食用的鸡蛋为例，每只蛋重约50g，蛋壳重量约占全蛋重量的11%，主要的成分为碳酸钙，蛋壳的颜色由白色、绿色到棕色，与产蛋禽的品种有关。

蛋清包括两部分，外层为中等黏度的稀蛋清，内层包围在蛋黄周围的是胶质样的稠蛋清。

蛋黄的表面包有蛋黄膜，由两条韧带将蛋黄固定在蛋的中央。蛋黄的颜色主要取决于饲料。饲料中类胡萝卜素含量高，则蛋黄的颜色深。

二、蛋的营养素组成及营养价值

（一）蛋白质

蛋类蛋白质含量比较高，平均为13% ~ 15%，并含有人体所需要的各种必需氨基酸，其比例也符合人体的需要，生物学价值可达到95%以上；全蛋的蛋白质几乎能被人体完全吸收，是天然食物中最理想的蛋白质。因此，在进行食物蛋白质的评价时，往往将鸡蛋蛋白质作为参考蛋白（表4-25）。

表4-25   蛋类不同品种能量和三大营养素的含量及INQ（单位：以每100g可食部计）

品种	食物编码	能量（kcal）（能量密度）	水（g）	蛋白质（g）（INQ）	脂肪（g）（INQ）	碳水化合物（g）（INQ）
鸡蛋（代表值）	111101X	139（6.18）	75.2	13.1（3.26）	8.6（2.32）	2.4（0.11）
鸡蛋（白皮）	111102	139（6.18）	72.6	12.7（3.16）	9.0（2.43）	1.5（0.07）
鸡蛋（土鸡）	111104	138（6.13）	72.6	14.4（3.61）	6.4（1.74）	5.6（0.26）
鸡蛋白	111105	60（2.67）	84.4	11.6（6.68）	0.1（0.06）	3.1（0.33）
鸡蛋白（乌骨鸡）	111106	44（1.96）	88.0	9.8（7.69）	0.1（0.09）	1.0（0.15）
鸡蛋黄	111107	328（14.58）	51.5	15.2（1.60）	28.2（3.22）	3.4（0.07）
鸡蛋黄（乌骨鸡）	111108	263（11.69）	57.8	15.2（2.00）	19.9（2.84）	5.7（0.14）

续表

品种	食物编码	能量（kcal）（能量密度）	水（g）	蛋白质(g)（INQ）	脂肪（g）（INQ）	碳水化合物(g)（INQ）
鸡蛋（红皮）	111109	143（6.36）	77.1	12.2（2.95）	10.5（2.75）	0.0（0.0）
鸡蛋（乌骨鸡，绿皮）	111111	170（7.56）	69.7	12.6（2.56）	10.6（2.34）	6.1（0.23）
毛蛋	111205	176（7.82）	72.3	14.2（2.79）	13.2（2.81）	0.0（0.0）
鸭蛋	112101	180（8.0）	70.3	12.6（2.42）	13.0（2.71）	3.1（0.11）
鸭蛋白	112102	47（2.09）	87.7	9.9（7.29）	—	1.8（0.25）
鸭蛋黄	112103	378（16.8）	44.9	14.5（1.33）	33.8（3.35）	4.0（0.07）
鹅蛋	113101	196（8.71）	69.3	11.1（1.96）	15.6（2.99）	2.8（0.09）
鹅蛋白	113102	48（2.13）	87.2	8.9（6.43）	—	3.2（0.43）
鹅蛋黄	113103	324（14.4）	50.1	15.5（1.66）	26.4（3.06）	6.2（0.12）
鹌鹑蛋	114101	160（7.11）	73.0	12.8（2.77）	11.1（2.60）	2.1（0.08）

注：营养素含量数据来源为《中国食物成分表》标准版，第6版，第一册、第二册，杨月欣，中国疾病预防控制中心营养与健康所主编，北京大学医学出版社，2019

能量密度：根据公式计算。能量密度＝（烹饪原料中所含能量÷能量的参考摄入量）×100%

营养素密度：根据公式计算。营养素密度＝（烹饪原料中营养素含量÷营养素参考摄入量）×100%

INQ：根据公式计算。INQ＝营养素密度÷能量密度

能量及营养素的参考摄入量以《中国居民膳食营养素参考摄入量（2013）》健康的轻体力劳动者男性成年为例

由表4-25可知，鸡、鸭、鹅蛋的蛋白质含量相差不大，为11%～14%；不同品种和饲养方法所产禽蛋的蛋白质含量有一定的差异，如土鸡蛋、红皮鸡蛋、白皮鸡蛋及乌骨鸡蛋的蛋白质含量稍有差异；差异最大的还是蛋白与蛋黄，禽蛋蛋白的蛋白质含量一般不超过10%，而蛋黄的蛋白质含量高达14%～15%；但由于禽蛋蛋白的水分含量比较高，脂肪含量低，导致能量密度比较低，因此其INQ值明显高于蛋黄。

（二）脂类

由上表可见，禽蛋的脂类含量首先与品种相关，水禽蛋类，如鸭蛋、鹅蛋的脂肪含量明显高于鸡蛋；从脂肪分布的禽蛋结构看，主要集中在蛋黄，禽蛋蛋白的脂肪含量几乎为零（表4-26）。蛋类的脂肪呈乳化状态，易被人体消化吸收，其中大部分为中性脂肪，并含有一定比例的卵磷脂（lecithin）；单不饱和脂肪酸、多不饱和脂肪酸占总脂肪酸的比例比较高，明显高于畜类原料；总胆固醇的含量在禽蛋类含量也比较高，特别是蛋黄，可达1500mg/100g以上，并以游离胆固醇为主，易被人体消化吸收（表4-27）。

表 4-26 蛋类不同品种原料的脂肪酸组成的比较

品种	食物编码	脂肪（g）	脂肪酸（g，以每 100g 可食部计）				
			脂肪酸总量	饱和脂肪酸（%）	单不饱和脂肪酸（%）	多不饱和脂肪酸（%）	未知（%）
鸡蛋（代表值）	111101X	8.6	7.2	4.6（63.9）	1.0（13.9）	0.5（6.9）	0.1（1.4）
鸡蛋（白皮）	111102	9.0	7.5	2.7（36.0）	3.4（45.3）	1.2（16.0）	0.2（2.7）
鸡蛋（土鸡）	111104	6.4	5.3	4.2（79.2）	0.8（15.1）	0.3（5.7）	0.0（0.0）
鸡蛋白（乌骨鸡）	111106	0.1	0.1	0.0（0.0）	0.0（0.0）	0.0（0.0）	0.0（0.0）
鸡蛋黄（乌骨鸡）	111108	19.9	16.5	6.3（38.2）	7.9（47.9）	2.7（16.4）	0.0（0.0）
鸡蛋（红皮）	111109	10.5	8.7	6.8（78.2）	1.8（2.1）	0.1（1.1）	0.0（0.0）
鸡蛋（乌骨鸡，绿皮）	111111	10.6	8.8	3.2（36.4）	5.2（59.1）	0.4（4.5）	0.0（0.0）
鸭蛋	112101	13.0	10.8	3.8（35.2）	5.6（51.9）	1.1（10.2）	0.3（2.8）
鸭蛋黄	112103	33.8	28.1	7.8（27.8）	16.0（56.9）	2.1（7.4）	2.2（7.8）
鹅蛋	113101	15.6	12.9	4.5（34.9）	7.2（55.8）	1.0（7.8）	0.2（1.6）
鹅蛋黄	113103	26.4	21.9	7.2（32.9）	12.6（57.5）	1.7（7.8）	0.4（1.8）
鹌鹑蛋	114101	11.1	9.2	4.1（44.6）	4.1（44.6）	1.0（10.9）	0.1（1.1）

表 4-27　蛋类不同品种的胆固醇含量及 INQ（单位：以每 100g 可食部计）

品种	食物编码	能量（kcal）能量密度	胆固醇（mg）（INQ）	品种	食物编码	能量（kcal）能量密度	胆固醇（mg）（INQ）
鸡蛋（代表值）	111101X	139（6.18）	648（34.95）	毛蛋	111205	176（7.82）	—
鸡蛋（白皮）	111102	139（6.18）	585（31.56）	鸭蛋	112101	180（8.0）	565（27.33）
鸡蛋（土鸡）	111104	138（6.13）	1338（72.76）	鸭蛋白	112102	47（2.09）	—
鸡蛋白	111105	60（2.67）	—	鸭蛋黄	112103	378（16.8）	1576（31.27）
鸡蛋白（乌骨鸡）	111106	44（1.96）	—	鹅蛋	113101	196（8.71）	704（26.94）
鸡蛋黄	111107	328（14.58）	1510（34.52）	鹅蛋白	113102	48（2.13）	—
鸡蛋黄（乌骨鸡）	111108	263（11.69）	2057（58.65）	鹅蛋黄	113103	324（14.4）	1696（39.26）
鸡蛋（红皮）	111109	143（6.36）	—	鹌鹑蛋	114101	160（7.11）	515（24.14）
鸡蛋（乌骨鸡，绿皮）	111111	170（7.56）	—				

注：营养素含量数据来源为《中国食物成分表》标准版，第 6 版，第一册、第二册，杨月欣，中国疾病预防控制中心营养与健康所主编，北京大学医学出版社，2019

能量密度：根据公式计算。能量密度＝（烹饪原料中所含能量÷能量的参考摄入量）×100%

营养素密度：根据公式计算。营养素密度＝（烹饪原料中营养素含量÷营养素参考摄入量）×100%

INQ：根据公式计算。INQ＝营养素密度÷能量密度

能量及营养素的参考摄入量以《中国居民膳食营养素参考摄入量（2013）》健康的轻体力劳动者男性成年为例

（三）碳水化合物

与动物性原料相似，禽蛋类碳水化合物的含量不高。

（四）维生素

蛋类中含有多种维生素，含有丰富的维生素 A、维生素 E 及维生素 B_2 等；其中又以蛋黄的含量更为突出。蛋中维生素的含量受饲料的组成、季节、光照时间等多种因素的影响，当饲料中维生素的含量高、家禽光照的时间长（如散养鸡）、有青饲料的季节等都可使蛋类维生素的含量增加，当饲料中青饲料比例大，类胡萝卜素含量增加时，蛋黄的颜色会加深，因此一般情况下鸭蛋和鹅蛋的蛋黄颜色更深，散养鸡所产的蛋也是同样。但若饲料中强化了维生素 A，虽然蛋黄的颜色不深，并不代表维生素 A 的含量不高。

蛋类缺乏的维生素是维生素 C。生鸡蛋中含有抗生物素妨碍生物素的消化吸收，加热可破坏这种抗营养因子，因而，蛋类从营养学的角度来说也不宜生食。禽蛋的种类很多，各品种间主要营养素的含量与比例有一定的区别，详见表 4-28。

（五）矿物质

蛋类的矿物质含量丰富，尤其是微量元素，如锌和硒，INQ 值都高于 1；蛋黄及蛋清中铁的含量并不低，但由于卵黄高磷蛋白的干扰，降低了铁的消化吸收率，使铁的吸收率只有 3% 左右。蛋黄和蛋清中各种微量元素的含量与饲料有关，若在饲料中进行各种微量元素的强化，可增加蛋类微量元素的含量（表 4-29）。

三、蛋制品

蛋类制品品种不如畜类和水产类多，其中松花蛋和咸鸭蛋享誉中外。蛋类制品由于加工过程中的工艺要求，使营养素发生显著变化，如咸鸭蛋中钠的含量明显增加；油煎蛋中脂肪含量显著增加；鸡蛋粉和蛋黄粉由于脱水的缘故，使除水以外的各种营养素的含量都明显提高（表 4-30）。

另外，还有些民间地方特色蛋制品，如糟蛋，用优质的鲜鸭蛋经糯米酒糟糟制而成。糟蛋成品的蛋壳全部或部分溶解，仅剩壳下膜包裹着蛋的内容物，如同软壳的一种蛋制品，故又称软壳糟蛋。它的蛋质细嫩，蛋黄呈橘红色的半凝固状态，气味芬芳，食后回味无穷，为我国特有的地方冷食佳品。

糟蛋在糟渍的过程中，糟料中的醇可使蛋清与蛋黄凝固变性，并带有轻微的甜味，在产生醇的同时，还能产生醋酸，因而蛋壳软化，蛋壳中的钙盐借渗透作用渗入蛋表面的薄膜内，故糟蛋的钙含量特别高，比普通鲜蛋高 40 倍左右。因此，是一种营养价值很高的蛋制品。

表4-28　蛋类不同品种的维生素含量及INQ（单位：以每100g可食部计）

品种	食物编码	能量（kcal）（能量密度）	总维生素A（μg RAE）（INQ）	维生素B$_1$（mg）（INQ）	维生素B$_2$（mg）（INQ）	维生素C（mg）（INQ）	维生素E（mg）（INQ）
鸡蛋（代表值）	111101X	139（6.18）	225（4.55）	0.09（1.04）	0.20（2.31）	Tr	1.14（1.32）
鸡蛋（白皮）	111102	139（6.18）	310（6.27）	0.09（1.04）	0.31（3.58）	Tr	1.23（1.42）
鸡蛋（土鸡）	111104	138（6.13）	199（4.06）	0.12（0.24）	0.09（1.05）	Tr	1.36（1.58）
鸡蛋白	111105	60（2.67）	—	0.04（1.07）	0.31（8.29）	Tr	0.01（0.03）
鸡蛋白（乌骨鸡）	111106	44（1.96）	—	—	0.31（11.30）	Tr	—
鸡蛋黄	111107	328（14.58）	438（3.76）	0.33（1.62）	0.29（1.42）	Tr	5.06（2.48）
鸡蛋黄（乌骨鸡）	111108	263（11.69）	179（1.91）	0.07（0.43）	0.36（2.20）	Tr	7.64（4.67）
鸡蛋（红皮）	111109	143（6.36）	138（2.71）	0.05（0.56）	0.11（1.24）	Tr	0.84（0.94）
鸡蛋（乌骨鸡，绿皮）	111111	170（7.56）	182（3.01）	0.09（0.85）	0.43（4.06）	Tr	3.73（3.52）
毛蛋	111205	176（7.82）	161（2.57）	0.04（0.37）	0.65（5.94）	Tr	1.49（1.36）
鸭蛋	112101	180（8.0）	261（4.08）	0.17（1.52）	0.35（3.13）	Tr	4.98（4.45）
鸭蛋白	112102	47（2.09）	23（1.38）	0.01（0.34）	0.07（1.49）	Tr	0.16（0.55）
鸭蛋黄	112103	378（16.8）	1980（14.73）	0.28（1.19）	0.62（2.64）	Tr	12.72（5.41）
鹅蛋	113101	196（8.71）	192（2.76）	0.08（0.66）	0.30（2.46）	Tr	4.50（3.69）
鹅蛋白	113102	48（2.13）	7（0.41）	0.03（1.02）	0.04（1.52）	Tr	0.34（1.14）
鹅蛋黄	113103	324（14.4）	1977（17.16）	0.06（0.30）	0.59（2.93）	Tr	95.70（47.47）
鹌鹑蛋	114101	160（7.11）	337（5.92）	0.11（1.11）	0.49（4.92）	Tr	3.08（3.09）

注：营养素含量数据来源为《中国食物成分表》标准版，第6版，第一册、第二册，杨月欣，中国疾病预防控制中心营养与健康所主编，北京大学医学出版社，2019

能量密度：根据公式计算。能量密度 =（烹饪原料中所含能量 ÷ 能量的参考摄入量）× 100%

营养素密度：根据公式计算。营养素密度 =（烹饪原料中营养素含量 ÷ 营养素参考摄入量）× 100%

INQ：根据公式计算。INQ = 营养素密度 ÷ 能量密度

能量及营养素的参考摄入量以《中国居民膳食营养素参考摄入量（2013）》健康的轻体力劳动者男性成年为例

表 4-29　蛋类不同品种的矿物质含量及 INQ（单位：以每 100g 可食部计）

品种	食物编码	能量（kcal）（能量密度）	钙（mg）（INQ）	钠（mg）（INQ）	铁（mg）（INQ）	锌（mg）（INQ）	硒（μg）（INQ）
鸡蛋（代表值）	111101X	139（6.18）	56（1.13）	131.5（1.42）	1.6（2.16）	0.89（1.15）	13.96（3.76）
鸡蛋（白皮）	111102	139（6.18）	48（9.71）	94.7（1.02）	2.0（2.70）	1.00（1.29）	16.55（4.46）
鸡蛋（土鸡）	111104	138（6.13）	76（1.55）	174.0（1.89）	1.7（2.31）	1.28（1.67）	11.50（3.12）
鸡蛋白	111105	60（2.67）	9（0.42）	79.4（1.98）	1.6（4.99）	0.02（0.06）	6.97（4.35）
鸡蛋白（乌骨鸡）	111106	44（1.96）	9（0.57）	161.5（5.49）	Tr	0.01（0.04）	2.99（2.54）
鸡蛋黄	111107	328（14.58）	112（0.96）	54.9（0.25）	6.5（3.71）	3.79（2.08）	27.01（3.09）
鸡蛋黄（乌骨鸡）	111108	263（11.69）	107（1.14）	57.2（0.33）	0.5（0.36）	3.30（2.26）	22.62（3.22）
鸡蛋黄（红皮）	111109	143（6.36）	44（0.86）	125.7（1.32）	1.0（1.31）	0.38（0.48）	13.83（3.62）
鸡蛋（乌骨鸡，绿皮）	111111	170（7.56）	42（0.69）	106.7（0.94）	2.8（3.09）	2.05（2.17）	28.31（6.24）
毛蛋	111205	176（7.82）	204（3.26）	75.8（0.65）	1.8（1.92）	1.64（1.68）	29.00（6.18）
鸭蛋	112101	180（8.0）	62（0.97）	106.0（0.88）	2.9（3.02）	1.67（1.67）	15.68（3.27）
鸭蛋白	112102	47（2.09）	18（1.08）	71.2（2.27）	0.1（0.40）	—	4.00（3.19）
鸭蛋黄	112103	378（16.8）	123（0.92）	30.1（0.12）	4.9（2.43）	3.09（1.47）	25.00（2.48）
鹅蛋	113101	196（8.71）	34（0.49）	90.6（0.69）	4.1（3.92）	1.43（1.31）	27.24（5.21）
鹅蛋白	113102	48（2.13）	4（0.23）	77.3（2.42）	2.8（11.11）	0.10（0.38）	8.00（6.26）
鹅蛋黄	113103	324（14.4）	13（0.11）	24.4（0.39）	2.8（1.62）	1.59（0.88）	26.00（3.01）
鹌鹑蛋	114101	160（7.11）	47（0.83）	106.6（1.00）	3.2（3.75）	1.61（1.81）	25.48（5.97）

注：营养素含量数据来源为《中国食物成分表》标准版，第 6 版，第一册、第二册，杨月欣，中国疾病预防控制中心营养与健康所主编，北京大学医学出版社，2019

能量密度：根据公式计算。能量密度 =（烹饪原料中所含能量 ÷ 能量的参考摄入量）× 100%

营养素密度：根据公式计算。营养素密度 =（烹饪原料中营养素含量 ÷ 营养素参考摄入量）× 100%

INQ：营养质量指数。INQ = 营养素密度 ÷ 能量密度

能量及营养素的参考摄入量以《中国居民膳食营养素参考摄入量（2013）》健康的轻体力劳动者男性成年为例

表 4-30　部分蛋类制品的营养素组成及含量比较（单位：以每 100g 可食部计）

营养素	鸡蛋	毛蛋	鸡蛋粉（全鸡粉）	鸡蛋黄粉	荷包蛋（油煎）	荷包蛋（煮）	松花蛋	咸鸭蛋（生）	鹌鹑蛋（五香罐头）
水（g）	75.2	72.3	2.5	4.6	68.6	74.9	68.4	61.3	74.4
能量（kcal）	139	176	545	644	195	155	171	190	152
蛋白质（g）	13.1	14.2	43.4	31.6	13.5	12.3	14.2	12.7	11.6
脂肪（g）	8.6	13.2	36.2	55.1	15.0	11.7	10.7	1 2.7	11.7
碳水化合物（g）	2.4	0.0	11.3	5.3	1.4	0.2	4.5	6.3	0.0
维生素 B_1（mg）	0.09	0.04	0.05	—	0.06	0.06	0.06	0.16	0.01
维生素 B_2（mg）	0.20	0.65	0.40	0.25	0.52	0.40	0.18	0.33	0.06
钠（mg）	131.5	75.8	393.2	89.8	353.0	110.0	542.7	2706.1	711.5
钾（mg）	154	66	357	103	132	100	152	184	41

第六节　乳类及乳制品的营养素组成与营养价值

按来源，乳类食品主要分为牛乳、羊乳、马乳、人乳。人乳是婴儿的食物，市场上主要是牛乳。乳类是一种营养价值很高的天然食品。

乳类是一种特别的食物，各种动物的乳汁都是为后代的生长、发育而分泌的，因而其营养素的种类与含量都与其后代的生长发育需要相匹配，因此营养素的含量和组成不完全相同。一般情况下，幼小动物的生长发育速度越快，母亲乳汁中蛋白质和能量的含量越高。

牛奶是人类最普遍食用的乳类，特别是成年人。与人乳相比，牛乳的蛋白质含量高，但乳糖的含量却低于人乳，因而营养素的含量并不适合于婴儿的需要，其营养价值对于婴儿来说中，不如人乳。牛乳是老年人、体弱者及患者比较理想的食物。对于中国居民来说，食用乳类和乳制品有利于改善钙的营养状况，因而发展乳品工业，增加乳类的消费，将乳类也作为一种常用的烹饪原料使用，具有很大的意义。

乳类按相关标准，分为液态奶乳、奶粉、酸奶、奶酪、奶油等。

一、天然液态奶乳的理化特征

动物的乳汁呈乳白色或淡黄色，为一种多级分散的复杂乳胶体（emulsoid）。乳白色是酪蛋白和脂肪球对光的反射，淡黄色是胡萝卜素和维生素 B_2 的呈色反应，因而不同季节所生产的乳汁黄色的深浅不同，羊奶中的胡萝卜素可全部转化为视黄醇，因而更显得乳白。奶类温和微甜，由于含有丙酮、乙醛、二甲硫、脂肪酸和内酯等物质，奶类具有特殊的香味。奶的相对密度为 1.032，呈偏酸性。

二、乳类的营养价值

乳类鲜奶中水的含量为 87% ～ 89%，干燥物为 11% ～ 13%，其中蛋白质为 3% ～ 4%，脂肪占 3% ～ 5%，乳糖为 4.5% ～ 5%，矿物质为 0.6% ～ 0.75%，还含有少量的维生素（表 4-31）。

（一）蛋白质

乳类中含有比较丰富的蛋白质。以牛乳为例，蛋白质的含量约为 3.5%，约比人乳蛋白质含量高 2 ～ 3 倍，其消化吸收率高达 87% ～ 89%，生物学价值可达到 89.9% ± 4.0%，虽然稍低于人乳（91.6 ± 1.2），但其必需氨基酸含量及构成比例与鸡蛋相近，利用率高，对成年人来说，是一种优质蛋白质。

人乳蛋白质的含量低于牛乳，对于婴儿的生长发育来说，是最适合的，其 INQ 值为 1 ～ 2。牛奶对于成年人来说也是一种优质蛋白质的来源，INQ 值也在 1 左右，但相对于婴儿的需要而言，其含量就过高了，因此不建议用牛奶代替母乳喂养的婴儿。

牛奶中蛋白质内的组成，与人乳也有比较大的差异。人乳所含的酪蛋白与乳清蛋白的比例为 4 : 6，与牛乳（4 : 1）有明显差别。人乳中白蛋白和球蛋白的含量相对较多，遇胃酸所产生的凝块较牛乳中含有的大量酪蛋白所形成的凝块为小，故更易被婴幼儿消化吸收。

牛磺酸（taurine）是由半胱氨酸（cysteine）转化而来，它对促进婴儿神经系统和视网膜的发育有重要作用，但新生儿，尤其是早产儿肝脏中半胱亚硫酸脱羧酶的活力很低，在体内不易通过这条途径合成牛磺酸。正常人乳中牛磺酸的含量达 425mg/L，是牛乳的 10 ～ 30 倍，因此，人乳更适合于婴儿的脑发育。

目前市场上还有些羊乳、鲜驴乳、鲜驼乳等小众乳类。其中鲜驼乳的三大营养素组成与牛乳相似，糖类含量高于牛乳；羊乳的蛋白质含量只有牛乳的一半，乳糖含量稍高；鲜驴乳的蛋白质和脂肪的含量明显低于其他鲜乳，因此能量也只有牛乳的一半左右。

（二）脂类

牛奶中脂类含量与母乳近似，约为 3.5%，INQ 值也为 1 左右；其中 95% ～ 96% 为甘油三酯，脂肪酸及其衍生物种类可达到 500 余种；人乳的脂肪颗粒小，以长链脂肪酸（含 14 个以上的碳原子）为主，对胃肠道的刺激小；而牛乳的脂肪酸碳链较短，挥发性大，对消化道的刺激也大。

表 4-31　不同品种乳类的能量和三大营养素的含量及 INQ（单位：以每 100g 可食部计）

品种	食物编码	能量（kcal）（能量密度）	水（g）	蛋白质（g）（INQ）	脂肪（g）（INQ）	碳水化合物（g）（INQ）
纯牛奶（代表值，全脂）	101101X	65（2.9）	87.6	3.3（1.75）	3.6（2.07）	4.9（0.48）
纯牛奶（全脂，美国牛）	101102	59（2.6）	88.6	2.9（1.72）	3.2（2.05）	4.6（0.51）
纯牛奶（全脂，德国牛）	101104	60（2.7）	88.1	3.1（1.77）	3.0（1.85）	5.1（0.54）
纯牛奶（全脂，光明牌）	101105	61（2.7）	88.0	3.1（1.77）	3.2（1.98）	5.0（0.53）
纯牛奶（低脂，代表值）	101152X	47（2.1）	89.4	3.5（2.56）	1.5（1.19）	4.8（0.65）
纯牛奶（脱脂，代表值）	101161X	34（1.5）	91.0	3.5（3.59）	0.3（0.33）	4.6（0.88）
调制乳（全脂，强化 VA，VD）	101166	51（2.3）	89.0	2.7（2.10）	2.0（1.45）	5.6（0.70）
调制乳（全脂，草莓味）	101167	79（3.5）	83.4	2.7（1.19）	3.0（1.43）	10.3（0.84）
调制乳（全脂，巧克力味）	101168	80（3.6）	83.3	2.8（1.20）	3.2（1.48）	10.0（0.79）
人乳	101301	65（9.0）	87.6	1.3（1.60）	3.4（0.99）	7.4（1.37）
人乳（初乳，1～7 天）	101302	68（9.4）	87.5	2.2（2.60）	3.8（1.06）	6.2（1.73）
人乳（过渡乳，7～14 天）	101303	73（10.1）	86.5	2.2（2.42）	4.0（1.04）	7.0（1.82）
人乳（成熟乳）	101304	70（9.7）	87.7	1.2（1.37）	4.4（1.19）	6.5（1.76）
羊乳	101201	59（2.6）	88.9	1.5（0.89）	3.5（2.24）	5.4（0.60）
鲜驴乳	101401	33（1.5）	92.1	0.4（0.41）	0.6（0.67）	6.5（1.24）
鲜驼乳	101501	72（3.2）	85.4	3.7（1.78）	3.5（1.82）	6.5（0.58）
全脂奶粉（代表值）	102101x	482（21.4）	2.6	19.9（1.43）	22.3（1.74）	50.5（0.67）
全脂奶粉（雀巢）	102105	504（22.4）	—	24.0（1.65）	28.0（2.08）	39.0（0.50）

续表

品种	食物编码	能量（kcal）（能量密度）	水（g）	蛋白质（g）（INQ）	脂肪（g）（INQ）	碳水化合物（g）（INQ）
全脂甜奶粉（代表值）	102130X	485（21.6）	2.2	20.0（1.42）	22.9（1.77）	49.6（0.66）
低脂奶粉（代表值，高钙高铁）	102150X	425（18.9）	3.6	23.7（1.93）	11.9（1.05）	55.9（0.85）
酸奶（代表值，全脂）	103001X	86（3.8）	81.0	2.8（1.13）	2.6（1.14）	12.9（0.97）
酸奶（脱脂）	103003	57（2.5）	85.5	3.3（2.03）	0.4（0.27）	10.0（1.14）
酸奶（低脂）	103004	64（2.8）	85.8	2.7（1.48）	1.9（1.13）	9.0（0.92）
酸奶（果料）	103005	67（3.0）	84.4	3.1（1.59）	1.4（0.78）	10.4（0.99）
奶酪（奶酪）	104001	328（14.6）	43.5	25.7（2.71）	23.5（2.68）	3.5（0.07）
奶豆腐（脱脂）	104002	343（15.2）	14.7	53.7（5.44）	2.5（0.27）	26.5（0.50）
奶油	105001	879（39.1）	0.7	0.7（0.03）	97.0（4.13）	0.9（0.01）
酥油	105007	860（38.2）	2.5	1.5（0.06）	94.4（4.12）	1.1（0.01）
炼乳（甜，罐头）	109001	332（14.8）	26.2	8.0（0.83）	8.7（0.98）	55.4（1.07）

注：营养素含量数据来源为《中国食物成分表》标准版，第 6 版，第一册、第二册，杨月欣，中国疾病预防控制中心营养与健康所编，北京大学医学出版社，2019

能量密度：根据公式计算。能量密度＝（烹饪原料中所含能量÷能量的参考摄入量）×100%

营养素密度：根据公式计算。营养素密度＝（烹饪原料中营养素含量÷营养素参考摄入量）×100%

INQ：根据公式计算。INQ＝营养素密度÷能量密度

人乳的营养素 INQ 值按 6 个月婴儿（8kg）的 RNI 或 AI 计算，能量 AI 为 720kcal/d；蛋白质 RNI 为 9g/d；碳水化合物为 60g/d；脂肪 40%E，约为 38g/d

牛乳中饱和脂肪酸的含量高于人乳，单不饱和脂肪酸，特别是多不饱和脂肪酸明显低于人乳；牛乳中必需脂肪酸含量低于人乳；特别是亚油酸含量明显低于人乳；羊乳的脂肪酸组成更接近牛乳；马奶中的脂肪酸组成和比例介于牛乳与人乳之间，但十八碳三烯酸的比例特别高；EPA 和 DHA 也只有在人乳中测出（表 4-32）。

表 4-32　液态乳脂肪酸的组成与比例（占总脂肪酸 %）

品种	食物编码	脂肪酸比例				脂肪酸组成					
		SFA	MUFA	PUFA	未知	18:1	18:2	18:3	20:4	20:5	22:6
纯牛奶（代表值，全脂）	101101X	65.0	28.8	3.5	2.7	25.5	3.0	0.4	Tr	Tr	Tr
纯牛奶（全脂，美国牛）	101102	53.8	36.3	7.5	2.4	28.4	5.3	2.1	Tr	Tr	Tr
纯牛奶（全脂，德国牛）	101104	53.8	36.3	7.5	2.4	28.4	5.3	2.1	Tr	Tr	Tr
纯牛奶（全脂，光明牌）	101105	66.6	26.8	3.1	3.5	23.6	3.1	Tr	Tr	Tr	Tr
人乳	101301	42.2	37.1	20.9	0.0	31.7	19.6	0.9	Tr	Tr	Tr
人乳（初乳，1～7 天）	101302	36.8	38.3	24.9	0.0	35.1	20.9	1.1	0.7	0.4	0.5
人乳（初乳，7～14 天）	101303	38.6	34.9	26.2	0.1	32.1	22.2	1.7	0.7	0.4	0.5
人乳（成熟乳）	101304	35.7	35.4	28.4	0.2	30.9	23.0	3.8	0.4	0.1	0.4
羊乳	101201	66.0	24.3	4.0	5.7	22.0	4.0	Tr	Tr	Tr	Tr
马奶（鲜，牧民家）	101601	45.9	25.7	25.9	2.5	18.7	9.3	16.0	Tr	Tr	Tr

注：数据来源为《中国食物成分表》标准版，第 6 版，第二册，杨月欣，中国疾病预防控制中心营养与健康所主编，北京大学医学出版社，2019

由于牛奶中不饱和脂肪酸占 35% 左右，因此其熔点与其他动物性食物相比较低，为 28.4～33.3℃，脂肪颗粒多为直径 1～10μm 的微粒，其表面有一层蛋白质被膜，呈高度分散稳定状态，因而牛乳脂肪的消化率为 98%。而人乳中因为本身含有消化脂肪的酶，其脂肪的消化率接近 100%。

乳类中全脂乳的胆固醇含量及 INQ 值高于低脂乳和脱脂乳（表 4-33）。

（三）碳水化合物

天然乳汁中所含的碳水化合物全部为乳糖（lactose），牛奶中乳糖的含量约为 4.5%，而人乳乳糖的含量可达 6.0%～7.4%；7～14 天分泌的过渡乳中乳糖含量高于成熟乳。乳糖的甜度仅为蔗糖的 1/6～1/5，因而乳汁的甜度并不高。乳糖有调节胃酸、促进胃肠蠕动、有利于钙的消化吸收和消化液分泌的作用，并能促进肠道中乳酸杆菌（lactobacillus）和双歧杆菌（bifidobacterium）生长，抑制腐败菌的生长，改变肠道菌群，有利于人体的肠道健康。

表4-33 不同品种乳类的胆固醇含量及INQ（单位：以每100g可食部计）

品种	食物编码	能量（kcal）（能量密度）	胆固醇（mg）（INQ）	品种	食物编码	能量（kcal）能量密度	胆固醇（mg）（INQ）
纯牛奶（代表值，全脂）	101101X	65（2.9）	17（1.95）	羊乳	101201	59（2.6）	31（3.97）
纯牛奶（全脂，美国牛）	101102	59（2.6）	26（3.33）	人乳	101301	65（9.0）	11（—）
纯牛奶（全脂，德国牛）	101103	60（2.7）	32（3.95）	人乳（初乳，1～7天）	101302	68（9.4）	—
纯牛奶（全脂，光明牌）	101104	61（2.7）	3（0.37）	人乳（初乳，7～14天）	101303	73（10.1）	—
纯牛奶（低脂，代表值）	101152X	47（2.1）	9（1.43）	人乳（成熟乳）	101304	70（9.7）	—
纯牛奶（脱脂，代表值）	101161X	34（1.5）	2（0.44）	鲜驴乳	101401	33（1.5）	Tr
调制乳（全脂，强化VA、VD）	101166	51（2.3）	—	鲜驼乳	101501	72（3.2）	6（0.63）
调制乳（全脂，草莓味）	101167	79（3.5）	—	酸奶（代表值，全脂）	103001x	86（3.8）	8（0.70）
调制乳（全脂，巧克力味）	101168	80（3.6）	—	酸奶（脱脂）	103003	57（2.5）	18（2.4）
全脂奶粉（代表值）	102101X	482（21.4）	79（1.23）	酸奶（低脂）	103004	64（2.8）	12（1.43）
全脂奶粉（雀巢）	102105	504（22.4）	—	酸奶（果料）	103005	67（3.0）	15（1.67）
奶豆腐（脱脂）	104002	343（15.2）	36（0.79）	奶酪（奶酪）	104001	328（14.6）	11（0.25）
奶油	105001	879（39.1）	209（1.78）	酥油	105007	860（38.2）	227（1.98）
炼乳（甜，罐头）	109001	332（14.8）	36（0.81）				

注：营养素含量数据来源为《中国食物成分表》标准版、第6版，第一册、第二册，杨月欣，中国疾病预防控制中心营养与健康所主编，北京大学医学出版社，2019

能量密度：根据公式计算。能量密度=（烹饪原料中所含能量÷能量的参考摄入量）×100%

营养素密度：根据公式计算。营养素密度=（烹饪原料中营养素含量÷营养素参考摄入量）×100%

INQ：根据公式计算。INQ=营养素密度÷能量密度

人乳的营养素INQ值按6个月婴儿（8kg）的RNI或AI计算，能量AI为720kcal/d；蛋白质RNI为9g/d；碳水化合物为60g/d；脂肪40%E，约为38g/d

人与动物随着年龄的增长，乳糖酶的含量和活性逐渐下降，特别是成年以后不饮或很少饮用乳类，体内的乳糖酶很少甚至缺乏。在偶然饮用牛奶后，由于缺乏乳糖本科，乳糖不能被分解，产生乳糖不耐症（lactose intolerance）。也有一些婴儿属于先天性乳糖酶缺乏症，无论是饮用牛奶还是母乳都不能消化吸收乳糖。酸奶或经过特殊乳糖处理的乳制品可以解除乳糖不耐症患者的后顾之忧。

鲜驴乳和鲜驼乳乳糖的含量高于鲜牛乳，羊乳的乳糖含量介于牛乳和驴乳之间。

（四）矿物质

乳类几乎含有婴儿所需要的全部矿物质，其中钙、磷尤其丰富（表4-34）。钙在牛奶中以酪蛋白钙的形式存在，易被人体消化吸收；牛奶中存在的其他营养素也有利于钙的消化吸收，特别是各种氨基酸、乳糖、维生素 D 等，因而，奶类是供给人体钙的最好的食物来源，除了婴儿，青少年、孕妇、乳母、老年人及其他各年龄段的人群都可以常饮牛奶，对改善我国人民钙的缺乏状况有着非常重要的意义。

但乳类中铁的含量并不高，每升牛奶中铁的含量只有 2～3mg，消化吸收率约为 10%，并不是人体铁的最佳食物来源。

与牛奶相比，人乳中矿物质的含量比较低，更能适合婴儿发育不完全的肾脏。人乳钙的含量低于牛乳，但消化吸收率远远高于牛乳，这与母乳中酪蛋白的含量比较少，钙磷比例更适合婴儿的需要，且人乳中丰富的乳糖也有利于钙的吸收有关，因此，人乳钙的营养价值高于牛乳，更适合婴儿的喂养。

人乳中铁的吸收率也远远高于牛乳，可高达 50% 左右，对婴儿（特别是 0～4 个月的婴儿），人乳是获得铁唯一的也是比较好的途径。

母乳中的锌主要与小分子多肽结合，消化吸收率高达 62%；而牛乳中锌主要与大分子蛋白质结合，因此消化吸收率稍低，约为 40%。

羊乳、鲜驼乳、鲜驴乳的矿物质含量一般介于牛乳与人乳之间。

（五）维生素

乳类中维生素的含量与许多因素有关，饲料的种类、饲养的方法、日照的时间、乳类加工贮存的方法等都会影响乳中维生素的含量。

乳类中视黄醇和胡萝卜素的含量与饲养的方法和饲料的种类有很大的联系。栅养的奶牛由于以干饲料为主，其乳汁中视黄醇和胡萝卜素的含量低于放牧饲养的乳牛，这也是查阅食物成分表时，鲜乳中维生素 A 含量不等的原因之一。

维生素 C 的含量虽然不高，但与季节有着非常密切的关系：夏季牛奶中维生素 C 的含量远远高于冬季，因为夏季饲料以青饲料为主，饲料中含有一定量的维生素 C。奶类还含有其他的一些维生素，如维生素 B_2、生物素、维生素 B_1 等。

人乳中维生素的含量也有这种规律，即与食物中维生素的组成有比较大的关系。

表4-34 不同品种乳类的矿物质含量及INQ（单位：以每100g可食部计）

品种	食物编码	能量（能量密度）	钙（mg）（INQ）	钠（mg）（INQ）	铁（mg）（INQ）	锌（mg）（INQ）	硒（μg）（INQ）
纯牛奶（代表值，全脂）	101101X	65（2.9）	107（4.61）	63.7（1.46）	0.3（0.86）	0.28（0.77）	1.34（0.77）
纯牛奶（全脂，美国牛）	101102	59（2.6）	108（5.19）	40.2（1.03）	0.1（0.32）	0.33（1.02）	2.38（1.53）
纯牛奶（全脂，德国牛）	101104	60（2.7）	114（5.28）	45.8（1.13）	0.1（0.31）	0.38（1.13）	2.50（1.54）
纯牛奶（全脂，光明牌）	101105	61（2.7）	85（3.93）	24.8（0.61）	0.1（0.31）	0.25（0.74）	1.70（1.05）
纯牛奶（低脂，代表值）	101152X	47（2.1）	111（6.60）	80.1（2.54）	0.2（0.79）	0.20（0.08）	1.49（1.18）
纯牛奶（脱脂，代表值）	101161X	34（1.5）	75（6.25）	117.2（5.21）	0.3（1.67）	0.54（2.88）	1.05（1.17）
调制乳（全脂，强化VA，VD）	101166	51（2.3）	140（7.61）	42.6（1.23）	0.2（0.72）	0.38（1.32）	1.36（0.99）
调制乳（全脂，草莓味）	101167	79（3.5）	78（2.78）	28.3（0.54）	0.3（0.71）	0.37（0.85）	1.30（0.62）
调制乳（全脂，巧克力味）	101168	80（3.6）	81（2.81）	31.4（0.58）	0.5（1.16）	0.31（0.69）	1.63（0.75）
人乳	101301	65（9.0）	30（1.67）	—	0.1（3.70）	0.28（1.56）	—
人乳（初乳，1～7天）	101302	68（9.4）	30（1.60）	33.1（2.07）	0.1（3.55）	0.53（2.82）	—
人乳（初乳，7～14天）	101303	73（10.1）	35（1.73）	32.1（1.87）	0.1（3.30）	0.44（2.18）	—
人乳（初乳，成熟乳）	101304	70（9.7）	31（1.60）	18.7（1.13）	0.1（3.44）	0.24（1.24）	—
羊乳	101201	59（2.6）	82（3.94）	20.6（0.53）	0.5（1.60）	0.29（0.89）	1.75（1.12）
鲜驴乳	101401	33（1.5）	79（6.58）	23.9（1.06）	0.0（0.00）	0.21（1.12）	—
鲜驼乳	101501	72（3.2）	50（1.95）	55.9（1.16）	0.1（0.26）	0.51（1.28）	—
全脂奶粉（代表值）	102101X	482（21.4）	928（5.42）	352.9（1.10）	4.6（1.79）	3.93（1.47）	12.09（0.94）
全脂奶粉（雀巢）	102105	504（22.4）	930（5.19）	—	—	—	—

第四章　烹饪原料的营养价值

续表

品种	食物编码	能量（能量密度）	钙（mg）（INQ）	钠（mg）（INQ）	铁（mg）（INQ）	锌（mg）（INQ）	硒（μg）（INQ）
全脂甜奶粉（代表值）	102130X	485（21.6）	558（3.23）	353.0（1.09）	2.5（0.96）	2.47（0.91）	6.82（0.53）
低脂奶粉（代表值，高钙高铁）	102150X	425（18.9）	1365（9.03）	378.5（1.34）	10.3（4.54）	6.00（2.54）	8.36（0.74）
酸奶（代表值，全脂）	103001X	86（3.8）	128（4.21）	37.7	0.3（0.66）	0.43（0.91）	1.30（0.57）
酸奶（脱脂）	103003	57（2.5）	146（7.3）	27.7	0.1（0.33）	0.51（1.07）	1.46（0.97）
酸奶（低脂）	103004	64（2.8）	81（3.62）	13.0	—	0.68（1.94）	0.74（0.44）
酸奶（果料）	103005	67（3.0）	149（6.21）	32.5	0.4（1.11）	0.56（1.49）	0.98（0.54）
奶酪（奶酪）	104001	328（14.6）	799（6.84）	584.6	2.4（1.37）	6.97（3.82）	1.50（0.17）
奶豆腐（脱脂）	104002	343（15.2）	360（2.96）	55.4	12.4（6.80）	1.81（0.95）	7.20（0.79）
奶油	105001	879（39.1）	14（0.04）	268.0	1.0（0.21）	0.09（0.02）	0.70（0.03）
酥油	105007	860（38.2）	128（0.42）	73.0	0.4（0.09）	0.12（0.03）	0.70（0.03）
炼乳（甜，罐头）	109001	332（14.8）	242（2.04）	211.9	0.4（0.23）	1.53（0.83）	3.26（0.37）

注：营养素含量数据来源为《中国食物成分表》标准版，第6版，第一册、第二册，杨月欣，中国疾病预防控制中心营养与健康所主编，北京大学医学出版社，2019

能量密度：根据公式计算。能量密度＝（烹饪原料中所含能量÷能量的参考摄入量）×100%

营养素密度：根据公式计算。营养素密度＝（烹饪原料中营养素含量÷营养素参考摄入量）×100%

INQ：根据公式计算。INQ＝营养素密度÷能量密度

人乳的营养素 INQ 值按 6 个月婴儿（8kg）的 RNI 或 AI 计算，能量 AI 为 720kcal/d；蛋白质 RNI 为 9g/d；碳水化合物为 60g/d；脂肪 40%E，约为 38g/d

261

各种动物的乳汁都是为其后代的生长所提供的，因而其营养素的含量有着非常大的差别，但维生素在乳汁中的含量总体来说还是与饲料或膳食更为密切。详见表4-35。

三、乳制品的营养价值

鲜奶经过加工，可制成许多乳制品，由于加工和贮存方法的不同，各种乳制品的营养价值有一定的差异。常见的乳制品主要包括奶粉、酸奶、调制奶粉、奶酪等。

（一）奶粉

鲜奶经过消毒、脱水并干燥成粉状，可制成多种奶粉（milk powder）。目前用喷雾干燥法，其脱水速度快、时间短，产品的溶解性能好，奶粉冲调后的感官性状、营养素的保存等指标均比较满意。过去常用滚筒干燥法，但由于工艺落后、产品质量低、不易溶解等原因，现已被淘汰。

市售的奶粉根据一些特殊的要求，可分为全脂奶粉、脱脂奶粉、加糖甜奶粉以及强化营养素的奶粉等品种，以满足不同消费者的需要。

从表4-35可见，一般加工的奶粉，与鲜乳相比，各营养素的INQ值变化不大，但若脱脂、加糖，则对三大营养素INQ值的影响比较大；若强化了营养素，则INQ值明显上升。

（二）调制奶粉

调制奶粉（modified powdered milk）的特点是参照母乳的营养素组成与模式，对牛奶的营养素加以调整与改进，配制成适合不同年龄婴儿生长发育所需要的乳制品。配制后的奶粉酪蛋白含量相对降低，而乳清蛋白的含量因加入了脱盐乳清粉而增加，这样使奶粉中酪蛋白与乳清蛋白的比例接近母乳；添加与母乳同型的活性顺式亚油酸，提高了必需脂肪酸的含量；α乳糖与β乳糖按4：6的比例添加，并使其平衡，同时加入可溶性多糖，提高牛奶的乳糖含量；脱去牛奶中过多的钙、磷、钠等矿物质，并将 Ca : P 的比例保持在2.88 : 1，这是适合婴儿的比例；强化了维生素A、维生素D、维生素B_1、维生素B_2、维生素C及微量元素铁、铜、锌、锰等（表4-35、表4-36）。

调制奶粉消化吸收率高，适合婴幼儿的生长发育，是不能进行母乳喂养或母乳不足的婴儿的首选奶粉。

调制奶粉根据婴儿生长的营养需要，分为初级配方奶粉、后继配方奶粉，前者为1～6个月婴儿设计，后者为6个月以上婴儿设计。配方奶粉的营养标签上一般都有详细的使用方法，母亲在进行婴儿喂养时，操作方便，但复杂的生产加工过程也使婴儿配方奶粉的价格昂贵。

表4–35　不同品种乳类维生素的含量及INQ（单位：以每100g可食部计）

品种	食物编码	能量（kcal）（能量密度）	总维生素（μgRAE）（INQ）	维生素B₁（mg）（INQ）	维生素B₂（mg）（INQ）	维生素C（mg）（INQ）	维生素E（mg）（INQ）
纯牛奶（代表值，全脂）	101101X	65（2.9）	54（2.33）	0.03（0.74）	0.12（2.96）	Tr	0.13（0.32）
纯牛奶（全脂，美国牛）	101102	59（2.6）	9（0.43）	0.13（3.57）	0.18（4.95）	1.0（0.38）	—
纯牛奶（全脂，德国牛）	101104	60（2.7）	13（0.60）	0.12（3.17）	0.16（4.23）	Tr	—
纯牛奶（全脂，光明牌）	101105	61（2.7）	28（1.30）	0.02（0.53）	0.10（2.65）	Tr	0.07（0.19）
纯牛奶（低脂，代表值）	101152X	47（2.1）	45（2.68）	0.02（0.68）	0.16（5.44）	Tr	0.07（0.24）
纯牛奶（脱脂，代表值）	101161X	34（1.5）	Tr	0.03（1.43）	0.16（7.62）	Tr	0.05（0.24）
调制乳（全脂，强化VA、VD）	101166	51（2.3）	66（3.59）	0.02（0.62）	0.23（7.14）	3.0（1.30）	—
调制乳（全脂，草莓味）	101167	79（3.5）	18（0.64）	0.02（0.95）	0.08（1.63）	Tr	0.14（0.29）
调制乳（全脂，巧克力味）	101168	80（3.6）	17（0.59）	0.02（0.40）	0.11（2.18）	Tr	0.07（0.14）
羊乳	101201	59（2.6）	84（4.04）	0.01（0.27）	0.12（3.30）	—	0.19（0.52）
人乳	101301	65（9.0）	11（0.34）	0.01（1.11）	0.05（1.39）	5.0（1.39）	—
人乳（初乳，1～7天）	101302	68（9.4）	148（5.24）	0.01（1.06）	0.04（1.06）	—	1.27（4.70）
人乳（初乳，7～14天）	101303	73（10.1）	—	0.01（0.99）	0.05（1.24）	—	—
人乳（初乳，成熟乳）	101304	70（9.7）	30（1.03）	0.01（1.03）	0.04（1.03）	—	0.35（1.20）
鲜驴乳	101401	33（1.5）	Tr	0.00（0.00）	0.01（0.48）	—	0.00（0.00）
鲜驼乳	101501	72（3.2）	65（2.54）	0.01（0.22）	0.02（0.45）	—	0.00（0.00）
全脂奶粉（代表值）	102101X	482（21.4）	380（2.22）	0.13（0.43）	1.90（6.34）	23.6（0.01）	0.48（0.16）
全脂奶粉（雀巢）	102105	504（22.4）	630（3.52）	—	1.10（3.51）	—	—

续表

品种	食物编码	能量（kcal）（能量密度）	总维生素（μg RAE）（INQ）	维生素 B₁（mg）（INQ）	维生素 B₂（mg）（INQ）	维生素 C（mg）（INQ）	维生素 E（mg）（INQ）
全脂甜奶粉（代表值）	102130X	485（21.6）	381（2.20）	0.56（1.85）	0.26（0.86）	—	0.27（0.09）
低脂奶粉（代表值，高钙高铁）	102150X	425（18.9）	625（4.13）	0.55（2.08）	1.33（5.03）	55.0（2.91）	10.00（3.78）
酸奶（代表值，全脂）	103001X	86（3.8）	23（0.76）	0.03（0.56）	0.12（2.26）	1.3（0.34）	0.12（0.23）
酸奶（脱脂）	103003	57（2.5）	Tr	0.02（0.57）	0.10（2.86）	1.0（0.4）	—
酸奶（低脂）	103004	64（2.8）	32（1.67）	0.02（0.51）	0.13（3.32）	1.0（0.36）	0.13（0.33）
酸奶（果料）	103005	67（3.0）	19（0.79）	0.03（0.71）	0.19（4.52）	2.0（0.67）	0.69（1.64）
奶酪（奶酪）	104001	328（14.6）	152（1.30）	0.06（0.29）	0.91（4.45）	—	0.60（0.29）
奶豆腐（脱脂）	104002	343（15.2）	—	0.03（0.14）	0.27（1.27）	1.0（0.07）	—
奶油	105001	879（39.1）	297（0.95）	Tr	0.01（0.02）	Tr	1.99（0.36）
酥油	105007	860（38.2）	426（1.39）	Tr	0.01（0.02）	Tr	2.45（0.46）
炼乳（甜，罐头）	109001	332（14.8）	41（0.53）	0.03（0.14）	0.16（0.77）	2.0（0.14）	0.28（0.14）

注：营养素含量数据来源为《中国食物成分表》标准版。第 6 版、第一册、第二册，杨月欣、中国疾病预防控制中心营养与健康所主编。北京大学医学出版社，2019

能量密度：根据公式计算。能量密度＝（烹饪原料中所含能量÷能量的参考摄入量）×100%

营养素密度：根据公式计算。营养素密度＝（烹饪原料中营养素含量÷营养素参考摄入量）×100%

INQ：根据公式计算。INQ＝营养素密度÷能量密度

人乳的营养素 INQ 值按 6 个月婴儿（8kg）的 RNI 或 AI 计算，能量 AI 为 720kcal/d；蛋白质 RNI 为 9g/d；碳水化合物为 60g/d；脂肪 40%E，约为 38g/d

表 4-36 不同种类奶粉营养价值比较（单位：以每100g 可食部计）

营养素	纯牛奶（代表值，全脂）	全脂奶粉（代表值）	全脂奶粉（雀巢）	全脂甜奶粉（代表值）	低脂奶粉（代表值，高钙高铁）
食物编码	101101X	102101X	102105	102130X	102150X
能量（kcal）（能量密度）	65（2.9）	482（21.4）	504（22.4）	485（21.6）	425（18.9）
水分（g）	87.6	2.6	—	2.2	3.6
蛋白质（g）（INQ）	3.3（1.75）	19.9（1.43）	24.0（1.65）	20.0（1.42）	23.7（1.93）
脂肪（g）（INQ）	3.6（2.07）	22.3（1.74）	28.0（2.08）	22.9（1.77）	11.9（1.05）
碳水化合物（g）（INQ）	4.9（0.48）	50.5（0.67）	39.0（0.50）	49.6（0.66）	55.9（0.85）
钙（mg）（INQ）	107（4.61）	928（5.42）	930（5.19）	558（3.23）	1365（9.03）
钠（mg）（INQ）	63.7（1.46）	352.9（1.10）	—	353.0（1.09）	378.5（1.34）
铁（mg）（INQ）	0.3（0.86）	4.6（1.79）		2.5（0.96）	10.3（4.54）
锌（mg）（INQ）	0.28（0.77）	3.93（1.47）		2.47（0.91）	6.00（2.54）
硒（μg）（INQ）	1.34（0.77）	12.09（0.94）	—	6.82（0.53）	8.36（0.74）
总维生素 A（μg RAE）（INQ）	54（2.33）	380（2.22）	630（3.52）	381（2.20）	625（4.13）
硫胺素（mg）（INQ）	0.03（0.74）	0.13（0.43）		0.56（1.85）	0.55（2.08）
核黄素（mg）（INQ）	0.12（2.96）	1.90（6.34）	1.10（3.51）	0.26（0.86）	1.33（5.03）
维生素 C（mg）（INQ）	Tr	23.6（0.01）	—	—	55.0（2.91）
维生素 E（mg）（INQ）	0.13（0.32）	0.48（0.16）		0.27（0.09）	10.00（3.78）

医学配方是为了满足一些婴儿的特殊需要而设计，如为早产儿设计的配方；为先天性代谢缺陷儿所设计的配方，如苯丙酮尿症婴儿设计的低苯丙酮奶粉（phenylketonuria）；为先天性乳糖不耐症婴儿设计的无乳糖奶粉；为牛奶过敏婴儿设计的大豆配方奶粉等。因此，这类配方奶也称为有治疗作用的配方奶粉。

（三）发酵乳

发酵乳（cultured milk）是以生牛（羊）乳或乳粉为原料，加热消毒、发酵制成 pH 降低的产品，又称酸奶。其中以生牛（羊）乳或乳粉为原料，加热消毒后接种嗜酸乳酸杆菌、保加利亚乳酸杆菌发酵制成的产品，又称酸乳。

如果以 80% 以上生牛（羊）乳或乳粉为原料，添加其他原料，如果蔬、谷物、营养强化剂、食品添加剂等，经加热消毒、接种嗜酸乳酸杆菌、保加利亚乳酸杆菌发酵制成的产品，称风味酸乳。

发酵乳经过乳杆菌发酵后，内含的乳糖有 20% ～ 30% 分解成了葡萄糖和半乳糖，并可进一步转化为乳酸或其他有机酸。有机酸的存在增加了人体对钙、磷和铁的消化吸收率；在乳杆菌的作用下，酪蛋白也可以发生一定程度的降解，形成一种预备消化的状态，增加人体对酪蛋白的利用；受乳杆菌的作用，部分乳脂肪发生分解，变成易被人体消化吸收的状态。发酵过程中，乳杆菌还可以产生维生素 B_1、维生素 B_2、维生素 B_{12}、烟酸和叶酸等。因此，酸乳的营养价值与普通乳相比，有了很大的提高。

风味酸乳的营养素组成和含量还与添加的其他原料的品种数量有关，变化比较大。

除了营养素的含量和组成有一定的变化外，常饮发酵乳对调节人体的生理功能也有一定的作用：可抑制肠道腐败菌的生长，改变肠道菌群，防止一些腐败菌产生的胺类对人体的不利影响；进入人体肠道中的活乳酸杆菌，能大量繁殖，并产生乳酸、醋酸等有机酸，有利于刺激肠道蠕动，使便秘得到改善；特别是牛奶中的乳糖大多被分解，可以缓解乳糖不耐症的产生。因此，发酵乳适用于不同年龄的人群饮用（表 4–37）。

表 4–37　不同品种发酵乳的营养素含量及 INQ 值（单位：以每 100g 可食部计）

营养素	纯牛奶（代表值，全脂）	酸奶（代表值，全脂）	酸奶（脱脂）	酸奶（低脂）	酸奶（果料）
食物编码	101101X	103001X	103003	103004	103005
能量（kcal）（能量密度）	65（2.9）	86（3.8）	57（2.5）	64（2.8）	67（3.0）
水分（g）	87.6	81.0	85.5	85.8	84.4
蛋白质（g）（INQ）	3.3（1.75）	2.8（1.13）	3.3（2.03）	2.7（1.48）	3.1（1.59）
脂肪（g）（INQ）	3.6（2.07）	2.6（1.14）	0.4（0.27）	1.9（1.13）	1.4（0.78）
碳水化合物（g）（INQ）	4.9（0.48）	12.9（0.97）	10.0（1.14）	9.0（0.92）	10.4（0.99）
钙（mg）（INQ）	107（4.61）	128（4.21）	146（7.3）	81（3.62）	149（6.21）
钠（mg）（INQ）	63.7（1.46）	37.7（0.66）	27.7（0.74）	13.0（0.31）	32.5（0.72）
铁（mg）（INQ）	0.3（0.86）	0.3（0.66）	0.1（0.33）	—	0.4（1.11）
锌（mg）（INQ）	0.28（0.77）	0.43（0.91）	0.51（1.07）	0.68（1.94）	0.56（1.49）
硒（μg）（INQ）	1.34（0.77）	1.30（0.57）	1.46（0.97）	0.74（0.44）	0.98（0.54）
总维生素 A（μgRAE）（INQ）	54（2.33）	23（0.76）	Tr	32（1.67）	19（0.79）
维生素 B_1（mg）（INQ）	0.03（0.74）	0.03（0.56）	0.02（0.57）	0.02（0.51）	0.03（0.71）
维生素 B_2（mg）（INQ）	0.12（2.96）	0.12（2.26）	0.10（2.86）	0.13（3.32）	0.19（4.52）

营养素	纯牛奶 （代表值， 全脂）	酸奶 （代表值， 全脂）	酸奶 （脱脂）	酸奶 （低脂）	酸奶 （果料）
维生素 C（mg）（INQ）	Tr	1.3（0.34）	1.0（0.4）	1.0（0.36）	2.0（0.67）
维生素 E（mg）（INQ）	0.13（0.32）	0.12（0.23）	—	0.13（0.33）	0.69(1.64）

注：营养素含量数据来源为《中国食物成分表》标准版，第 6 版，第一册、第二册，杨月欣，中国疾病预防控制中心营养与健康所主编，北京大学医学出版社，2019

能量密度：根据公式计算。能量密度 =（烹饪原料中所含能量 ÷ 能量的参考摄入量）×100%

营养素密度：根据公式计算。营养素密度 =（烹饪原料中营养素含量 ÷ 营养素参考摄入量）×100%

INQ：根据公式计算。INQ = 营养素密度 ÷ 能量密度

人乳的营养素 INQ 值按 6 个月婴儿（8kg）的 RNI 或 AI 计算，能量 AI 为 720kcal/d；蛋白质 RNI 为 9g/d；碳水化合物为 60g/d；脂肪 40%E，约为 38g/d

（四）奶酪

根据联合国粮农组织和世界卫生组织对奶酪（cheese）的定义，奶酪是指以牛乳、稀奶油、部分脱脂乳、酪乳或这些产品的混合物为原料，经凝乳并分离乳清而制得的新鲜或发酵成熟的乳制品。奶酪在乳制品中的品种最多，若以水分的含量作为标准，将奶酪可分为硬质、半硬质、软质等，因而奶酪的营养素含量和比例也有很大的差异。

奶酪的营养价值很高，是人类食物中蛋白质、脂肪、钙、磷的良好来源，同时含有丰富的维生素，这与奶酪在制造过程中将原料液态乳中的各种营养素浓缩 10 倍以上有关。此外，奶酪中的蛋白质经过发酵后形成的一些蛋白质的分解产物，如氨基酸、蛋白胨等容易被人体消化吸收，因而奶酪的蛋白质消化率可高达 96% ～ 98%。

近年来，我国的乳制品工业得到了很快的发展，乳制品品种也不断增多，奶酪的生产才刚刚起步，但有关部门预测，我国的奶酪生产在不远的将来会有很大的发展。

（五）炼乳

炼乳（Condensed Milk）有甜炼乳和淡炼乳之分。淡炼乳又称蒸发乳，属于浓缩乳，是鲜奶除去 2/3 的水分，再经消毒加工而成。在食用时要将其稀释到原来的浓度。炼乳在胃酸和凝乳酶的作用下形成凝块，易被人体消化吸收，适合食用；蛋白质经过加热，适合食鲜奶过敏者。淡炼乳的营养素组成与鲜奶基本相同，在加工过程中赖氨酸与维生素 B$_1$ 略有损失，可通过强化来弥补。甜炼乳是用鲜奶加 15% 的蔗糖，再经前述方法加工浓缩而成，其蔗糖含量可达到 50% 以上，稀释到正常甜度后，营养素的含量只为鲜奶的 1/3，不适宜婴儿喂养（表 4–38）。

表 4-38 部分乳制品的营养素含量及 INQ 值（单位：以每 100g 可食部计）

营养素	纯牛奶（INQ）	奶酪（INQ）	奶豆腐（INQ）	炼乳（INQ）	奶油（INQ）	酥油（INQ）
食物编码	101101X	104001	104002	109001	105001	105007
能量（kcal）（能量密度）	65（2.9）	328（14.6）	343（15.2）	332（14.8）	879（39.1）	860（38.2）
水分（g）	87.6	43.5	14.7	26.2	0.7	2.5
蛋白质（g）（INQ）	3.3（1.75）	25.7（2.71）	53.7（5.44）	8.0（0.83）	0.7（0.03）	1.5（0.06）
脂肪（g）（INQ）	3.6（2.07）	23.5（2.68）	2.5（0.27）	8.7（0.98）	97.0（4.13）	94.4（4.12）
碳水化合物（g）（INQ）	4.9（0.48）	3.5（0.07）	26.5（0.50）	55.4（1.07）	0.9（0.01）	1.1（0.01）
钙（mg）（INQ）	107（4.61）	799（6.84）	360（2.96）	242（2.04）	14（0.04）	128（0.42）
钠（mg）（INQ）	63.7（1.46）	584.6	55.4	211.9	268.0	73.0
铁（mg）（INQ）	0.3（0.86）	2.4（1.37）	12.4（6.80）	0.4（0.23）	1.0（0.21）	0.70（0.03）
锌（mg）（INQ）	0.28（0.77）	6.97（3.82）	1.81（0.95）	1.53（0.83）	0.09（0.02）	0.12（0.03）
硒（μg）（INQ）	1.34（0.77）	1.50（0.17）	7.20（0.79）	3.26（0.37）	0.70（0.03）	0.4（0.09）
总维生素 A（μg RAE）（INQ）	54（2.33）	152（1.30）	—	41（0.53）	297（0.95）	426（1.39）
维生素 B_1（mg）（INQ）	0.03（0.74）	0.06（0.29）	0.03（0.14）	0.03（0.14）	Tr	Tr
维生素 B_2（mg）（INQ）	0.12（2.96）	0.91（4.45）	0.27（1.27）	0.16（0.77）	0.09（0.02）	0.01（0.02）
维生素 C（mg）（INQ）	Tr	—	1.0（0.07）	2.0（0.14）	Tr	Tr
维生素 E（mg）（INQ）	0.13（0.32）	0.60（0.29）	—	0.28（0.14）	1.99（0.36）	2.45（0.46）

注：营养素含量数据来源为《中国食物成分表》标准版，第 6 版，第一册、第二册，杨月欣，中国疾病预防控制中心营养与健康所主编，北京大学医学出版社，2019

能量密度 = （烹饪原料中所含能量÷能量的参考摄入量）×100%

营养素密度：根据公式计算。营养素密度 = （烹饪原料中营养素含量÷营养素参考摄入量）×100%

INQ：根据公式计算。INQ = 营养素密度÷能量密度

人乳的营养素 INQ 值按 6 个月婴儿（8kg）的 RNI 或 AI 计算，能量 AI 为 720kcal/d；蛋白质 RNI 为 9g/d；碳水化合物为 60g/d；脂肪 40%E，约为 38g/d

乳制品还包括奶油和酥油，以脂肪为主，占95%以上；其他营养素含量和INQ值都很低。

第七节　谷类原料及制品的营养素组成与营养价值

谷类是我国人民的主食，在膳食中具有重要的地位，是能量的主要来源，也是蛋白质、矿物质与B族维生素的重要来源。谷类主要包括小麦、稻谷以及一些杂粮，例如高粱、玉米、大麦、燕麦、小米、荞麦等，在一些地区，还以高粱、玉米作为主食。

在《中国居民平衡膳食宝塔（2022）》中，谷类位于膳食结构的最底层，是膳食结构中最基础和重要的食物来源。

一、谷类的结构

谷类（grain）的结构因品种不同而有一定的差异，但基本结构大致相似，以小麦和稻谷为例，都是由谷皮、胚乳和胚芽3部分组成，在谷皮与胚芽之间有一层由厚壁方形细胞组成的糊粉层，胚芽与胚乳交接处有一吸收层。

谷皮为谷类的外壳，占谷粒质量的13%～15%，主要成分为纤维素、半纤维素和木质素，并含有少量的蛋白质、脂肪和B族维生素。糊粉层中含有比较多的维生素和矿物质，但这些成分在加工的过程中多被丢弃。

胚乳是粮谷的主要部分，占谷粒重量的83.5%左右，含有大量的淀粉和比较多的蛋白质。蛋白质主要分布在胚乳的外周部分，越到谷粒的中心蛋白质的含量越少。胚乳中的其他营养素含量比较少。

胚芽只占谷粒质量的2%～3%，但含有丰富的脂肪、蛋白质、矿物质和一些维生素。谷粒不同部位营养素的分布见表4-39。

表4-39　谷粒不同部位营养素的分布（%）

部位	蛋白质	维生素 B$_1$	维生素 B$_2$	烟酸	泛酸	吡哆醇
谷皮	19	33	42	86	50	73
胚乳	70～75	3.0	32	12	43	4
胚芽	8	64	26	2	7	21

二、谷类原料及制品的营养素组成与营养价值

（一）碳水化合物

谷类籽粒中含碳水化合物约为70%，其中含量最多的是淀粉，约占90%，

主要集中在胚乳（blastopore）内，糊粉层深入胚乳细胞间也有少量的淀粉。其他部分一般不含淀粉。禾谷类淀粉中含有两种形式的淀粉：直链淀粉与支链淀粉，一般谷类中直链淀粉占 20% ～ 25%，糯米中的淀粉几乎全部是支链淀粉。直链淀粉和支链淀粉的比例，一定程度上决定了加工成品的 GI 值。支链淀粉比例越高，GI 值越高。但在同一种谷类中，这两种淀粉的比例也与品种和成熟的程度有关，可以通过现代育种技术适当调整。

除含有淀粉外，还有约 10% 的碳水化合物为糊精、戊聚糖、葡萄糖和果糖、膳食纤维等。谷类淀粉的 INQ 值一般为 1 ～ 1.5，是人类最理想、最经济的能量和碳水化合物的来源。

（二）蛋白质

谷类的蛋白质随谷类的品种、种植的土壤、结构、气候及栽培的条件等不同而有一定的差异。谷类蛋白质的含量一般为 7% ～ 15%。小麦的蛋白质 INQ 值高于 1，而稻米蛋白质的 INQ 值为 0.7 ～ 0.9，小麦蛋白质含量明显高于稻米；一些特殊的加工产品，如小麦胚粉，蛋白质含量高达 36.4%，INQ 值为 3.13，证实了胚芽组织营养价值高于其部位的观点；也明显高于一些粗粮杂粮的蛋白质含量，甚至高于小麦，如高粱米、荞麦、薏米、燕麦、藜麦等。详见表 4–40。

根据溶解性的不同，谷类蛋白质可分为谷蛋白、醇溶蛋白、白蛋白和球蛋白 4 种。

禾谷类种子中的蛋白质主要为醇溶蛋白和谷蛋白。其中以稻米中的谷蛋白和玉米中的醇溶蛋白含量比较高；小麦中的醇溶蛋白和谷蛋白几乎相等，因此能加工成面筋。

醇溶蛋白和谷蛋白中含有大量的谷氨酸，脯氨酸和亮氨酸也比较多，但缺乏赖氨酸，因此，赖氨酸是谷类的限制性氨基酸；玉米醇溶蛋白中赖氨酸与色氨酸的缺乏最为突出；谷蛋白中赖氨酸的含量稍高于醇溶蛋白；麦胚和米胚中的蛋白质主要是球蛋白，也有一定量的清蛋白，而无醇溶蛋白和谷蛋白，球蛋白含有比较丰富的赖氨酸，所以，胚芽的蛋白质营养价值比较高，但由于在加工的过程中大多被除去，因而加工的成品粮中赖氨酸的含量很低，为谷类的第一限制氨基酸。

谷类蛋白质的含量和营养价值虽然不高，但作为主食，普通成年人每日的进食量在 250 ～ 400g，可供给每日蛋白质需要量的 30% 左右，在膳食结构中的贡献度比较高，作为蛋白质的食物来源有着非常重要的意义。

加工成品的粮谷类不溶性膳食纤维含量与加工的程度有密切的关系。加工程度越高，不溶性膳食纤维的保存率就越低。因此，精制的粮谷类不溶性膳食纤维的 INQ 值比较低。

表4-40　粮谷类烹饪原料的三大营养素含量及INQ值（单位：以每100g可食部计）

品种	食物编码	能量（kcal）（能量密度）	水分	蛋白质（g）（INQ）	脂肪（g）（INQ）	碳水化合物（g）（INQ）	不溶性膳食纤维（g）
小麦	011101	338（15.0）	10.0	11.9（1.22）	1.3（0.13）	75.2（1.43）	10.8（2.40）
小麦粉（代表值）	011201X	359（16.0）	11.2	12.4（1.19）	1.7（0.16）	74.1（1.32）	0.8（0.16）
小麦粉（富强粉，特一粉）	011202	351（15.6）	12.7	10.3（1.02）	1.1（0.11）	75.2（1.38）	0.6（0.13）
小麦粉（特二粉）	011203	352（15.6）	12.0	10.4（1.03）	1.1（0.11）	75.9（1.39）	1.6（0.34）
小麦胚粉	011204	403（17.9）	4.3	36.4（3.13）	10.1（0.87）	44.5（0.71）	5.6（1.04）
挂面（代表值）	011301X	353（15.9）	11.5	11.4（1.10）	0.9（0.09）	75.1（1.34）	0.9（0.19）
挂面（标准粉）	011302	348（15.5）	12.4	10.1（1.00）	0.7（0.07）	76.0（1.40）	1.6（0.34）
挂面（精制龙须面）	011304	348（15.5）	11.9	11.2（1.11）	0.5（0.05）	74.7（1.38）	0.2（0.04）
稻米（代表值）	012001X	346（15.4）	13.3	7.9（0.79）	0.9（0.09）	77.2（1.43）	0.6（0.13）
粳米（标一）	012101	345（15.3）	13.7	7.7（0.77）	0.6（0.06）	77.4（1.45）	0.6（0.13）
粳米（标二）	012102	347（15.4）	13.2	8.0（0.80）	0.6（0.06）	77.7（1.44）	0.4（0.09）
粳米（标三）	012103	346（15.4）	13.9	7.2（0.72）	0.8（0.08）	77.6（1.44）	0.4（0.09）
粳米（标四）	012104	347（15.4）	13.1	7.5（0.75）	0.7（0.07）	78.1（1.45）	0.7（0.15）
粳米（特等）	012105	335（14.9）	16.2	7.3（0.75）	0.4（0.04）	75.7（1.45）	0.4（0.09）
粳米（极品精米）	012106	343（15.2）	13.9	6.4（0.65）	1.2（0.12）	78.1（1.47）	—
籼米（标一）	012201	348（15.5）	13.0	7.7（0.76）	0.7（0.07）	77.9（1.44）	0.5（0.11）
早籼	012204	361（16.0）	10.2	9.9（0.95）	2.2（0.21）	76.2（1.36）	1.4（0.29）
早籼（标一）	012205	352（15.6）	13.7	8.8（0.87）	1.0（0.10）	77.2（1.41）	0.4（0.09）

续表

品种	食物编码	能量（kcal）（能量密度）	水分	蛋白质（g）（INQ）	脂肪（g）（INQ）	碳水化合物（g）（INQ）	不溶性膳食纤维（g）
早籼（标二）	012206	346（15.4）	12.9	9.5（0.95）	1.0（0.10）	75.1（1.39）	0.5（0.11）
早籼（特等）	012207	347（15.4）	13.5	9.3（0.93）	0.6（0.06）	76.7（1.42）	0.7（0.15）
晚籼（标一）	012208	346（15.4）	14.2	7.9（0.79）	0.7（0.07）	77.3（1.43）	0.5（0.11）
早籼（标二）	012209	344（15.3）	14.0	8.6（0.86）	0.8（0.08）	75.7（1.41）	0.4（0.09）
晚籼（特等）	012210	342（15.2）	13.4	8.1（0.82）	0.3（0.03）	76.9（1.45）	0.2（0.04）
籼稻（红）	012211	348（15.5）	13.4	7.0（0.69）	2.0（0.20）	76.4（1.41）	2.0（0.43）
黑米	012212	341（15.2）	14.3	9.4（0.95）	2.5（0.25）	72.2（1.36）	3.9（0.86）
香米	012213	347（15.4）	12.9	12.7（1.27）	0.9（0.09）	72.4（1.34）	0.6（0.13）
糙米	012216	348（15.5）	13.4	7.7（0.76）	2.7（0.27）	75.0（1.38）	3.4（0.73）
糯米	012301	350（15.6）	12.6	7.3（0.72）	1.0（0.10）	78.3（1.43）	0.8（0.17）
紫红糯米（鸭血糯）	012304	346（15.4）	13.8	8.3（0.83）	1.7（0.17）	75.1（1.39）	1.4（0.30）
玉米（鲜）	013101	112（5.0）	71.3	4.0（1.23）	1.2（0.12）	22.8（1.30）	2.9（1.93）
玉米（白，干）	013102	352（15.6）	11.7	8.8（0.87）	3.8（0.38）	74.7（1.37）	8.0（1.71）
玉米（黄，干）	013103	348（15.5）	13.2	8.7（0.86）	3.8（0.38）	73.0（1.35）	6.4（4.27）
大麦（元麦）	014101	327（14.5）	13.1	10.2（1.08）	1.4（0.14）	73.3（1.44）	9.9（2.28）
青稞	014202	342（15.2）	12.4	8.1（0.82）	1.5（0.15）	75.0（1.41）	1.8（0.39）
小米	015101	361（16.0）	11.6	9.0（0.87）	3.1（0.31）	75.1（1.34）	1.6（0.33）

续表

品种	食物 编码	能量（kcal） （能量密度）	水分	蛋白质（g） （INQ）	脂肪（g） （INQ）	碳水化合物（g） （INQ）	不溶性膳食（g） 纤维
高粱米	019001	360（16.0）	10.3	10.4（1.00）	3.1（0.31）	74.7（1.33）	4.3（0.90）
荞麦	019005	337（15.0）	13.0	9.3（0.95）	2.3（0.23）	73.0（1.39）	6.5（1.44）
薏米	019008	351（15.6）	11.2	12.8（1.26）	3.3（0.33）	71.1（1.61）	2.0（0.43）
燕麦	019012	338（15.0）	10.2	10.1（1.04）	0.2（0.02）	77.4（1.47）	6.0（1.33）
藜麦	019013	357（15.9）	13.5	14.0（1.35）	6.0（0.58）	57.8（1.04）	6.5（1.36）

注：营养素含量数据来源为《中国食物成分表》标准版，第 6 版，第一册、第二册，杨月欣主编，中国疾病预防控制中心营养与健康所主编，北京大学医学出版社，2019

能量密度：根据公式计算。能量密度 =（烹饪原料中所含能量 ÷ 能量的参考摄入量）×100%

营养素密度：根据公式计算。营养素密度 =（烹饪原料中营养素含量 ÷ 营养素参考摄入量）×100%

INQ：根据公式计算。INQ = 营养素密度 ÷ 能量密度

能量及营养素的参考摄入量以《中国居民膳食营养素参考摄入量（2013）》健康的轻体力劳动者男性成年为例

（三）脂类

脂类在谷类中的含量不高，只占 1% ~ 2%，主要分布在糊粉层和胚芽，而小麦胚芽脂肪含量高达 10.1%（INQ 为 0.87）。谷类脂肪以甘油三酯为主，还含有少量的植物固醇和卵磷脂。小麦和玉米胚芽中的甘油三酯以不饱和脂肪酸为主，可达到 80% 以上，其中亚油酸占 60%，具有比较高的营养价值（表 4-41）。

表 4-41　不同品种谷类烹饪原料的脂肪酸含量与组成

品种	食物编码	脂肪（g）INQ	脂肪酸（g/ 以每 100g 可食部计）				
			总量	饱和脂肪酸（%）	单不饱和脂肪酸（%）	多不饱和脂肪酸（%）	未知（%）
小麦粉（代表值）	011201X	1.7（0.16）	1.7	0.5（29.4）	0.3（17.6）	0.4（23.5）	—
稻米（代表值）	012001X	0.9（0.09）	0.9	0.3（33.3）	0.2（22.2）	0.3（33.3）	Tr
黑米	012212	2.5（0.25）	2.0	0.7（35）	1.0（50）	0.3（15）	—
玉米面（白，干）	013104	4.5（0.44）	3.9	0.6（15.4）	1.1（28.2）	2.2（56.4）	—
玉米面（黄，干）	013109	1.5（0.15）	1.3	0.3（23.1）	0.3（23.1）	0.7（53.8）	—
荞麦	019005	2.3（0.23）	1.6	0.5（31.2）	0.9（56.3）	0.2（12.5）	—

注：数据来源为《中国食物成分表》标准版，第 6 版，第一册，杨月欣，中国疾病预防控制中心营养与健康所主编，北京大学医学出版社，2019

（四）矿物质

粮谷类含有丰富的磷，但钙、铁、钠、锌、硒的含量都不高，INQ 值很低。所有矿物质的分布都与膳食纤维的分布相平行，主要存在于谷皮与糊粉层，因而小麦胚芽、全麦粉的矿物质含量明显高于加工后的粮谷类，且加工程度越高，矿物质的损失率就越高；此外，粮谷类含有一定量的植酸，能与矿物质形成不溶性的植酸盐，一般不能被人体消化吸收，因此，粮谷类一般不能作为膳食中矿物质的主要或重要来源（表 4-42）。

（五）维生素

人体 B 族维生素的来源主要在谷类。在 B 族维生素中，维生素 B_1、维生素 B_2、烟酸等的含量都高于其他烹饪原料，特别是小麦胚粉和青稞、小米、荞麦、藜麦等粗杂粮；但水溶性维生素 C 的含量几乎为零；脂溶性维生素 E 在粮谷类所有产品中都有一定的含量，特别是小麦胚粉及玉米、藜麦，β- 胡萝卜素主要集中于玉米、小米等黄色粮食中。维生素主要集中在谷类的糊粉层和胚芽部分，因而加工的方法和加工的精制程度会影响谷类原料中维生素的含量，详见表 4-43。

表4-42　不同品种粮谷类烹饪原料的矿物质含量及INQ值（单位：以每100g可食部计）

品种	食物编码	能量（kcal）（能量密度）	钙（mg）（INQ）	磷（mg）（INQ）	钠（mg）（INQ）	铁（mg）（INQ）	锌（mg）（INQ）	硒（μg）（INQ）
小麦	011101	338（15.0）	34（0.28）	325（3.01）	6.8（0.03）	5.1（8.5）	2.33（1.29）	4.05（0.45）
小麦粉（代表值）	011201X	359（16.0）	28（0.22）	136（1.18）	14.1（0.06）	1.4（0.73）	0.69（0.36）	7.10（0.74）
小麦粉（富强粉，特一粉）	011202	351（15.6）	27（0.22）	114（1.01）	2.7（0.01）	2.7（1.44）	0.97（0.50）	6.88（0.74）
小麦粉（特二粉）	011203	352（15.6）	30（0.24）	120（1.07）	1.5（0.02）	3.0（1.60）	0.96（0.49）	6.01（0.64）
小麦胚粉	011204	403（17.9）	85（0.59）	1168（9.06）	4.6（0.02）	0.6（0.28）	23.40（10.46）	65.20（6.07）
挂面（代表值）	011301X	353（15.9）	20（0.16）	134（1.17）	184.5（0.77）	2.3（1.21）	0.72（0.36）	9.21（0.97）
挂面（标准粉）	011302	348（15.5）	14（0.11）	153（1.37）	150.0（0.65）	3.5（1.88）	1.22（0.63）	9.90（1.06）
挂面（精制龙须面）	011304	348（15.5）	26（0.21）	137（1.23）	292.8（1.26）	2.3（1.24）	0.87（0.45）	14.28（1.51）
稻米（代表值）	012001X	346（15.4）	8（0.07）	112（1.01）	1.8（0.01）	1.1（0.60）	1.54（0.80）	2.83（0.31）
粳米（标一）	012101	345（15.3）	11（0.09）	121（1.10）	2.4（0.01）	1.1（0.60）	1.45（0.76）	2.50（0.27）
粳米（标二）	012102	347（15.4）	3（0.02）	99（0.89）	0.9（0.003）	0.4（0.22）	0.89（0.46）	6.40（0.69）
粳米（标三）	012103	346（15.4）	5（0.04）	108（0.97）	1.3（0.006）	0.7（0.38）	0.93（0.48）	5.40（0.58）
粳米（标四）	012104	347（15.4）	4（0.03）	123（1.11）	1.6（0.007）	0.7（0.38）	0.97（0.50）	4.87（0.52）
粳米（特等）	012105	335（14.9）	24（0.20）	80（0.75）	6.2（0.03）	0.9（0.50）	1.07（0.57）	2.49（0.28）
粳米（极品精米）	012106	343（15.2）	3（0.02）	69（0.63）	2.7（0.01）	0.2（1.39）	1.76（0.93）	4.17（0.46）
籼米（标一）	012201	348（15.5）	7（0.06）	146（1.31）	2.7（0.01）	1.3（1.97）	1.46（0.75）	3.80（0.41）
早籼	012204	361（16.0）	13（0.10）	257（2.23）	1.6（0.007）	5.1（2.66）	2.73（1.37）	1.84（0.19）

续表

品种	食物编码	能量（kcal）（能量密度）	钙（mg）（INQ）	磷（mg）（INQ）	钠（mg）（INQ）	铁（mg）（INQ）	锌（mg）（INQ）	硒（µg）（INQ）
早籼（标一）	012205	352（15.6）	10（0.08）	141（1.26）	1.9（0.008）	1.2（0.64）	1.59（0.82）	2.05（0.22）
早籼（标二）	012206	346（15.4）	6（0.05）	192（1.73）	0.8（0.003）	1.0（0.54）	1.89（0.98）	1.82（0.56）
早籼（特等）	012207	347（15.4）	6（0.05）	141（1.27）	1.3（0.006）	0.9（0.49）	1.54（0.80）	2.07（0.22）
晚籼（标一）	012208	346（15.4）	9（0.07）	140（1.26）	1.5（0.006）	1.2（0.65）	1.52（0.79）	2.83（0.31）
早籼（标二）	012209	344（15.3）	6（0.05）	141（1.28）	0.9（0.004）	2.8（1.53）	1.89（0.99）	2.26（0.25）
晚籼（特等）	012210	342（15.2）	6（0.05）	104（0.95）	0.8（0.004）	0.7（0.38）	1.50（0.79）	1.56（0.17）
籼稻（红）	012211	348（15.5）	—	—	22.0（0.09）	5.5（2.96）	3.29（1.70）	3.12（0.34）
黑米	012212	341（15.2）	12（0.10）	356（3.25）	7.1（003）	1.6（0.88）	3.80（2.00）	3.20（0.35）
香米	012213	347（15.4）	8（0.06）	106（0.96）	21.5（0.09）	5.1（2.76）	0.69（0.36）	4.60（0.50）
糙米	012216	348（15.5）	10（0.08）	304（2.72）	5.4（0.02）	1.8（0.97）	1.79（0.92）	—
糯米	012301	350（15.6）	26（0.21）	113（1.01）	1.5（0.006）	1.4（0.75）	1.54（0.79）	2.71（0.29）
紫红糯米（血糯米）	012304	346（15.4）	13（0.11）	183（1.65）	4.0（0.02）	3.9（2.11）	2.16（1.12）	2.88（0.31）
.玉米（鲜）	013101	112（5.0）	—	117（3.25）	1.1（0.01）	1.1（1.83）	0.90（1.44）	1.6（0.53）
玉米（白，干）	013102	352（15.6）	10（0.08）	244（2.17）	2.5（0.01）	2.2（1.18）	1.85（0.95）	4.14（0.44）
玉米（黄，干）	013103	348（15.5）	14（0.11）	218（1.88）	3.3（0.01）	2.4（1.03）	1.70（0.88）	3.52（0.38）
大麦（元麦）	014101	327（14.5）	66（0.57）	381（3.65）	Tr	6.4（3.68）	4.36（2.41）	9.80（1.13）

续表

品种	食物编码	能量（kcal）（能量密度）	钙（mg）（INQ）	磷（mg）（INQ）	钠（mg）（INQ）	铁（mg）（INQ）	锌（mg）（INQ）	硒（μg）（INQ）
青稞	014202	342（15.2）	113（0.93）	405（3.70）	77.0（0.34）	40.7（22.31）	2.38（1.25）	4.60（0.50）
小米	015101	361（16.0）	41（0.32）	229（1.99）	4.3（0.02）	5.1（2.66）	1.87（0.94）	4.74（0.49）
高粱米	019001	360（16.0）	22（0.17）	329（2.86）	6.3（0.03）	6.3（3.28）	1.64（0.82）	2.83（0.29）
荞麦	019005	337（15.0）	47（0.39）	297（2.75）	4.7（0.003）	6.2（3.44）	3.62（1.93）	2.45（0.27）
薏米	019008	351（15.6）	42（0.34）	217（1.93）	3.6（0.02）	3.6（5.36）	1.68（0.86）	3.07（0.33）
燕麦	019012	338（15.0）	58（0.48）	342（3.17）	2.1（0.009）	2.9（1.61）	1.75（0.93）	—
藜麦	019013	357（15.9）	28（0.22）	480（4.19）	0.6（0.003）	2.8（1.47）	1.8（0.91）	1.74（0.18）

注：营养素含量数据来源为《中国食物成分表》标准版，第6版，第一册、第二册，杨月欣，中国疾病预防控制中心营养与健康所主编，北京大学医学出版社，2019

能量密度：根据公式计算。能量密度 =（烹饪原料中所含能量 ÷ 能量的参考摄入量）× 100%

营养素密度：根据公式计算。营养素密度 =（烹饪原料中营养素含量 ÷ 营养素参考摄入量）× 100%

INQ：根据公式计算。INQ = 营养素密度 ÷ 能量密度

能量及营养素的参考摄入量以《中国居民膳食营养素参考摄入量（2013）》健康的轻体力劳动者男性成年为例

277

表 4-43　不同品种粮谷类的维生素含量及 INQ（单位：以每 100g 可食部计）

品种	食物编码	能量（kcal）能量密度	维生素 E（mg）（INQ）	胡萝卜素*（INQ）	维生素 B₁（mg）（INQ）	维生素 B₂（mg）（INQ）	烟酸（mg）（INQ）	维生素 C（mg）（INQ）
小麦	011101	338（15.0）	1.82（0.87）	0	0.40（1.90）	0.10（0.48）	4.00（1.78）	0
小麦粉（代表值）	011201X	359（16.0）	0.66（0.29）	0	0.20（0.89）	0.06（0.27）	1.57（0.65）	0
小麦粉（富强粉，特一粉）	011202	351（15.6）	0.73（0.33）	0	0.17（0.78）	0.06（0.27）	2.00（0.85）	0
小麦粉（特二粉）	011203	352（15.6）	1.25（0.57）	0	0.15（0.69）	0.11（0.5）	2.00（0.85）	0
小麦胚粉	011204	403（17.9）	23.20（9.26）	—	3.50（13.97）	0.79（3.15）	3.70（1.38）	0
麸皮	011205	282（12.5）	4.47（2.55）	10（0.05）	0.30（1.71）	0.30（1.71）	12.50（6.67）	0
挂面（代表值）	011301X	353（15.9）	1.11（0.50）	—	0.17（0.76）	0.04（0.18）	2.09（0.88）	0
挂面（标准粉）	011302	348（15.5）	1.11（0.52）	—	0.19（0.88）	0.04（0.18）	2.50（1.08）	0
挂面（精制龙须面）	011304	348（15.5）	—	—	0.18（0.83）	0.03（0.14）	2.50（1.08）	0
稻米（代表值）	012001X	346（15.4）	0.43（0.20）	0	0.15（0.70）	0.04（0.19）	2.00（0.87）	0
粳米（标一）	012101	345（15.3）	1.01（0.47）	0	0.16（0.75）	0.08（0.37）	1.30（0.57）	0
粳米（标二）	012102	347（15.4）	0.53（0.25）	0	0.22（1.02）	0.05（0.23）	2.60（1.13）	0
粳米（标三）	012103	346（15.4）	0.30（0.14）	0	0.33（1.53）	0.03（0.14）	3.60（1.56）	0
粳米（标四）	012104	347（15.4）	0.39（0.18）	0	0.14（0.65）	0.04（0.19）	5.20（2.25）	0
粳米（特等）	012105	335（14.9）	0.76（0.36）	0	0.08（0.38）	0.04（0.19）	1.10（0.49）	0
粳米（极品精米）	012106	343（15.2）	Tr	0	0.06（0.82）	0.02（0.09）	0.67（0.29）	0

续表

品种	食物编码	能量（kcal）能量密度	维生素 E（mg）（INQ）	胡萝卜素 *（INQ）	维生素 B$_1$（mg）（INQ）	维生素 B$_2$（mg）（INQ）	烟酸（mg）（INQ）	维生素 C（mg）（INQ）
籼米（标一）	012201	348（15.5）	0.43（0.20）	0	0.15（0.69）	0.06（0.28）	2.10（0.90）	0
早籼	012204	361（16.0）	0.25（0.11）	0	0.14（0.63）	0.05（0.22）	5.00（2.08）	0
早籼（标一）	012205	352（15.6）		0	0.16（0.73）	0.05（0.23）	2.00（0.85）	0
早籼（标二）	012206	346（15.4）	—	0	0.20（0.93）	0.09（1.19）	3.00（1.30）	0
早籼（特等）	012207	347（15.4）	—	0	0.13（0.60）	0.03（0.14）	1.60（0.69）	0
晚籼（标一）	012208	346（15.4）	0.22（0.10）	0	0.17（0.78）	0.05（0.23）	1.70（0.74）	0
早籼（标二）	012209	344（15.3）	—	0	0.20（0.93）	0.09（0.42）	3.00（1.31）	0
晚籼（特等）	012210	342（15.2）	—	0	0.09（0.42）	0.10（0.47）	1.50（0.66）	0
籼稻（红）	012211	348（15.5）	0.19（0.09）	0	0.15（0.69）	0.03（0.14）	5.10（2.19）	0
黑米	012212	341（15.2）	0.22（0.10）	0	0.33（1.55）	0.13（0.61）	7.90（3.46）	0
香米	012213	347（15.4）	Tr	0	0.03（0.14）	0.02（0.09）	0.42（0.18）	0
糙米	012216	348（15.5）	1.32（0.61）	0	0.38（1.75）	0.04（0.18）	—	0
糯米	012301	350（15.6）	1.29（0.59）	0	0.11（0.50）	0.04（0.18）	2.30（0.98）	0
紫红糯米（血糯米）	012304	346（15.4）	1.36（0.63）	0	0.31（1.44）	0.12（0.56）	4.20（1.82）	0
玉米（鲜）	013101	112（5.0）	0.46（0.66）	0	0.16（2.28）	0.11（7.86）	1.80（2.40）	0
玉米（白，干）	013102	352（15.6）	8.23（3.77）	—	0.27（1.24）	0.07（0.32）	2.30（0.98）	0
玉米（黄，干）	013103	348（15.5）	3.89（1.79）	100（0.07）	0.21（0.97）	0.13（0.60）	2.50（1.07）	0

续表

品种	食物编码	能量（kcal）能量密度	维生素 E（mg）（INQ）	胡萝卜素 *（INQ）	维生素 B₁（mg）（INQ）	维生素 B₂（mg）（INQ）	烟酸（mg）（INQ）	维生素 C（mg）（INQ）
大麦（元麦）	014101	327（14.5）	1.23（0.61）	0	0.43（2.12）	0.14（0.69）	3.90（1.79）	0
青稞	014202	342（15.2）	0.96（0.45）	0	0.34（1.60）	0.11（0.05）	6.70（2.93）	0
小米	015101	361（16.0）	3.63（1.62）	100（0.07）	0.33（1.47）	0.10（0.45）	1.50（0.63）	0
高粱米	019001	360（16.0）	1.88（0.84）	0	0.29（1.29）	0.10（0.45）	1.60（0.67）	0
荞麦	019005	337（15.0）	4.40（2.10）	20（0.01）	0.28（1.33）	0.16（0.76）	2.20（0.98）	0
薏米	019008	351（15.6）	2.08（0.95）	Tr	0.22（1.01）	0.15（0.69）	2.00（0.85）	0
燕麦	019012	338（15.0）	0.91（0.43）	Tr	0.46（2.19）	0.07（0.33）	—	0
藜麦	019013	357（15.9）	6.4（2.88）	Tr	0.04（0.18）	0.06（0.27）	1.03（0.43）	0

注：营养素含量数据来源为《中国食物成分表》标准版，第 6 版，第一册、第二册，杨月欣，中国疾病预防控制中心营养与健康所主编，北京大学医学出版社，2019

能量密度：根据公式计算。能量密度 =（烹饪原料中所含能量 ÷ 能量的参考摄入量）×100%

营养素密度：根据公式计算。营养素密度 =（烹饪原料中营养素含量 ÷ 营养素参考摄入量）× 100%

INQ：根据公式计算。INQ = 营养素密度 ÷ 能量密度

能量及营养素的参考摄入量以《中国居民膳食营养素参考摄入量（2013）》健康的轻体力劳动者男性成年为例

* 胡萝卜素营养素折算为维生素 A（μg RAE）后，计算 INQ 值。

三、加工对谷类营养价值的影响

谷类加工,根据成品可分为制米与制粉两种,对原料的营养价值都有一定的影响。

稻谷经碾磨加工后,谷皮糊粉层和大部分米胚都被磨去,即米糠,重量为8%~10%,余下的占重量的90%~92%,为白米粒。谷粒所含的维生素、矿物质以及含赖氨酸比较高的蛋白质都集中在谷粒的谷皮和胚芽中。因此,稻谷的碾磨程度越高,大米的淀粉含量越高,粗纤维的含量越低,口感越好,碳水化合物更易消化,但其他营养素例如蛋白质、脂肪、维生素等损失也越多。

生产面粉时,出粉率越高,面粉的化学组成越接近全麦粒;出粉率越低,则面粉的营养素组成越接近纯胚乳。小麦加工中,随着出粉率的降低,谷胚、谷皮连同胚乳周围的糊粉层和吸收层大部分将转入副产品中,使赖氨酸、B族维生素、矿物质遭受严重损失,因而,不同的加工程度与方法,与营养素的保存有密切的关系。

不同的加工方法,会影响到谷类食物的血糖生成指数,从而对谷类食物的消化、吸收、利用,以及血糖浓度的变化等都会产生影响。

食物的血糖生成指数受多方面因素的影响,如受食物中碳水化合物的类型、结构、食物的化学成分和含量以及食物的物理状况和加工制作过程等的影响(表4-44)。对于粮谷类原料来说,膳食纤维的含量是最重要的影响因素之一,加工得越精细,膳食纤维的含量越低,其制品的GI值就越高。

表4-44 不同加工方法粮谷类食物的血糖生成指数(GI)

食物名称	GI	食物名称	GI
葡萄糖	100	小麦(整粒,煮)	41.0
绵白糖	84	粗麦粉(蒸)	65.0
蔗糖	65.0	面条(小麦粉)	81.6
果糖	23.0	面条(强化蛋白质,细,煮)	27.0
乳糖	46.0	面条(全麦粉,细)	37.0
麦芽糖	105.0	面条(白,细,煮)	41.0
蜂蜜	73.0	面条(硬质小麦粉,细,煮)	55.0
胶质软糖	80.0	线面条(实心,细)	35.0
巧克力	49.0	通心面(管状,粗)	45.0
面条(小麦粉,硬,扁,粗)	46.0	面条(硬质小麦粉,加鸡蛋,粗)	49.0
面条(硬质小麦粉,细)	55.0	馒头(富强粉)	88.1
烙饼	79.6	油条	74.9
大米粥	69.4	大米饭	83.2

续表

食物名称	GI	食物名称	GI
黏米饭（含直链淀粉高，煮）	50.0	黏米饭（含直链淀粉低，煮）	88.0
糙米（煮）	87.0	稻麸	19.0
糯米饭	42.3	大米糯米粥	65.3
黑米粥	42.3	大麦（整粒，煮）	25.0
大麦粉	66.0	黑麦（整粒，煮）	34.0
玉米（甜，煮）	55.0	小米粥	61.5
玉米面（粗粉，煮）	68.0	米饼	82.0
玉米面粥	50.9	荞麦（黄）	54.0
玉米糁粥	51.8	荞麦面条	59.3
玉米片	78.5	荞麦面馒头	66.7
玉米片（高纤维）	74.0	燕麦麸	55.0

注：数据来源为《中国食物成分表》标准版，第6版，第二册，杨月欣，中国疾病预防控制中心营养与健康所主编，北京大学医学出版社，2019

由上表可见，加工越精细，谷类粮食的血糖生成指数就越高。因此，了解食物的血糖生成指数，合理安排膳食，对于调节和控制人体血糖水平发挥着重要作用。食物血糖生成指数不仅可用于对糖尿病患者、高血压患者和肥胖患者的膳食调整、管理，也可应用于运动员的膳食管理，对于普通健康人群来说，日常膳食中尽量选择 GI 低的食物对健康更为有利。

但粮食加工主要是为了改善谷类的感官性状，有利于谷类的消化吸收。若粮食的加工过于粗糙，虽然营养素的丢失比较少，但口感差，也不利于消化吸收；加工粗糙的粮食中膳食纤维和植酸的含量比较高，不但影响谷类本身各种营养素的消化吸收，还将影响其他同时摄入的食物中营养素的消化吸收，因此不适于老年人和消化器官发育不全的儿童、幼儿食用。

根据上述粮食加工的原则，我国于 1953 年制定和实施的标准米为"九五米"，标准面为"八五面"。标准米和标准面保留了部分糊粉层和胚芽，维生素和矿物质的含量比较高，缺点是感官性状比较差，营养素的消化吸收率比较低。近年来，由于我国的粮食生产形势比较好，人均占有的粮食水平逐年提高，因而粮食的加工精度也越来越高，为弥补精白米、精白面在加工过程中营养素丢失过多、GI 值过高等缺陷，目前常采用强化和改进粮食加工工艺等办法来进行弥补。

粮谷类制品的营养价值与粮谷类原料有比较大的区别，加工过程一般会使维生素的破坏程度比较高，而脂肪、糖、盐等各种辅助原料的加入，会使能量和钠增加，钾的含量降低。详见表 4-45。

表4-45　不同加工方法对粮谷类制品营养价值的影响（单位：以每100g可食部计）

营养素及INQ值	小麦粉 011201X	挂面 011301X	挂面 011302	挂面 011304	面条（鲅蓉面）011311	馒头 011404X	稻米 012001X	河粉 012411
水分（g）	11.2	11.5	12.4	11.9	6.1	43.9	13.3	11.2
能量（kcal）	359（16.0）	353（15.9）	348（15.5）	348（15.5）	436（19.3）	223（9.91）	346（15.4）	359（16.0）
蛋白质（g）	12.4（1.19）	11.4（1.10）	10.1（1.00）	11.2（1.11）	8.5（0.68）	7.0（1.18）	7.9（0.79）	7.7（0.74）
脂肪（g）	1.7（0.16）	0.9（0.09）	0.7（0.07）	0.5（0.05）	15.1（1.20）	1.1（0.17）	0.9（0.09）	1.5（0.14）
碳水化合物（g）	74.1（1.32）	75.1（1.34）	76.0（1.40）	74.7（1.38）	68.3（1.01）	47.0（1.36）	77.2（1.43）	79.2（1.31）
不溶性膳食纤维	0.8（0.16）	0.9（0.19）	1.6（0.34）	0.2（0.04）	3.6（0.62）	1.3（0.44）	0.6（0.13）	—
维生素 B_1（mg）	0.20（0.89）	0.17（0.76）	0.19（0.88）	0.18（0.83）	—	0.04（0.29）	0.15（0.70）	0.01（0.04）
维生素 B_2（mg）	0.06（0.27）	0.04（0.18）	0.04（0.18）	0.03（0.14）	0.01（0.04）	0.05（0.36）	0.04（0.19）	0.01（0.04）
钠（mg）	14.1（0.06）	184.5（0.77）	150.0（0.65）	292.8（1.26）	304.2（1.05）	165.1（1.11）	1.8（0.01）	8.2（0.03）
钾（mg）	185（0.58）	129（1.09）	157（0.51）	109（0.35）	101（0.26）	138（0.70）	112（0.36）	83（0.26）

注：营养素含量数据来源为《中国食物成分表》标准版，第6版，第一册、第二册，杨月欣，中国疾病预防控制中心营养与健康所主编，北京大学医学出版社，2019

能量密度：根据公式计算。能量密度 =（烹饪原料中所含能量 ÷ 能量的参考摄入量）× 100%

营养素密度：根据公式计算。营养素密度 =（烹饪原料中营养素含量 ÷ 营养素参考摄入量）× 100%

INQ：根据公式计算。INQ = 营养素密度 ÷ 能量密度

能量及营养素的参考摄入量以《中国居民膳食营养素参考摄入量（2013）》健康的轻体力劳动动者男性成年为例

283

第八节　豆类及豆制品的营养素组成与营养价值

豆类包括大豆（soy bean）和其他豆类，为人类的重要食物之一。大豆单位重量所提供的能量虽然与粮谷类相近似，但其提供的蛋白质和脂类要比粮谷类高得多。20 世纪 60 年代起，发达国家为解决营养素过剩问题、发展中国家为改善膳食蛋白质的营养状况，均致力于大豆的生产和豆制品的开发。充分利用、开发豆类食品，对改善我国人民的膳食与营养状况，补充蛋白质的来源，增强人民体质，均具有重要的意义。

一、大豆的营养素组成与营养价值

大豆主要指黄豆、青豆、黑豆等。大豆中含有丰富的蛋白质、脂类，B 族维生素的含量也多于粮谷类。

（一）蛋白质

大豆的蛋白质含量平均为 30% ～ 50%，是一般粮谷类的 3 ～ 5 倍，高于牛肉的含量，必需氨基酸的组成与模式也符合人体的需要，除蛋氨酸含量略低以外，其余与动物性蛋白质相似，是最好的植物性优质蛋白质；同时含有丰富的赖氨酸，是粮谷类蛋白质互补的理想来源。

由表 4-46 可见，每 100g 大豆蛋白质中八种必需氨基酸的含量与人体蛋白及全蛋蛋白质氨基酸组成相比，只有蛋氨酸含量稍低，为大豆的第一限制氨基酸，其余都十分相近。

表 4-46　人体蛋白质、全蛋蛋白质及大豆蛋白质氨基酸模式比较

品种	异亮氨酸	亮氨酸	赖氨酸	蛋氨酸 + 半胱氨酸	苯丙氨酸 + 酪氨酸	苏氨酸	色氨酸	缬氨酸
人体蛋白	4.0	7.0	5.5	2.3	3.8	2.9	1.0	4.8
全蛋蛋白	3.2	5.1	4.1	3.4	5.5	2.8	1.0	3.9
大豆蛋白	4.3	5.7	4.9	1.2	3.2	2.8	1.0	3.2

摘自：《中国食物成分表 2004》，杨月欣主编，（P219），北京大学医学出版社，2005

大豆蛋白的消化率因加工方式的不同而有明显的差异。整粒大豆的蛋白质消化率为 65%，加工成豆浆后上升为 85%，豆腐的蛋白质消化率为 92% ～ 96%。大豆与大豆制品蛋白质消化率的差异，与豆制品在加工过程中去除了大豆中过多的膳食纤维有关（表 4-47）。

表 4–47　大豆与豆制品不溶性膳食纤维含量的比较（单位：g/ 以每 100 克可食部计）

食物名称	食物编码	不溶性膳食纤维	食物名称	食物编码	不溶性膳食纤维
黄豆	031101	15.5	豆腐（内酯）	031304	0.4
黑豆	031102	10.2	豆腐脑（老豆腐）	031305	Tr
青豆	031103	12.6	豆腐（北豆腐）	031306	—
豆浆	031405	—	豆腐（南豆腐）	031307	—
豆浆（甜）	031406	0.1	豆腐丝	031501	0.1
千张（百叶）	031509	1.0	豆腐干（小香干）	031517	0.4
素鸡	031522	0.9	烤麸	031526	0.2

注：数据来源于《中国食物成分表》标准版，第 6 版，第一册，杨月欣，中国疾病预防控制中心营养与健康所主编，北京大学医学出版社，2019

（二）脂类

大豆脂类的含量平均约为 18%，其中约 85% 为不饱和脂肪酸，饱和脂肪酸只占 15% 左右；脂肪酸中亚油酸占 55%；此外约有 21% 为油酸，9% 为棕榈酸（palmitic acid）；6% 为硬脂酸及少量的其他脂肪酸；磷脂约为 1.5%，其中主要为大豆磷脂，其含量高于鸡蛋（表 4–48）。

表 4–48　不同品种大豆脂肪酸含量与组成

品种	食物编码	脂肪（INQ）	脂肪酸（单位：g/ 以每 100g 可食部计）				
			总量	饱和脂肪酸（%）	单不饱和脂肪酸（%）	多不饱和脂肪酸（%）	未知（%）
黄豆	031101	16.0（1.54）	14.9	2.4（16.1）	3.5（23.5）	9.1（61.1）	0.0
黑豆	031102	15.9（1.49）	14.8	2.3（15.5）	4.1（27.7）	8.4（56.8）	0.0
青豆	031103	16.0（1.39）	14.9	2.8（18.8）	4.6（30.9）	7.5（50.3）	0.0

注：数据来源于《中国食物成分表》标准版，第 6 版，第一册、第二册，杨月欣，中国疾病预防控制中心营养与健康所主编，北京大学医学出版社，2019

（三）碳水化合物

大豆中的碳水化合物含量不高，只占约 25%，其中一半为淀粉、阿拉伯糖、半乳聚糖、蔗糖；另一半则为棉籽糖、水苏糖。后者存在于大豆细胞壁，不能被人体消化吸收，只能在肠道中经细菌作用发酵，产生二氧化碳和氨，引起腹部胀气，因而在计算大豆的碳水化合物的含量时，应减半计算（表 4–49）。

表 4-49　不同大豆品种三大营养素含量及 INQ 值（单位：g/ 以每 100g 可食部计）

品种	食物编码	能量（kcal）（能量密度）	水分（g）	蛋白质（g）（INQ）	脂肪（g）（INQ）	碳水化合物（g）（INQ）	不溶性膳食纤维（g）（INQ）
黄豆	031101	390（17.33）	10.2	35.0（3.11）	16.0（1.54）	34.2（0.56）	15.5（2.98）
黑豆	031102	401（17.82）	9.9	36.0（3.11）	15.9（1.49）	33.6（0.54）	10.2（1.91）
青豆	031103	398（17.69）	9.5	34.5（3.00）	16.0（1.39）	35.4（0.57）	12.6（2.37）

注：营养素含量数据来源于《中国食物成分表》标准版，第 6 版，第一册、第二册，杨月欣，中国疾病预防控制中心营养与健康所主编，北京大学医学出版社，2019

能量密度：根据公式计算。能量密度 =（烹饪原料中所含能量 ÷ 能量的参考摄入量）×100%

营养素密度：根据公式计算。营养素密度 =（烹饪原料中营养素含量 ÷ 营养素参考摄入量）×100%

INQ：根据公式计算。INQ = 营养素密度 ÷ 能量密度

能量及营养素的参考摄入量以《中国居民膳食营养素参考摄入量（2013）》健康的轻体力劳动者男性成年为例

（四）矿物质与维生素

大豆含有丰富的磷、铁、钙，明显多于粮谷类，但由于膳食纤维的存在，钙与铁的消化吸收率并不高。大豆原料中的钠含量都很低，硒的含量受土壤及肥料中硒含量的影响（表 4-50）。

大豆中维生素 B_1、维生素 B_2 和烟酸等 B 族维生素的含量比粮谷多数倍，并含有一定量的胡萝卜素。三种不同品种的豆类相比，黑豆的核黄素 INQ 值明显高于黄豆和青豆；但硫胺素的 INQ 值明显低于黄豆和青豆；青豆的烟酸 INQ 高于黄豆和黑豆；而维生素 E 的 INQ 值都大于 1，营养价值比较高（表 4-51）。

二、其他豆类的营养素含量与营养价值

豌豆、蚕豆、绿豆、赤小豆、芸豆、刀豆等豆类，其营养素的组成和含量与大豆有很大的区别，碳水化合物含量比较高，为 50% ～ 60%；蛋白质的含量低于大豆，但高于粮谷类，约为 25%；脂类的含量比较低，约为 1%。上述豆类在我国的种植比较广，品种比较多，下面介绍常见的几种。

（一）绿豆

营养素的组成和含量与赤小豆相似，但绿豆中的碳水化合物主要为戊聚糖、糊精和半纤维素,用其制成的粉丝韧性特别强,久煮不烂,因而常用于粉丝的制作。

表 4-50　不同大豆品种的矿物质含量及 INQ 值（单位：以每 100g 可食部计）

品种	食物编码	能量（kcal）（能量密度）	钙（mg）（INQ）	磷（mg）（INQ）	钠（mg）（INQ）	铁（mg）（INQ）	锌（mg）（INQ）	硒（μg）（INQ）
黄豆	031101	390（17.33）	191（1.38）	465（3.72）	2.2（0.01）	8.2（5.77）	3.34（1.54）	6.16（0.59）
黑豆	031102	401（17.82）	224（1.57）	500（3.90）	3.0（0.01）	7.0（3.27）	4.18（1.88）	6.79（0.64）
青豆	031103	398（17.69）	200（1.41）	395（3.10）	1.8（0.01）	8.4（3.96）	3.18（1.44）	5.62（0.53）

注：营养素含量数据来源于《中国食物成分表》标准版，第 6 版，第一册、第二册，杨月欣，中国疾病预防控制中心营养与健康所主编，北京大学医学出版社，2019

能量密度：根据公式计算。能量密度 =（烹饪原料中所含能量 ÷ 能量的参考摄入量）× 100%

营养素密度：根据公式计算。营养素密度 =（烹饪原料中营养素含量 ÷ 营养素参考摄入量）× 100%

INQ：根据公式计算。INQ = 营养素密度 ÷ 能量密度

能量及营养素的参考摄入量以《中国居民膳食营养素参考摄入量（2013）》健康的轻体力劳动者男性成年为例

表 4-51　不同大豆品种的维生素含量及 INQ 值（单位：以每 100g 可食部计）

品种	食物编码	能量（kcal）能量密度	维生素 E（mg）（INQ）	胡萝卜素*（μg）（INQ）	维生素 B₁（mg）（INQ）	维生素 B₂（mg）（INQ）	烟酸（mg）（INQ）	维生素 C（mg）（INQ）
黄豆	031101	390（17.33）	18.90（7.79）	220（0.13）	0.41（1.69）	0.20（0.82）	2.10（0.81）	—
黑豆	031102	401（17.82）	17.36（6.96）	30（0.18）	0.20（0.80）	0.33（1.32）	2.00（0.75）	—
青豆	031103	398（17.69）	10.09（4.07）	790（0.47）	0.41（1.66）	0.18（0.73）	3.00（1.13）	—

注：营养素含量数据来源于《中国食物成分表》标准版，第 6 版，第一册、第二册，杨月欣，中国疾病预防控制中心营养与健康所主编，北京大学医学出版社，2019

能量密度：根据公式计算。能量密度 =（烹饪原料中所含能量 ÷ 能量的参考摄入量）× 100%

营养素密度：根据公式计算。营养素密度 =（烹饪原料中营养素含量 ÷ 营养素参考摄入量）× 100%

INQ：根据公式计算。INQ = 营养素密度 ÷ 能量密度

能量及营养素的参考摄入量以《中国居民膳食营养素参考摄入量（2013）》健康的轻体力劳动者男性成年为例

* 胡萝卜素折算为维生素 A（μg RAE）后，计算 INQ 值

（二）赤小豆

蛋白质含量为 19% ～ 23%，以球蛋白为主，胱氨酸与蛋氨酸为其限制氨基酸；脂类含量也远远低于大豆，为 1% ～ 2%；碳水化合物的含量约为 60%，其中一半为淀粉，其余为戊糖、半乳糖、蔗糖、糊精等。磷、铁、B 族维生素的含量与豌豆相似。

（三）豌豆

豌豆中蛋白质含量为 20% ～ 25%，以球蛋白为主，氨基酸组成中色氨酸的含量较多，蛋氨酸相对比较缺乏；脂类含量低，只有 1% 左右；碳水化合物的含量高，为 57% ～ 60%，B 族维生素的含量比较丰富，钙、铁的含量也比较多，但其消化吸收率并不一定高。

未成熟的豌豆含有一定量的蔗糖，因而有一定的甜味；还含有一定量的维生素 C。

表 4-52 是不同品种的豆类与粮谷类在能量和三大营养素含量和 INQ 值的比较。从表中可以看出，豆类与粮谷类相比，蛋白质明显高于粮谷类；大豆的脂肪和 INQ 值高于粮谷类，其他豆类与粮谷类相似；大豆的碳水化合物的含量和 INQ 值明显低于粮谷类，其他豆类的碳水化合物含量略低于粮谷类，但不溶性膳食纤维的含量高于粮谷类，这与豆类的加工方法有关。表中蚕豆为脱皮的产品，因此不溶性膳食纤维的含量和 INQ 值明显降低。

由表 4-53 可见，豆类的矿物质含量都明显高于粮谷类。黄豆、扁豆、赤小豆、绿豆等铁的含量和 INQ 值都比较高；锌的含量也高于粮谷类。扁豆、花豆中硒的含量也比较高。但由于膳食纤维含量高的缘故，豆类矿物质的消化吸收率不高。豆类原料钠的含量与粮谷类相似，都不高。

由表 4-54 可以看出，豆类维生素 E 的含量明显高于粮谷类；维生素 B_1、维生素 B_2，以及烟酸的含量略占优势，由于豆类与粮谷类一样，都是干制品，因此维生素 C 含量理论上为零。

三、豆制品的营养价值

大豆是老年人、心血管系统疾病患者及素食者良好的优质植物蛋白来源，对于蛋白质来源不足的人群也可以起到改善膳食结构的作用。但由于大豆中存在的一些干扰营养素消化吸收的因子，影响了大豆中各种营养素的消化与吸收，使蛋白质的消化吸收率和生物价都不高，钙、铁、锌等矿物质的吸收也受到很大的影响。而大豆在加工的过程中经过浸泡、加热、脱皮、碾磨等多道工序，减少了大豆中的这些因子的含量，使大豆中的各种营养素的利用率都得到很大的提高。下面介绍几种常食用的大豆制品。

表4-52　豆类与粮谷类三大营养素含量及 INQ 值的比较（单位：g/ 以每 100g 可食部计）

品种	食物编码	能量（kcal）（能量密度）	水分（g）	蛋白质（g）（INQ）	脂肪（g）（INQ）	碳水化合物（g）（INQ）	不溶性膳食纤维（g）（INQ）
稻米（代表值）	012001X	346（15.4）	13.3	7.9（0.79）	0.9（0.10）	77.2（1.43）	0.6（0.13）
小麦粉（代表值）	011201X	359（16.0）	11.2	12.4（1.19）	1.7（0.18）	74.1（1.32）	0.8（0.16）
黄豆	031101	390（17.33）	10.2	35.0（3.11）	16.0（1.54）	34.2（0.56）	15.5（2.98）
绿豆	032101	329（14.62）	12.3	21.6（2.27）	0.8（0.09）	62.0（1.21）	6.4（1.46）
赤小豆	033101	324（14.40）	12.6	20.2（22.15）	0.6（0.07）	63.4（1.26）	7.7（1.78）
花豆	034101	328（14.58）	14.8	19.1（2.02）	1.3（0.15）	62.7（1.23）	5.5（1.26）
蚕豆	035101	338（15.02）	13.2	21.6（2.21）	1.0（0.11）	61.5（1.17）	1.7（0.38）
扁豆	039101	339（15.06）	9.9	25.3（2.58）	0.4（0.04）	61.9（1.17）	6.5（1.44）
豇豆（饭豇豆）	039201	334（14.84）	12.0	18.6（1.93）	1.1（0.01）	65.5（1.26）	6.6（1.52）
豌豆	039301	334（14.84）	10.4	20.3（2.10）	1.1（0.01）	65.8（1.27）	10.4（2.34）
鹰嘴豆	039401	340（15.11）	11.3	21.2（2.16）	4.2（0.05）	60.1（1.14）	11.6（2.56）

注：营养素含量数据来源于《中国食物成分表》标准版，第 6 版，第一册，第二册，杨月欣，中国疾病预防控制中心营养与健康所主编，北京大学医学出版社，2019

能量密度：根据公式计算。能量密度 =（烹饪原料中所含能量 ÷ 能量的参考摄入量）×100%

营养素密度：根据公式计算。营养素密度 =（烹饪原料中营养素含量 ÷ 营养素参考摄入量）×100%

INQ：根据公式计算。INQ＝营养素密度 ÷ 能量密度

能量及营养素的参考摄入量以《中国居民膳食营养素参考摄入量（2013）》健康的轻体力劳动者男性成年为例

表4-53 豆类与粮谷类矿物质含量及INQ值的比较（单位：以每100g可食部计）

品种	食物编码	能量（kcal）（能量密度）	钙（mg）（INQ）	磷（mg）（INQ）	钠（mg）（INQ）	铁（mg）（INQ）	锌（mg）（INQ）	硒（μg）（INQ）
小麦粉（代表值）	011201	359（16.0）	28（0.22）	136（1.18）	14.1（0.06）	1.4（0.73）	0.69（0.36）	7.10（0.74）
稻米（代表值）	012001	346（15.4）	8（0.07）	112（1.01）	1.8（0.01）	1.1（0.60）	1.54（0.80）	2.83（0.31）
黄豆	031101	390（17.33）	191（1.38）	465（3.72）	2.2（0.01）	8.2（5.77）	3.34（1.54）	6.16（0.59）
绿豆	032101	329（14.62）	81（0.69）	337（3.20）	3.2（0.01）	6.5（4.67）	2.18（1.24）	4.28（0.49）
赤小豆	033101	324（14.40）	74（0.64）	305（2.94）	2.2（0.01）	7.4（4.28）	2.20（1.21）	3.80（0.44）
花豆	034101	328（14.58）	38（0.33）	48（0.46）	12.5（0.06）	0.3（0.17）	1.27（0.70）	19.05（2.18）
蚕豆	035101	338（15.02）	31（0.26）	418（3.87）	86.0（0.38）	8.2（4.55）	3.42（1.82）	1.30（0.14）
扁豆	039101	339（15.06）	137（1.14）	218（2.01）	2.3（0.01）	19.2（10.62）	1.90（1.01）	32.00（3.54）
豇豆（饭豇豆）	039201	334（14.84）	40（0.35）	310（2.90）	4.0（0.02）	7.1（3.99）	3.04（1.64）	5.74（0.64）
豌豆	039301	334（14.84）	97（0.82）	259（2.42）	9.7（0.04）	4.9（2.75）	2.35（1.27）	1.60（0.18）
鹰嘴豆	039401	340（15.11）	150（1.24）	450（4.14）	6.0（0.03）	3.4（1.88）	1.50（0.79）	—

注：营养素含量数据来源于《中国食物成分表》标准版，第6版，第一册、第二册，杨月欣，中国疾病预防控制中心营养与健康所主编，北京大学医学出版社，2019

能量密度：根据公式计算。能量密度＝（烹饪原料中所含能量÷能量的参考摄入量）×100%

营养素密度：根据公式计算。营养素密度＝（烹饪原料中营养素含量÷营养素参考摄入量）×100%

INQ：根据公式计算。INQ＝营养素密度÷能量密度

能量及营养素的参考摄入量以《中国居民膳食营养素参考摄入量（2013）》健康的轻体力劳动者男性成年为例

表 4-54　豆类与粮谷类维生素含量及 INQ 值的比较（单位：以每 100g 可食部计）

品种	食物编码	能量（kcal）能量密度	维生素 E（mg）（INQ）	胡萝卜素*（INQ）	维生素 B₁（mg）（INQ）	维生素 B₂（mg）（INQ）	烟酸（mg）（INQ）	维生素 C（mg）（INQ）
小麦粉（代表值）	011201X	359（15.96）	0.66（0.29）	0	0.20（0.89）	0.06（0.27）	1.57（0.65）	0
稻米（代表值）	012001X	346（15.40）	0.43（0.20）	0	0.15（0.70）	0.04（0.19）	2.00（0.87）	0
黄豆	031101	390（17.33）	18.90（7.79）	220（0.15）	0.41（1.69）	0.20（0.82）	2.10（0.81）	—
绿豆	032101	329（14.62）	10.95（5.35）	130（0.09）	0.25（1.22）	0.11（0.54）	2.00（0.91）	—
赤小豆	033101	324（14.40）	14.36（7.12）	80（0.01）	0.16（0.79）	0.11（0.55）	2.00（0.93）	—
花豆	034101	328（14.58）	6.13（3.00）	430（0.31）	0.25（1.22）	—	3.00（1.37）	—
蚕豆	035101	338（15.02）	1.60（0.76）	—	0.09（0.43）	0.13（0.62）	1.90（0.84）	—
扁豆	039101	339（15.06）	1.86（0.88）	30（0.02）	0.26（1.23）	0.45（2.13）	2.60（1.15）	—
豇豆（饭豇豆）	039201	334（14.84）	8.61（4.14）	60（0.04）	0.16（0.77）	0.08（0.39）	1.90（0.85）	—
豌豆	039301	334（14.84）	8.47（4.08）	250（0.18）	0.49（2.36）	0.14（0.67）	2.40（1.08）	—
鹰嘴豆	039401	340（15.11）	11.61（5.49）	86（0.06）	0.41（1.94）	0.25（1.18）	—	3.50（0.23）

注：营养素含量数据来源于《中国食物成分表》标准版，第 6 版，第一册、第二册，杨月欣，中国疾病预防控制中心营养与健康所所主编，北京大学医学出版社，2019

能量密度：根据公式计算。能量密度 =（烹饪原料中所含能量 ÷ 能量的参考摄入量）× 100%

营养素密度：根据公式计算。营养素密度 =（烹饪原料中营养素含量 ÷ 营养素参考摄入量）× 100%

INQ：根据公式计算。INQ = 营养素密度 ÷ 能量密度

能量及营养素的参考摄入量以《中国居民膳食营养素参考摄入量（2013）》健康的轻体力劳动者男性成年为例

*胡萝卜素折算为维生素 A（μg RAE）后，计算 INQ 值

（一）豆腐

豆腐是我国人民发明并喜爱的一种豆制品，在东南亚、日本、朝鲜等国家和地区也广为流传，由于营养素过剩性疾病发病率的日益增加，豆腐以其独特的营养价值在目前也受到了欧美等国人民的关注。

豆腐根据其加工方法的不同可分为南豆腐与北豆腐、内酯豆腐等品种。南豆腐的原料为大豆，制成的成品含水量约为 90%，质地细嫩，蛋白质含量为 4.7% ～ 7% 不等，脂肪含量一般在 1% 左右，另外还含有一些碳水化合物。北豆腐的原料一般是用提取脂肪后的大豆原料，北豆腐含水量低于南豆腐，约为 85%，因而蛋白质含量增加，一般在 7% ～ 10%，但脂肪的含量明显低于南豆腐，不到 1%，质地比南豆腐硬。

豆腐在加工的过程中除去了大量的膳食纤维，各种营养素的利用率都有所增加，以蛋白质为例，整粒大豆蛋白质的消化率为 65% 左右，加工为豆腐后，蛋白质的消化率提高至 92% ～ 96%。此外，钙、铁、锌等矿物质的消化率也有所提高。

（二）豆腐干

与豆腐相比，豆腐干中水分的含量明显降低，只有 65% ～ 78%，因而各种营养素的含量都有所增加；千张又称百叶，水分含量更低，蛋白质的含量可达到 20% ～ 35%，其他的各种营养素含量都有不同程度的增加。

（三）豆浆

豆浆也是我国居民常饮的一种豆制品，含蛋白质为 2.5% ～ 5%，主要与原料使用的量和加水量有关；脂肪含量不高，为 0.5% ～ 2.5%；碳水化合物的含量为 1.5% ～ 3.7%。豆浆的这种营养素种类与含量比较适合于老年人及高血脂的患者饮用，因为豆浆中的脂肪含量低，且饱和脂肪酸的含量低，但由于豆浆的水分含量高，因此各种营养素的含量和 INQ 值都很低。

（四）发酵豆制品

发酵豆制品包括豆豉、豆瓣酱、豆腐乳、臭豆腐等。大豆经过发酵工艺后，蛋白质部分分解，较易消化吸收，某些营养素的含量增加，特别是维生素 B_2，由于微生物在发酵过程中可以合成，以湖南豆豉为例，每 100g 中维生素 B_2 的含量约为 0.61mg，明显高于其他豆制品。

（五）豆芽

大豆与绿豆都可以制作豆芽。豆芽营养价值的显著特点是在发芽过程产生了维生素 C，虽然其含量受发芽情况的影响而有很大的不同，但在一些特殊气候与环境条件下，却是一种良好的维生素 C 的来源。

下表是不同加式方法对部分豆制品营养价值的影响。从表 4–55 中数据可见，由于加工方式不同，豆制品的营养价值相差很大。豆腐、豆浆、豆腐干与原料黄豆相比，水分含量增加，营养素的含量下降；但由于能量密度下降，因而大多数营养素的 INQ 值变化不大；由于豆制品在加工过程中要去除膳食纤维，因此含量降低最为明显；豆制品钠的含量增加，钾的含量降低；油炸产品如炸素虾，脂肪含量明显增加，能量密度增高。

表 4-55 不同加工方法对豆类及制品营养价值的影响（单位：以每 100 克可食部计）

营养素及 INQ 值	黄豆 031101	豆腐（北豆腐）031306	豆腐（南豆腐）031307	内酯豆腐 031304	豆浆 031405	豆腐干 031511	炸素虾 031525
水分（g）	10.2	78.6	83.6	89.2	93.8	71.3	3.4
能量（kcal）	390（17.33）	116（5.16）	87（3.87）	50（2.22）	31（1.38）	137（6.09）	582（23.47）
蛋白质（g）	35.0（3.11）	9.2（2.74）	5.7（2.27）	5.0（3.47）	3.0（3.34）	13.4（3.39）	27.6（1.81）
脂肪（g）	16.0（1.54）	8.1（2.62）	5.8（2.31）	1.9（1.43）	1.6（1.93）	7.1（1.94）	44.4（3.15）
碳水化合物（g）	34.2（0.56）	3.0（0.17）	3.9（0.29）	3.3（0.42）	1.2（0.25）	5.0（0.23）	19.3（0.23）
不溶性膳食纤维	15.5（2.98）	—	—	0.4（0.60）	—	0.3（0.16）	2.7（0.38）
维生素 B$_1$（mg）	0.41（1.69）	0.05（0.69）	0.06（1.11）	0.06（1.93）	0.02（1.04）	0.01（0.12）	0.04（0.12）
维生素 B$_2$（mg）	0.20（0.82）	0.02（0.28）	0.02（0.37）	0.03（0.97）	0.02（1.04）	0.01（0.12）	0.02（0.06）
维生素 C（mg）	—	Tr	Tr	—	Tr	Tr	—
钠（mg）	2.2（0.01）	7.3（0.09）	3.1（0.05）	6.4（0.19）	3.7（0.18）	329.0（3.60）	1440.0（3.96）
钾（mg）	1276（3.68）	106（1.03）	154（1.99）	95（2.13）	117（4.24）	137（1.12）	211（0.45）

注：营养素含量数据来源于《中国食物成分表》标准版、第 6 版、第一册、第二册、杨月欣，中国疾病预防控制中心营养与健康所主编，北京大学医学出版社，2019

能量密度：根据公式计算。能量密度 =（烹饪原料中所含能量 ÷ 能量的参考摄入量）× 100%

营养素密度：根据公式计算。营养素密度 =（烹饪原料中营养素含量 ÷ 营养素参考摄入量）× 100%

INQ 值：根据公式计算。INQ = 营养素密度 ÷ 能量密度

能量及营养素的参考摄入量以《中国居民膳食营养素参考摄入量（2013）》健康的轻体力劳动者男性成年为例

第九节　蔬菜、水果及制品的营养素组成与营养价值

蔬菜和水果是人们膳食结构中占比例最高的食物，在营养素的组成与含量上有一定的共性，水分含量都比较高，蛋白质、脂肪的含量很低，碳水化合物的含量因品种而异，矿物质、维生素，特别是水溶性维生素的种类比较丰富、含量比较高，是人体膳食纤维非常重要的来源。蔬菜与水果还含有一些非营养素的物质，例如色素、有机酸、芳香物质等，赋予蔬菜与水果良好的感官性质，对增加食欲、促进消化与吸收有着重要的意义。

一、蔬菜的营养素组成与营养价值

蔬菜的品种很多，按其食用的部位和营养素的组成分布，可分为鲜豆类、根茎类、嫩茎、叶、苔、花、瓜、茄果等。各个品种间的营养素组成和营养价值差别比较大（表4-56）。

（一）碳水化合物

蔬菜中所含的碳水化合物包括淀粉、糖、膳食纤维等。根茎类蔬菜如马铃薯、山药、慈姑、藕、红薯等淀粉含量比较高，总碳水化合物的含量可达到10%～25%，薯类在一些地区人们的膳食结构中占有较大比例，成为人体能量的重要来源之一；而一般蔬菜中淀粉的含量只有2%～3%；一些有甜味的蔬菜含有少量的单糖或双糖，例如胡萝卜、番茄、甜薯等。

蔬菜是人体膳食纤维（纤维素、半纤维素、果胶）的重要来源。叶类和茎类的蔬菜中含有比较多的纤维素与半纤维素，而南瓜、胡萝卜、番茄等则含有一定量的果胶。

除鲜豆类，蔬菜蛋白质的含量都很低，为1%～3%，氨基酸的组成不符合人体的需要，不能成为人体食物蛋白质的来源；脂肪的含量更低，一般不超过2%。因此，一般不将蔬菜作为人体蛋白质和脂肪的食物来源。

（二）矿物质

蔬菜中含有人体需要的一些矿物质，特别是钾、钠、钙、镁、铁、磷、氟等，不但可以补充人体的需要，对机体的酸碱平衡也起很重要的作用。蔬菜中还含有一定量的微量元素，例如铜、锌、碘、钼等。其中常量元素钙 INQ 值比较高的蔬菜主要大白菜、乌菜（塌棵菜）、苋菜、冬笋、菠菜、芹菜叶等；这些蔬菜中微量元素铁 INQ 值也比较高；蔬菜中钠含量都不高，INQ 值也比较低；含锌相对比较多的蔬菜有大白菜、刀豆（鲜）、毛豆（鲜）、黄豆芽、绿豆芽、

表4-56 蔬菜三大营养素含量及INQ值（单位：g/以每100g可食部计）

品种	食物编码	能量（kcal）（能量密度）	水分	碳水化合物（INQ）	不溶性膳食纤维（INQ）	蛋白质（INQ）	脂肪（INQ）
白萝卜（鲜）	041101	16 (0.71)	94.6	4.0 (1.61)	—	0.7 (1.52)	0.1 (0.23)
胡萝卜（红）	041201	39 (1.73)	89.2	8.8 (1.45)	1.1 (2.12)	1.0 (0.89)	0.2 (0.02)
刀豆（鲜）	042103	40 (1.78)	89.0	7.0 (1.12)	1.8 (3.37)	3.1 (2.68)	0.3 (0.28)
毛豆（鲜）	042109	131 (5.78)	69.6	10.5 (0.52)	4.0 (2.31)	13.1 (3.49)	5.0 (1.44)
黄豆芽	042202	47 (2.09)	88.8	4.5 (0.62)	1.5 (2.39)	4.5 (3.31)	1.6 (1.27)
绿豆芽	042206	16 (0.71)	95.3	2.6 (1.05)	1.2 (5.63)	1.7 (3.68)	0.1 (0.23)
茄子（代表值）	043301X	23 (1.02)	93.4	4.9 (1.37)	1.3 (4.25)	1.1 (1.66)	0.2 (0.33)
奶柿子（西红柿）	043107	14 (0.62)	95.6	3.2 (1.47)	0.8 (4.30)	0.6 (1.49)	0.1 (0.27)
辣椒（红，小）	043109	38 (1.69)	88.8	8.9 (1.50)	3.2 (6.31)	1.3 (1.18)	0.4 (0.39)
辣椒（青，尖）	043123	22 (0.98)	93.4	5.2 (1.52)	—	0.8 (1.26)	0.3 (0.51)
白瓜	043201	12 (0.53)	96.2	2.6 (1.40)	0.9 (5.66)	0.9 (2.61)	—
南瓜（鲜）	043213	23 (1.02)	93.5	5.3 (1.48)	0.8 (2.61)	0.7 (1.06)	0.1 (0.16)
冬瓜	043221	10 (0.44)	96.9	2.4 (1.56)	—	0.3 (1.05)	0.2 (0.76)
大蒜（白皮）	044101	128 (5.69)	66.6	27.6 (1.39)	1.1 (0.64)	4.5 (1.22)	0.2 (0.06)
青蒜	044104	34 (1.51)	90.4	6.2 (1.17)	1.7 (3.75)	2.4 (2.45)	0.3 (0.33)
洋葱	044301	40 (1.78)	89.2	9.0 (1.44)	0.9 (1.69)	1.1 (0.95)	0.2 (0.19)
韭菜	044404	25 (1.11)	92.0	4.5 (1.16)	—	2.4 (3.33)	0.2 (0.30)

续表

品种	食物编码	能量（kcal）（能量密度）	水分	碳水化合物（INQ）	不溶性膳食纤维（INQ）	蛋白质（INQ）	脂肪（INQ）
大白菜（代表值）	045101X	12（0.53）	94.4	3.4（1.83）	0.9（5.66）	1.6（4.64）	0.2（0.63）
乌菜（塌棵菜）	045111	28（1.24）	91.8	4.2（0.97）	1.4（3.76）	2.6（3.23）	0.4（0.54）
花菜（白色）	045216	20（0.89）	93.2	4.2（1.35）	2.1（7.87）	1.7（2.94）	0.2（0.37）
西蓝花	045217	27（1.20）	91.6	3.7（0.88）	—	3.5（4.49）	0.6（0.83）
菠菜	045301	28（1.24）	91.2	4.5（1.04）	1.7（4.57）	2.6（3.23）	0.3（0.40）
芹菜茎	045312	22（0.98）	93.1	4.5（1.31）	1.2（4.08）	1.2（1.88）	0.2（0.34）
芹菜叶	045313	35（1.56）	89.4	5.9（1.08）	2.2（4.70）	2.6（2.56）	0.6（0.64）
苋菜（绿，鲜）	045319	30（1.33）	90.2	5.0（1.07）	2.2（5.51）	2.8（3.24）	0.3（0.38）
苋菜（红，鲜）	045320	35（1.56）	88.8	5.9（1.08）	1.8（3.85）	2.8（2.76）	0.4（0.43）
春笋（鲜）	045404	25（1.11）	91.4	5.1（1.31）	2.8（8.41）	2.4（3.33）	0.1（0.15）
冬笋（鲜）	045405	42（1.87）	88.1	6.5（0.99）	0.8（1.43）	4.1（3.37）	0.1（0.09）

注：营养素含量数据来源于《中国食物成分表》标准版，第6版，第一册、第二册，杨月欣，中国疾病预防控制中心营养与健康所主编，北京大学医学出版社，2019

能量密度：根据公式计算。能量密度＝（烹饪原料中所含能量÷能量的参考摄入量）×100%

营养素密度：根据公式计算。营养素密度＝（烹饪原料中营养素含量÷营养素参考摄入量）×100%

INQ：根据公式计算。INQ＝营养素密度÷能量密度

能量及营养素的参考摄入量以《中国居民膳食营养素参考摄入量（2013）》健康的轻体力劳动者男性成年人为例

洋葱、韭菜、大白菜、乌菜（塌棵菜）、芹菜茎等；芹菜茎硒的 INQ 值也很高。

虽然大多数蔬菜中含有比较多的矿物质和微量元素，但这些蔬菜中也含有很高的草酸及膳食纤维，影响了矿物质特别是一些微量元素的消化吸收，如铁、锌等的消化吸收，因此其营养价值并不高。草酸含量高的蔬菜主要有菠菜、牛皮菜、蕹菜、鲜竹笋、洋葱等（表 4-57）。

（三）维生素

蔬菜中含有丰富的维生素，其中最重要的是维生素 C、胡萝卜素等。蔬菜中的维生素 A 都来自胡萝卜素转化；维生素 D 在蔬菜中的含量不高。维生素 C 主要分布在代谢旺盛的叶、花、茎等组织器官中，与叶绿素的分布相平行，以青椒、菜花、雪里蕻等含量为高。除个别品种外，蔬菜维生素 C 的 INQ 值都高于 1；大多数瓜类和根茎类蔬菜中的维生素 C 含量并不高，但由于黄瓜、番茄等可以生食，不会因烹饪过程而破坏维生素 C，因而其利用率比较高。

胡萝卜素与蔬菜中其他色素共存，凡绿色、红色、橙色、紫色蔬菜中都含有胡萝卜素，深色的叶类蔬菜中胡萝卜素的含量尤其高，而淡色蔬菜中胡萝卜素的含量相对比较低，详见表 4-58。

蔬菜中含有黄酮类物质，其中生物类黄酮（bioflavonoid）属于类维生素物质，与维生素 C 有相类似的作用，具有抗氧化作用，能保护蔬菜中的维生素 C 免受破坏，维生素 E、视黄醇等也有抗氧化作用。生物类黄酮在青椒、甘蓝、大蒜、洋葱、番茄中的含量丰富。

（四）芳香物质、色素及酶类

蔬菜中含有多种芳香物质，其油状挥发性化合物称为精油，主要成分为醇、酯、醛、酮、烃等，有些芳香物质是以醣或氨基酸状态存在的，需要经过酶的作用，分解成精油（如蒜油）。芳香物质赋予食物香味，能刺激食欲，有利于人体的消化吸收。

蔬菜中含有多种色素，如胡萝卜素、叶绿素、花青素、番茄红素等，使蔬菜的色泽五彩缤纷，可以提高食欲，在烹饪过程中还可用于配菜。

另外，一些蔬菜中还含有酶类、杀菌物质和一些具有特殊功能的物质。如萝卜中含有淀粉酶，生食萝卜能助消化；大蒜中含有植物杀菌素和含硫的香精油，生食大蒜可以预防肠道传染病，并有刺激食欲的作用；大蒜和洋葱能降低胆固醇；苦瓜有降低血糖的作用。

表 4-57　蔬菜类烹饪原料矿物质含量及 INQ 值的比较（单位：以每 100g 可食部计）

品种	食物编码	能量（kcal）（能量密度）	钙（mg）（INQ）	磷（mg）（INQ）	钠（mg）（INQ）	铁（mg）（INQ）	锌（mg）（INQ）	硒（μg）（INQ）
白萝卜（鲜）	041101	16（0.71）	47（8.27）	16（3.13）	54.3（5.10）	0.2（2.35）	0.14（1.58）	0.12（0.28）
胡萝卜（红）	041201	39（1.73）	32（2.31）	27（2.17）	71.4（2.75）	1.0（4.82）	0.23（1.11）	0.63（0.61）
刀豆（鲜）	042103	40（1.78）	49（3.44）	57（4.45）	8.5（0.32）	4.6（21.54）	0.84（3.93）	0.88（0.83）
毛豆（鲜）	042109	131（5.78）	135（2.92）	188（4.52）	3.9（0.05）	3.5（5.05）	1.73（2.49）	2.48（0.72）
黄豆芽	042202	47（2.09）	21（1.26）	74（4.92）	7.2（0.23）	0.9（3.59）	0.54（2.07）	0.96（0.77）
绿豆芽	042206	16（0.71）	14（2.46）	19（3.72）	25.8（2.42）	0.3（3.52.）	0.20（2.25）	0.27（0.63）
茄子（代表值）	043301X	23（1.02）	24（2.94）	23（3.13）	5.4（0.35）	0.5（4.08）	0.23（1.80）	0.48（0.78）
奶柿子（西红柿）	043107	14（0.62）	15（3.02）	21（4.70）	8.3（0.89）	0.4（5.38）	0.14（1.81）	0.12（0.32）
辣椒（红，小）	043109	38（1.69）	37（2.74）	95（7.81）	2.6（0.10）	1.4（6.90）	0.30（1.42）	1.90（1.87）
辣椒（青，尖）	043123	22（0.98）	11（1.40）	20（2.83）	7.0（0.48）	0.3（2.55）	0.21（1.71）	0.02（0.03）
白瓜	043201	12（0.53）	6（1.42）	11（2.88）	1.0（0.13）	0.1（1.57）	0.04（0.60）	1.10（3.46）
南瓜（鲜）	043213	23（1.02）	16（1.96）	24（3.27）	0.8（0.05）	0.4（3.27）	0.14（1.10）	0.46（0.74）
冬瓜	043221	10（0.44）	12（3.41）	11（3.47）	2.8（0.42）	0.1（1.89）	0.10（1.82）	0.02（0.08）
大蒜（白皮）	044101	128（5.69）	39（0.86）	117（2.86）	4.3（0.05）	0.4（0.59）	0.20（0.28）	0.15（0.04）
青蒜	044104	34（1.51）	24（1.99）	25（2.30）	9.3（0.41）	0.8（4.42）	0.23（1.22）	1.27（1.40）
洋葱	044301	40（1.78）	39（2.74）	117（9.13）	19.6（0.73）	1.2（5.62）	0.88（3.96）	3.09（2.89）
韭菜	044404	25（1.11）	25（2.82）	48（6.01）	6.9（0.41）	1.7（12.76）	0.33（2.38）	0.76（1.14）

续表

品种	食物编码	能量（kcal）（能量密度）	钙（mg）（INQ）	磷（mg）（INQ）	钠（mg）（INQ）	铁（mg）（INQ）	锌（mg）（INQ）	硒（μg）（INQ）
大白菜（代表值）	045101X	12（0.53）	57（13.44）	33（8.65）	68.9（8.67）	0.8（12.58）	0.46（6.94）	0.57（1.79）
乌菜（塌棵菜）	045111	28（1.24）	186（18.75）	53（6.13）	115.5（6.21）	3.0（20.16）	0.70（4.52）	0.50（0.67）
菜花（白色）	045216	20（0.89）	31（4.35）	32（4.99）	39.2（2.94）	0.4（3.75）	0.17（1.53）	2.86（5.54）
西兰花	045217	27（1.20）	50（5.21）	61（7.06）	46.7（2.59）	0.9（6.25）	0.46（3.07）	0.43（0.60）
菠菜	045301	28（1.24）	66（6.65）	47（5.26）	85.2（4.58）	2.9（19.49）	0.85（5.48）	0.97（1.30）
芹菜茎	045312	22（0.98）	40（5.10）	64（9.07）	83.0（5.65）	0.6（5.10）	1.14（9.31）	2.00（3.40）
芹菜叶	045313	35（1.56）	117（9.38）	40（3.56）	201.0（8.59）	3.3（17.79）	0.38（1.95）	—
苋菜（绿，鲜）	045319	30（1.33）	187（17.58）	59（6.16）	32.4（1.62）	5.4（33.83）	0.80（4.81）	0.52（0.65）
苋菜（红，鲜）	045320	35（1.56）	178（14.26）	63（5.61）	42.3（1.81）	2.9（15.49）	0.70（3.59）	0.09（0.10）
春笋（鲜）	045404	25（1.11）	8（0.90）	36（4.50）	6.0（0.36）	2.4（18.02）	0.43（3.10）	0.66（0.99）
冬笋（鲜）	045405	42（1.87）	22（1.47）	56（4.16）	—	0.1（0.45）	—	—

注：营养素含量数据来源于《中国食物成分表》标准版，第 6 版，第一册、第二册，杨月欣，中国疾病预防控制中心营养与健康所主编，北京大学医学出版社，2019

能量密度：根据公式计算。能量密度 =（烹饪原料中所含能量 ÷ 能量的参考摄入量）× 100%

营养素密度：根据公式计算。营养素密度 =（烹饪原料中营养素含量 ÷ 营养素参考摄入量）× 100%

INQ：根据公式计算。INQ = 营养素密度 ÷ 能量密度

能量及营养素的参考摄入量以《中国居民膳食营养素参考摄入量（2013）》《健康的轻体力劳动者男性成年为例

表4-58　蔬菜类维生素含量及INQ值的比较（单位：以每100g可食部计）

品种	食物编码	能量（kcal）（能量密度）	维生素E（mg）（INQ）	胡萝卜素*（INQ）	维生素B₁（mg）（INQ）	维生素B₂（mg）（INQ）	烟酸（mg）（INQ）	维生素C（mg）（INQ）
白萝卜（鲜）	041101	16（0.71）	Tr	Tr	0.02（2.01）	0.01（1.01）	0.14（1.31）	19.0（26.76）
胡萝卜（红）	041201	39（1.73）	—	4130（24.87）	0.04（1.65）	0.03（1.24）	0.40（1.54）	23.0（13.29）
刀豆（鲜）	042103	40（1.78）	0.40（1.61）	220（1.29）	0.05（2.01）	0.07（2.81）	1.00（3.75）	15.0（8.43）
毛豆（鲜）	042109	131（5.78）	2.44（3.02）	130（0.23）	0.15（1.82）	0.07（0.87）	1.40（1.61）	27.0（4.67）
黄豆芽	042202	47（2.09）	0.80（2.73）	30（0.15）	0.04（1.37）	0.07（2.39）	0.60（1.91）	8.0（3.83）
绿豆芽	042206	16（0.71）	Tr	11（0.16）	0.02（2.01）	0.02（2.01）	0.35（3.29）	4.0（5.63）
茄子（代表值）	043301X	23（1.02）	1.13（7.91）	50（0.51）	0.02（1.40）	0.04（2.80）	0.60（3.92）	5.0（4.90）
奶柿子（番茄）	043107	14（0.62）	1.31（15.09）	530（0.04）	0.05（5.76）	0.02（2.30）	1.00（10.75）	8.0（12.90）
辣椒（红，小）	043109	38（1.69）	0.44（1.86）	1390（8.57）	0.03（1.27）	0.06（2.53）	0.80（3.16）	144.0（85.20）
辣椒（青，尖）	043123	22（0.98）	0.38（2.77）	98（1.04）	0.02（1.46）	0.02（1.46）	0.62（4.22）	59.0（60.20）
白瓜	043201	12（0.53）	0.20（2.70）	—	0.02（2.70）	0.04（5.39）	0.10（1.26）	16.0（30.19）
南瓜（鲜）	043213	23（1.02）	0.36（2.52）	890（9.09）	0.03（2.10）	0.04（2.81）	0.40（2.61）	8.0（7.84）
冬瓜	043221	10（0.44）	0.04（0.65）	Tr	Tr	Tr	0.22（3.33）	16.0（36.36）
大蒜（白皮）	044101	128（5.69）	1.07（1.34）	30（0.05）	0.04（0.50）	0.06（0.75）	0.60（0.70）	7.0（1.23）
青蒜	044104	34（1.51）	0.80（3.78）	590（4.07）	0.06（2.84）	0.04（1.89）	0.60（2.65）	16.0（10.60）
洋葱	044301	40（1.78）	0.14（0.56）	20（0.12）	0.03（1.20）	0.03（1.20）	0.30（1.12）	8.0（4.49）
韭菜	044404	25（1.11）	0.96（6.18）	1596（14.98）	0.04（2.57）	0.05（3.22）	0.20（1.20）	1.0（0.90）

续表

品种	食物编码	能量（kcal）（能量密度）	维生素E（mg）（INQ）	胡萝卜素*（INQ）	维生素B₁（mg）（INQ）	维生素B₂（mg）（INQ）	烟酸（mg）（INQ）	维生素C（mg）（INQ）
大白菜（代表值）	045101X	12（0.53）	0.36（4.85）	80（4.36）	0.05（6.74）	0.04（5.39）	0.65（8.18）	37.5（70.75）
乌菜（塌棵菜）	045111	28（1.24）	1.16（6.68）	1010（8.48）	0.06（3.46）	0.11（6.34）	1.10（5.91）	45.0（36.29）
菜花（白色）	045216	20（0.89）	Tr	11（0.13）	0.04（3.21）	0.04（3.21）	0.32（2.40）	32.0（35.96）
西蓝花	045217	27（1.20）	0.76（4.52）	151（1.31）	0.06（3.57）	0.08（4.76）	0.73（4.06）	56.0（46.67）
菠菜	045301	28（1.24）	1.74（10.02）	2920（24.53）	0.04（2.30）	0.11（6.34）	0.60（3.23）	32.0（25.81）
芹菜茎	045312	22（0.98）	1.32（9.62）	340（3.61）	0.02（1.46）	0.06（4.37）	0.40（2.72）	8.0（8.16）
芹菜叶	045313	35（1.56）	2.50（11.45）	2930（19.56）	0.08（3.66）	0.15（6.87）	0.90（3.85）	22.0（14.10）
苋菜（绿，鲜）	045319	30（1.33）	0.36（1.93）	2100（16.45）	0.03（1.61）	0.12（6.44）	0.80（4.01）	47.0（35.34）
苋菜（红，鲜）	045320	35（1.56）	1.54（7.05）	1490（9.95）	0.03（1.37）	0.10（4.58）	0.60（3.60）	30.0（19.23）
春笋（鲜）	045404	25（1.11）	—	30（0.28）	0.05（3.22）	0.04（2.57）	0.40（2.40）	5.0（4.50）
冬笋（鲜）	045405	42（1.87）	—	80（3.57）	0.08（3.06）	0.08（3.06）	0.60（2.14）	1.0（0.53）

注：营养素含量数据来源于《中国食物成分表》标准版，第6版，第一册、第二册，杨月欣，中国疾病预防控制中心营养与健康所主编，北京大学医学出版社，2019

能量密度：根据公式计算。能量密度＝（烹饪原料中所含能量÷能量的参考摄入量）×100%

营养素密度：根据公式计算。营养素密度＝（烹饪原料中营养素含量÷营养素参考摄入量）×100%

INQ：根据公式计算。INQ＝营养素密度÷能量密度

能量及营养素的参考摄入量以《中国居民膳食营养素参考摄入量（2013）》健康的轻体力劳动者男性成年为例

＊胡萝卜素折算为维生素A（μg RAE）后，计算INQ值

二、水果的营养价值

水果的营养价值与蔬菜有许多相似之处,但也有许多自身的特点(表4-59)。

(一)碳水化合物

水果中的碳水化合物以糖、淀粉为主,纤维素和果胶的含量也很高。但水果的品种很多,不同品种的水果中碳水化合物的种类和含量有一定的区别。

由表4-59可见,鲜果的水分含量都高于80%,因此能量密度比较低;干果的水分含量低,能量密度明显高于鲜果;由于水果的能量密度不高,因此鲜果碳水化合物的INQ值都在1.5左右,与蔬菜类似;不溶性膳食纤维的INQ值有一定的差异,仁果类,如苹果、梨和热带水果的INQ值略高于浆果等其他水果。

苹果、梨等仁果类水果的碳水化合物以单糖为主,因而口感比较甜,葡萄糖和蔗糖的含量相对比较低;浆果类水果如葡萄、草莓、猕猴桃等以葡萄糖和果糖为主;桃、杏等核果类水果以及柑橘类水果蔗糖的含量比较高。由于单糖和双糖的甜味不同,因而水果中单糖和双糖的含量和比例直接影响到水果的甜度和风味,使水果各具特色。

未成熟的水果中含有一定量的淀粉,随着水果的成熟,淀粉逐步转化为单糖或双糖,如香蕉未成熟时淀粉的含量为26%,成熟的香蕉淀粉含量只有1%,而糖的含量则从1%上升到20%。因此,水果的风味与成熟度有关。

水果中的膳食纤维主要以果胶类物质为主,是由原果胶、果胶和果酸组成,与水果的成熟度有关。山楂、苹果、柑橘含果胶类物质比较多,具有很强的凝胶性,常作为果冻和果浆、果酱等产品的原料。

(二)维生素

水果中含有丰富的维生素,特别是100g刺梨中维生素C的含量高达2500mg以上,鲜枣、沙棘中的含量也比较高,食部每100g可达到200mg以上;其他水果如酸刺、山楂、柑橘中含量也比较高;但仁果类水果的含量维生素C的含量不高,如苹果、梨、桃、李、杏等水果,水果中胡萝卜素含量最高的水果为沙棘和刺梨,每100g水果中胡萝卜素的含量高达3000 mg以上;红黄色水果胡萝卜素的含量比较高,如哈密瓜、芒果、木瓜、李子、杏子等;水果的维生素E含量和INQ值普遍高于蔬菜;但维生素B_1、维生素B_2和烟酸的含量普遍不高(表4-60)。

水果中的蛋白质和脂肪的含量和INQ值都很低,不是人体蛋白质和脂肪的食物。但椰子肉中脂肪含量比较高。

表4-59 不同水果三大营养素含量及INQ值（单位：g/以每100g可食食部计）

品种	食物编码	能量（kcal）（能量密度）	水分	碳水化合物（INQ）	不溶性膳食纤维（INQ）	蛋白质（INQ）	脂肪（INQ）
苹果	061101X	86.1	53（2.36）	13.7（1.66）	1.7（2.40）	0.4（0.26）	0.2（0.14）
梨	061201X	85.9	51（2.27）	13.1（1.65）	2.6（3.82）	0.3（0.20）	0.1（0.07）
红果（山里红，大山楂）	061301	73.0	102（4.53）	25.1（1.58）	3.1（2.28）	0.5（0.17）	0.6（0.22）
海棠果	061902	79.9	76（3.38）	19.2（1.62）	1.8（1.78）	0.3（0.14）	0.2（0.10）
沙果	061903	81.3	70（3.11）	17.8（1.64）	2.0（2.14）	0.4（0.20）	0.1（0.05）
酸刺	061906	70.7	112（4.98）	25.5（1.46）	2.2（1.47）	2.8（0.86）	0.3（0.10）
蛇果	061907	84.4	59（2.62）	14.9（1.62）	—	0.1（0.06）	0.2（0.13）
桃	062101X	88.9	42（1.87）	10.1（1.54）	1.0（1.78）	0.6（0.49）	0.1（0.09）
李子	062201	90.9	38（1.69）	8.7（1.47）	0.9（1.78）	0.7（0.64）	0.2（0.20）
梅（青梅）	062203	91.1	34（1.51）	6.2（1.17）	1.0（2.21）	0.9（0.92）	0.9（0.99）
杏	062204	89.4	38（1.69）	9.1（1.54）	1.3（2.56）	0.9（0.82）	0.1（0.10）
杏干	062206	8.8	338（15.02）	83.2（1.56）	4.4（0.98）	2.7（0.28）	0.4（0.04）
枣（鲜）	062301	67.4	125（5.56）	30.5（1.57）	1.9（1.14）	1.1（0.30）	0.3（0.09）
枣（干）	062302	26.9	276（12.27）	67.8（1.58）	6.2（1.68）	3.2（0.40）	0.5（0.07）
樱桃	062902	88.0	46（2.04）	10.2（1.43）	0.3（0.49）	1.1（0.83）	0.2（0.16）
葡萄	063101X	88.5	45（2.00）	10.3（1.47）	1.0（1.67）	0.4（0.31）	0.3（0.25）
葡萄干	063107	11.6	344（15.29）	83.4（1.56）	1.6（0.35）	2.5（0.25）	0.4（0.04）

续表

品种	食物编码	能量（kcal）（能量密度）	水分	碳水化合物（INQ）	不溶性膳食纤维（INQ）	蛋白质（INQ）	脂肪（INQ）
石榴	063201X	79.2	72（3.20）	18.5（1.65）	4.9（5.10）	1.3（0.63）	0.2（0.10）
柿子	063301	80.6	74（3.29）	18.5（1.61）	1.4（1.42）	0.4（0.19）	0.1（0.05）
柿饼	063304	33.8	255（11.33）	62.8（1.58）	2.6（0.76）	1.8（0.24）	0.2（0.03）
沙棘	063907	71.0	120（5.33）	25.5（1.37）	0.8（0.50）	0.9（0.26）	1.8（0.56）
无花果	063908	81.3	65（2.29）	16.0（2.07）	3.0（4.37）	1.5（1.01）	0.1（0.07）
中华猕猴桃	063909	83.4	257（11.42）	14.5（0.36）	2.6（0.76）	0.8（0.11）	0.6（0.09）
草莓	063910	91.3	32（1.42）	7.1（1.43）	1.1（2.58）	1.0（0.11）	0.2（0.23）
橙	064101	87.4	48（2.13）	11.1（1.49）	0.6（0.94）	0.8（0.58）	0.2（0.16）
柚	064301	89.0	42（1.87）	9.5（1.45）	0.4（0.71）	0.8（0.66）	0.2（0.18）
柠檬	064302	91.0	37（1.64）	6.2（1.08）	1.3（2.64）	1.1（1.03）	1.2（1.22）
葡萄柚	064303	90.9	33（1.47）	7.8（1.52）	—	0.7（0.73）	0.3（0.34）
菠萝	065002	88.4	44（1.96）	10.8（1.57）	1.3（2.21）	0.5（0.39）	0.1（0.09）
刺梨	065004	81.0	264（11.73）	16.9（0.41）	4.1（1.17）	0.7（0.09）	0.1（0.01）
桂圆	065006	81.4	71（3.16）	16.6（1.50）	0.4（0.42）	1.2（0.58）	0.1（0.05）
桂圆（干）	065007	26.9	277（12.31）	64.8（1.50）	2.0（0.54）	5.0（0.62）	0.2（0.03）
荔枝	065010	81.9	71（3.16）	16.6（1.50）	0.5（0.53）	0.9（0.44）	0.2（0.11）
芒果	065011	90.6	35（1.56）	8.3（1.52）	1.3（2.78）	0.6（0.59）	0.2（0.21）

续表

品种	食物编码	能量（kcal）（能量密度）	水分	碳水化合物（INQ）	不溶性膳食纤维（INQ）	蛋白质（INQ）	脂肪（INQ）
木瓜	065012	92.2	29（1.29）	7.0（1.55）	0.8（2.07）	0.4（0.48）	0.1（0.13）
椰子	065017	51.8	241（10.71）	31.3（0.83）	4.7（1.46）	4.0（0.57）	12.1（1.88）
枇杷	065018	89.3	41（1.82）	9.3（1.46）	0.8（1.47）	0.8（0.68）	0.2（0.18）
火龙果	065023	84.8	55（2.44）	13.3（1.56）	1.6（2.19）	1.1（0.69）	0.2（0.14）
榴莲	065025	64.5	150（6.67）	28.3（1.21）	1.7（0.85）	2.6（0.60）	3.3（0.82）
香蕉	065031	77.1	86（3.82）	20.8（1.56）	—	1.1（0.44）	0.2（0.09）
白金瓜	066101	93.0	25（1.11）	6.2（1.60）	0.5（1.50）	0.4（0.55）	—
哈密瓜	066103	91.0	34（1.51）	7.9（1.49）	0.2（0.44）	0.5（0.51）	0.1（0.11）
甜瓜（香瓜）	066108	92.9	26（1.16）	6.2（1.53）	0.4（1.15）	0.4（0.56）	0.1（0.14）
西瓜	066201X	92.3	31（1.38）	6.8（1.41）	0.2（0.48）	0.5（0.57）	0.3（0.36）

注：营养素含量数据来源于《中国食物成分表》标准版，第6版，第一册、第二册，杨月欣，中国疾病预防控制中心营养与健康所主编，北京大学医学出版社，2019

能量密度：根据公式计算。能量密度=（烹饪原料中所含能量÷能量的参考摄入量）×100%

营养素密度：根据公式计算。营养素密度=（烹饪原料中营养素含量÷营养素参考摄入量）×100%

INQ：根据公式计算。INQ=营养素密度÷能量密度

能量及营养素的参考摄入量以《中国居民膳食营养素参考摄入量（2013）》健康的轻体力劳动者男性成年为例

水果特别是枣类中含有比较多的生物类黄酮，对维生素 C 具有保护作用，这也是枣类中维生素 C 含量高的一个重要原因。

（三）矿物质

水果中也含有比较丰富的矿物质，特别是钙、钾、钠、铁等，虽然因为摄入量的原因，不会成为这些矿物质的主要食物来源，但属于理想的碱性食物（表 4-61）。

（四）色素与有机酸

富含色素（pigment）是水果的一大特色，它赋予水果各种不同的颜色。使水果呈紫红色的色素是花青素，是水果中的重要色素，这种色素能溶解于水，在果皮中含量高，果肉中也含有一定的量。花青素的化学性质比较活泼，对光、热敏感，加热后可被破坏，在酸性环境中稳定，遇碱成紫蓝色，而遇铁、铝则成为灰紫色。使水果呈黄色的色素主要是胡萝卜素，其中 β- 胡萝卜素可部分转化为对人体具有生理活性的视黄醇。一些研究表明，水果的许多色素成分对人体具有一定的生理功能，如抗氧化的功能等。

水果中酸味与富含有机酸（organic acids）有关，主要的有机酸有苹果酸、柠檬酸、酒石酸等，此外还含有微量的琥珀酸、苯甲酸、醋酸等。柑橘类、浆果类水果中柠檬酸的含量最多，常常与苹果酸共存；仁果类水果中苹果酸的含量最高；葡萄中含有酒石酸；而琥珀酸、延胡索酸有明显的涩味，主要存在于未成熟的水果中，特别是葡萄、柿子、香蕉中。

由于富含有机酸，水果多有酸味，能增加食欲，同时还具有保护维生素 C 的作用。

三、野菜、野果的营养价值

我国蕴藏着十分丰富的野菜、野果资源，亟待开发利用，因为野菜、野果中含有十分丰富的胡萝卜素、维生素 C、有机酸与生物类黄酮，下面介绍几种胡萝卜素和维生素 C 含量特别高的野菜和野果：

白薯叶、刺儿菜、马兰头、蒲公英叶、野苋菜、苦苣菜、苜蓿等常见的野菜，胡萝卜素的含量每 100g 达 4000μg 以上，特别是苦苣菜，含量高达 50000μg 以上，钙的含量也很高，每 100g 中钙为 230mg。

与野生蔬菜相比，野生水果中维生素 C 的更高。

沙棘又名醋柳，每 100g 果实中维生素 C 高达 200mg；刺梨中维生素 C 含量高达 2580mg；酸枣的维生素 C 含量也明显高于鲜枣，达 900mg。

金樱子又名野蔷薇果，盛产于山区，每 100g 含维生素 C 1500 ～ 3700mg。

表4-60　不同水果品种维生素含量及 INQ 值（单位：以每 100g 可食部计）

品种	食物编码	能量（kcal）（能量密度）	胡萝卜素*（INQ）	维生素 B₁（mg）（INQ）	维生素 B₂（mg）（INQ）	烟酸（mg）（INQ）	维生素 C（mg）（INQ）	维生素 E（mg）（INQ）
苹果	061101X	53（2.36）	50（0.22）	0.02（0.61）	0.02（0.61）	0.20（0.56）	3.0（1.27）	0.43（0.55）
梨	061201X	51（2.27）	20（0.09）	0.03（0.94）	0.03（0.94）	0.20（0.59）	5.0（2.20）	0.46（1.45）
红果（山里红、大山楂）	061301	102（4.53）	60（0.14）	0.2（3.15）	0.18（2.84）	0.40（0.59）	53.0（11.70）	7.32（11.54）
海棠果	061902	76（3.38）	710（2.19）	0.05（1.06）	0.03（0.63）	0.20（0.39）	20.0（5.92）	0.25（0.53）
沙果	061903	70（3.11）	Tr	0.03（0.69）	—	Tr	3.0（0.96）	0.09（0.21）
酸刺	061906	112（4.98）	150（0.31）	0.02（0.29）	0.04（0.57）	0.20（0.27）	74.0（14.86）	1.52（2.18）
蛇果	061907	59（2.62）	16（0.06）	0.03（0.82）	Tr	0.04（0.10）	2.0（0.76）	Tr
桃	062101 X	42（1.87）	20（0.11）	0.01（0.38）	0.02（0.76）	0.30（1.07）	10.0（5.35）	0.71（2.71）
李子	062201	38（1.69）	150（0.92）	0.03（1.27）	0.02（0.85）	0.40（1.58）	5.0（2.96）	0.74（3.13）
梅（青梅）	062203	34（1.51）	—	—	—	—	—	—
杏	062204	38（1.69）	450（2.77）	0.02（0.85）	0.03（1.27）	0.60（2.37）	4.0（2.37）	0.95（4.02）
杏干	062206	338（15.02）	610（0.42）	—	Tr	1.20（0.53）	Tr	—
枣（鲜）	062301	125（5.56）	240（0.45）	0.06（0.77）	0.09（1.16）	0.90（1.08）	243.0（43.71）	0.78（1.00）
枣（干）	062302	276（12.27）	10（0.01）	0.04（0.23）	0.06（0.35）	0.90（0.49）	14.0（1.14）	3.04（1.77）
樱桃	062902	46（2.04）	210（1.07）	0.02（0.70）	0.02（0.70）	0.60（1.96）	10.0（4.90）	2.22（7.77）
葡萄	063101X	45（2.00）	40（0.21）	0.03（1.07）	0.02（0.71）	0.25（0.83）	4.0（2.00）	0.86（3.07）
葡萄干	063107	344（15.29）	—	0.09（0.42）	—	—	5.0（0.33）	—

续表

品种	食物编码	能量（kcal）（能量密度）	胡萝卜素（INQ）	维生素 B₁（mg）*（INQ）	维生素 B₂（mg）（INQ）	烟酸（mg）（INQ）	维生素 C（mg）（INQ）	维生素 E（mg）（INQ）
石榴	063201X	72（3.20）	—	0.05（1.17）	0.03（0.67）	—	8.0（2.5）	3.72（8.30）
柿子	063301	74（3.29）	120（0.38）	0.02（0.43）	0.02（0.43）	0.30（5.26）	30（9.12）	1.12（2.43）
柿饼	063304	255（11.33）	290（0.27）	0.01（0.06）	Tr	0.50（0.29）	Tr	0.63（0.40）
沙棘	063907	120（5.33）	3840（7.50）	0.05（0.08）	0.21（2.81）	0.40（0.50）	204.0（38.27）	0.01（0.01）
无花果	063908	65（2.29）	30（0.14）	0.03（0.94）	0.02（0.62）	0.10（0.29）	2.0（0.87）	1.82（5.68）
中华猕猴桃	063909	257（11.42）	130（0.12）	0.05（0.31）	0.02（0.13）	0.30（0.18）	62.0（5.43）	2.43（1.52）
草莓	063910	32（1.42）	30（0.22）	0.02（1.01）	0.03（1.51）	0.30（1.41）	47.0（33.10）	0.71（3.57）
橙	064101	48（2.13）	160（0.78）	0.05（1.68）	0.04（1.34）	0.30（0.94）	33.0（15.49）	0.56（1.88）
柚	064301	42（1.87）	10（0.06）	—	0.03（1.15）	0.30（1.07）	23.0（12.30）	—
柠檬	064302	37（1.64）	Tr	0.05（2.18）	0.02（0.87）	0.60（2.44）	22.0（13.41）	1.14（4.97）
葡萄柚	064303	33（1.47）	282（1.83）	0.05（2.43）	0.01（0.49）	0.20（0.91）	38.0（25.85）	—
菠萝	065002	44（1.96）	20（0.13）	0.04（1.46）	0.02（0.73）	0.18（0.61）	36.0（18.37）	0.17（0.62）
刺梨	065004	264（11.73）	2900（2.58）	0.05（0.30）	0.03（0.18）	0	2585.0（220.38）	—
桂圆	065006	71（3.16）	20（0.07）	0.01（0.23）	0.14（3.16）	1.30（2.74）	43.0（13.61）	—
桂圆（干）	065007	277（12.31）	—	—	0.39（2.26）	1.30（0.70）	12.0（0.97）	—
荔枝	065010	71（3.16）	10（0.03）	0.10（2.26）	0.04（0.90）	1.10（2.32）	41.0（12.97）	—

续表

品种	食物编码	能量（kcal）（能量密度）	胡萝卜素*（INQ）	维生素 B₁（mg）（INQ）	维生素 B₂（mg）（INQ）	烟酸（mg）（INQ）	维生素 C（mg）（INQ）	维生素 E（mg）（INQ）
芒果	065011	35（1.56）	897（5.99）	0.01（0.46）	0.04（1.83）	0.30（1.28）	23.0（14.74）	—
木瓜	065012	29（1.29）	870（7.03）	0.01（0.55）	0.02（1.11）	0.30（1.55）	43.0（33.33）	0.30（1.66）
椰子	065017	241（10.71）	—	0.01（0.07）	0.01（0.07）	0.50（0.31）	6.0（0.56）	—
枇杷	065018	41（1.82）	—	0.01（0.39）	0.03（1.18）	0.30（1.10）	8.0（4.40）	0.24（9.42）
火龙果	065023	55（2.44）	Tr	0.03（0.88）	0.02（0.59）	0.22（0.60）	3.0（1.23）	0.14（0.41）
榴莲	065025	150（6.67）	20（0.25）	0.20（2.14）	0.13（1.39）	1.19（1.19）	2.8（0.42）	2.28（2.44）
香蕉	065031	86（3.82）	36（0.21）	0.02（0.37）	0.02（0.37）	0.51（0.89）	4.9（1.28）	0.20（0.37）
白金瓜	066101	25（1.11）	100（7.51）	0.05（3.22）	0.08（5.15）	0.70（4.20）	17.0（15.32）	—
哈密瓜	066103	34（1.51）	920（5.08）	—	0.01（0.47）	—	12.0（7.95）	—
甜瓜（香瓜）	066108	26（1.16）	30（0.27）	0.02（1.23）	0.03（1.85）	0.30（1.72）	15.0（12.93）	0.47（2.89）
西瓜	066201X	31（1.38）	173（10.45）	0.02（1.04）	0.04（2.07）	0.30（1.45）	5.7（4.13）	0.11（0.57）

注：营养素含量数据来源于《中国食物成分表》标准版，第 6 版，第一册、第二册，杨月欣，中国疾病预防控制中心营养与健康所主编，北京大学医学出版社，2019

能量密度：根据公式计算。能量密度 =（烹饪原料中所含能量÷能量的参考摄入量）×100%

营养素密度：根据公式计算。营养素密度 =（烹饪原料中营养素含量÷营养素参考摄入量）×100%

INQ：根据公式计算。INQ = 营养素密度÷能量密度

能量及营养素的参考摄入量以《中国居民膳食营养素参考摄入量（2013）》健康的轻体力劳动者男性成年为例

*胡萝卜素折算为维生素 A（μg RAE）后，计算 INQ 值

表4-61　不同水果品种矿物质含量及INQ值（单位：以每100g可食部计）

品种	食物编码	能量（kcal）（能量密度）	钙（mg）（INQ）	磷（mg）（INQ）	钾（mg）（INQ）	钠（mg）（INQ）	铁（mg）（INQ）	锌（mg）（INQ）	硒（μg）（INQ）
苹果	061101X	53（2.36）	4（0.21）	7（0.41）	83（1.76）	13（0.37）	0.3（1.06）	0.04（0.14）	0.10（0.07）
梨	061201X	51（2.27）	7（0.39）	14（0.86）	85（1.87）	1.7（0.05）	0.4（0.19）	0.10（0.37）	0.29（0.01）
红果（山里红，大山楂）	061301	102（4.53）	52（1.43）	24（0.74）	299（3.30）	5.4（0.08）	0.9（1.66）	0.28（0.52）	1.22（0.45）
海棠果	061902	76（3.38）	15（0.55）	16（0.66）	263（3.89）	0.6（0.01）	0.4（0.99）	0.04（0.10）	Tr
沙果	061903	70（3.11）	5（0.20）	14（0.63）	123（1.98）	2.1（0.05）	1.0（2.68）	0.20（0.51）	0.48（0.26）
酸刺	061906	112（4.98）	105（2.64）	39（1.09）	259（2.60）	8.3（0.11）	11.7（19.6）	1.10（1.77）	4.49（1.50）
蛇果	061907	59（2.62）	5（0.24）	21（1.11）	14（0.27）	3.1（0.08）	0.1（0.32）	0.08（0.24）	Tr
桃	062101X	42（1.87）	6（0.40）	11（0.82）	127（3.40）	1.7（0.06）	0.3（1.34）	0.14（0.60）	0.47（0.42）
李子	062201	38（1.69）	8（0.59）	11（0.90）	144（4.26）	3.8（0.15）	0.6（2.96）	0.14（0.66）	0.23（0.23）
梅（青梅）	062203	34（1.51）	11（0.91）	36（3.31）	—	—	—	—	—
杏	062204	38（1.69）	14（1.04）	15（1.23）	226（6.69）	2.3（0.09）	0.6（2.96）	0.20（0.95）	0.20（0.20）
杏干	062206	338（15.02）	147（1.22）	89（0.82）	783（2.61）	40.4（0.18）	0.3（0.17）	3.80（2.02）	3.33（0.37）
枣（鲜）	062301	125（5.56）	22（0.49）	23（0.57）	375（3.37）	1.2（0.01）	1.2（1.80）	1.52（2.19）	0.80（0.24）
枣（干）	062302	276（12.27）	64（0.65）	51（0.58）	524（2.14）	6.2（0.03）	2.3（0.02）	0.65（0.42）	1.02（0.14）
樱桃	062902	46（2.04）	11（0.67）	27（1.84）	232（5.69）	8.0（0.26）	0.4（1.63）	0.23（0.90）	0.21（0.17）
葡萄	063101X	45（2.00）	9（0.56）	13（0.90）	127（3.18）	1.9（0.06）	0.4（1.67）	0.16（0.64）	0.11（0.09）

续表

品种	食物编码	能量（kcal）（能量密度）	钙（mg）（INQ）	磷（mg）（INQ）	钾（mg）（INQ）	钠（mg）（INQ）	铁（mg）（INQ）	锌（mg）（INQ）	硒（μg）（INQ）
葡萄干	063107	344（15.29）	52（0.43）	90（0.82）	995（3.25）	19.1（0.08）	9.1（0.50）	0.18（0.09）	2.74（0.30）
石榴	063201X	72（3.20）	6（0.23）	70（3.04）	231（3.61）	0.7（0.01）	0.2（0.52）	0.19（0.48）	—
柿子	063301	74（3.29）	9（0.34）	23（0.97）	151（2.29）	0.8（0.02）	0.2（0.51）	0.08（0.19）	0.24（0.12）
柿饼	063304	255（11.33）	54（0.60）	55（0.67）	339（1.50）	6.4（0.04）	2.7（1.99）	0.23（0.16）	0.83（0.12）
沙棘	063907	120（5.33）	104（2.44）	54（1.41）	359（3.37）	28.0（0.35）	8.8（13.76）	1.16（1.74）	2.80（0.88）
无花果	063908	65（2.29）	67（3.66）	18（1.09）	212（4.63）	5.5（0.16）	0.1（0.36）	1.42（4.96）	0.67（0.49）
中华猕猴桃	063909	257（11.42）	27（0.30）	26（0.32）	144（3.14）	10.0（0.06）	1.2（0.88）	0.57（0.40）	0.28（0.04）
草莓	063910	32（1.42）	18（1.58）	27（2.64）	131（4.61）	4.2（0.20）	1.8（10.56）	0.14（0.79）	0.70（0.82）
橙	064101	48（2.13）	20（1.17）	22（1.43）	159（3.73）	1.2（0.04）	0.4（1.56）	0.14（0.53）	0.31（0.24）
柚	064301	42（1.87）	4（0.27）	24（1.78）	119（3.18）	3.0（0.11）	0.3（1.34）	0.40（1.86）	0.70（0.62）
柠檬	064302	37（1.64）	101（7.70）	22（1.86）	209（6.37）	1.1（0.04）	0.8（4.07）	0.65（3.17）	0.50（0.51）
葡萄柚	064303	33（1.47）	21（1.79）	17（1.61）	60（2.04）	7.0（0.32）	0.1（0.57）	0.10（0.54）	—
波萝	065002	44（1.96）	12（0.77）	9（0.64）	113（2.88）	0.8（0.03）	0.6（2.55）	0.14（0.57）	0.24（0.20）
刺梨	065004	264（11.73）	68（0.72）	13（0.15）	—	—	2.9（2.06）	—	—
桂圆	065006	71（3.16）	6（0.24）	30（1.32）	248（3.92）	3.9（0.08）	0.2（0.53）	0.4（1.01）	0.83（0.44）

续表

品种	食物编码	能量（kcal）（能量密度）	钙（mg）（INQ）	磷（mg）（INQ）	钾（mg）（INQ）	钠（mg）（INQ）	铁（mg）（INQ）	锌（mg）（INQ）	硒（μg）（INQ）
桂圆（干）	065007	277（12.31）	38（0.39）	206（2.32）	1348（5.48）	3.3（0.02）	0.7（0.47）	0.55（0.36）	12.4（1.68）
荔枝	065010	71（3.16）	2（0.08）	24（1.05）	151（2.39）	1.7（0.04）	0.4（1.05）	0.17（0.43）	0.14（0.07）
芒果	065011	35（1.56）	—	11（0.98）	138（4.42）	2.8（0.12）	0.2（1.07）	0.09（0.46）	1.44（1.54）
木瓜	065012	29（1.29）	17（1.65）	12（1.29）	18（0.70）	28.0（1.44）	0.2（1.29）	0.25（1.55）	1.80（2.33）
椰子	065017	241（10.71）	2（0.02）	40（0.52）	475（2.22）	55.6（0.35）	1.8（1.40）	0.92（0.69）	—
枇杷	065018	41（1.82）	17（1.17）	8（0.61）	122（3.35）	4.0（0.15）	1.1（5.04）	0.21（0.92）	0.72（0.66）
火龙果	065023	55（2.44）	7（0.36）	35（1.99）	20（0.41）	2.7（0.07）	0.3（1.02）	0.29（0.95）	0.03（0.02）
榴莲	065025	150（6.67）	4（0.07）	38（0.79）	261（1.96）	2.9（0.03）	0.3（0.37）	0.16（0.19）	3.26（0.81）
香蕉	065031	86（3.82）	9（0.29）	17（0.62）	208（2.72）	3.2（0.06）	0.2（0.44）	0.04（0.08）	0.07（0.03）
白金瓜	066101	25（1.11）	12（1.35）	13（1.63）	182（8.20）	1.6（0.10）	0.4（3.00）	0.26（1.87）	0.37（0.56）
哈密瓜	066103	34（1.51）	4（0.33）	19（1.75）	190（6.29）	26.7（1.18）	Tr	0.13（0.69）	1.10（1.21）
甜瓜（香瓜）	066108	26（1.16）	14（1.51）	17（2.04）	139（5.99）	8.8（0.51）	0.7（5.03）	0.09（0.62）	0.40（0.57）
西瓜	066201X	31（1.38）	7（0.63）	12（1.21）	97（3.51）	3.3（0.16）	0.4（2.42）	0.09（0.52）	0.09（0.11）

　　猕猴桃过去为野生水果，现已人工培植成功。每 100g 野生猕猴桃含维生素 C 含量可达 700 ～ 1300mg，最高可达到 2000mg，并含有生物类黄酮和其他未知的还原物质。但人工培植的猕猴桃维生素 C 的含量有所下降。

✔ 本章总结

　　本章介绍了烹饪原料营养价值评价的指标及应用意义，重点介绍了动物性烹饪原料及植物性烹饪原料的营养素组成的一般规律及各自特点，烹饪原料与其制品在营养素组成和含量上变化的规律，还介绍了食物成分表的检索及使用方法。

✔ 思考题

　　1. 比较畜、禽、水产类原料的营养价值。

　　2. 比较不同谷类品种原料的营养价值。

　　3. 比较豆类不同品种原料的营养价值。

　　4. 比较不同蔬菜品种原料的营养价值。

　　5. 比较蔬菜与水果营养价值的差异。

　　6. 比较豆制品和乳制品营养价值的差异。

　　7. 综合评价各类烹饪原料在膳食结构中的意义。

第五章 烹饪对食物营养价值及人体健康的影响

本章内容： 烹饪环境对营养素理化性质的影响

烹饪原料预处理对食物营养价值的影响

烹饪加工对食物营养价值的影响

烹饪对食物营养价值影响的途径

烹饪加工过程中的营养保护

教学时间： 8 课时

教学目的： 通过本章学习,熟悉烹调中各种因素对营养素理化性质改变的一般规律,从而理解不同烹饪方法对原料营养价值影响的特征；掌握原料贮藏与烹调加工对原料营养价值影响的途径和影响因素，从而采用合理的方法减少营养素的破坏与损失。

教学方式： 由教师讲述本章的基础理论与基本原则，通过实验让学生验证课堂所阐述的基础理论，将营养学理论与烹饪实践紧密结合。

教学要求： 1. 熟悉烹调对营养素理化性质改变的一般规律。

2. 了解不同烹饪方法对原料营养价值影响的特征。

3. 掌握原料烹调加工对原料营养价值影响的途径和影响因素。

4. 将理论与实践相结合。

"民以食为天"，食物是营养素的载体，饮食是生命活动的基础。用火熟食，是人类区别于普通动物的标志，而烹饪是人类用火熟食的文化创造，是人类自身生存、发展所需，也是人类进化的一个里程碑。人类懂得烹饪以后，结束了茹毛饮血、生吞活嚼的野蛮生活方式，在摄食维持生存这一主要生活方式上显著区别于其他动物，并逐渐懂得了吃鱼类等水产品，扩大了食物的范围。烹而后食，不仅可以杀菌消毒，保障健康，而且大大提高了食物的消化吸收率，改善人体的营养状况，为人类体力和智力的进一步发展创造了有利的条件。

烹饪工艺是一个复杂的过程，从原料的选择来看，其范围广、品种多，如粮食蔬果、家畜家禽、水产菌藻，几乎无所不包。合理选择、搭配烹饪原料，可以使各种食物的营养素在数量和功能上互补，从而使膳食结构更加合理；烹饪原料在烹调加工过程中，由于受温度、渗透压、酸碱度、空气中的氧以及酶活力改变等因素的影响，可发生一系列物理、化学变化，这些变化可以提高食物的消化吸收率及营养价值，破坏、灭活原料中的有毒成分及微生物和寄生虫卵，有利于人体的健康；但同时，有些营养素则被破坏而损失，而导致食物营养素含量下降，营养价值降低；有些烹饪过程，添加各种辅助材料，增加一些营养素的含量，改变食物的营养结构；某些原料在特殊的烹调加工过程中的变化，还可能产生对人体健康有害的物质。

中国烹饪源远流长，在科学技术发展和劳动生产力高度发达的今天，烹饪加工的方法手段、烹饪加工的器械不断创新；烹饪文化和技术更加丰富；烹饪产品的服务范围也日益扩大。2017年，国务院办公厅印发的《国民营养计划（2017—2030）》中指出要"加强对传统烹饪方式的营养化改造，研发健康烹饪模式"，第一次明确地对烹饪行业、烹饪方式提出了营养、健康的要求。用现代营养科学的方法分析研究传统烹饪工艺对烹饪原料营养价值的影响，研究中国肴馔的营养价值，对于继承和发扬我国传统的烹饪工艺，推广营养、健康的烹饪模式，具有重要的意义。

第一节　烹饪环境对营养素理化性质的影响

烹饪原料中的各种成分，包括营养素在烹饪过程中，随着温度、渗透压、pH等环境因素的改变，会产生物理、化学性质的改变。这个改变，使烹饪原料转变为烹饪产品或食物。而原料中的营养素，特别是宏量营养素，如蛋白质、脂肪和碳水化合物，在这个变化过程中，既对烹饪产品的品质发挥作用，同时也改变了自身的营养价值。

一、蛋白质

蛋白质是动物性原料中的主要营养素之一。烹饪过程中，各种物理化学因素的改变，使蛋白质发生变性、分解，有利于人体内消化酶对蛋白质的分解，促进消化吸收；还可以使一些对人体有害的蛋白质失去活性。因此，烹饪提高了食物蛋白质的营养价值和安全性。但若不注意合理的烹调方法的运用，也会使营养价值下降，甚至产生对健康有害的物质。

（一）蛋白质物理特性在烹饪中的运用

蛋白质是高分子化合物。分子量大，溶液的摩尔浓度较小，渗透压也比较低。蛋白质不但是对人体有重要生理功能的营养素，它的物理化学性质所表现的一些特质，如对水的吸附与保留、膨润、黏合、凝胶、起泡、乳化等，在烹饪加工、贮存以及食物的感官、质地等方面产生重要的影响，因此，蛋白质对烹饪食物的品质也是其他成分不可替代的。蛋白质的物理、化学特性在烹饪中的应用，主要表现如下。

1. 吸水性与持水性

蛋白质吸取水分的能力称为蛋白质的吸水性，由干燥的蛋白质在一定湿度中达到平衡时的水分含量来反映。不同来源和结构的蛋白质具有不同的吸水性，如麦谷蛋白约为69%，麦胶蛋白约为45%，一般球蛋白平均为16.7%～23.1%。

蛋白质保持水分的能力称为蛋白质的持水性，用经分离后的蛋白质中残留的水分含量来表示。持水性所反映的是蛋白质中结合水和半结合水的多少。在决定菜点口感方面，它比吸水性更为重要。尤其是肉制品，即使加热也保持其水分，才能有柔嫩的口感和良好的风味。烹制含蛋白质丰富的原料，要获得柔嫩的口感，就要采取适当的措施提高或保护蛋白质的持水性。

2. 膨润性

蛋白质吸水后不溶解，在保持水分的同时，赋予制品以强度和黏性称为蛋白质的膨润性。它与蛋白质的持水性是一致的。随着蛋白质持水性的提高，膨润性也会提高。蛋白质是高分子化合物，其溶液属于均相胶体分散系，黏度较普通胶体溶液大。当蛋白质处于分子量比它小的溶液时，小分子物质就进入高分子的蛋白质中去，导致高分子化合物的体积胀大，超过原来的数倍或数十倍。用水涨发各类干制品就是运用该机制。凡属于亲水性的高分子化合物，碳水化合物、蛋白质几乎都有此现象。涨发溶液的温度、pH和渗透压、原料的浸泡时间等都会影响涨发的程度。

3. 黏结性

黏结性也称结合性，是指与蛋白质溶液的黏性和胶黏性相关的性质。存在于肌细胞中的蛋白质，经刀工处理后加盐搅拌，一些蛋白质分子被抽提出来，形成黏性的溶液，有助于将淀粉等物质黏附于原料表面或者将碎肉相互黏结在一起，一经加热，肉表面的物质或者碎肉之间就会随着蛋白质溶胶的凝固而彻底黏结在一起。

4. 起泡性

指气体混入蛋白质溶胶中形成泡沫的现象。可溶性蛋白质都具有一定的起泡性，其中以蛋清中的蛋白质起泡性最强，在烹饪加工中应用广泛，如制作蛋糕、蛋泡糊等。

（二）蛋白质的化学性质在烹饪中的运用

烹饪过程中原料所处环境的变化，如温度、渗透压、酸碱度的增加或降低等都会引起蛋白质结构的改变，特别是蛋白质的二级、三级、四级立体结构的变化，引起蛋白质物理化学性质的变化。包括溶解度的降低，发生凝结、形成不可逆的凝胶，–SH 基等反应基团暴露，酶活性改变等。

1. 蛋白质变性

蛋白质变性是在物理化学因素的作用下，蛋白质分子内部高度规则的排列发生变化，原来在分子内部的一些极性基团暴露到分子的表面，而引起蛋白质理化性质变化的现象。引起蛋白质变性的因素有温度、酸、碱、有机溶剂、紫外线照射、机械刺激等。

（1）受热变性　蛋白质受热变性是最常见的变性现象，在烹饪工艺中被广泛应用。蛋白质受热变性时，疏水基团暴露使蛋白质发生凝集而产生凝固现象，如蛋清在加热时凝固，瘦肉在烹调加工时收缩变硬，都是蛋白质受热变性的结果。

食物中蛋白质受热变性的温度从 45～50℃开始，随着温度升高变性的速度加快，当温度升高至 80℃以上时，保持蛋白质空间构象的次级键发生断裂，破坏了肽链分子间的特定排列，原来在分子内部的非极性基团暴露到分子的表面，降低了蛋白质的溶解度，促进了蛋白质分子间，或与其他物质结合，从而发生凝结、沉淀。变性后蛋白质持水性减弱，质地由嫩变老，食物的体积缩小，重量减轻。

蛋白质的这种受热变性的现象，在烹调加工工艺过程中广泛存在。对于很多动物肉类菜肴，口感老嫩程度是评价其质量的一个重要标准。肉质的老嫩是由蛋白质的持水性所决定的。处于成熟期的动物肉类，蛋白质的持水性较高。在烹饪受热过程中，肉类蛋白质变性，持水性降低，质地由嫩逐渐变老。尤其是含结缔组织较多的肉类，受热时不仅肌纤维中的蛋白质变性，持水性降低，结缔组织中的胶原蛋白变性，大幅度收缩，自身弹性韧性增强，将肉内肌纤维的水分排挤出去，使肉变得特别老、韧。由此可见，温度改变了蛋白质的空间结构，引起蛋白质持水性改变，影响烹饪产品肉质的口感。通过对烹饪过程中加热温度或温度升高速度的调节，控制蛋白质变性的速度和程度，制作出不同工艺要求和特色的菜点。

动物蛋白质主要来自畜禽类肌肉，骨骼肌中含水 75%，蛋白质 20%，脂肪、碳水化合物、含氮浸出物、矿物质等约为 5%。肌肉蛋白质中 65% 为肌球蛋白，多于肌动蛋白及肌红蛋白。畜禽类肌肉呈红色，这与含有肌红蛋白有关。烹饪加热时，温度在 60℃以下肌肉颜色几乎无变化；当温度上升至 65 ～ 70℃时，肌肉内部变成粉红色；再提高温度到 75℃以上则变为灰褐色。这种肌肉颜色的变化，可以帮助判断肌肉的成熟程度。

鱼类肌肉含水量高于畜禽类肌肉，鱼肉受热在 60 ～ 80℃时，细胞膨胀，凝胶蛋白开始变性，蛋白质与水分子分离，水分渗出，但鱼肉蛋白质在此温度下并未凝固，所以松软、易碎。因此烹饪鱼类时，传统的方法一般先用油炸，鱼体表面的蛋白质因骤然受热，变性速度加快，迅速凝固成一硬壳，在外形不被破坏的同时，减少了鱼肉中的水分损失，保持了鱼肉因水分含量高，呈鲜物质不外漏而鲜嫩的特点。

用冷水煮肉，水温逐渐升高，肉表面的蛋白质凝固较慢，肌肉中的含氮浸出物溶于汤中，增加了汤液的鲜味，但肌肉本身的鲜味下降；沸水煮肉，肉块表面蛋白质迅速凝固，肌肉内容物不溶出，肉味鲜，但汤汁鲜味较差；油炸肉块可以使肉表面温度很快上升至120℃，表面的蛋白质迅速形成凝结形成膜，肉中可溶性物质外渗比较少，形成外脆里嫩的口感。

如果将肉类长时间在高温中加热，如油炸时，温度可达 200℃以上，蛋白质受热温度过高或加热时间过长，蛋白质会发生严重脱水，菜肴质地会变得又老又绵，严重者可使蛋白质分子发生断裂，或热降解，使蛋白质中部分赖氨酸、色氨酸、精氨酸和组氨酸脱去氨基而被破坏。脱去的氨基还会与葡萄糖分子的羰基结合，形成色素复合物，发生非酶褐变。在褐变反应中最容易损失的是赖氨酸，因此，加热过度不仅降低了食物蛋白质的营养价值，还可能产生对人体有害的物质。

因此，了解不同原料蛋白质的组织结构及在不同温度条件下变性的程度，有利于控制烹饪产品的质量。

谷类蛋白质含量一般在 10% 以下，由醇溶蛋白、谷蛋白、白蛋白及球蛋白等组成。醇溶蛋白和谷蛋白在谷类蛋白中所占比例比较高，属于面筋蛋白质，因为含有较多的二硫键，调制面团时的水温不同，蛋白质的变性程度不同，面团的弹性和机械强度也会不一样。

面筋蛋白质分子接近球形，其核心部分由疏水基团构成，外壳由亲水基团构成。当面筋蛋白质胶粒遇水时，水分子与蛋白质的亲水基团相互作用形成水化物。这种作用不仅在面团外表的蛋白质胶粒表面进行，也在面团内部进行。在最初的作用阶段，体积增加不大，吸收水量较少，是放热反应。当溶胀作用进一步进行时，水分子会以扩散方式进入蛋白质分子中。此时蛋白质胶粒可以看作是一个"渗透袋"，胶粒核心部分的低分子可以部分溶解，浓度增加，形成了一定的渗透压，促使胶粒吸水量大增，面团体积因而膨大。

调制面团时，面粉遇水，两种面筋蛋白质迅速吸水溶胀。一般在适宜条件下，面筋吸水量为干燥蛋白质的 180% ～ 200%。面筋蛋白质溶胀后，经充分揉搓，面筋蛋白质生成更多的分子二硫键，在面团中形成致密的面筋网络，将其他物质紧紧包住，使面团具有坚实、筋力足、韧性强、拉力大的特点；若用热水来调制面团，随着水温的上升，特别是水温上升到 60℃以上时，蛋白质变性，蛋白质的结构变化导致与水的结合下降，无法形成致密的面筋网络，所以热水面团韧性差、筋力小。而此时淀粉粒吸水膨胀（一般在 55℃以上），以至于最后破裂（淀粉的糊化），所以面团黏、柔、糯，没有弹性与筋力。

（2）pH 改变引起的变性　常温下，蛋白质分子在适当的 pH 范围内，维持着分子结构的稳定性。当酸碱度超过一定范围时蛋白质就会发生变性。如牛奶在乳酸的作用下结成凝块、鲜蛋在碱性条件下制成皮蛋等。食物在酸性或碱性的环境中加热，蛋白质变性速度加快。烹调加工过程中，常用的酸是醋酸、柠檬酸，常用的碱是烧碱、小苏打。酸碱引起蛋白质变性的机制是 pH 的改变导致多肽链中某些基团的解离程度发生变化，破坏了维持蛋白质分子空间构象所必需的某些带相反电荷基团之间的作用，形成新的分子构象。

蛋白质所处的环境 pH 低于等电点时，带正电荷；高于等电点时带负电荷。烹饪加热同时改变 pH，对动物性原料的保水性也有很大影响。偏离等电点，无论是向碱侧或向酸侧偏离，都可使肉的保水性有所增加。当 pH 在 9 ～ 10 时，蛋白质结合水的能力最大。因此做蚝油牛肉时，为了改善牛肉的质地，往往将切好的牛肉加少量碱（如小苏打），放置十几分钟再烹饪，会使牛肉口感更鲜嫩。

（3）其他因素引起的变性　机械刺激、溶液渗透压改变、有机溶剂等因素也可使蛋白质发生变性。这些因素使原料蛋白质分子结构从有规则的紧密结构变成开链的、无规则的排列形式，促进蛋白质分子间相互结合而凝结，或者是相互穿插缠绕在一起而导致蛋白质变性，如用搅蛋器或筷子不停地搅打鸡蛋清，使蛋清起泡成形，就是机械作用使蛋清蛋白质变性所致。

不溶于乙醇的蛋白质，在乙醇中会变性。乙醇分子对一些非极性基团如疏水基团有亲和力。蛋白质分子立体结构中，疏水基团相互作用形成的次级键，对维持蛋白质结构稳定性具有一定的作用。而乙醇与这些基团的亲和力，减弱了这种次级键的作用，使蛋白质立体结构的稳定性下降，发生变性。醉腌的菜肴就是利用这个原理制作的。醉腌是以酒和盐作为主要调料的一种腌制方法。一般用鲜活的水产原料，通过酒浸醉死，不再加热即可食用。

某些金属盐类也能引起蛋白质的变性。这些金属离子能与蛋白质分子的某些基团如羧基结合，形成难溶性的复合物而沉淀，破坏了蛋白质分子的立体结构，导致变性。豆浆中加石膏或盐卤后，大豆蛋白会凝结成豆腐。

2. 蛋白质的水解

蛋白质的水解是一级结构即肽链的分解。凝固变性的蛋白质若在水中继续被加热，将有一部分逐渐水解，生成多肽；部分多肽进一步水解，可分解为寡肽和氨基酸。在烹饪中，长时间加热牛肉（如煮、炖），会由于肌肉蛋白质水解，产生肌肽、鹅肌肽等低聚肽，形成牛肉汁特有的风味。若用中火或小火炖肉或制汤，肉质及汤汁格外鲜美，这是汤液中含有蛋白质分解的肽类或氨基酸的缘故。水解的肽类分子比较小，结构简单，因此更容易被人体消化吸收。

畜禽肉类结缔组织的蛋白质主要是胶原蛋白和弹性蛋白。在一般的加热条件下，弹性蛋白几乎不发生变化，而胶原蛋白在水中受热变性，蛋白质纤维束分离，水解成结构比较简单的可溶性白明胶，失去强度。胶原蛋白转变成明胶的速度虽然随着温度的升高而加快，但只有在接近100℃时才转变迅速，并且与沸腾的状况有关，沸腾越激烈转变越快。胶原蛋白口感坚韧，部分转变为明胶后改变了肉质的口感，显得软而糯，易咀嚼。

明胶是胶原蛋白分子受热水解的产物，由长短不等的多肽组成。可溶于热水，冷却时因多肽链之间生成大量氢键而结成网状结构，凝固成富有弹性的凝胶，因此明胶凝胶体具有热可逆性，加热时熔化，冷却时凝固。这一特性在制作肉皮冻等食品中得到应用。在烹制含有蹄筋、肉皮等结缔组织含量丰富的原料时，需要长时间加热，使胶原蛋白尽可能水解为明胶，才能使烹制出的菜肴柔软、爽滑，便于人体吸收。

3. 氨基酸结构的变化

烹饪加热的温度过高不仅对蛋白质的结构产生影响，也会使氨基酸的结构发生变化。

（1）氨基酸热分解与氧化　油炸时的油温可达 $200 \sim 300℃$，蛋白质中的色氨酸、精氨酸、蛋氨酸等结构改变；丝氨酸和苏氨酸发生脱水作用；半胱氨酸发生脱硫作用；谷氨酸、天门冬氨酸会发生环化反应。在有氧的条件下，胱氨酸、半胱氨酸、蛋氨酸易被氧化。这些氨基酸都会因为结构的改变而失去对人体的生理功能。

（2）酰胺键的形成　高温加热过程中，蛋白质的赖氨酸分子中的 ε—NH_2，容易与天门冬氨酸或谷氨酸中的羧基（—COOH）发生反应，形成酰胺键

（—CO—NH—）。酰胺键是带负电性的官能团，与普通肽键不同，很难被人体消化酶水解。牛奶中蛋白质含谷氨酸、天门冬氨酸较多，在过度加热时，易与赖氨酸发生反应，形成酰胺键，使牛奶蛋白的营养价值降低。米面制品膨化或焙烤的温度也高于蒸煮的温度，制品表面层的赖氨酸也会发生类似的变化。

（3）羰氨反应 又称美拉德反应，氨基酸与谷类中单糖、还原糖的羰基或羰基化合物反应，生成具有特殊香味的棕色甚至是黑色的大分子物质。但温度超过180℃时，氨基酸结构改变，失去功能，并产生焦糊味，影响食物的品质。

综上所述，烹饪加工中环境因素的变化，对原料中蛋白质结构会产生影响，与加工的程度有十分密切的关系，加热温度越高、pH和渗透压改变越大，蛋白质的变性就越明显，甚至会导致氨基酸结构的改变；而温和的加工过程，则有利蛋白质的变性和分解，不但有助于提高烹饪食物的品质，满足烹饪工艺对菜肴色、香、味、形的要求，也有利于人体对蛋白质的消化吸收和利用，近年来流行的"分子烹饪"，大多数是以低温加工为特点，值得进一步研究。

二、油和脂

烹饪原料的脂肪以油和脂两种形式出现。油是液态形式，不饱和脂肪酸比例较高，是植物油的主要表现形式；脂则以固体的形式出现，饱和脂肪酸的比例高，主要存在于动物性原料，特别是畜禽的皮下和内脏等组织中。油脂是人体重要的产能营养素，也是膳食的主要组成成分。在烹饪工艺过程中，油脂是不可缺少的辅助原料。油脂在烹饪中的变化，不但表现在菜点的成形及风味特色上，而且自身的营养价值也会改变。

（一）油脂的物理特性在烹饪中的运用

1. 促进菜肴成熟

油脂的热容量较小。油脂的热容量是指单位质量（1g）油脂的温度上升1℃所需的热量（J）。一般水的热容量为1，而油脂的热容量为0.49，加热时在热量相等的情况下，油温上升温度比水要高1倍多。油脂在加热过程中，不仅油温上升快，而且上升的幅度也较大，沸点又较高，因而能够很快达到高温；若停止加热或减小火力，其温度下降也较迅速，便于烹饪过程中火力的控制与调节，适用于多种烹调技法的运用。

油脂可使烹饪原料获得大量的热量；能在短时间内杀灭大部分特别是原料表面的微生物；在用油煎、炒、烹、炸时，油脂能将较多的热能迅速而均匀地传递给食物，使菜肴迅速成熟；因缩短加热时间，可使一些含水量大、质地鲜嫩的原料避免在烹饪过程中汁液的过分流失及营养素损失，从而使成品保持爽脆软嫩的本色。

2. 呈香作用

油脂在加热后会产生游离脂肪酸，它们与一些具有挥发性的醛类、酮类等结合的化合物，部分可散发在空气中，或进入汤中，可使菜肴具有特殊的香气和香味。

油脂是芳香物质的溶剂，脂肪酸又具有对疏水性香味物质的亲和能力，可将加热形成的芳香物质由挥发性的游离态转变为结合态，使菜点的香气和味道更柔和协调。在烹饪中，常用葱、蒜、姜、辣椒、桂皮、芫荽等作为调味料在热油锅中煸炒，调味料中芳香物质溶于油脂而产生特殊芳香味；在烹饪中加水或料酒、醋等调味品时，酒中的乙醇与醋酸及脂肪酸发生酯化反应，生成具有芳香气味的酯类物质，增加了菜肴的香气。

原料中的碳水化合物可在加热过程中及加热后也可以产生各种芳香物质。例如，葡萄糖加热后生成呋喃、甲基呋喃和各种羰基化合物；淀粉加热可生成有机酸、酚类、麦芽酚等多种香气成分。这些原料在油脂的高温作用下，不但反应速度快，而且反应的剧烈程度比在水中更加明显，生成的芳香气味更为突出。

3. 赋色作用

焦糖化和美拉德反应是两个重要的呈色反应。前者需要在无水条件下进行，而后者则要求有 $100 \sim 150℃$ 的高温。油脂在加热中能完全满足焦糖化和美拉德反应的要求，所以是使菜肴和面包等产生诱人色泽的最好传热介质。

绿色蔬菜过油后，呈现更为鲜亮的绿色，这与绿色蔬菜在高温中组织细胞内的水分蒸发，改变了细胞对光的透性有关；油脂能在蔬菜表面形成一层薄的油膜，由于油膜的致密性和疏水性，阻止或减弱了蔬菜中呈色物质的氧化变色或流失，同时高温作用使蔬菜的氧化酶起到保色的作用。

不同种类的油脂具有不同的色泽。植物油中的豆油、菜籽油、橄榄油含有叶绿素，因而略带绿色，奶油含有胡萝卜素带有微黄色。恰当地利用油脂的色泽，能获得色味俱佳的效果。例如，猪油色泽亮白，适宜烹制鲜嫩的动植物原料，使菜肴洁白光亮，口感滑嫩；奶油色泽象牙黄，气味芳香，适宜于扒菜和做糕点，颜色美观且独具风味。

4. 起酥作用

油脂的起酥作用，主要用于面点的制作中。油酥面团之所以能起酥是因为在面团调制时，只用油而不用水，是油、面一起调合的。面粉颗粒被油脂包围，面粉粒中的蛋白质和淀粉，无法吸收水分，蛋白质在没有水分的条件下不能形成网络结构的面筋质；淀粉颗粒既不能膨润又不能糊化，降低了面团的黏弹性，增加面粉颗粒间的空隙，使面团成为酥性结构；当淀粉颗粒被具有滑润性的油脂包围后，使面团变得十分滑软，这样的面团经烘烤后即可制出油酥点心。

原料油炸的过程也是脱水的过程，原料表面水分蒸发，内部的损失较少；有些原料还会吸收部分油脂，变得酥脆，易消化吸收，并可保持肴馔一定的形态和造型，但也明显增加了脂肪的含量。

5. 润滑作用

油脂的润滑作用在菜点加工中有着广泛应用。如将调味、上浆后的主料（丁、丝、片、条、块），在下油锅前加些油，以利原料散开，便于成形。另外，在油锅的使用上，油脂的润滑作用更显得重要。烹调前，炒勺先用油润滑后，将油倒出，然后将锅上火烧热，再加底油进行烹调，防止原料粘锅，避免了糊底，保证了菜肴的质量。

（二）油脂在烹饪中化学结构的变化

1. 油脂的水解

中性脂肪在受热、酸、碱、酶的作用下都可发生水解反应。

在普通烹饪温度下，油脂中的甘油三酯发生水解反应，生成脂肪酸和甘油。甘油三酯的水解是逐步的过程，最后形成游离脂肪酸和甘油。油脂含量高的猪肉、老母鸡等原料，在烹调过程中，皮下和内脏周围的甘油三酯会逐渐水解成肉眼可见的游离脂肪酸。

油脂水解速度与油脂中游离脂肪酸的含量有关。水解反应开始时，油脂中脂肪酸含量很低，水解速度很缓慢；当油脂中游离脂肪酸含量达到 0.5% ~ 1.0% 时，水解速度急剧加快，游离脂肪酸的含量也急剧增加。

烹饪过程中油脂的水解，主要产生于炖、焖、煮等烹饪方法中，加热温度一般在 100℃ 左右，时间比较长，动物性原料中的脂肪水解产物甘油和脂肪酸会溶解到汤液中，减少了原料中的脂肪含量，若在进食过程中将可见的脂肪水解产物除去，则有利于控制膳食中脂肪的含量；另外，游离的甘油和脂肪酸可以不经消化，直接被人体吸收，因而对脂肪吸收障碍的人群又是比较好的膳食脂肪来源。

2. 油脂的热分解

油脂加热没达到沸点之前，脂肪就会发生分解作用。分解产物包括烃、醛、酮等化合物，其中的丙烯醛，是一种具有挥发性和强烈辛辣气味的物质，对人的鼻腔、眼黏膜有强的刺激作用，还可以产生肉眼可见的蓝色烟雾。

油脂热分解的程度与加热的温度有关。150℃ 以下，热分解程度轻，分解产物也少；加热至 200℃ 时，分解的产物增多；当油温达到 250 ~ 300℃ 时，分解作用加剧，分解产物明显增加，并挥发而产生肉眼可见明显的烟雾，对皮肤、黏膜产生刺激作用。

热分解作用严重影响了油脂的质量，不仅降低了口感和风味，还失去了脂肪酸对人体的营养价值，因此脂肪不宜高温加热。

3. 油脂的热聚合

油脂加热过程中，可发生热聚合和热氧化聚合反应。在隔氧条件下的热聚合，主要表现在多烯化合物之间，生成环烯烃。这种反应可以发生在不同的甘油三酯之间，也可以发生在同一个甘油三酯的分子内。

烹饪过程中油脂的聚合主要是热氧化聚合反应。在 $200 \sim 230℃$ 的加热条件下，甘油三酯分子在双键的 $\alpha-$ 碳上均裂产生了自由基，自由基之间结合形成二聚物，其中有些二聚物具有毒性，若被人体吸收，能与酶结合，使之失去活性，从而产生人体生理功能的改变。油炸鱼虾时，油脂会出现的细泡沫，分析发现含有二聚物。

当油脂的加热到 $300℃$ 时，热氧化聚合反应的速度加快，生成各种环状的、有毒的、带有不饱和双键的低级聚合物，使油脂变黏，颜色变黑；若聚合反应出现在甘油三酯分子之间，则黏度增加更为明显。

食用油脂高温加热，不仅甘油三酯的化学结构发生变化，影响了油脂的消化、吸收率，失去了对人体的生理功能，油脂中其他营养素，特别是脂溶性维生素 A、维生素 D 和必需脂肪酸都可被氧化破坏，使油脂的营养价值降低，甚至因为产生的有害物质对人体的健康产生不利影响。

油脂加热时的聚合反应速度与很多因素有关。油脂的纯净度、加热后热分解产物的聚积、油炸食物其他成分的混入，如水分、淀粉、糖、肉屑等，都会增加热聚合反应的速度。烹饪时常用油炸的方法进行食物的预加工，加热的油脂通常会发黏、变黑，既影响了食物的风味，对烹饪操作者和食用者的健康都会产生明显的影响。因此，严格控制油温、减少油炸次数是合理烹饪重要措施。

4. 油脂的氧化

油脂与空气接触，空气中的分子态氧使油脂发生氧化反应。氧化反应属于自由基反应，是空气中分子态的氧引起的油脂中不饱和脂肪酸产生自由基造成的。

油脂贮藏时的氧化为在常温下引起的自动氧化。反应速度相对缓慢。但油脂对空气中的氧极为敏感，在适宜的光照、微生物、酶等因素的作用下，尤其是对不饱和脂肪酸，能自动氧化生成醛类、酮类和低分子有机酸类，这些物质在含量比较高时，具有令人不愉快的气味和苦涩味，是油脂"哈喇味"的主要来源，这个过程统称油脂的酸败。食品在加工贮藏中油脂的酸败是需要避免的，但有时适度的或微量的氧化产物，如对香肠、咸鱼咸肉等腌制品"腊味"的形成又是必需的。

油脂的热氧化则发生在加热的条件下，反应的机制与常温下的自动氧化一样，但反应速度快，因为高温既可以促进自由基产生，同时又会促进氢过氧化物的分解和聚合。因此随着加热时间的延长，脂肪酸的分解产物将继续发生氧化聚合，产生聚合物。聚合物的增加，使油脂增稠，引起油脂起泡，并附着在煎炸食物的表面。

油脂氧化聚合的速度与脂肪酸的种类和结构有关。室温下饱和脂肪酸发生氧化反应比较难，当不饱和脂肪酸已经酸败时，饱和脂肪酸仍可保持原状。而不饱和脂肪酸随着双键的增多，不饱和程度越高，越容易氧化；顺式构型比反式构型易氧化；共轭双键比非共轭双键氧化的速度快。因此，理论上植物油的自动氧化速度快于动物油脂。但植物油中具有抗氧化作用的酚类、维生素 E，使得植物油不易氧化；市售植物油的加工过程一般是在常温下有机溶剂萃取而得，而烹饪过程中使用的猪油，一般是高温炼制而成，引发了氧化反应产生自由基，同时猪油原料如果初加工处理不彻底，一般都带有猪血，哪怕是少量的血丝，其所含有的血红蛋白质中的铁是很强的促进氧化反应的金属元素，能促进油脂热氧化聚合，因此猪油比植物油更易氧化酸败。无论是动物脂肪或是植物油在处理烹饪原料时，油炸锅应选用不锈钢制的，避免用铁锅。

烹饪过程中油脂反复高温加热，色泽变深，黏度变大，泡沫增加，发烟点下降。油色变暗与多种因素有关。油炸制品中淀粉糊化、焦糖化及蛋白质和还原糖发生美拉德反应产生类黑素；油脂本身的热聚合反应、油脂中磷脂的分解反应所生成的产物使油脂颜色变暗；油脂在高温下发生聚合反应，均能生成分子量更大的产物，使油脂的黏度增大，由稀变稠；油脂热分解的产物丙烯醛沸点低，仅为52℃，油温稍高，就会产生烟状物；油脂的氧化产物，如醛类、酮类等化合物沸点也都较低，故油脂反复作用次数越多，氧化分解的产物聚积也越多，发烟点便会越来越低。因此，油脂老化不仅使油脂的味感变劣，营养价值降低，而且也使烹饪产品的风味品质下降，甚至产生健康的风险。

三、碳水化合物

碳水化合物中的淀粉、蔗糖、麦芽糖等不仅是植物性食物的主要营养成分，也是重要的烹饪原料和辅料，烹饪过程中结构的改变与菜肴、面点的色、香、味、形、质的形成有着密切的关系。

（一）淀粉结构的改变对烹饪产品品质的影响

淀粉是粮食中含量最多的成分，是人体所需碳水化合物的重要来源，提供的热能占人体总能量的55% ~ 65%。淀粉也是原料加工处理时上浆、挂糊、勾芡的主要辅料，因此，在烹饪过程中应用广泛。

1. 淀粉的糊化

淀粉由葡萄糖聚合而成。直链淀粉由葡萄糖以 α-1，4 糖苷键缩和而成，支链淀粉为枝杈状结构，分枝处葡萄糖残基以 α-1，6 糖苷键连接。直链淀粉与支链淀粉在结构与性质上有一定的差别。热水可溶解直链淀粉，而不能溶解支链淀粉。直链淀粉主要存在于淀粉粒的内部，而支链淀粉像网络一样包裹在直链淀粉的外层。

天然的淀粉分子排列紧密形成胶束状的结构，水分子难以进入胶束中，故淀粉不溶于冷水。将淀粉与水混合后加热，热能使胶束运动的动能增强，一部分胶束结构破坏形成空隙，水分子进入淀粉内部，淀粉颗粒吸水膨胀；直链淀粉分子从淀粉粒向水中扩散，形成胶体溶液；而支链淀粉仍存在于淀粉粒内；继续加热并不断搅拌，支链淀粉也会吸水膨胀，形成稳定的、具有黏性的胶体溶液，这种变化称为淀粉的糊化（表 5-1）。

表 5-1　淀粉在不同温度下的糊化状态

淀粉种类	糊化温度（℃）		
	开始糊化	中间糊化	完全糊化
马铃薯	59	63	68
甘薯	58	74	83
玉米	62	67	72
小麦	48	61	64
大米	48	74	76
高粱	69	—	75

摘自：《烹饪化学》，第三版，毛羽扬主编，中国轻工业出版社，2019

淀粉开始糊化的最低温度称为糊化温度。不同植物的淀粉颗粒，大小、结构及直链支链的组成、食物中其他成分的组成等都会影响开始糊化和完全糊化的温度。淀粉的糊化作用在烹饪工艺中广泛应用。

不同的水温调制出的小麦面粉面团，由于淀粉糊化的程度不同，性状也有差别。与冷水面团相比，热水面团因为有部分淀粉糊化，面团显得黏、柔、糯，略带甜味。淀粉在达到糊化温度时，黏度增加很快，当淀粉糊化达到最高黏度时，继续加热，黏度又下降，如停止加热，使其冷却，则发生凝固。

面粉中所含的淀粉具有吸水性。它在常温下吸水率低，在水温为 30℃时，淀粉可以结合 30% 左右的水，此时的淀粉颗粒不膨胀，大体上仍保持硬粒状态。但水温升到 48℃以上时，淀粉的物理性质发生显著变化，即溶于水的淀粉膨胀糊化。水温升到 61～64℃时，淀粉颗粒体积比常温下大几倍，吸水量增大，黏性增强，并大量溶于水中，成为黏度很高的溶胶。

用爆、炒、熘、炸等烹调技法烹制菜肴时，主料需要上浆或挂糊，加热过程中淀粉发生糊化，形成具有黏性的透明胶体，紧紧包裹在原料的表面，制成的菜肴鲜嫩、饱满、晶莹透亮。淀粉糊化速度越快，糊化淀粉的透明度越高。因此，不同的烹饪方法制作菜肴时，由于加热的温度和时间不一样，选择的上浆或挂糊的淀粉也应该有所差别。

当淀粉在少量的水中加热糊化，可形成具有一定黏性、弹性和可塑性的凝胶。利用这一特点，在肉糜和鱼蓉制品中加入淀粉，受热时淀粉吸水糊化，形成凝胶，使肉和鱼蓉的颗粒牢固地粘连在一起，不易松散。淀粉在糊化过程中能结合大量的水。尤其是在少量水中形成的淀粉凝胶，不仅淀粉分子结合水，凝胶的立体网络使水不能自由流动，具有很强的持水性。调制肉糜、鱼蓉时加入淀粉，除了提高其组织稳定之外，还利用糊化淀粉持水性强这一特点，将蛋白质变性释放的水分牢牢保持在肉糜和鱼蓉制品的组织中，提高了制品的鲜嫩度。

当然，在不同的条件下，糊化温度会有变化。烹饪原料中的淀粉不是单独存在的，常常与蛋白质、脂肪共存；烹饪过程中用于上浆、挂糊的淀粉，也与原料中各种成分接触，影响了淀粉的程度。

脂肪一般限制淀粉颗粒溶胀，影响淀粉糊化。用油调制的酥皮淀粉的糊化很少，但面包中的淀粉 96% 以上可被糊化。

蛋白质在加热时发生变性，释放出所持有的水分，对淀粉的糊化限制作用很弱；而且随着淀粉糊化作用的不断进行，蛋白质变性释放的水分使面团中淀粉能均一糊化，因此加了鸡蛋的蛋糕比单纯面粉制作的面包淀粉糊化更加均匀。

淀粉所处环境的酸碱度也会影响淀粉的糊化。一般情况下，碱性环境有利于淀粉的糊化，如在煮粥时添加少量的碱，可以使淀粉更易糊化，让直链淀粉含量高的粳米煮出类似支链淀粉含量高的糯米的黏度。

糊化的淀粉结构简单，GI 值增高，更容易被人体淀粉酶水解，消化吸收加快。

2. 淀粉的老化

糊化的淀粉及凝胶在室温或低温环境中放置，会转变为不透明状甚至发生沉淀，体积缩小，这种现象为淀粉的老化。馒头、面包放置时变硬、干缩，是淀粉老化的结果。淀粉的老化实际上是已经断裂了的 α- 淀粉分子间的氢键，又重新排列形成新的氢键的过程，也就是复结晶过程。老化的淀粉不同于天然淀粉，它比天然淀粉的晶化程度低。粉皮、粉丝就是利用了淀粉糊化冷却后淀粉老化的特点制作而成。

直链淀粉比支链淀粉易于老化。老化后的直链淀粉结构非常稳定，即使加热、加压也难使它再溶解。支链淀粉不易发生老化，老化后加热，仍然有恢复糊状体的可能，这与支链淀粉的结构呈三维网状空间分布，淀粉链较短，妨碍了微晶束氢键的形成有关。含支链淀粉多的糯米及其制品，不易发生老化现象。不同来源的淀粉，其老化速度的快慢依次为：玉米＞小麦＞甘薯＞马铃薯＞木薯＞黏玉米、糯米。面粉中直链淀粉含量高，比糯米制品更易老化。

淀粉老化最适宜的温度为 2 ～ 4℃，大于 60℃或低于 -20℃都不易发生淀粉的老化。现代工业生产的食品为防止淀粉的老化，常采用低温速冻的方法。当将淀粉含量高的食品快速降温至 $-20℃$ 时，淀粉分子间的水分迅速结晶，避免了淀粉分子相互靠近，阻碍了氢键的形成，降低了淀粉的老化。

食物中水分的含量也会影响淀粉的老化。当水分含量较高或较低时，老化现象都不易发生。方便面制作时采用了这样的原理，将面条快速脱水，这样在常温下保存，也不会使面条的淀粉老化。食用前加热水复水，就可以让面条的口感没有太大的变化。

弱酸环境下淀粉更易老化。

老化的淀粉其黏度降低，使食品外形干瘪，口感由松软变为发硬，俗称"回生"，不仅口感变差，而且消化率也随之降低。因淀粉老化，酶的水解作用受到阻碍从而影响其消化率，GI 值下降。但利用这一特性，若在食物的烹饪加工过程中通过改变加热的温度与速度、冷却的温度与时间及其他的因素，控制淀粉的糊化与老化，从而使产品碳水化合物消化吸收率达到预期的要求，就可以生产出能满足不同人群所需要的 GI 值的粮食制品。

（二）精制糖化学结构的变化在烹饪中的运用

精制糖的结构主要是单糖和双糖。烹饪工艺中常用的是含有葡萄糖与果糖结合的蔗糖和两分子葡萄糖组成的麦芽糖。

蔗糖是最常用的烹饪甜味剂，存在于植物的果实、种子、叶、茎，特别是甘蔗和甜菜，它们是提取蔗糖的主要原料。蔗糖易溶解于水，溶解度随温度的升高而增加。当有少量食盐存在时，溶解度会增加。蔗糖的水溶液有比较大的黏性。其黏度受温度和浓度的影响，随温度的升高和浓度的增高而增大。菜点制作中的糖芡就是这一性质的应用。将蔗糖溶解于水，加热使水分蒸发，其溶液的浓度越来越高，黏度也越来越大，当达到一定程度时，糖液就能裹于原料表面，形成晶莹光亮的糖芡。

1. 结晶与挂霜

蔗糖的饱和溶液，经冷却或使水分蒸发便会析出蔗糖晶体。这一性质可体现在制作甜菜时的挂霜。溶解蔗糖形成饱和溶液，加热至水分蒸发到一定程度，让糖液裹匀原料表面，然后快速冷却，糖液迅速结晶，形成细小的晶粒，使菜肴具有松脆、洁白似霜的外观和质感。

2. 拔丝和糖色

蔗糖本身为无色晶体，熔点为 160℃，加热到 150℃ 时即开始熔化，加热到熔点便形成玻璃样固体，继续加热显微黄色，形成一种黏稠的熔化物，冷却后即形成一种无定形玻璃状物质。这就是烹饪加工时拔丝的机制。

当加热温度超过熔点或在碱性环境下，蔗糖发生脱水和降解作用，会产生褐变反应，生成褐红色的焦糖色素，称为焦糖化反应，产物习惯上称为糖色。

蔗糖在加热过程中有新的产物形成。一类是脱水反应的产物焦糖（呈色物质），另一类为糖的裂解产物——挥发性醛、酮类化合物（焦糖化气味的基本组分）。其产生途径为：

蔗糖熔融 →异蔗糖酐→蔗糖酐→焦糖稀→焦糖素

焦糖稀若继续加热，则形成高分子量的深色的难溶物质焦糖素；蔗糖在高温下加热，另一类反应是裂解脱水，形成醛类，这些醛类又通过复杂的综合、聚合反应或发生羰氨反应，产生黑褐色物质。

因此，烘焙、烤制、油炸食品时，焦糖化作用得当，会使食物产生诱人的风味和色泽，但加热的温度过高或过长，黑褐色物质产生时，食物的色泽和香气都会产生影响。

当蔗糖或其他碳水化合物与含有蛋白质等氨基化合物的原料一起烹调时，温度较高则发生羰氨反应，又称美拉德反应，形成褐色素。如果再继续加热，则可发生部分碳化变黄或变焦黑，成为具有苦味的碳。

麦芽糖（饴糖）：麦芽糖是两分子葡萄糖脱去一分子水的缩合物，熔点在102～108℃。麦芽糖不含果糖，在味感上没有蔗糖甜。淀粉酶水解淀粉为糊精和麦芽糖的混合物，其中麦芽糖占1/3的混合物为饴糖。麦芽糖对热不稳定，加热至90～100℃时，即发生分解，呈现出不同的颜色：

浅黄→红黄→酱红→焦黑（碳化）

麦芽糖在受热时变色缓慢，烹饪时，采用控制火候来调节加工时的温度变化，使菜肴产生诱人的色泽。北京烤鸭表皮的色泽就是利用饴糖在加热过程中的变化而制的。当烤鸭皮色呈酱红时，鸭子正好成熟。饴糖具有不易失去水分的特点，一旦失去水分，麦芽糖的糖皮变厚，会增加烤鸭皮质的酥脆程度。由于麦芽糖分子中不含果糖，烤制后食物相对吸湿性较差，脆度更好。

烤制的肉食品，其香味与上色糖浆的种类也有关系。鸭子在烤制时，用饴糖上色，原料与鸭子表面游离的脂肪酸形成一种糖脂物质；麦芽糖水解生成葡萄糖较缓慢，产生糖脂的挥发性物质，与烤鸭肉质中的三噻烷、噻啶形成诱人的风味，产生烤鸭特有的芳香气味。如果用蔗糖上色，由于蔗糖分解的产物中有果糖，加热后产生水果芳香气味，干扰了烤鸭正常的气味，因此麦芽糖为首选上色糖浆，广泛应用于烤制食品的烹饪工艺。

（三）烹饪对膳食纤维的影响

植物性食物多含纤维素、半纤维素、果胶、木质素等。虽然它们也是由单糖分子组成的碳水化合物，但却很难被高温、酸、酶所水解，也不易被人体消化吸收。

1. 纤维素

纤维素是构成植物体的主要成分。所有植物细胞壁均含有纤维素，只是含量不同。纤维素是由 D- 葡萄糖以 β-1，4 糖苷键相连而成。分子以氢键构成平行的微晶束，虽然氢键的键能较一般的化学键的键能小得多，但由于分子间形成的氢键数量很多，所以微晶束结合得相当牢固，纤维素的化学性质也比较稳定。植物细胞壁的纤维素在一般的烹调加工过程中不会改变结构。但水的浸泡和加热有助于纤维素吸水润涨，使食物质地略为变软。此外，碱性环境能促进纤维素的吸水润涨、质地变软。

2. 半纤维素

伴随着纤维素一起存在于植物细胞壁中。其成分较复杂，主要是由五碳糖和六碳糖连接而成的多聚糖。幼嫩蔬菜（如叶菜、茎菜）中，纤维素和半纤维素含量少，如嫩叶的干物质中仅占 10%，所以质地脆嫩。植物木质化的结构中半纤维素含量比较高，口感老韧。蔬菜老叶干物质中纤维素、半纤维素含量可达 20%，因此老韧的蔬菜通过烹饪也不会完全软化。蔬菜在贮存过程中，代谢活动仍在进行，会生成更多的纤维素和半纤维素，因此蔬菜贮存中会变得老韧。

但半纤维素能提高面粉结合水的能力，改进面包面团混合物的质量，有助于增加面包的体积，并减缓面包的老化，因此含有全麦面粉的烤焙食品，其产品品质和营养价值都比较高。

3. 果胶

果胶类物质存在于植物相邻细胞壁的胞间层中，有将细胞黏结在一起的作用。果胶物质在植物中以原果胶、果胶和果胶酸三种形态存在。原果胶为甲酯化程度高的半乳糖醛酸的聚合物，与纤维素和半纤维素结合，存在于细胞壁的中胶层中，水解后生成果胶。果胶为部分甲酯化和被游离的聚合半乳糖醛酸。果胶酸是半乳糖醛酸中的羧基完全被游离的聚合物。未成熟的果实细胞间含有大量原果胶，因而组织结构坚实、坚硬；随着果实成熟度的提高，原果胶可水解为与纤维素分离的可溶于水的果胶，并渗入细胞内，使果实组织变软而有弹性；最后，果胶发生甲酯化作用，进一步转化为果胶酸。由于果胶酸不具有黏性，果胶酸含量高的水果质地软疡。

烹饪加工的加热过程使植物细胞间的原果胶转化为可溶性的果胶，因而使蔬菜水果软化。尤其是果胶物质含量大的菜果，如胡萝卜、白菜等，在烹饪中需加热一定的时间，以促进上述转化，使组织变软。含水量少的蔬菜还可以额外加入一点水，弥补其自身水分的不足，以促进这一转化。

四、维生素

烹饪原料中的维生素，一般情况下与蛋白质、脂类、碳水化合物等营养素结合，存在于细胞内，属于微量营养素。在烹饪加工过程中，维生素虽然没有像蛋白质变性、脂肪水解、碳水化合物糊化等那样复杂的理化改变，对烹饪产品的品质产生明显的影响，但都会随着这些高分子营养素的复杂变化而被游离出来，受到光照、高温、氧化、酸碱度、酶等不同因素的作用，有些会增加维生素对人体生理功能的活性，大多数会因为结构的改变而产生生理功能的减弱甚至消失。在烹饪加工中还会随着维生素在原料中存在部位的改变导致加工后食物中维生素含量的变化。

维生素在烹饪过程中的改变与其物理化学性质密不可分。

（一）溶解性

脂溶性维生素与水溶性维生素因为溶解性质的差异，可溶解于不同的溶剂中。

水溶性维生素，如维生素 B_1、维生素 B_2、烟酸、叶酸、维生素 C 等都溶于水中，易通过扩散或渗透过程从原料中浸析出来。因此，当对烹饪原料进行切配等加工时，原料切面面积增大，细胞破损，同时原料又处在一个水流速度比较快的环境中，水量大和水温升高等因素都会使原料中的水溶性维生素由于溶解而浸出增加，尤其是对蔬菜中维生素 C 的影响，如将切好的蔬菜完全浸在水中，维生素 C 的损失可达 80% 以上。

在烹制过程中因加水、加盐及其他调味品，改变了所处环境的渗透压，水溶性维生素随原料中水分的溢出形成的汤液而溶于其中。维生素在汤汁中溢出程度与烹调方法有关，一般采用蒸、煮、炖、烧等烹制方法，汤汁溢出量可达 50%，因此水溶性维生素在汤汁中含量较高；采用炒、滑、熘等烹调方法，成菜时间短，尤其是原料经上浆、挂糊后再烹调时，因为有一层保护层的作用，汤汁溢出不多，因此水溶性维生素从菜肴原料中析出量也不多。

脂溶性维生素，如维生素 A、维生素 D、维生素 E、维生素 K 等只能溶解于脂肪中，因此菜肴原料用水冲洗过程和以水作为传热介质烹制时，一般不会流失。但用脂肪作传热介质时，部分脂溶性维生素会溶于油脂中。在中性环境中，脂溶性维生素比较稳定，所以在一般烹饪的加热时，无论是维生素 A 还是胡萝卜素几乎没有损失。短时间烹调食物，菜肴中的维生素 A 损失率不超过 10%。但维生素 A 易溶于脂肪中，当采用油炸的烹调方法处理食物时，因为油量比较多，使原料中一部分维生素 A 溶解于油而流失。然而，与脂肪一起烹调却可大大提高维生素 A 和维生素 A 原胡萝卜素的吸收利用率。凉拌菜中，加入食用油不但可以增加其风味，还能增加人体对凉拌菜中脂溶性维生素的吸收。

（二）氧化反应

对氧敏感的维生素有维生素 A、维生素 E、维生素 K、维生素 B_1、维生素

B_2、维生素 B_{12}、维生素 C 等，它们在食物的贮存和烹调加工过程中，特别容易被氧化破坏。

维生素 A 分子中有不饱和键，化学性质活泼，在空气中就容易氧化。因此对氧和光很敏感，尤其在高温、紫外线、金属存在下，可促进其氧化；油脂发生氧化酸败时，溶于油脂中的维生素 A 和维生素 A 原也将受到氧化破坏。食物中的维生素 A 大多是以酯的形式存在于食物中，酯型维生素 A 对氧较为稳定。

维生素 E 对氧敏感，因此常作抗氧化剂用于动、植物油脂中抗氧化酸败。维生素 E 含量丰富的食物，在碱性条件下加热，可使其完全氧化破坏。在大量油脂中油炸食物，脂肪中维生素 E 有 70% ～ 90% 被破坏。在烹调中即使用很少量的酸败油脂（酸败的程度甚至不能被品尝出来），就足以破坏正常油脂中或食物中大部分的维生素 E。

维生素 C 对氧也很不稳定，尤其在水溶液中更易被氧化，氧化速度与温度、pH 有关。金属离子可加速对维生素 C 的氧化，尤其是铜离子。金属离子对维生素 C 氧化催化作用的能力依次为：铜＞铁＞铝。用铜锅炒菜对维生素 C 的破坏要比用铁锅或铝锅炒菜高 2 ～ 6 倍。温度、光线等因素对维生素 C 的氧化都有促进作用。

（三）热分解作用

维生素对热的稳定性与环境中氧含量、酸碱度等因素有关。一般脂溶性维生素对热较稳定，但易氧化的维生素例外，如果将含有维生素 A 的食物隔绝空气进行加热，则在高温下也比较稳定。在 144℃下烘烤食物，维生素 A 的破坏也较少。但在空气中长时间加热，其破坏程度，会随加热时间延长而增加，尤其是油炸食物，因油温较高，会加速维生素 A 的氧化分解。

维生素 B_1 的水溶液在酸性溶液中对热较稳定，如 pH 为 3 时，即使高压加热到 120℃并持续 1 小时，仍可保持其生理活性。但在碱性溶液中极不稳定，pH ＞ 7 时，加热能使大部分或全部维生素 B_1 破坏。因此，在烹煮豆类、稀饭、制作馒头时添加碱，尤其加碱过量，可使大部分维生素 B_1 分解。高温油炸或长时间烘烤都会破坏食物中维生素 B_1。

维生素 C 是维生素中最不稳定的一种维生素，不耐热，高温可加速维生素 C 的氧化作用及增加其水溶性。因此，对富含维生素 C 的原料，加热时间不宜过长，否则几乎原料中全部维生素 C 都会遭到破坏，如蔬菜煮 5 ～ 10 分钟维生素 C 的损失率可达 70% ～ 90%。

（四）光分解作用

光对维生素的稳定性也有影响，因为光能促使维生素氧化和分解。对光敏感的维生素有维生素 A、维生素 E、维生素 B_1、维生素 B_2、维生素 B_6、维生素

B_{12}、维生素 C 等。

维生素 B_2 是相对比较稳定的水溶性维生素，水煮、烘烤、冷冻时损失都不大，在水溶液中短时高压加热也不破坏。在 120℃下加热 6 小时仅有少量破坏。但在碱性条件下，阳光照射就可使其结构改变并失去对人体的生理功能。如牛奶在夏季的日光下暴露 2 小时，维生素 B_2 损失率可达 90%，阴天损失率为 45%，而避光保存时损失率仅为 10%。即使在室内光照 24 小时，仍有 30% 的维生素 B_2 被破坏。

维生素 B_2 的光解程度与其存在的形式有关，食物中的维生素 B_2 主要是与磷酸和蛋白质等形成复合物以结合形式存在，这种结合型维生素 B_2 对光比较稳定。维生素 B_2 水溶液的光解程度也与烹饪环境 pH 有关系，在酸性环境中光解程度较小，而在中性、碱性溶液中，光解程度较为显著。

（五）酸碱的影响

在不同的烹饪酸碱环境中，脂溶性维生素的表现各有差别。维生素 A 在碱性和弱酸性环境中比较稳定，但在无机强酸性环境中易破坏；维生素 D 在中性和碱性环境中稳定，甚至能耐高温；但在酸性环境中维生素 D 会逐步被分解；维生素 E 则对碱不稳定；维生素 K 的化学性质比较稳定，能耐酸。

水溶性维生素一般在酸性环境中稳定，碱性环境易被破坏。维生素 B_1 的水溶液在酸性溶液中对热较稳定，pH=3 时，即使高压加热到 120℃并持续 1 小时，仍可保持其生理活性。但 pH＞7 时，加热能使大部分或全部维生素 B_1 破坏。因此，在煮豆类、稀饭、制作馒头时添加碱，尤其加碱过量，可使大部分维生素 B_1 分解。

维生素 B_2、维生素 B_{12} 与维生素 B_1 类似，酸性环境中稳定，碱性环境易被破坏。维生素 C 也是在酸性环境中稳定。在酸性溶液中，维生素 C 被氧化生成脱氢抗坏血酸的速度比较慢，并有可逆反应，但在碱性溶液中，氧化成脱氢抗坏血酸后，其内酯在碱性溶液中，被水解形成 2，3- 二酮古罗酸，并进一步分解成低分子的草酸和丁糖酸。维生素 C 在各种酸中都比较稳定。叶绿素在碱性环境中比较稳定，蔬菜焯水时放些碱性的小苏打，虽然能保持蔬菜碧绿的色泽，却破坏了蔬菜中的维生素 C。

水溶性维生素中性质最稳定的是烟酸。对光、热、空气、酸、碱都不敏感，易保存。且玉米、高粱中 60%～70% 的烟酸为结合型，不能被人体消化吸收，但用碱性溶液处理后，可将烟酸游离，被人体消化吸收。

（六）酶的作用

天然原料中，存在有多种酶，它们对维生素具有分解作用，如贝类、淡水鱼中的硫胺素酶，能分解维生素 B_1；蛋清中的抗生物素酶，能分解生物素；水果、蔬菜中的抗坏血酸氧化酶，能加速维生素 C 的氧化作用。但这些酶是蛋白质，90 ～ 100℃加热处理，即可失去活性。因此熟食会增加这类维生素的利用率。

植物组织中的抗坏血酸氧化酶，在组织完整时，其催化作用不明显，当组织破坏，与空气接触时，就能迅速催化维生素 C 的氧化。如小白菜切成段，炒后约损失 30%，而切成细丝，炒后损失 51%。切得越细，有更多的细胞膜被破坏，氧化酶释出越多；同时也与空气的接触增加，对维生素 C 的氧化均起到加速作用。

与氧化酶相比，加热对维生素 C 的破坏程度小些。利用这一性质，在蔬菜水果加工过程中，采用高温瞬时烫漂处理，可以减少维生素 C 的损失。但抗坏血酸氧化酶在 60 ～ 80℃时，活性最高，如果将蔬菜、水果放到冷水中，逐渐加温，这种温度条件适合氧化酶的作用，同时水中又溶解大量的氧，维生素 C 的破坏反而因氧化加速而损失。因此，应先将水煮沸，再将蔬菜、水果放入沸腾的水中烫漂，这样水中几乎不含溶解的氧，而且在 100℃，氧化酶很快失去活性，用这种方法烹制的马铃薯，其维生素 C 的损失要比用普通方法减少 50%。

五、矿物质

食物中存在着含量不等的矿物质，按其含量分为常量元素和微量元素。食物中的常量元素，特别是单价的常量元素一般以游离的可溶性的状态出现，如钾、钠等阳离子以及氯、硫酸根等阴离子；而一些多价离子则以多种形式出现，如游离的、溶解而非离子化的胶态形式，有些金属元素还常以螯合物或络合物的形式存在。烹饪过程中，矿物质本身不会产物变化，但它的存在形式和含量会因为烹饪环境的改变而发生变化。

（一）初加工精度

粮食中的矿物质一般在糊粉层表层分布比较广，因此粮食的加工碾磨过程会引起矿物质的损失，碾磨的精细程度越高，矿物质的损失越大。例如小麦碾磨时，会损失铁、铜、锌等微量元素；而大米会损失锌和铬。但粮食的糊粉层中膳食纤维的含量也比较高，适度的碾磨，去除过量的膳食纤维，会增加粮食中矿物质的生物利用率，同时也能改善口感。

（二）溶解性

动植物性原料中游离状态的矿物质一般存在于细胞内或细胞间，烹饪初加工过程（如切配）会损伤细胞的结构，若将切配后原料洗涤，溶解状态的矿物质就会溶解于洗涤的水中而流失；若用流水冲洗，水流速度越快，原料切配得越细，矿物质的流失就越多，尤其是钾、钠、镁、钙等元素。

动植物原料在烹饪受热时发生收缩现象，原料内部水分会溢出进入汤液中。

如炖鸡汤，鸡肉中部分可溶性矿物质溶于汤中；在烹制排骨或鱼汤时，用食醋作调料，骨中的钙遇到醋酸便生成能溶于水又能被人体吸收利用的醋酸钙；涨发海带时，若用冷水浸泡，清洗三遍后有 90% 的碘被浸出；用热水洗一遍，则有 95% 的碘被浸出。

烹饪原料中的一些有机酸或有机酸盐，如草酸、植酸、磷酸等，能与一些矿物质如锌、钙、铁、镁等结合，形成难溶性的盐或化合物，不但影响自身的消化吸收，还会影响膳食中其他食物中矿物质的吸收。酵母发酵时，活性植酸酶使植酸水解，从而可提高磷及其他矿物质的利用率。对富含草酸、植酸、磷酸、有机酸的原料，可先焯水，而后再烹制，以减少矿物质与微量元素的损失。

（三）挥发性

碘是一种非金属元素，具有比较高的蒸汽压，在微热下即升华，产生挥发现象。因此含碘量丰富的海产品，需要加盖烹饪；用加碘盐作调味品，最好在菜肴成熟前再加盐，以减少碘的损失。即使是贮存加碘盐，也应该加盖贮藏。

（四）烹饪环境酸碱性

烹饪原料中的一些矿物质存在形式不同，人体对它的消化吸收和利用率也会不同。常量元素，一般以结合物的形式出现。例如钙，在动物性原料中大多以羟磷灰石的形式存在于骨骼及牙齿中。烹饪过程中加调味的醋，会降低原料所处环境的 pH，增加结合状态的钙转变成游离状态的钙，并形成醋酸钙，更有利于人体对钙的消化吸收和利用。

六、水

水不但是生命的源泉，在烹饪过程，水也有着十分重要的作用。水是动植物组织细胞重要的组成成分，对人体有着十分重要的生理功能。烹饪原料，特别是新鲜的蔬菜、水果、乳类等均含有大量的水分，水分也是影响菜肴质感的重要成分之一。蔬菜、水果含水量高、结构松脆，口感就显得鲜嫩汁多，若水分丢失，组织细胞的压力降低，蔬菜就会显得皱缩、干瘪，食用价值下降。因此烹饪原料含水量的高低不仅影响原料的新鲜度和保藏性能，而且与食物的感官品质和营养价值关系密切。

（一）水在烹饪中的作用

水的性质决定了它在菜点制作中有着非常广泛的应用，如洗涤、浸漂、焯水、制缔、上浆、挂糊、勾芡、传热、调味等。水在烹饪中有以下几方面的作用。

1. 漂洗作用

水在常温下呈液态，黏度较小，溶解性强，各种无机物及部分低分子量的有机物质都溶于水，是日常生活中最常用的洗涤剂和溶剂。烹饪加工中常用水来清洗原料表面的污秽杂物和原料内部的血色异味等。原料浸泡于清水中起着隔氧的作用，可阻止某些植物性原料（如马铃薯、莴笋、莲藕等）削皮或切配后表面的酶促褐变。水作为溶剂，原料中的一些异味物质或有害物质，可以通过浸泡，使其溶解于水中，增加烹饪原料的安全性和可食用性。有时还通过对水加热的方法，增加其溶解的量，如常用的烹饪加工方法焯水，去除动物性食物的腥、膻等异味，减少植物性食物中的草酸、单宁的苦涩味，还能将一些有毒成分，如黄花菜中的秋水仙碱溶解于水中，减少其对人体的毒性作用。

要注意的是，水溶性营养素在以上过程中也会因为溶解于水中而减少、流失。如可溶性维生素、单糖、氨基酸及一些风味物质等。因此，应合理地应用水的溶解性，控制烹饪原料洗涤时水的用量、温度、水流的速度、浸泡的时间等，科学洗涤。

2. 分散作用

水对许多物质都具有较强的亲和力，可以使这些物质均匀分散开来，如淀粉、蛋白质的大分子能以亲水胶体的形式分散在水中。上浆、勾芡是用水将淀粉分散开来；烹饪时常用的调味品，如盐、味精、黄酒、食醋、酱油等都极易溶于水，并依靠水作为介质，将呈香物质分散于菜点之中或使它进入原料内；各种调味品只有以水作为介质，才能互溶在一起，经过烹调时的适当搭配而形成诱人的风味。

3. 浸润作用

水分子较小，并且具有较大的极性，它能浸润到食物组织或颗粒中去，与食物成分结合在一起，保留于食物之中。用冷水调制面团，就是水对面筋蛋白质颗粒的浸润使之形成面筋的结果。用热水调制面团，则主要是水对淀粉颗粒的浸润。缔子呈蓉糜状，是用新鲜的动物性原料加工而成，其形成的本质是水对原料中蛋白质的浸润。

烹饪原料的干货制品，通过水浸或"水发"后，吸水膨润。膨润是蛋白质、淀粉、果胶等干凝胶吸水产生体积增大的现象。水被高分子物质吸收后，贮存于它们的网络状的凝胶结构中，体积增加，口感绵软，增加了可食性。

4. 传热作用

水是烹饪加工过程中最常用的传热介质。水的比热容大，导热能力比较强，黏性小，在常压下最高温度可达100℃，渗透力强，因而是理想的传热介质。加热时，水分子运动剧烈，形成对流，通过水分子的运动和对烹饪原料的撞击来传递热量，起到熟化加热、增进风味、杀菌消毒等作用，有利于食物的咀嚼和消化。

用水作为传热的介质，对原料的能量含量影响不大，避免了脂肪作为传热介质时明显增加食物的能量，有利于控制膳食的总热量。

（二）原料中水分在烹饪过程中的变化

1. 原料中水分含量与食物的质感

食物进入口腔进行咀嚼及吞咽等动作时，食物就会与牙齿、舌面、口腔内黏膜等发生接触，食用者除了对食物的香气、滋味产生相应的感觉外，还会对食物的物理状态和组织结构产生另一种感觉，这种感觉是由食物的质地和结构对口腔的作用引起的，人们称为质感或触感。

食物的含水量及水分的存在状态与食物的质地和结构有密切的关系，它影响食物的硬度、脆度、密度、黏度、韧度和表面的光滑度等。同一种食物，如果含水量稍有差别，就会导致质感上的差异。例如豆腐之所以有老嫩之分，就是因为含水量不同，老豆腐含水量为85%，嫩豆腐则可达90%。

瓜果、蔬菜的含水量直接影响原料的新鲜度和质地，含水量充足时，细胞饱满，膨压大，脆性好，食用时有脆嫩、爽口的感觉；含水量不足时，不仅外观萎蔫皱缩，还因水解酶活性增强，果胶物质分解，细胞解体，结构松弛，食用品质急剧下降。

2. 原料中水分在烹饪中的流失与保护

原料在热处理过程中，首先是原料中的自由水挥发，如油炸食物时，食物表面的水分产生蒸发作用，同时加热使蛋白质的变性，破坏了原来的空间结构，导致其保水能力下降，引起结合水的流失。瘦肉煮熟后，体积缩小，重量减轻，也是因为水分流失所致。

原料烹制时要添加某些调味料，这些调味料或溶解在汤汁里，或溶解在原料中。如炒菜加盐，炖肉加酱油和料酒等，这样在原料或其细胞周围就存在着一个由调味料形成的高渗透环境，也会导致原料水分流失。

豆腐是大豆经加工后形成的含有大量水分的凝胶。水作为分散相分散在高分子网络结构中，而构成网状结构的高分子化合物互相吸引，使彼此间的距离缩短，总体积缩小，并将滞留于网状空间的溶剂挤出，因此在许多情况下，凝胶在放置过程中，会逐渐渗出微小的液滴，而体积缩小，此现象称为脱水收缩。凝胶经脱水收缩体积虽然变小，但并不改变其原来的几何形状，各成分也没有发生化学变化。豆腐若放置时间过久，就会发生脱水收缩，外观虽无明显变化，但含水量大减，嫩度下降。

由于烹饪中水分的变化导致烹饪前后食物重量变化，几种食物烹饪前后的重量变化见表5-2。

烹饪中水分的流失，食物营养素的密度会相应增加。但会导致食物品质、口感的改变。因此，烹饪加工中应根据不同的原料选择不同的烹饪方法，减少水分流失，使成品具有鲜嫩的口感。

表 5-2　烹饪前后食物重量的变化（g/ 以每 100g 可食部计）

食品名称	烹饪方法	食品重量		生熟重量比例	重量损失率（%）	重量保留率（%）
		生重	熟重	生重：熟重	（生重－熟重）÷生重	熟重÷生重
生牛腿肉	烤	500	425	1.18	15	85
生猪里脊肉	炖	120	90	1.33	25	75
生鸡腿肉	烤	120	85	1.41	30	70
生竹荚鱼	盐烤	100	80	1.25	20	80
生沙丁鱼	炖	90	70	1.29	130	80
生鲽鱼	炸	150	120	0.80	20	80
生墨鱼	烤	150	110	1.36	25	75
生带壳虾子	烤	50	40	1.25	20	80
生菠菜	凉拌	80	80	1.00	0	100
生菜（西蓝花）	拌	80	80	1.00	0	100
生胡萝卜、红萝卜	烫	100	100	1.00	—	100
生地瓜	烤	200	160	1.25	20	80
生马铃薯	炸	100	60	1.67	40	60

摘自：《食物营养成分速查》，第 1 版，杨月欣主编，人民日报出版社，2006

第二节　烹饪原料预处理对食物营养价值的影响

原料在烹饪前，要根据其特点进行清洗、涨发、切配等预处理。预处理的方法得当，既能保留原料中的营养素，又符合烹饪营养学合理烹饪的原则。

一、清洗

各种原料在烹饪前都要清洗，洗涤能减少微生物，除去寄生虫卵和泥沙杂质，有利于食物的卫生。但也会导致一些水溶性营养素流失。如淘米时，可能会导致大米表面维生素 B_1 的流失，因此淘米时要减少淘洗次数，一般以 2～3 次为宜，尽量不用流水冲洗或用热水淘洗，不宜用力搓洗。各种副食原料如蔬菜等在切配前清洗，不宜在水中浸泡，以洗去泥渣异物即可。这样可减少粮食中维生素 B_1、矿物质的流失，更多地保存蔬菜中的维生素 C 及矿物质。

二、冷冻、冷藏与解冻

冷冻常被认为是保持食品的感官性状、营养价值及长期保藏食品的最好方法。

冷冻、冻藏加工工艺的全过程主要包括预冻结处理、冻结、冻藏和解冻。

预冻结处理主要是对蔬菜冻结前的烫漂，因而水溶性维生素、矿物质有大量损失，部分水溶性蛋白质流失，脂溶性维生素几乎不受损失，对碳水化合物、脂肪的含量影响也较小。预冻结处理过程中营养素的损失与食品原料单位质量的面积有关，与水接触的面积越大，烫漂时水溶性维生素的损失越多；还与原料的成熟程度、烫漂的温度和持续时间及烫漂的类型等都有着重要的关系，成熟度越高，高温短时烫漂其维生素的损失越少。

食物在冷藏期间，蛋白质、碳水化合物、脂肪和矿物质等几乎没有损失，而维生素损失较多，尤其是维生素 C。

解冻期间对动物组织蛋白质的含量影响较小，而 B 族维生素和矿物质损失较多，主要发生在渗出的流失过程，损失的程度与其水溶性大小有关。

三、涨发

食品的干藏是经过脱水干燥处理，使食品中的水分降低到足以防止腐败变质的水分含量，并保持低水分而进行长期贮藏的过程。食品干燥过程中降低食品水分通常采用干燥和脱水两种方法。

食品的干燥是在自然或人工控制条件下使食品中水分蒸发的过程。干燥主要有自然干燥，如风干、晒干、阴干等；人工干燥（又称脱水），如烘房烘干、真空干燥、热空气干燥。自然干燥具有成本低、干燥温度低的特点，但受环境气候影响大，干制品的卫生与质量不易保证。人工干燥则是在人工控制的条件下，利用热的传导、对流和辐射等方式对食品进行干制的方法。

食品的腌渍是降低水分，增加渗透压的一种食品保藏方法。一般是利用食盐和食糖渗入食品组织中，提高食品的渗透压，降低食品的水分活性，以控制微生物的生长与繁殖，从而防止食品的腐败变质，保持食品的食用价值。

食品的烟熏是利用木屑等材料焖烧时所产生的烟气来熏制食物，而延缓食品腐败变质的一种方法。该方法仅适用于鱼类、肉类等原料，常与干燥和腌渍等方法结合使用。

干制原料在烹饪前需要涨发。一般采用水发、油发、盐发和碱发等方法。

（一）水发

水发是最常用的涨发方法，主要用于植物性原料如黄花菜、银耳、木耳等的涨发。为加快涨发的速度，在冬季或动物性原料，如海参、虾米、干贝等一般用热水涨发。涨发的原料体积和重量都增加，但有些营养素，如矿物质会有所损失。几种常见的干燥和盐渍原料泡涨前后重量及盐分的变化，详见表 5-3。

表 5-3　干燥原料的泡涨率及盐分的变化（单位：g/ 以每 100g 可食部计）

食品名称	膨胀方法	泡涨前重量	泡涨后重量	涨发率（%）	泡涨前盐分（%）	泡涨后盐分（%）	盐分保留因子（%）
干海藻、海产品							
干海带芽	水中浸 10 分钟	5	72	1440	15.5	0.6	3.87
咸味海带芽	水中浸 10 分钟	40	84	210	33	0.6	1.82
速食海带芽	水中浸 5 分钟	5	52	104	2.1	0.3	14.29
鳕鱼干	水中泡 2 晚，中途换 1 次水	200	360	180	1.2	0.3	25.0
去头尾鲱鱼	洗米水浸泡 2 晚	120	220	183	1.3	0.1	7.69
干虾仁	50℃温水中浸 20 分钟	15	21	140	3	2	66.67
咸味海蜇皮	速烫过，水泡 2～3 天，换数次水	100	70	70	25	0.1	0.40
咸味海蜇皮	水中浸 30 分钟，中途换 1 次水	70	73	104	15	0.2	1.33
干菜、香菇							
干香菇（香信）	水中浸 20 分钟	8	44	550	—	—	—
干香菇（冬菇）	水中浸 120 分钟	30	150	500	—	—	—
切丝萝卜干	水中浸 15 分钟	50	225	450	—	—	—
金针	50℃温水中浸 20 分钟后再烫 1 分	50	175	50	—	—	—
芋头茎	水浸 10 分再烫 5 分钟水冲 20 分	20	144	720	—	—	—
木耳	水中浸 20 分钟	3	20	667	—	—	—
白木耳	水中浸 30 分钟	20	160	800	—	—	—
豆、豆制品							
黄豆	水中浸泡 1 晚	150	300	200	—	—	—
红豆	水中烫 60～90 分钟	160	400	250	—	—	—
白花豆	水中浸泡 1 晚后煮滚	160	360	225	—	—	—

续表

食品名称	膨胀方法	泡涨前重量	泡涨后重量	涨发率（%）	泡涨前盐分（%）	泡涨后盐分（%）	盐分保留因子（%）
青豆仁	水浸泡1晚后连同浸泡水一起煮	130	320	246	—	—	—
冻豆腐	60℃水中浸25分钟挤干	63	389	617	—	—	—
腐衣片	水中浸3分钟	9	25	278	—	—	—
腐衣卷	用湿毛巾包好放置2小时	12	15	125	—	—	—
腐竹	水浸泡2小时	40	95	238	—	—	—
面条或粉丝制品							
荞麦面干	8～10倍滚水烫5分钟	400	1030	2258	1.6	0.3	18.75
凉面	滚水煮3分钟	300	790	163	3	0.3	10.0
细面	滚水煮1分钟再闷1～2分钟	100	300	300	3	0.3	10.0
面干	8～10倍0.5滚烫水煮13分钟	300	735	245	0	0.4	—
通心面	8～10倍0.5滚烫盐水煮12分钟	100	220	220	0	0.4	—
中华面（干）	滚水煮4分钟	90	225	259	0.4	0.1	25.0
中华面（生）	滚水煮2分钟	130	230	177	0.3	0	0
米粉	滚水煮2～3分钟	100	300	300	—	—	—
冬粉（中国）	滚水煮1分钟后放置5分钟	100	450	450	—	—	—
粉条	煮3分钟闷10分钟	45	160	356	—	—	—
精白米、胚芽精米	浸30～60分钟收熟	160	380	238	—	—	—
糯米	浸5小时后炊熟	160	290	181	—	—	—
烤麸（车麸）	水浸20分钟	35	160	457	—	—	—
烤麸	水浸5分钟	5	65	13	—	—	—

摘自：《食物营养成分速查》，第1版，杨月欣主编，人民日报出版社，2006

注：涨发率计算方法：泡涨后重量÷泡涨前重量×100%

　　盐分保留因子的计算：泡涨后盐分÷泡涨前盐分×100%

（二）油发和盐发

油发和盐发都是采用热膨胀的原理，先用 100 ~ 110℃ 的油或盐将原料焐热；然后投入 180 ~ 200℃ 的高温环境中膨化；最后将膨化后的原料放入冷水中，使原料中充满水分，干制的原料变得松软。油发常用于蹄筋、鱼肚等原料的涨发。油发和盐发的工艺过程，会使原料中脂肪和盐的含量增加。

（三）碱发

碱发是将原料置于约 5% 的氢氧化钠（NaOH）溶液浸泡，多用于干硬、老韧、结缔组织丰富的干制原料，如墨鱼、鱿鱼等。结缔组织的胶原蛋白在碱性环境中更易变性，增加了与水的结合，使原料成多孔状，便于涨发，并形成特殊的风味。

原料在干制的过程中，会丢失水分和部分水溶性维生素，干制后再涨发，特别是碱发和油发，再一次使原料营养素的组成和结构发生改变。如油发会导致原料中脂肪含量的增加，碱发时不易将残留的食碱（NaOH）或 小苏打（$NaHCO_3$）彻底清洗，使原料带有"碱味"，而食碱或小苏打残留所造成的碱性环境，对膳食中 B 族维生素及维生素 C 会造成或破坏。

四、切配

各种原料应洗涤后再切配，根据烹饪工艺的要求，尽量不要将原料切得过碎、过细，切配后尽量不用水冲洗，或浸泡；如蔬菜，切得越细越碎，细胞结构破坏越多，与水、空气的接触面越大，维生素 C 的氧化破坏越严重。小白菜切段炒后维生素 C 的损失率约为 30%，切成丝炒后损失率约为 50%；减少放置时间，现切现烹，现做现吃，也会减少蔬菜中不溶性维生素的氧化损失。

五、上浆、挂糊

烹饪原料加热前先投入用水、淀粉或（和）鸡蛋调制的"浆"，使外层均匀地粘上一层薄质浆液，形成软滑的保护层，此过程称为上浆工艺。动物性烹饪原料投入浆液后，加少量食盐搅拌，增加了蛋白质水化层的厚度，提高了蛋白质的亲水力，口感更加滑嫩。

挂糊是指用淀粉、面粉、水、鸡蛋等原料调成厚糊，裹覆在原料表面的工艺。经挂糊后的原料一般采用煎、炸、烤、熘、贴的烹调方法，根据不同烹调方法的要求以及调配方法和浓度的差异，糊的品种相当繁多，制成的菜肴也各有特色。

原料烹饪前上浆、挂糊，在表面形成一保护层，减少了烹饪过程中水溶性营养素的外溢，使烹饪原料透过浆、糊，特别是厚糊被加热，也是一种间接加热的过程。

第三节　烹饪加工对食物营养价值的影响

　　烹饪方法是人们在长期的生产实践过程中经验的总结与概括，不但丰富多彩，且由于地域、物产、气候、习惯等差异而千变万化，是数千年中华厨艺的结晶。烹饪方法主要是食物熟制的处理方法，根据传热介质的不同，传统烹饪方法主要分为水传热法、油传热法和气传热法。不同的传热介质、加热时间、温度高低，可制出不同的菜肴，而原料中的营养素种类和数量在此过程中也会发生一系列的变化，使烹调后的菜肴与原料的营养价值发生一定的变化。

一、水传热法

　　水传热法是中国烹饪最重要的一种方法，它使菜肴成品具有软、烂、嫩、醇、厚等多种风味特征。根据加热时间的长短和温度的高低，水传热法又可分为短时间加热法，如涮、汆等；中时间加热法，如烧、煮、烩等；长时间加热法，如炖、焖、煨等。

（一）涮与汆

　　涮是一种现烹现吃的方法。水为传热介质，所用原料体积较小，或将原料加工为薄片，用作涮的汤或水用一般量比较多，用大火烧开，将加工好的原料投入沸腾状态的汤液中，使原料在短时间内获得较多的热量而快速成熟。如涮羊肉时，羊肉的薄片在沸水中只需停留很短的时间便可成熟，食物中主要成分和营养素的变化不大，因而更适合一些生长时间短、鲜嫩的食物原料。由于原料一般切成薄片，在涮的过程中，原料中小分子物质易溶解进入汤液中，如游离的脂肪酸、小分子肽或氨基酸、嘌呤、矿物质等，因此在涮的过程中，汤液的鲜度明显增加，汤的颜色会改变，浓度会增加。

　　汆的方法与涮有相似之处，但一般用水量比较少，是加工完成后再食用。

（二）煮与烧

　　煮与烧都是采用较多的汤汁作为传热介质，原料一般都要经过初步熟处理，先用大火烧开，再用小火煮熟，加热的温度一般高于炖、焖、煨，而加热的时间稍短，原料中营养素的变化与之类似。汤液中存在有一定量水溶性物质（如维生素 B_1、维生素 C 及矿物质如钙、磷等），碳水化合物及蛋白质在加热过程中部分水解，脂肪分解，导致脂肪酸游离出来。

（三）炖、焖、煨

炖、焖、煨均以水为传热介质，加热时先用大火将汤加热煮沸，再采用小火或微火制熟；原料体积均较大，常选用整只或大块；为了让调味料能更好地进入原料内部，汤与菜的比例小于涮或余。由于采用的火力一般都是小火或微火，烹制所需的时间比较长，对原料中营养素的影响比较大。

这几种方法会使原料中蛋白质的变性，即使是不溶的、坚韧的胶原蛋白在与炖、焖、煨长时间加热过程中，也转变成了可溶性的白明胶，因而汤汁黏稠，不仅口感改变，而且更容易被人体消化、吸收。

原料的脂肪组织在这样的烹饪环境下，主要产生分解作用，甘油三酯水解为脂肪酸和甘油，游离的脂肪酸进入汤液中，增加了汤汁中的脂肪含量，但减少了原料中脂肪的含量；同时脂肪酸与食物调味品中成分反应，生成多种香味物质，如酯、醇等。

炖、焖、煨这类烹饪方法也经常用于碳水化合物含量丰富的主食，以及根茎类蔬菜。在这样的加热温度和时间的条件下，淀粉糊化比较彻底，纤维素膨胀、变软，虽然结构不会产生变化，但口感更适合人的味觉。

因原料中蛋白质、脂肪和碳水化合物在这种烹调环境中都会发生受热变性、分解等现象，会导致部分与之结合的维生素及矿物质游离，并随原料结构的变化与原料内部的水分一起溢出，汤液中分解的三大营养素，以及维生素以及矿物质都增加。因此炖、焖、煨熟后的汤液味道鲜美，香气扑鼻。烹饪过程中还常这种汤汁用其用作调味料使用，避免了迁移到汤液中营养素的损失，保留了炖、焖、煨食物的香味。

但维生素一般对热敏感，这种长时间的加热方法最易使原料中维生素的结构变化，导致结构改变，功能降低。其中维生素 C、维生素 B_1 等最容易受到破坏而损失。

二、油传热法

油传热法又可分为油传热直接成菜法，如炸、煎、贴等；油传热间接成熟法，如炒、爆、熘等。

（一）炸

炸是旺火加热，以大量食油为传热介质的烹调方法，具有旺火、热油、速成的特点。采用油炸的烹饪方法时，原料形状大小、是否挂糊及油温高低都可使炸制品获得多种不同的质感，对食物营养价值的影响也有差异。

如果原料初加工后直接就投入油锅，在炸制过程中原料的水分由于吸收大量的热而迅速汽化，成品具有酥、脆、稍硬的特点，如干炸鱼、炸麻花。在此过程中，所有营养素都有不同程度的损失。油炸肉类原料时，蛋白质因高温炸焦而严重变性，脂肪也因油炸时的高温发生一系列反应，使营养价值降低，对于蔬菜来说，油炸要比煮损失的维生素多一些。

如果原料初加工后经挂糊或上浆，再下油锅，糊、浆在热油中很快形成一层脆性的保护层，使原料不与热油直接接触，原料中的蛋白质氨基酸结构变化比较小，维生素的损失也会有所下降，同时防止了内部水的汽化，而原料所含的汁液、鲜味不容易外溢，形成外层酥脆，内部软嫩的质感，别有风味，如软炸鸡块、香酥鸭子。

（二）煎、贴

煎、贴都是以小量油遍布锅底作为传热介质的烹调方法。一般将原料加工成扁形或厚片，两面都要先用小火煎成金黄色，制作时火力不大，不易使表面迅速吸收从锅底面传来的大量热量而使其中的水分汽化。贴菜的原料大多要经过挂糊，对原料中的营养素有一定的保护作用。

（三）炒、爆、熘

采用炒、爆、熘制作的菜肴，都是以油为传热介质，除植物性原料外，一般事先都进行挂糊或上浆，然后用旺火热油，使菜肴速成，保持菜肴滑嫩香脆的特点。由于操作迅速，加热时间很短，水分不易流失，营养素的结构变化不大，营养素的损失较少。若在制作时用淀粉勾芡，使汤汁浓稠，而淀粉中含有谷胱甘肽，其中的巯基（—SH）具有保护维生素 C 的作用。绿叶蔬菜中含有大量的胡萝卜素，直接食用吸收率低，但用油烹制后能增加吸收率。

三、气传热法

气态介质具有特殊的传热性质，主要利用热辐射和热对流的原理进行。可分为热空气传热和热蒸汽传热两种方法。前者主要是烤与熏，后者主要是蒸。

（一）烤与熏

烤是利用热辐射和热空气的对流传热，将热源产生的热量传递给原料，热量传递的顺序是由表及里，在原料表面首先获得热量的同时，表面的水分子也获得热量而蒸发，导致表面失水，使原料的内部和表面水分子密度不同。原料的表层因蛋白质变性已形成一层薄膜，或淀粉糊化后又失水形成一层硬壳（如烤面包），这样原料内部的水分难以向外蒸发，形成烤制品水分含量表皮低而内部高的特点。

烤制时热源对食物的品质和营养价值都会有影响。若以柴、炭、煤或煤气为燃料直接烤制，即烹饪方法中的"明烤"，因火力分散，烤制时间较长，受热易破坏的营养素，特别是维生素 A、B 族维生素及维生素 C 会有很大的损失，也可使脂肪受热时产生油滴，不完全燃烧，产生烟雾，同时也会产生 3，4- 苯并芘等致癌物质。

熏制品也有类似的特点，这种烹饪技法是将加工原料或预制好的成熟原料，用燃烧熏料所产生的具有独特香气的高温热烟熏制，使原料附着香气成菜的烹饪方法。熏制时，控制加热的温度，使熏料不完全燃烧，产生热气和浓烟，被熏的原料吸收热量，以及浓烟中的烟气起增香、上色作用。熏料的品种不同，产生的香气也有差别。

熏制不但使食物具有特殊的香气和香味，同时也是一种传统的食物保藏方法。在熏制的过程中，食物表面的水分蒸发，熏料不完全燃烧的烟气中含有酚、醛等抑菌物质，都有利于延长食物的食用期限。但使用的熏料，一般会含有油脂，不完全燃烧会产生 3，4- 苯并芘，动物性原料如鱼、肉在经熏制过程中，落下的油滴也会不完全燃烧，增加了 3，4- 苯并芘的含量。

（二）蒸

蒸制菜是以水蒸气为传热介质，水蒸气的温度高于沸水，一般动物性食物和主食用这种烹饪方法比较多。三大营养素在这样的烹饪环境中会产生一些变化，如蛋白质的变性与水解，使蒸出的汤液鲜美；蒸汽的温度会使甘油三酯分解，产生可见的油滴；碳水化合物糊化，使主食更糯、软、黏等。

蒸的烹饪方法使原料与水蒸气基本上处于一个密闭的环境中，原料是在饱和热蒸汽下成熟的，所以可溶性物质的损失也就比较少，但由于需要较长的烹调时间，故对热不稳定的维生素破坏比较多，因此一般叶类蔬菜用蒸的方法比较少。

第四节　烹饪对食物营养价值影响的途径

烹饪使原料转变为食物，产生令人愉快的味道，外观更加诱人，从而激发食欲。不同的烹饪原料，经过不同的加工处理，如采用的不同的烹饪方法，火候的强弱、时间的长短、调味的品种和用法，以及挂糊、勾芡等，使烹制的食物各具独特的色、香、味、形。但与此同时，原料中各种营养素的组成和含量也会因烹饪过程中理化因素的影响产生不同程度的变化，从而导致烹饪后的食物中营养素含量变化，通常是因流失而减少或结构改变而破坏；但有时也会因为辅助原料或调味品的加入使食物营养素含量增加。

一、烹饪过程中营养素的流失及途径

烹饪过程中，原料在切配、淘洗、盐渍、日光照射等因素的作用下，可失去其完整性，营养素也因此通过蒸发、渗出或溶解于水中而导致营养素丢失。

（一）蒸发

烹饪加工中经常使用日晒或热空气流通的作用，使原料中的水分蒸发而变得干燥，这是一种保存烹饪原料、延长贮存期限的方法。环境温度越高，提供的汽化热就越多，水分蒸发就越快。烹饪原料在烹、炸、煎、炒、爆的过程中，原料中的水分吸收大量的热能会以沸腾的形式迅速汽化，使原料失水。在此过程中，食物中维生素 C 损失较大，若调味品采用的加碘盐，则碘也会随之蒸发，失去加碘盐的作用。

（二）渗出

烹饪原料的初加工，如切配，使烹饪原料的完整性改变，或因加工的需要，加入食盐腌制，改变了原料所处环境的渗透压，使原料内部的水分渗出，某些水溶性营养素营养物质也随之外溢，最常见的营养素如水溶性维生素、矿物质等发生不同程度的损失。其原理是当原料在腌制时，加入的食盐使原料细胞外溶液的离子如钠离子浓度增加，细胞内的离子浓度相对比较低，细胞中的水就通过细胞膜向细胞外的高浓度溶液渗透。加入的食盐越多，原料细胞内外渗透压的压差越大，细胞内的水化渗出就越多。在水分渗出的同时，也会有水溶性的营养素同时渗出，如水溶性维生素和游离的矿物质。

（三）溶解

食物原料在进行初加工、调配烹制过程时，由于组织结构的改变，细胞膜的损伤，水溶性营养素及食物成分可溶解于水，而脂溶性营养素和食物成分则溶解于脂肪。

原料初加工中的切配、漂洗，特别是先切后洗、热水浸泡、流水冲洗；干制品的涨发等；长时间加多量水加热，都会使原料中水溶性营养素如水溶性的蛋白质、维生素和矿物质等溶解于水中或汤汁中而造成丢失。

据测定，大米淘洗后维生素可损失 30% ～ 40%，矿物质约损失约 25%，蛋白质约损失 10%，碳水化合物约损失 2%。若淘米时搓洗，则次数越多，淘米前后浸泡的时间越长、淘米用水温度越高，各种营养素损失也就越多。

不合理的洗菜方法也可使这些营养素过多的损失，蔬菜先切后洗，一些水溶性的物质如维生素和矿物质可通过原料的切口溶解到洗菜的水里而损失掉，菜切得越碎，冲洗或揉洗的次数越多，用水浸泡的时间越长，营养素的损失就越多。涨发干货原料或漂洗肉食原料也同样如此，用水浸泡的时间越长，用水量越多，水溶性营养素丢失也就越多。

煮、煨、炖等烹调方法以水传热在烹调时，原料中的一些水溶性营养素会逐渐溶出受热分解而损失。如果用水量过多，则因加热时间延长和营养素溶出量增多会增大其热分解的损失，如果汤水不被食用则损失更大。所以，米汤、面汤和菜汤应尽量加以利用。

原料中的一些食物成分，如蔬菜中的草酸，因为可干扰矿物质的消化吸收，称为抗营养因子；同时因为有强烈的涩味，会对口腔形成刺激，烹饪加工时一般要设法去除。草酸为水溶性物质，可溶于水。因此常将蔬菜切段，再焯水，草酸可溶解于沸水中。

二、烹饪过程中营养素的破坏及途径

食物中营养素的破坏，是指因受物理、化学或生物因素的作用，营养素被分解、氧化等，结构发生了改变，因而失去了对人体的营养作用。引起营养素破坏的原因很多，食物的保管不善或加工方法不当；霉变、腐烂、生芽；烹调时的高温、加碱；煮沸时间过长及菜肴烹制后放置不及时食用等，都可使营养素受到破坏。

（一）高温作用

高温环境烹调时，如油炸、油煎、熏烤或长时间炖煮等，原料受热面积大、时间长，营养素破坏损失程度增大。所以严格掌握火候是合理烹调的重要原则。据研究表明高温短时间加热比低温长时间加热时营养素损失少。如将猪肉切成丝用旺火急炒，维生素 B_1 损失约 13%，维生素 B_2 损失约 21%；将猪肉切块用小火慢慢炖熟，因加热时间延长，维生素 B_1 可损失 65%，维生素 B_2 损失41%。

（二）氧化与光照

对氧敏感的营养素，如维生素 C，遇到空气容易被氧化分解而损失。将原料切碎（片、条、丝、丁）放置时，营养素通过切面与空气中氧的接触的机会增多，氧化而破坏的程度也增高；食物烹调后不及时食用，放置过久也能增大氧化损失。实验表明，将黄瓜切成薄片，放置 1 小时，维生素 C 损失 33% ～ 35%，放置 3 小时损失 41% ～ 49%，如果保温存放则营养素损失更大。

B 族维生素、维生素 C 和脂溶性维生素对光敏感，受日光直接照射时会发生破坏损失。在室内光线的条件下也会慢慢地受到破坏，其破坏的程度决定于光波的种类及照射的时间与面积。如脂肪在日光照射下会加速其酸败过程；有些原料在日光照射下则引起褪色、变色，营养素受损或滋味变坏，所以烹饪原料应避光贮存于低温环境下或阴凉处。

（三）化学因素

大部分维生素在碱性条件下不稳定，制作某些食物加食用碱能造成维生素 C 及部分 B 族维生素大量损失。如煮稀饭、煮豆子时加食用碱，维生素 B_1 可损失 75%，炸油条时加食用碱和高温油炸，维生素 B_1 几乎全部被破坏，维生素 B_2 被破坏 50% 左右。

有些原料中含有的一些抗营养因子，若配菜不当，将含鞣酸、草酸、植酸多的原料与含蛋白质、钙类高的原料一起烹制或同食，则可形成鞣酸蛋白、草酸钙、植酸钙等不能被人体吸收的物质，而降低食物的营养价值。另外某些金属离子可加速维生素的破坏，如铜离子、铁离子可加速维生素 C 的破坏。

（四）生物因素

原料被生长或贮存环境中微生物（如霉菌、某些细菌和酵母菌）污染，或原料中一些氧化酶，都会对原料中的营养素产生分解、破坏作用。

微生物污染烹饪原料后，一方面利用原料中的营养素作为自身生长、繁殖的养料，使原料的营养素含量下降；同时还可产生有毒的代谢产物，造成原料的商业价值和食用价值都下降或完全丧失。

微生物的活性与温度、湿度、酸碱度有很大关系。霉菌的活动性较强，喜湿热环境，原料受潮后常会发生霉变，并产生毒素。最典型的是黄曲霉，原料一旦压被污染，黄曲霉生长繁殖，并产生黄曲霉毒素，这种毒素是目前发现的毒性最大的生物毒素之一，且一般的高温、高压等处理方法都不能降低或消除其毒性；细菌侵入烹饪原料则会引起腐败变质。如牛奶污染了乳酸杆菌及其他杂菌后，可使牛奶变酸而不能食用。

马铃薯等蔬菜因温度过高使呼吸旺盛而发芽，产生的龙葵素也是具有毒性的生物毒素，造成食物食用价值和安全性降低。

有些蔬菜中含有抗坏血酸氧化酶，当蔬菜被采摘存放时，特别是经过切碎放置，这些氧化酶会促使维生素 C 氧化破坏。少数鱼体中含有硫胺素酶，当鱼死后若不及时烹制，硫胺素酶可使维生素 B_1 发生分解而受损失。

三、烹饪过程中营养素增加及途径

烹饪过程中不但会有原料营养素的损失与破坏，也有营养素的增加。这里主要是指烹饪过程中使用的调味品或辅料，使食物的营养结构产生了改变，主要表现如下。

（一）钠盐的含量增加

天然原料中钠的含量都不高，在烹饪过程中，由于加工方法的需要或调味的要求，加入食盐或含钠的调味品，使食物中的钠含量增加数倍（表 5-4）。

表 5-4　几种原料加工后钠含量（以每 100g 可食部计）

名称	钠含量（mg）	名称	钠含量（mg）	名称	钠含量（mg）
小麦特一	2.7	大豆	2.2	畜肉	40 ～ 80
小麦特二	1.5	豆奶粉	221.3	肉松	1929.2
小麦	14.1	豆腐丝	769.4	带鱼	246.6
挂面	184.5	豆腐干	329.0	草鱼	36.0
面条	60.9	小香干	372.2	熏草鱼	1291.8
干脆面	976.8	炸素虾	1400.0	虾酱	4584.6
油条	585.2	烤麸	230.0	盐	25127.2
馒头	165.1	海苔	1174	味精	21053.0
苏打饼干	394.0	碳酸饮料	4.0	鸡精	18886.4
膨化食品	400 ～ 500	九制西梅	958.0	酱油	5757.0
—	—	多味山楂	4247.5	醋	350.0

（二）精制糖的含量增加

甜味是一种被人们喜爱的味，因而广泛运用于甜品、饮料、汤羹的制作；在烹饪菜肴时，也常常被用作调味品，或辅助其他调味品，增加菜肴的鲜、咸、酸等口感。

（三）油脂的含量增加

油脂常用作辅料用于如油酥面团的制作，作为传热介质的使用更为广泛，特别是采用油炸方法时，一些原本脂肪含量很低的原料，在烹饪过程中，脂肪的含量会明显增加，从而改变了食物的营养素组成（表 5-5）。

表 5-5　几种食物加工后脂肪含量的变化（g/ 以每 100g 可食部计）

食物名称	脂肪含量	食物名称	脂肪含量
小麦粉	1.7	马铃薯全粉	0.5
挂面	0.7	薯片	48.4
面条	0.6	鸡翅	8.6
油饼	22.9	炸鸡翅	17.3
油条	17.6	素鸡	17.7
桃酥	23.2	素虾（炸）	44.4

（四）B 族维生素含量的增加

发酵类食物，如发酵的豆腐乳、豆豉等，由于微生物的作用，会增加食品中 B 族维生素，特别是维生素 B_{12}（表 5-6）。

表 5-6　几种发酵豆制品维生素 B_{12} 的含量（μg/ 以每 100g 可食部计）

食物名称	B_{12} 的含量	食物名称	B_{12} 的含量
臭腐乳	1.88～9.800	豆豉（湖南）	0.182
红腐乳（北京）	0.420	豆豉（北京）	0.070
红腐乳（上海）	0.715	豆豉（广州）	0.051
糟腐乳（上海）	0.120	豆瓣辣酱（北京）	0.081
糟腐乳（广州）	0.074	黄酱（稀，北京）	0.000～0.024

摘自：《食物成分表（全国代表值）》，中国预防医学科学院营养与食品卫生研究所编著，人民卫生出版社，1991

第五节　烹饪加工过程中的营养保护

一、合理的初加工

各种食物原料在烹饪前都要清洗，以减少微生物，去除寄生虫卵和泥沙杂物，有利于食物的卫生。对未被霉菌污染的粮食或没有农药残留的粮食，在淘洗时，应尽量减少淘洗次数，一般为 2～3 次，不要用流水冲洗或用热水淘洗，不宜用力搓洗。各种副食原料如蔬菜等在切配前清洗，原料不要在水中浸泡，洗涤的次数不宜过多，以洗去泥渣即可。这样可减少原料中水溶性营养素（如水溶性维生素、矿物质、蛋白质等）因溶于水而流失。

二、科学切配

各种原料应洗涤后再切配，以减少水溶性营养素的流失。原料切块要稍大，若切得过碎，则原料中易氧化的营养素损失得更多，如蔬菜切得过碎，很多细胞膜被破坏，增加了与水、空气的接触，从而加速营养素的氧化破坏。切成片、丁、丝、条、块后不要再用水冲洗，或在水中浸泡，也不应放置较长时间或切后加盐弃汁，这样可避免维生素及矿物质随水流失并减少氧气对维生素 C 的氧化。如小白菜，切段炒后维生素 C 的损失率约为 30%，而切成丝炒后损失率约为 50%。另外，应现切现烹，现做现吃，以避免维生素氧化而损失。

三、焯水

烹饪过程中，为了除去食物原料的异味、辛辣味、苦涩味等，增加食物的色、香、味、形或调整各种原料的烹调成熟时间，许多原料要焯水处理再烹调。操作时，一定要火大水沸，加热时间宜短，原料在沸水中打个滚就可以捞起来，这样不仅能减轻原料色泽的改变，同时可减少营养素的损失。如蔬菜中含有某些氧化酶易使维生素 C 氧化破坏，而此酶在 60～80℃时活性最强，温度达到 90℃以上则酶活性减弱或被破坏。

蔬菜焯水后，虽然会损失一部分维生素，但也能除去较多的草酸，而有利于钙铁和其他矿物质在人体内的吸收。原料焯水后，不要挤去汁水，以保留水溶性营养素。白菜切后煮 2 分钟捞出，挤去汁水，可使水溶性维生素损失 77%。水烫动物性原料，也需旺火沸水，原料（一般是大块原料）在投入水中时，因骤受高温，蛋白质凝固，从而保护内部营养素不外溢。

四、上浆、挂糊与勾芡

上浆、挂糊是将经过刀工处理的原料表面裹上一层黏性的浆糊（蛋清、淀粉），经过加热后，淀粉糊化，蛋清中的蛋白质受热变性凝固，因而形成一层有一定强度的保护膜。上浆挂糊后，可保护原料中的水分和鲜味不外溢；使原料不直接与高温油脂接触，油脂也不易侵入原料内部；因间接传热，原料中的蛋白质不会过度变性；维生素不易受高温分解破坏，还可减少营养素与空气接触而被氧化；原料在烹饪过程中也不易因断裂、卷缩、干瘪而变形。这样烹制出来的菜肴不仅色泽好、味道鲜嫩，营养素保存多，而且易被消化吸收。

勾芡是在菜肴即将出锅时，将提前调好的水淀粉淋入锅中，使菜肴中的汤汁达到一定的稠度，增加汤汁对原料的附着力。勾芡后汤汁变稠并包裹在原料的表面，既保护了营养素，又味美可口，特别是淀粉中含有谷胱甘肽具有保护维生素 C 的作用。有些动物性原料如肉类等也含有谷胱甘肽，所以肉类和蔬菜在一起烹调也有同样的效果。

五、适当加醋、适时加盐

很多维生素在碱性条件下易被破坏，而在酸性环境中比较稳定。凉拌蔬菜，可适当加醋；动物性原料的菜肴，如红烧鱼、糖醋排骨，烹饪过程中也可适当加醋，促使原料中的钙游离，而易于人体的吸收。此外加醋还有利于改进菜肴的感官性状，增加风味。

食盐溶于水中能使汤汁具有较高的渗透压，使原料细胞内水分渗出，原料发生皱缩、组织发紧，这样使食盐不易渗入内部，不仅影响菜肴的外观，而且风味也欠佳。

由于食盐能使蛋白质凝固脱水，对于一些富含蛋白质、肌纤维、质地较老的原料如老母鸡、鸭、鹅、牛肉、豆类等，不宜过早放盐。因为先放盐，可使原料表面蛋白质凝固，内层蛋白质吸水难，不易煮烂，这样不但会延长加热时间，而且影响人体的消化吸收。但在调制肉馅、虾仁、鱼片时，先加入适量的盐和水，同时搅拌，可增加原料中蛋白质与水的结合度，加热后的菜肴质地鲜嫩。

六、旺火急炒

旺火急炒是中国传统烹饪技艺的要求。原料快速加热，有利于保留水分和营养素。

如猪肉切成丝，旺火急炒，其维生素 B_1 的损失率为 13%、维生素 B_2 为 21%、烟酸为 45%；而切成块用文火炖，则维生素 B_1 损失率为 65%、维生素 B_2 为 41%、烟酸为 75%。

据测定，叶菜类用旺火急炒的方法，可使维生素 C 的平均保存率达 60% ～ 70%，而胡萝卜素的保存率可达 76% ～ 90%。

旺火加热能使原料迅速成熟，对动物性食物而言，成熟的速度主要取决于原料的蛋白质变性。据化学反应理论，温度每升高 10℃，化学反应速度为原来的 2 ～ 4 倍，蛋白质在等电点附近时变性速度可达原来的 600 倍，所以高温烹制可使原料迅速成熟，水分扩散时间明显缩短。对蔬菜和其他体积小、切片薄、传热快的原料，在烹饪中采用旺火急炒，不但可以减少食物维生素的破坏，还会因为蔬菜中氧化酶的变性，保护蔬菜中易氧化的营养素。

七、低温烹饪

真空低温慢煮技术是指将烹饪材料放置于真空包装袋中，放入恒温水浴锅中，以 65℃ 左右的低温进行长时间炖煮的烹饪方式。它与传统烹饪有两个明显的区别：将生材料放置于密封真空袋中和使用特别调控的恒温环境进行慢煮。真空包装烹饪能够减少材料原有风味的流失，在烹饪过程起到锁住水分并且防止外来味道的污染。

八、酵母发酵

酵母是一种能利用碳水化合物生长繁殖，并产生酒精和二氧化碳的微生物。

在面团中加入酵母，使之发酵膨松的面团，称为发酵面团。在酵母发酵过程中，淀粉在淀粉酶的作用下水解成麦芽糖。酵母进一步分泌麦芽糖酶和蔗糖酶，将麦芽糖和蔗糖水解成单糖，并进一步转化为酒精和二氧化碳。因此，经过发酵的面团有淡淡的酒香，二氧化碳产生的气体使面团产生大量的气孔，因而膨松柔软。

面团的发酵有老酵发酵与鲜酵母发酵两种方法。

老酵发酵方法是中国传统的面团发酵方法。即将保留的已经发酵的面团作为"酵种"，引入调制好的面团中，产生发酵面团。"老酵"在存放过程中，易被空气中其他酵母或细菌等微生物污染，这些微生物在面团中也会发酵，但产物却有大量的酸性物质，如乳酸、碳酸等。所以用这种发酵方法的面团，带有明显的酸味，需加碱中和；同时产生的二氧化碳分布不均匀，面团的气孔大小不等。老酵发酵需要加碱中和面团中酸性代谢产物，对含量要有精准的了解，否则碱加少了则产品有明显的酸味；而加多了，则面团发黄，同时破坏面团中的维生素 B_1。

而用鲜酵母发酵，由于酵母的菌种经过筛选，最适合面团发酵；鲜酵母在保存时要求密封冷藏，避免环境中微生物的污染，因此发酵的面团无酸性代谢产物产生的酸味，除去了加碱带来的可能的营养素的损失；二氧化碳产生的气孔大小、排列均匀，口感膨松。若在面团中加入少量的蔗糖，则效果更佳。

鲜酵母发酵和老酵发酵，都是生物性发酵的方法。而利用膨松剂使面团产生松软的方法，称为化学膨松法。

膨松剂品种较多，主要有碱性膨松剂如最常见的小苏打和复合膨松剂，如碳酸盐类、酸性盐类等。化学膨松剂加入面团后受热分解，可产生大量的二氧化碳气体，使成品内部结构形成均匀致密的多孔，从而达到疏松的目的。使用膨松剂的面团，不需要长时间放置就能达到面团膨松的效果，但产品比酵母的膨胀力弱，也没有酵母发酵产品特殊的香味，口感上有一定的差别；发酵面团改变了淀粉的结构，GI 值增加，更易被人体消化吸收；酵母菌大量繁殖的过程中，还能产生 B 族维生素；同时可分解面团中所含的植酸盐络合物，有利于人体对矿物质如钙、铁的吸收，这些效果都是膨松剂达不到的。

由此可见，酵母发酵与化学膨松对面团作用的机制不同，产物的营养特性也不一样，在烹饪过程中可根据要求选择。例如酵母发酵与化学膨松相比有明显的优势，但对于需要维持血糖稳定，控制血糖快速上升的人群来说，更适合选择采用化学膨松的方法处理的面团。

米饭在烹饪过程中，因烹饪方法的不同，对营养素的保护与损失也会有很大的差异。

捞饭是一种不提倡的米饭制作方法。捞饭先将大米在水中焖煮到半熟，捞出后再蒸熟，剩下的米汤通常弃掉。但米汤中含有一定量的维生素、矿物质、蛋白质和碳水化合物，因此营养素的损失。据测定，捞饭可损失 67% 维生素 B_1，维生素 B_2 损失约 50%，烟酸的损失更多，约 76%。所以提倡用焖或煮的方法制作米饭，若一定要用捞饭的制作方法，米汤不应弃掉。

此外，熬粥时要盖上锅盖，开锅后改用小火，以免水溶性维生素和其他营养素随水蒸气挥发。熬粥时不要加碱，减少对大米中的维生素 B_1 的破坏。

煮饭熬粥时最好用开水烹饪。城市居民饮用的生活饮用水一般使用氯气处理消毒，煮沸后部分氯气挥发，可保护主食中的维生素 B_1。

玉米中烟酸的含量虽然较大米和面粉高，但主要为结合型，不能被人体吸收利用。如加碱（小苏打等）处理，可有大量游离烟酸从结合型中释放出来，增加生物利用率。所以，以玉米为主食的地区，在食用前，应加碱处理。

九、烹饪工艺中的减盐、减糖、减油

中国烹饪讲究的是品尝食物的本味，但人们在长期的生活实践中，受物产、气候、习惯等因素的影响，在加工过程中添加多种调味料，使食物更加符合人们对味的需求，也形成了"南甜北咸，东酸西辣"的口味特征。但人体对味的感受受到多种因素的影响，如生理的和心理的因素，使人体产生味觉依赖，对味的感受会阈值会逐渐增高，因此呈现"越吃越甜，越吃越咸，越吃越辣"的口味特征。流行病学的研究已经表明，过多的盐与高血压、心血管疾病的发生有关，甚至也与胃癌相关；而过多糖则不但与儿童龋齿有关，还与肥胖、糖尿病等相关；油脂作为烹饪的辅料、传热的介质广泛运用于烹饪过程中，明显增加了食物的油脂含量和热量，"高盐、高糖、高油"的三高食品已经是影响国民健康的重要因素。合理烹饪是在保证菜肴的口味的前提下，采用烹饪工艺方法和手段，以达到减盐、减油和减糖的目的。

（一）烹饪过程中的减盐措施

咸味是食物的基本味，是人们最为依赖的味，也是烹饪工艺过程中最应该控制的味。提倡少盐饮食，可以通过以下方法减少加工过程中食盐和含钠调味品的使用，从而达到减盐的目的。

1. 减少食物中添加的钠

纯净食盐的化学成分是氯化钠（NaCl），商品食盐中还含有水分等少量其他成分。减盐最终是要减钠，因此除了在烹饪过程中减少食盐的使用量外，也要减少一些调味品和烹饪辅料的使用，因为有些调味品中的钠含量并不低；烹饪加工过程中常用的小苏打（碳酸氢钠，$NaHCO_3$，分子量 84），也含有约 27.4% 的钠。因此熟悉各类调味品和辅料的钠含量，并减少使用量，是合理烹饪的基本要求。

大多数食物原料中含钠量并不高，但经过加工后钠含量会增加数十倍，甚至更高。如肉松、豆腐丝、香干等。以这些加工后的食物再烹饪加工时，需要减少加盐的量。

2. 烹饪加工时适当的加盐时间

食物制作时，加盐的时间不同，对菜肴的品质产生影响，也会影响人体对咸味的感觉。无论是蔬菜还是肉类，食物原料在没有加热时细胞膜相对完整，但具有定的一通透性，如果烹饪加热前放盐，细胞处于高渗环境，细胞中的水就会渗出来，而盐会渗透进去，使蔬菜或肉会失去一些水分，口感会更加"入味"。但如果先加热，原料蛋白质变性凝固，细胞膜的通透性大大降低，这时再放盐，水和盐进出细胞就会受到一定的阻碍。这时再加盐，则盐留在食物的表面。人体对咸味的感觉主要来自 Na^+ 舌表面味蕾神经末梢刺激的神经反射，因此，加盐量相同时，后加盐烹饪食物时，可能口感没那么"入味"，但尝起来可能"更咸"。

3. 选择各种呈味的天然原料调味

少加盐及含钠调味品，选用未加工的天然食物原料进行调味。

例如，用柠檬、山楂、菠萝、番茄、橘子、苹果等替代醋的酸味；用菌藻类的口蘑、香菇、羊肚菌、紫菜，水产品中的虾籽、干贝，以及笋、茭白、番茄、芝士、芦笋等替代味精和鸡精。这些食物中所含有的各种氨基酸、小分子肽、核苷酸鲜味更浓，且鲜味各异，而且钠含量很低。

（二）烹饪过程中的减油措施

油脂在烹饪加工过程中，既是传热的介质，又是增加食物色、香、味、形的重要元素之一，特别是香味和香气，离不开油脂的作用，因此油炸、炒、熘等方法使用很广泛。在食物匮乏的年代，"油多不坏菜"是人们普遍的认识；但在健康饮食理念深入人心的今日，"减油"已成为人们的共识。

1. 原料预处理时，增加其水分和厚度

油炸是常用的原料加工预处理或加工方法。烹饪原料在油炸的过程中，随着原料水分含量逐步降低，产品吸油率将不断上升，二者成线性负相关。含水量高的原料在油炸时水分由内向外转移需要更长时间，并且水分具有疏油性，这样可使油分子进入食品内部的阻力增加，在相同油炸时间内，含油量降低。

油炸食物前常对原料进行上浆或挂糊等预处理，在油炸时形成一层薄膜，既能减少原料组织中的水分散出，又要能有效地阻止油脂渗入原料内部，降低原料的吸油率。如果在上浆的浆液或挂糊的面糊中加入少量食盐，也会减少食物的含油量。因为 NaCl 能结合部分水分子，并占据一定空间，使油分子不能进入食物内部；且 NaCl 水溶液具有疏油作用，可增加油脂进入原料内部的阻力，从而明显降低吸油率。

有些蔬菜原料的水分含量相对比较低，同时组织结构呈多孔状，如茄子。直接用油炒，需要比较多的油，但若将茄子切配后下锅前，淋一下水，使茄子吸收水分，再用油炒时，可以明显减少用油量，同时也不影响成菜的口感。

原料厚度增加与吸油率之间也存在线性负相关关系。油炸食物时，尽量切配成大块，可减少油的含量。

2. 控制油炸的时间

降低油炸食品的吸油率，控制油炸时间是一个基本方法，也是最容易控制的方法。产品吸油率随油炸时间的延长而增加。食品油炸的过程实质上是传热的过程。当原料放入高温油中，表面水分先蒸发，然后蛋白质变性、淀粉糊化，形成坚硬的外壳，阻挡内部水分的溢出和外部油脂的进入。原料在油中停留时间越长，食品内部渗透的油脂就越多。因此在保证油炸食品质量的前提下，要尽可能地缩短油炸时间，这既节省能源，又降低吸油率。

此外，餐饮企业采用"吸油纸"等方法，减少了油炸食品中油脂的含量。

（三）烹饪过程中的减糖措施

甜味是所有动物都喜欢的味，它会给人们带来愉快的感觉。当一个国家由食物匮乏进入食物丰富的状态时，精制糖的消费量明显增加。

对精制糖的使用，不同地域相差比较大。在一些菜系中，精制糖除了作为甜味剂使用，还作为"增鲜制"使用。有经验的厨师在工作中总结了许多有益于减少糖的经验，如"要得甜，加点盐"，这是利用味觉相加的作用，在处理甜味剂使用时，加入少量的食盐，可增加甜味的感受，从而达到减少精制糖用量的效果。

✓ 本章总结

烹饪过程中原料所处环境理化性质的改变，会引起营养素结构的变化，从而导致原料营养价值的变化。营养素的变化与烹饪过程中温度、渗透压、pH 的改变有关；同时也与营养素在原料中的存在状态如是游离还是结合、结合的紧密程度、营养素本身结构的稳定性等因素有关，因此，同样的温度、渗透压等改变的情况下，对原料营养素结构和营养价值的影响是不同的。因此，不同烹调方法对原料营养价值的影响也会产生很大的差异。

✓ 思考题

1. 烹饪过程中，原料的预处理及加工过程对蛋白质、脂类、碳水化合物、矿物质、维生素等会产生哪些影响？

2. 影响烹饪加工过程中营养保护的因素有哪些？

第六章　膳食结构的形成及影响因素

本章内容： 膳食结构与人体健康

国际组织和世界各国膳食指南

人体选择食物的影响因素

教学时间： 6 课时

教学目的： 通过学习，让同学们了解人类膳食结构变迁的历史和规律；了解目前国际组织和各个国家为什么重视膳食指南对民众的指导作用；了解人体食物选择的影响因素，并应用于合理烹饪的实际工作中。

教学方式： 课堂教学与自主学习相结合，课堂上教师介绍主要内容，课后由同学资料检索，阅读和学习相关内容。

教学要求： 1. 掌握膳食结构与人体健康。

2. 了解中国及世界各国指南。

3. 了解人体选择食物的影响因素。

第一节　膳食结构与人体健康

一、膳食结构的基本概念

膳食结构是指膳食中各类食物的数量及其在膳食中所占的比重。可根据人们摄入的各类食物所提供的能量及各种营养素的数量和比例来衡量膳食结构的组成是否合理。

膳食结构的形成与生产力发展水平，文化、科学知识水平以及自然环境条件等多方面的因素有关。不同历史时期、不同国家或地区、不同社会阶层的人们，膳食结构往往有很大的差异。膳食结构不仅反映人们的饮食习惯和生活水平，同时也反映一个民族的传统文化，一个国家的经济发展和一个地区的环境和资源等多方面的情况。由于影响膳食结构的这些因素是在逐渐变化的，所以膳食结构不是一成不变的；通过适当的干预可以促使其向更利于健康的方向发展。但是这些因素的变化一般是比较缓慢的，所以一个国家、民族或人群的膳食结构具有相对的稳定性，不会迅速发生重大的改变。

二、膳食结构的演变过程

在人类漫长的历史发展进程中，膳食结构发生了很多次变化。但由于文字记载的时间有限，人类大部分时间的膳食结构只能从考古发现中略知一二。根据现有的认识，人类的膳食结构有四次较大的变化，可据此划分为四个阶段。

（一）自然获取食物阶段

从远古一直到 1.5 万年或 1 万年前，旧石器时代晚期或新石器时代早期，人类最早的谋生手段是采集、狩猎和捕捞，以这种方式获得食物，维持最低限度的生存所需。旧石器时代的古人是得到什么吃什么，多是草木果实和鸟兽的肉，饮用自然界的水或饮鸟兽之血，即所谓的"茹毛饮血"时代。

在旧石器时代，采集多由女性承担，主要是采集植物性食物、昆虫，由于获得比较容易，因而在当时的膳食结构中占有很大的比例。

狩猎是获取动物性食物的来源，主要是飞禽走兽，由男性承担。由于需要工具和体力，因此对这一时期的古人来说，获得肉食比较困难。

在农耕开始前的 1.5 万年左右，人类开始原始的捕捞，捕捞是人类到江、河、湖、海中去捕捉鱼类、海兽及其他水生动植物，这使食物的种类有了明显增加。

这一时期膳食的特点是食物来源不固定，种类比较广杂，难以形成规律的膳食结构。

（二）原始农业至传统农业阶段

这一时期从旧石器时间晚期或新石器时代早期一直延续至 4000 年前。由于人口增加，人类对食物的需求不断增长，但地球气候变化，自然生长的动、植物已经不能满足需要，特别是在寒冷的冬季，无法从自然环境中获得充足的食物，产生了季节性食物短缺和饥荒，这迫使人类由被动的适应环境转为主动生产储备食物，即植物栽培和动物驯养，由此产生了原始农业。

原始农业的出现，在人类历史上具有划时代的意义。首先，它使人类由只能以天然产物作为食物的时代跨入了食物生产的时代，从而为社会转入文明时代奠定了物质基础。原始农业的发展又为原始畜牧业的发展提供了基地和饲料，原始畜牧业的发展改善了人类的食物构成和身体素质。中国的原始农业距今一万年左右。

（三）传统农业社会阶段

经过不断地比较与选择，人们逐渐筛选，将狩猎的部分动物驯化为驯养动物；将籽粒丰硕易于保存的植物逐渐脱离野生状态，成为栽培植物。大约距今 3000 年前，随着冶炼业的出现及铁制工具在农业中的广泛应用，驯养动物和植物栽培技术也逐渐成熟，原始农业转入古代传统农业阶段。逐步脱离了采集渔猎的生活，社会生产力得以大幅度的提高；食物的来源也有了一定保障，食物的构成也发生了一定的变化，既有谷类为主的植物性食物，也有驯养动物的肉类食物和狩猎、捕捞所获，形成了比较规律的饮食。

（四）现代农业阶段

从 18 世纪工业革命开始，人类进入了机器代替手工操作的时代。随着工业的发展，农业机械、农业化学制品如化肥和农药的使用，大大提高了农业生产效率。

进入 20 世纪，特别是 20 世纪 60～70 年代，随着大工业的发展，农业机械、农业化学制品的制造和使用，以及生物学、化学、物理学等科学成果的应用，管理科学和电脑的运用，世界上的发达国家都在工业现代化的基础上，先后实现了农业的现代化。现代农业以现代农业机器、设备代替过去的人、畜动力和手工、畜力农具。实现农业的机械化、电气化甚至自动化，用现代科学方法培育和改良农作物及畜禽品种以提高其生产效能，成为现代农业物质生产的主要特征。在现代生态科学的指导下，建立良好的农业生态平衡，也是现代农业必不可少的内容。

随着食品科技的发展和互联网水平的提高，人类的食物种类和获取方式有了翻天覆地的变化。除天然食品和手工制作食品外，通过工业化生产的各类食品，以及各种加工工艺和食品添加剂的使用，颠覆了人们对传统食品的认识与概念。外出就餐、即食食品、快餐，特别是近年来网购平台的建设与发展等，年轻人和上班族对网购食物的依赖，使人们的膳食结构了发生了巨大的变化：旧石器时代人们饮食中纤维为当今人们饮食的 5 ~ 10 倍，而现代食物中钠盐含量为石器时代的 10 ~ 20 倍，饱和脂肪酸含量至少增加了 4 倍。

三、当今世界主要类型膳食结构及特点

关于膳食结构的划分有许多方法，但最重要依据仍是动、植物性食物在膳食构成中的比例。根据膳食中动物性食物及植物性食物所占的比重，以及能量、蛋白质、脂肪和碳水化合物的摄入量作为划分膳食结构的标准，将世界各国的膳食结构分为以下四种类型。

（一）以植物性食物为主的膳食结构

大多数发展中国家和地区，如印度、巴基斯坦、孟加拉国和非洲一些国家等属此类型。

印度是个人口众多的发展中国家，在饮食上也保留着多种类型。南方以大米为主，北方则吃面食多；普通百姓保留着东方的饮食习惯，而中产阶级以上的人群则喜食西餐；同时，印度还有众多佛教信徒选择素食，基本上不吃动物性食物。

印度人膳食结构中植物性食物占有很大的比例，谷类是能量的主要来源；豆类的消费量比较高；肉类和禽蛋的消费比例很低；但乳制品的供应量很大，乳类在印度居民的膳食结构中占有很重要的地位。

2011—2012 年印度全国营养调查结果显示，农村地区每日人均能量的摄入为 2233kcal，城市为 2206kcal。2015—2016 年印度全国家庭食物消费调查结果显示，15 ~ 49 岁的男性和女性每周至少摄入食物的百分比依次为：豆类居首，分别为 90.6% 和 89.9%；蔬菜其次，分别为 88.2% 和 85.5%；乳类位居第三，为 75.0% 和 68.0%；消费比例低的是肉类，为 40.6% 和 32.5%；鱼类为 38.6% 和 34.0%。

非洲大陆拥有广袤的平原、高原、沙漠、森林及雨林，物产丰富，依地区和气候，非洲居民的主食各有不同，主要有高粱、木薯和玉米、甘薯等。部分非洲居民有素食的习惯，特别是一些以游牧生活方式为主的人群，虽然他们也狩猎，但主要还是以采集水果、坚果和植物叶作为主要的食物；而马赛人的动物性食物消费量比较高；由于非洲的一些国家曾是英国、法国、德国等国家的殖民地，因此城市居民，特别是中上等收入的居民的饮食习惯受这些国家的影响较大。

绝大多数非洲居民的膳食构成以植物性食物为主，动物性食物为辅。其膳食

结构的特点是：谷物食品消费量大，动物性食品消费量小，动物性蛋白质占蛋白质摄入总量的 10%～20%，低者不足 10%；植物性食物提供的能量占总能量近 70%～90%。

此类型膳食结构的特点是：能量基本可满足人体需要，但蛋白质、脂肪摄入量均低，来自动物性食物的营养素，如铁、钙、维生素 A 摄入不足。营养缺乏病是这些国家人群的主要营养问题，人的体质较弱、健康状况不良、劳动生产率较低；但从另一方面看，以植物性食物为主的膳食结构，膳食纤维充足，动物性脂肪较低，有利于冠心病和高脂血症的预防。

但近十多年来，这些国家和地区农业生产状况得到部分改善，虽然仍以植物性食物为主，但能量供应充足甚至有过剩的趋势。

（二）以动物性食物为主的膳食结构

以动物性食物为主是多数欧美发达国家如美国，西欧、北欧诸国的典型膳食结构，属于营养过剩型（又称"富裕型"）的膳食结构。

以美国为例，不同地区、不同社会阶层，其食物选择上的差异不大，消费量最多的食物是三明治、汉堡、煎牛排、面包、薯条、牛奶及冰激凌，可乐类饮料消费量也很高。美国人比较依赖快餐，而快餐的加工方式又增加了食物中脂肪的含量，这种膳食结构的长期结果是，约 50% 有美国人超重、肥胖，与此相关的慢性病如心血管疾病的发病率较高，成为危害美国人健康的主要问题。美国 2015—2016 年营养与健康调查结果显示，2 岁以上人群每日摄入的能量为 2048kcal，蛋白质 78.8g；脂肪 81.4g，饱和脂肪酸 21.7g，单不饱和脂肪酸 28.4g，多不饱和脂肪酸 18.6；碳水化合物 243g，总糖量 106g，膳食纤维 16.5g。

营养过剩是此类膳食结构国家人群所面临的主要健康问题。心脏病、脑血管病和恶性肿瘤已成为这些地区的人的三大死亡原因，尤其是心脏病死亡率明显高于发展中国家。为此美国已提出调整膳食构成建议，主要包括：增加谷类食物的摄入量，使碳水化合物的供能比例由原来的占总能量的 42% 提高到 55%～60%，其中食糖供能比例不超过总能量的 10%；减少脂肪的摄入，使其供能比由原来的 45% 减少到 30%，特别减少饱和脂肪酸使其供能比不超过 10%，增加不饱和脂肪酸的摄入。

（三）动植物食物相对均衡的膳食结构

该类以日本为代表。膳食中动物性食物与植物性食物比例比较适当。日本 2016 年膳食与营养调查结果显示，每日谷类的消费量为 422.1g，薯类为 53.8g，蔬菜 265.9g，水果 98.9g，畜禽类 95.5g，鱼虾类 65.5g，蛋类 35.6g，奶类 131.8g，油脂类 109g，食盐 9.9g；人均能量摄入为 1865kcal，能量来源分别为碳水化合物 57.8%，脂肪 27.4%，蛋白质 14.%。

日本人的主食以米饭为主，同时搭配多种食物。通常的饮食组成是：米饭、畜禽肉类、海产品、2～3 种蔬菜、1～2 种水果和酱汤。

日本人的饮食特点是每样食物的量比较少，海产品的消费量比较高；食材新鲜；烹饪方法以蒸、煮为主；蔬菜和鱼虾类喜生食；也有些油煎、油炸食物，如天妇罗。

此类型膳食结构的特点是：能量的能够满足人体需要，又不致过剩；蛋白质、脂肪和碳水化合物的供能比例合理；来自植物性食物的膳食纤维和来自动物性食物的营养素如铁、钙等均比较充足，同时动物脂肪又不高，有利于避免营养缺乏病和营养过剩性疾病，促进健康。此类膳食结构已经成为世界各国调整膳食结构的参考。

（四）地中海膳食结构

该膳食结构以地中海命名，是因为该膳食结构的特点是居住在地中海地区居民所特有的，意大利、希腊可作为该种膳食结构的代表。膳食结构的主要特点包括如下几方面。

①主食以面食为主，如通心粉和面包，米饭作为调剂食品。

②副食包括鱼、牛肉、羊肉、猪肉、虾、蟹、火鸡等，其中鱼类的消费多于其他欧洲国家。每周食用适量鱼、禽、少量蛋；每天食用少量、适量奶酪和酸奶；红肉（猪、牛和羊肉及其产品）每月食用几次。

③摄入的蔬菜种类比较多，如马铃薯、洋葱、豌豆、番茄、辣椒等。

④摄入的水果种类也比较多，如石榴、桃、哈密瓜、西瓜、葡萄、菠萝、草莓、苹果、柠檬、橘柑、无花果等。新鲜水果作为典型的每日餐后食品，甜食每周只食用几次。

⑤喜欢食用坚果，如核桃、瓜子、花生、栗子等。

⑥橄榄油是主要的食用油，一般直接加入蔬菜、水果沙拉中。

⑦食物的加工程度低，新鲜度较高，居民以食用当季、当地产的食物为主。

⑧大部分成年人有饮用葡萄酒的习惯，一般在午餐和晚餐喝适量的白葡萄酒或红葡萄酒。

2013—2014 年希腊居民营养与健康调查显示，18 岁及以上人群谷类的摄入量为 204g，薯类为 41g，蔬菜 188g，水果 117g，肉类 85g，水产类 24g，蛋类 18g，奶类 206g，橄榄油 33g，葡萄酒 57g，啤酒 51g。能量来源碳水化合物 39%，脂肪 42%，蛋白质 15%，酒精 4%。

与美国居民膳食结构相比，地中海地区居民膳食结构的突出特点是食物种类比较多，食材的选择范围更大；动物性食物中鱼类的摄入量比较高，而红肉的摄入量比较少；食物的加工程度比较低，食材的新鲜度比较高；橄榄油作为主要的食用油，饱和脂肪酸的摄入比例比较低；饮酒量虽然比较高，但以葡萄酒和啤酒为主。

地中海地区居民心脑血管疾病发生率比较低，已引起了西方相关国家的注意，并纷纷参照这种膳食模式改进自己国家的膳食结构。

四、中国居民的膳食结构

中国是个地域广袤、人口众多的国家，经济和农业的发展，食物资源的丰富，市场供应的稳定和国际交流的通畅，给传统的中国居民膳食结构带来了一定的变化。这变化对改善中国居民的营养缺乏病起着积极的作用。中国又是一个多民族国家，各地区间农业生产结构和物产有很大的区别，经济的发展也不平衡，因此不同地区和人群间的膳食结构会有一定的差异。这些因素导致了现今中国居民膳食结构的多样性、对健康影响的复杂性。我们应在保持中国传统饮食文化的基础上，分析当前中国居民膳食结构的优劣势，把握其变化规律，结合营养学的新观念，提出更适合中国居民膳食结构的改善建议。

（一）中国居民传统的膳食结构特点

20 世纪 80 年代前，中国居民的传统膳食以植物性食物为主，谷类、薯类和蔬菜的摄入量较高，肉类的摄入量比较低，豆制品总量不高且因地区而不同，奶类消费量在大多地区比较低。其特点如下。

1. 高碳水化合物

我国南方居民多以大米为主食，小麦粉是北方居民的主食，谷类食物的供能比例占 70% 以上。

2. 高膳食纤维

谷类食物和蔬菜中所含的膳食纤维丰富，因此我国居民膳食纤维的摄入量也很高。这是我国传统膳食最大的优势之一。

3. 低动物蛋白质和脂肪

我国居民传统的膳食中动物性食物的摄入量很少，动物脂肪的供能比例一般在 10% 以下。动物性食物供给的蛋白质也比较低。

因此，1992 年中国居民营养调查结果显示，20 世纪 80 年代，中国居民的健康状况主要表现为营养素缺乏比较普遍，特别是动物性食物中的优质蛋白质和脂溶性维生素及钙、铁、锌等微量元素。由于以植物性食物为主，因此动物性食物过量摄入、能量过剩等导致的慢性非传染性疾病的发生，如肥胖、糖尿病；心血管疾病如高脂血症、动脉粥样硬化等疾病的发病率也比较低。

（二）中国居民的膳食结构现状及变化趋势

1. 中国居民的膳食结构现状

2010—2013 年第五次全国营养调查结果表明，中国居民标准人每日谷类的摄入量为 337.3g，其中大米 177.7g，面粉 142.8g，杂粮 168.8g；蔬菜 269.4g，水果 40.7g；奶类 24.7g，蛋类 24.3g，鱼虾类 23.7g；食用油 42.7g，盐 10.5g。

此结果表明，目前中国城乡居民的膳食仍然以植物性食物为主，动物性食物为辅。但中国幅员辽阔，各地区、各民族以及城乡之间的膳食构成存在很大差别，富裕地区与贫困地区差别较大。

食物多样是平衡膳食的基本要求。与 1992 年、2002 年相比，2010—2013 年的全国营养调查结果显示，我国居民的食物种类有了明显增加。在为期 3 天的营养调查期间，食物各类的中位数，1992 年为 8 种，2002 年为 11 种，2013 年为 15 种，已经达到中国居民膳食指南推荐的每日摄入 12 种以上食物的要求。

按《中国居民膳食指南（2022）》核心条目和关键推荐建立的中国健康膳食指数（China Health Diet Index，CHDI）评价我国成年人膳食质量，结果表明，我国成年人 CHDI 的平均得分为 49 分（满分为 100 分）。其中米面摄入量、纯能量食物分别为 83.9 和 64.2 分；而肉和蛋、鱼虾类、奶类的平均得分为 47.4、14.7 和 4.3，说明中国城乡居民的膳食仍然以植物性食物为主，动物性食物为辅。

中国幅员辽阔，受经济发展、食物资源及传统饮食文化的影响，各地域、各民族以及城乡之间的膳食构成存在很大差别，富裕地区与贫困地区、膳食模式和总体膳食质量差别较大。

以中国城市与农村为例，全国农村标准人日谷类摄入量为 390.7g；薯类 42.6g，分别比城市居民高 109.3g 和 14.2g；水果的摄入量城市高于农村，分别为 40.0g 和 33.2g。值得欣慰的是，这次调查结果表明，动物性食物的消费量，城乡差异变小，但蛋类和鱼虾类的仍存在差异，城市明显高于农村；值得关注的是，蔬菜的摄入量农村低于城市，分别是 256.1g 和 283.3g；农村食用油的摄入量明显增高；饮料的摄入量农村高于城市，分别为 17.4 和 11.3g；而乳制品的摄入量农村只有 12.3g。

如果将中国按经济发展状况分类，越发达的大城市，居民的谷类消费越低，而越落后的地区谷类消费越高；动物性食物则相反，越落后的地区消费量越低，越发达的地区消费量越高。

浙江、上海、江苏、福建、广东等地食物多样化程度高，新鲜蔬菜摄入量高；鱼虾类摄入量相对比较高，猪肉摄入量比较低；饮食比较清淡，CHDI 达标率高于其他地区；2002 年中国居民营养与健康调查结果显示，这些地区超重 / 肥胖、高血压、高脂血症和糖尿病的患病率最低。因此，浙江、上海、江苏、福建、广东等东南沿海一带的膳食模式，是我国健康膳食模式的代表，又称东方健康膳食模式。

2. 中国居民膳食结构的变化趋势

改革开放以来，随着我国经济的高速发展，中国居民的膳食发生了明显的变化。国家食物消费调查显示，谷类食物的消费于 1995 年达到高峰；食用油于 1975 年前一直处于较低水平，20 世纪 80 年代迅速增长；中国人均肉类和食糖的消费量也都增加了 4 倍以上（表 6-1）。

表 6-1　中国居民食物消费变化趋势（g/d）

年度 / 年	谷类	动物性食物	食用油	食糖
1952	197.67	10.96	2.10	0.91
1957	203.06	12.29	2.42	1.51
1962	164.63	7.12	1.09	1.60
1965	182.84	12.41	1.72	1.68
1970	187.22	11.42	1.61	2.06
1975	190.52	13.59	1.73	2.26
1980	213.81	18.47	2.30	3.83
1985	251.69	26.48	5.08	5.57
1990	238.80	32.90	5.67	4.98
1995	256.23	20.74	5.80	1.28
2000	249.49	26.37	7.06	1.28
2005	208.85	30.40	6.01	1.13
2010	181.44	35.97	6.31	1.03
2015	134.50	72.40	11.10	1.30
2016	132.80	68.30	10.60	1.30

2010—2013 中国居民营养与健康状况监测结果与前四次调查结果比较，中国居民膳食结构总的变化趋势为：平均标准每日摄入谷类、薯类的量逐渐减少，特别是薯类和杂粮的消费减少明显；1982 年中国居民薯类的消费量平均为 163.0g，2013 年降至 35.8g，杂粮的消费 1982 年人均 92.0g，2013 年降至 16.8g；动物性食物增加，猪肉消费增加更为明显，2002 年达 64.3g，而鱼虾类的消费在 2002 年达高峰，2013 年所有下降，从 2002 年的 29.6g 降至 2013 年的 24.7g；豆类制品消费量增加，乳制品的消费量在 2002 年最高，为 26.5g，但仍然未能达到

中国营养学会建议的每日 300g 的推荐摄入量；2013 年乳制品的摄入量为 24.7g；盐的摄入量 1992 年最高，为 13.9g，2013 年降至 10.5g，虽然有所下降，但明显高于中国营养学会推荐的食盐不超过 6g 的每日摄入量。

由于经济水平和食物资源的不同，各地膳食结构还存在着较大的差距，但总的趋势是中国居民的膳食结构正在从传统膳食正向"富裕型"膳食结构的方向转变。

3. 中国居民膳食结构存在的主要问题

中国地域广阔、人口众多，各地区生产力发展水平和经济情况极不均衡，城市与农村居民的膳食结构相比存在较大的差异，因此存在的弊端也各不相同，需要针对各自的特点进行合理的调整与改善。

随着中国经济的快速发展，人民的膳食结构也发生了较大变化。大多数城市居民的脂肪供能比例已超过 30%，且动物性食物来源脂肪所占的比例偏高。中国居民的疾病模式由以急性传染病和寄生虫病居首位转化为以肿瘤和心血管疾病为主，膳食结构变化是影响疾病谱的主要因素之一。

研究表明，谷类食物的消费量，特别是未精制的谷类及薯类、杂粮的消费量与恶性肿瘤和心血管疾病死亡率、糖尿病等疾病之间呈明显的负相关，而动物性食物和油脂的消费量与这些疾病的死亡率呈明显的正相关，因此城市居民主要是调整消费比例，减少动物性食物和油脂过量消费，特别是应减少猪肉的消费量，脂肪供热比控制在 25% ～ 30% 为宜。

全国农村的膳食结构的变化趋势要特别关注。虽然农村居民的膳食结构已渐趋向合理，就动物性食物的消费量而言，城乡差异变小，但蛋类和鱼虾类的消费量偏低；蔬菜和水果、乳制品的摄入量偏低，有的地区盛产乳制品和大豆，但其摄入量反而低于其他地区；食用油、含糖饮料的摄入量却偏高，并有增长的趋势，这些都加重了农村人口膳食结构的不均衡。

综上所述，中国居民的膳食结构应保持以植物性食物为主的传统食物结构，增加蔬菜、水果、奶类和大豆及其制品的消费。在贫困地区还应努力提高肉、禽、水产品、乳制品和蛋等动物性食品的消费。此外，中国居民的食盐摄入量普遍偏高，要逐步降低食盐的摄入量，最好降到每人每日 5g 以下。对于特定人群如老年人、孕妇、儿童及特殊职业人群应进行广泛的营养教育和分类指导，参照《中国居民膳食指南（2022）》所提供的膳食模式进行调整。

第二节　国际组织和世界各国膳食指南

膳食指南（dietary guideline）是以营养学原则为基础，结合本国或本地的实际情况，以促进合理营养、调整膳食结构、改善健康状况为目的，教育国民明智而可行地选择食物，由营养健康权威机构为某地区或国家的普通民众发布的指导性意见。

1980 年美国农业部发布了第一版《营养与健康：美国人的膳食指南》，这是第一个出台的膳食指南，距今已有 40 多年的历史，之后大多数国家和地区都居民的营养与健康状况，发布了自己的膳食指南，并定期修订。世界卫生组织（WHO）也推出了综合性的膳食指南，便于各个国家和地区之间比较和借鉴。本节以四类膳食结构的代表国家和地区为例，选择性地介绍其膳食指南，以便更好地了解膳食结构与膳食指南之间的关系。

膳食指南一般由图形和说明两部分组成。

一、WHO 推荐的膳食指南

根据大量的饮食与健康的相关证据，2018 年 WHO 提出了保持健康的膳食指南，包括以下 5 点。

①成年人的健康饮食应包括水果、蔬菜、豆类、坚果和全谷物，如未加工的玉米、小米、燕麦、小麦、糙米。

②每天至少有 400g 的水果和蔬菜，马铃薯、甘薯、木薯和其他淀粉类根茎不属于水果或蔬菜。

③游离糖提供的能量应该低于 10% 总能量摄入，即相当于 50g。一个健康的人每天消耗约 2000kcal 的能量，若游离糖提供的能量低于 5% 的总能量，则有更多的健康效益。大多数游离糖被添加到食物或饮料中，也可以自然存在于蜂蜜、糖浆、果汁和果汁中的糖。

④脂肪摄入提供的能量应低于总能量摄入的 30%。建议将饱和脂肪酸的摄入量减少到总摄入量的 10% 以下，而反式脂肪酸的摄入量降低至总能量摄入 1% 以下，特别是工业生产的反式脂肪酸并不是健康饮食的一部分，应该避免摄入。

⑤每天少于 5g 盐，并使用加碘盐。

二、亚洲国家的膳食指南

亚洲国家人口众多，各国的经济发展水平也不均等，以日本为代表的居民膳食结构相对均衡，但也有一些不健康的饮食习惯，故膳食指南的内容能充分体现出这一点。

（一）日本的膳食指南

日本的膳食指南图形为"旋转陀螺"，模仿了传统玩具陀螺。该"陀螺"分为四层，分别代表了不同的食物组，最上层也就是最宽的那层代表食用量最多的，其推荐比例从上到下递减。水或茶构成了陀螺的轴，表示饮水十分重要。在陀螺上奔跑的人也体现了运动的重要性。有趣的是，点心、酒等食物构成了陀螺的"鞭子"。虽然这些食物不能多吃，但是适量摄入可增加生活乐趣，让"陀螺"旋转起来（图6-1）。

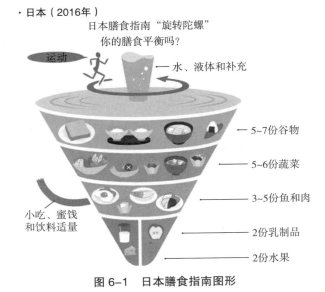

图6-1 日本膳食指南图形

日本膳食指南的推荐主要有以下5点。

①食物多样化，保持食物营养素摄入平衡。每天进食的食物种类目标是30种，包括谷物和薯类、鱼、肉、蛋、豆类、乳制品、海藻、带骨小鱼、黄绿色蔬菜、其他蔬菜水果、食用油脂等基础食品。

②加强运动，达到能量平衡。避免进食过饱，以免能量摄入过高，每天要保持一定时间的运动，避免肥胖。

③讲究脂肪的量和质。少吃动物性脂肪，适当摄入植物油和鱼油，保持三种来源油脂的均衡，以预防心血管疾病。

④注意少用食盐。不要吃太咸的食物，每天摄入食盐在10g以下，讲究烹饪方法。

⑤愉快进餐。餐桌是家庭欢聚的场所，营造愉快、轻松的家庭气氛，既能提高对食物的消化吸收率，也可享受天伦之乐。

日本的膳食指南推荐内容，充分体现了日本膳食指南的细致和可操作性及物产特点，如每天进食食物种类目标是30种，每天进食海藻、带骨小鱼、鱼油等，同时将烹饪方法和进餐氛围也纳入了膳食指南的推荐内容。

（二）韩国的膳食指南

韩国最新的膳食指南是2010年发布的，膳食指南图形设计得较为有趣，一个人骑着一辆自行车，车的小前轮里有一杯水，体现饮水的重要性；车的大后轮被分成五个大小不同的扇区，分别代表谷物，肉、鱼、蛋和豆类，蔬菜，水果及牛奶。该图像也被称为食物平衡轮，强调了平衡饮食和运动对维持健康的重要性（图6-2）。

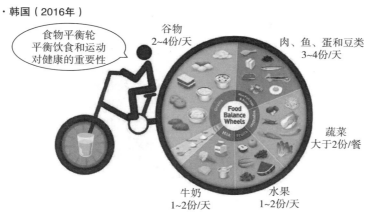

图 6-2 韩国膳食指南图形

韩国最新的膳食指南的推荐内容则更能反映韩国居民膳食中的需要改变的习惯。韩国居民膳食指南的推荐内容包括如下几方面。

①吃各种各样的食物。吃各种各样的食物，尤其是全麦谷物；吃各种各样的蔬菜，吃各种各样的水果，每天吃乳制品，育龄女性选择富含血红蛋白和铁的食物，如瘦红肉。

②增加身体活动，以保持健康的体重。让身体活动成为一天中最重要的部分，每天锻炼30分钟，保持合理的体重，根据身体活动水平控制总能量的摄入。

③吃足够的干净和安全的食物。选择干净和安全的食物，准备或订购数量足够的食物，准备和保证食品安全，按时享受每顿饭，保持传统饮食平衡。

④选择低盐的食物，在烹饪中使用更少的盐。用比较少的盐准备食物，当喝汤或吃炖锅时，不喝咸汤，不要在桌子上放更多的盐或酱油，用更少的盐制作泡菜。

⑤少吃肥肉和油炸食物。吃肉去肥油，少吃油煎食物，烹调减少用油。

⑥如果含酒精的饮料，要适量。男性每天最多喝两杯，女性每天喝一杯，妊娠期间不饮酒。

韩国居民传统饮食的特点是每天吃泡菜，喝酱汤，盐的摄入量比较高，因此，膳食指南的推荐中对如何选择和制作低钠饮食规定得十分详细。

三、以动物性食物为主国家的膳食指南

以动物性食物的膳食结构为主的国家多为在欧美发达国家，如美国、西欧、

北欧诸国，属于营养过剩型（又称"富裕型"）的膳食。

美国居民的膳食结构，是典型的营养过剩型膳食结构，对健康的影响十分明显，因此，美国是第一个出台的膳食指南的国家，距今已有 40 多年的历史。自 1980 年美国农业部发布了第一版《营养与健康：美国人的膳食指南》之后，每 5 年修订一次，至最新版的《美国居民膳食指南 2020—2025》已经修订了 8 次，主要内容如下（图 6-3）。

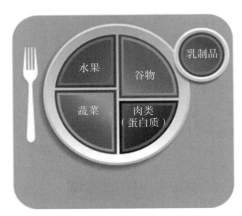

图 6-3　美国膳食指南图形

1. 在每个生命阶段遵循健康的饮食模式

在每个生命阶段，婴儿期、幼儿期、童年期、青春期、成年期、妊娠期、哺乳期和中老年人时期等，健康饮食永远不会太早或太晚。

在婴儿出生后的前 6 个月，应纯母乳喂养。母乳喂养持续时间至少 1 年，如果需要的话可以更长。当不能母乳喂养时，应采用铁强化婴儿配方奶粉喂养 1 年。婴儿养出生后不久开始服用维生素 D，以促进钙的吸收。

婴儿生长至 6 个月大时，要提供营养丰富的辅食。给婴儿补充食物时，也供给一些可能引起过敏的食物。鼓励婴幼儿从各种食物中摄取全面的营养，包括富含铁和锌的食物，尤其是母乳是喂食的婴儿。

从 12 个月到成年，在整个生命周期内遵循健康的饮食模式，以满足营养需求，有助于实现健康的体重，并降低患慢性病的风险。

2. 定制并享受营养丰富的食物和饮料选择，尊重并反映个人喜好、文化传统和收入水平

健康的饮食模式可以使所有人受益，且不分年龄、种族、民族或当前的健康状态。饮食指南提供了一个膳食结构的模式，可根据个人需要以及美国不同文化的饮食方式进行具体选择。注重以营养丰富的食物和饮料满足食物群体的需求，并保持在能量供给限度内。

膳食指南的一个基本前提是营养需求应主要从以下方面得到满足：食品和饮料，特别是营养密集型食品和饮料。营养丰富的食物如维生素、矿物质和其他健康促进成分，不含或很少添加糖、饱和脂肪和钠。健康的饮食模式包括营养丰富的食物和饮料。

3. 在热量限制范围内，按推荐量推荐所有的食物

构成健康饮食模式的核心要素包括如下。

各种蔬菜：包括深绿色；红色和橙色；豆类、豌豆和小扁豆；淀粉；其他蔬菜和水果，尤其是整个水果。

谷物：其中至少一半是全谷物。

乳制品：包括无脂或低脂牛奶、酸奶和奶酪，和（或）用强化的豆乳饮料及酸奶替代牛奶。

蛋白质食品：包括瘦肉、家禽和鸡蛋；海鲜；豆类、豌豆和小扁豆；坚果、种子和豆制品。

油：包括植物油和食品中的油，如海鲜和坚果。

4. 限制添加糖、饱和脂肪和钠含量较高的食物和饮料，限制酒精饮料

在每一个生命阶段，满足食物组的建议，但也要考虑每人每天的热能需求和钠限量。一个健康的饮食模式没有太多的空间额外添加糖、饱和脂肪、钠或酒精饮料。少量添加糖，饱和脂肪，或钠可以添加到营养丰富的食物和饮料中，以满足对营养素摄入建议的需要。但这些成分含量高的食品和饮料应该受到限制。具体的限制内容如下。

添加糖：从 2 岁开始，每天摄入的糖分少于热量的 10%。2 岁以下的儿童的食物避免添加糖。

脂肪：从 2 岁开始，饱和脂肪每天少于能量摄入的 10%。

钠盐：钠含量低于 2300mg/d，14 岁以下儿童甚至更少。

酒精饮料：法定饮酒年龄的成年人可以选择不饮酒，或通过以下方式适量饮酒。限制男性一天摄入 2 杯或更少的酒，女性每天摄入 1 杯或更少的酒。少喝酒比多喝酒有益健康。有些成年人不应该喝含酒精饮料，如妊娠期的妇女。

美国最新版的膳食指南强调，合理膳食应体现在生命周期的全过程，且永远不会太早或太晚；不同的生命周期合理膳食的要求有所不同；合理的膳食不单纯是合理的营养素供给，还应该是心理享受的过程，并尊重个人的饮食喜好、文化传统和收入水平；强调了限盐、糖和酒精饮料。

四、地中海国家的膳食指南

希腊可作为该种膳食结构的代表。希腊的膳食金字塔分为 11 层，更加全面地展示了其推荐的食物。与其他国家不同的是，希腊的膳食指南金字塔中只有食

物图片，没有文字。在金字塔的周围，有象征体育锻炼的人形图像以及适量饮酒的建议（图6-4）。

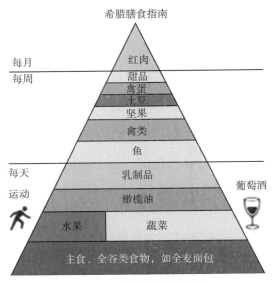

图 6-4　希腊膳食指南图形

希腊膳食金字塔底层为主食，主要是各类全谷类食物如全麦面包、全麦通心粉；第二层为蔬菜和水果，其中蔬菜的量高于水果；第三层为橄榄油；第四层为乳制品；第五层为鱼；第六层为禽类；第七层为橄榄等坚果；第八层为马铃薯；第九层蛋类；第十层为甜品；第十一层为红肉。

希腊膳食金字塔虽然只有文字，没有图片，但从图片的详细介绍，也能看出地中海地区居民在食物选择的种类十分广泛。

德国也属于地中海地区，其膳食指南也具有德国的特点（图6-5）。

德国（2006）

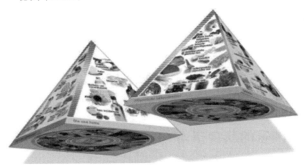

图 6-5　德国膳食指南图形

①从许多不同的食物中选择。

②多吃谷类食物和马铃薯。

③每天 5 份水果和蔬菜。

④每天摄入牛奶和奶制品，每周吃两次鱼，适量和肉、香肠和鸡蛋。

⑤低脂肪饮食。

⑥适量的糖和盐。

⑦补充大量的液体。

⑧用心烹饪美味菜肴。

⑨进食要细嚼慢咽，享受美食。

⑩注意体重，保持身体活跃。

五、以植物性食物为主的膳食结构分布国和地区的膳食指南

大多数发展中国家如印度、巴基斯坦、孟加拉国和非洲一些国家是以植物性食物为主。相对于经济发达国家来说，膳食指南的内容也相对比较简单。

如贝宁在 2015 年发布的《贝宁的膳食指南》，只有传统茅草小屋图形，将小屋分为五层，各代表五类食物，分别是谷物或块茎、动植物性蛋白质食物、蔬菜、水果及乳制品。小屋的入口处有一瓶水，表明每天需要喝足够的水（图6-6）。

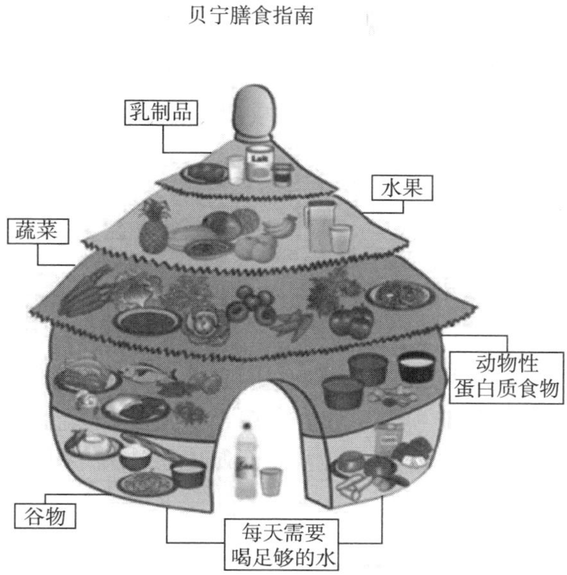

图 6-6　贝宁膳食指南图形

2016 年塞拉利昂的膳食指南图形包括了六类食物，它们根据食物提供的营养特性以及食物的可获得性进行分类，而不是按照推荐分量的多少进行排列。它们还代表了食物组中每天至少应该摄入一次的食物。

2012 年南非的膳食指南图形中有七个不同大小的盘子，代表了不同的食物组。谷物组在图形的中央，周围是其他食物组。每组食物的盘子大小反映了该组食物在日常饮食中所占的比重。

六、中国居民膳食指南

中国居民膳食指南自 1989 年发布以来，在 1997 年、2007 年、2016 年、2021 年及 2022 年经过五次修订。尽管我国不是第一个发布膳食指南的国家，但我国是第一个具有膳食营养观念的国家，因此我国的膳食指南具有悠久的历史渊源和丰富的饮食文化背景。

（一）中国居民膳食指南回顾

1. 传统的膳食营养观念

中国的饮食文化源远流长，影响最深和传播最广的膳食营养观念出自中医经典著作《黄帝内经·素问》及《神农本草经》，它们用朴素的辩证思想提出了至今仍具有指导意义的见解。"药毒攻邪，五谷为养，五果为助，五畜为益，五菜为充，气味合而服之，以补精益气。"精辟、纲领性向人们提示了膳食平衡的要义，可以说是最早的膳食指南。在当时，五行学说占有重要地位，因此，"五"的概念不是单纯的数字，而是多样性的泛指，四类食物分别用"养、助、益、充"，提出了不同食物的地位和在膳食结构中的重要性，至今流传甚广，是中华民族传统文化的结晶。

李时珍在长期的观察和实践中，不断总结，将 350 多种食物纳入药物的范畴，用寒、凉、温、热、有毒和无毒等性质，以便对证使用《本草纲目》。

现代科学发展，人们用各种先进的方法和手段，不断探索着生命的奥秘，但我国传统的饮食思想用朴素的辩证法揭示了人类与食物的关系，人体对食物的反应、食物的性质与分类等，至今仍然影响着中国居民的膳食，也为研究者们所关注。

2. 第一版中国居民膳食指南

中国营养学会于 1989 年制定了我国第一版膳食指南，共有 8 条建议（图 6-7）。

①食物要多样。

②饥饱要适当。

③油脂要适量。

④粗细要搭配。

⑤食盐要限量。

⑥甜食要少吃。

⑦饮酒要节制。

⑧三餐要合理。

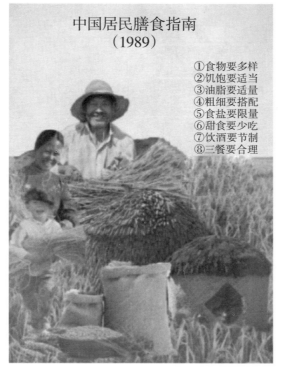

图 6-7　中国居民膳食指南（1989）

3. 第二版中国居民膳食指南

1992 年全国营养调查的结果发现，随着经济的发展，市场的繁荣，我国居民的膳食结构也发生了一定的变化，因此集中各界的力量，同时参照发达国家膳食指南的制定原则和内容，1997 年发布的第 2 版《中国居民膳食指南》，除了文字说明外，还增加了"平衡膳食宝塔"图形及各类食物的量化建议。这一版膳食指南的文字说明仍然是 8 条（图 6-8）。

①食物多样，谷类为主。

②多吃蔬菜、水果和薯类。

③常吃奶类、豆类或其制品。

④经常吃适量的鱼、禽、蛋、瘦肉，少吃肥肉和荤油。

⑤食量与体力活动要平衡，保持适宜体重。

⑥吃清淡少盐的膳食。

⑦如饮酒，要限量。

⑧吃清洁卫生，不变质的食物。

1997中国居民营养宝塔

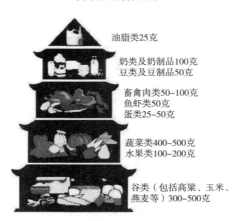

油脂类25克

奶类及奶制品100克
豆类及豆制品50克

畜禽肉类50~100克
鱼虾类50克
蛋类25~50克

蔬菜类400~500克
水果类100~200克

谷类（包括高粱、玉米、
燕麦等）300~500克

图6-8　中国居民膳食指南（1997）

第2版膳食指南与第一版相比更详细一些，并且将食品安全和运动也纳入了膳食指南中。

4. 第3版中国居民膳食指南

第2版中国居民膳食指南发布后的十年间，是我国经济迅速增长的十年，居民的膳食结构发生了很大的变化，营养与健康的问题从过去的以营养缺乏为主的状况转变为营养缺乏与过剩的双重负担，因此，这一版的《中国居民膳食指南（2007）》内容更加丰富和全面，由一般人群膳食指南、特定人群膳食指南和平衡膳食宝塔三部分组成，一般人群的膳食指南共有10条核心内容（图6-9）。

①食物多样，谷类为主，粗细搭配。

②多吃蔬菜、水果和薯类。

③每天吃奶类、豆类或其制品。

④吃适量的鱼、禽、蛋、瘦肉，少吃肥肉和荤油。

⑤减少烹调用油，吃清淡少盐膳食。

⑥食不过量，天天运动，保持健康体重。

⑦分配要合理，零食要适当。

⑧每天足量饮水，合理选择饮料。

⑨如饮酒要限量。

⑩吃新鲜卫生的食物。

中国居民膳食指南及平衡膳食宝塔（2007）

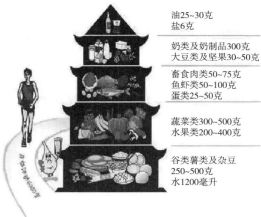

油25~30克
盐6克

奶类及奶制品300克
大豆类及坚果30~50克

畜食肉类50~75克
鱼虾类50~100克
蛋类25~50克

蔬菜类300~500克
水果类200~400克

谷类薯类及杂豆
250~500克
水1200毫升

图6-9　中国居民膳食指南（2007）

5.第4版中国居民膳食指南

第4版中国居民膳食指南的修订工作从2014年开始，中国营养学会组织了百余名专家，成立了《中国居民膳食指南》修订专家委员会，根据2002年中国居民营养与健康调查的结果，对膳食模式进行分析，收集了食物与健康的科学证据，参照国际组织和其他国家膳食指南的修订经验和内容，广泛征求相关领域专家、政策研究者、管理者、食品行业生产者、消费者的意见和建议，经过两年的时间，终于形成了《中国居民膳食指南（2016）》系列指导文件。

《中国居民膳食指南（2016）》由一般人群膳食指南、特定人群膳食指南和中国居民平衡膳食实践三部分组成。

一般人群膳食指南适用于2岁以上健康人群。共有6条核心推荐条目，每个核心推荐条目下有提要、关键推荐、实践应用、科学依据、知识链接5个部分组成。提要是对条目的中心内容、关键推荐进行总结；关键推荐是对实现核心条目的具体化操作要点；实践应用则对关键推荐的内容进行更加具体的实践指导；科学依据总结和分析了1997—2014年对同一问题的科学研究的系统综述和荟萃分析，集中了科学界的主流观点和共识；知识链接介绍与本条目有关的一些信息资料。《中国居民膳食指南（2016）》还结合我国居民的与营养现况问题，推荐了解决方案与建议。

特定人群膳食指南根据不同年龄段人群的生理特点和饮食行为，在一般人群膳食指南的基础上进行了补充。特定人群膳食指南由五部分组成：每一部分中国孕妇、乳母膳食指南包含了备孕妇女膳食指南孕期妇女膳食指南、哺乳期妇女膳食指南；第二部分中国婴幼儿膳食指南包含了6月龄内婴儿母乳喂养指南和7～24月龄婴幼儿喂养指南；第三部分中国儿童少年膳食指南包含了学龄前儿童膳食指南、学龄儿童膳食指南；第四部分为中国老年人膳食指南；第五部分为素食人群膳食指南（图6-10）。

中国居民平衡膳食实践：修订了2007版的中国居民平衡膳食宝塔、新增了中国居民平衡膳食餐盘、儿童平衡膳食算盘，突出可视性和操作性，以便更好地传播和实践膳食指南的主要内容和思想（图6-11、图6-12）。

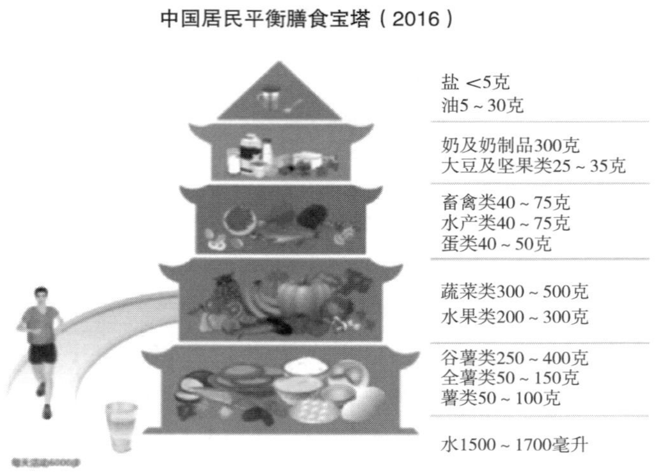

中国居民平衡膳食宝塔（2016）

盐 <5克
油5～30克

奶及奶制品300克
大豆及坚果类25～35克

畜禽类40～75克
水产类40～75克
蛋类40～50克

蔬菜类300～500克
水果类200～300克

谷薯类250～400克
全谷类50～150克
薯类50～100克

水1500～1700毫升

每天活动6000步

图 6-10　中国居民平衡膳食宝塔（2016）

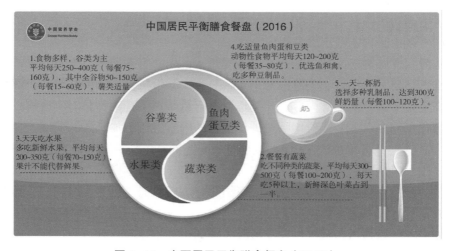

图 6-11　中国居民平衡膳食餐盘（2016）

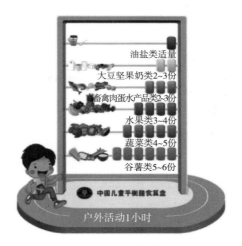

油盐类适量

大豆坚果奶类2~3份

畜禽肉蛋水产品类2~3份

水果类3~4份

蔬菜类4~5份

谷薯类5~6份

中国儿童平衡膳食算盘

户外活动1小时

图6-12　儿童平衡膳食算盘（2016）

《中国居民膳食指南（2016）》与《中国居民膳食指南（2007）》相比，无论是内容和写作格式都有了很多变化。不但修订了摄入量，还突出了实践部分和平衡膳食模式等内容，另外结合新的研究成果，提出了一些新概念，如"分量"、健康饮食文化等，并采用大量的图表和食谱，使这一版的膳食指南具有更直观的可读性和操作性。

结合烹饪工作者的实际工作需要，本章节主要介绍《中国居民膳食指南（2016）》中一般人群的膳食指南核心推荐和关键推荐，为合理烹饪实践提供依据。特定人群的膳食指南见第六章内容。

推荐一：食物多样，谷类为主

关键推荐：平衡膳食模式是最大程度上保障人体营养需要和健康的基础，食物多样是平衡膳食模式的基本原则。

①每天的膳食应包括谷薯类、蔬菜水果类、畜禽鱼蛋奶类、大豆坚果类等食物。

②建议平均每天摄入12种以上食物，每周25种以上。

③谷类为主是平衡膳食模式的重要特征，每天摄入谷薯类食物250～400g，其中全谷物和杂豆类50～150g，薯类50～100g。

④食物多样，谷类为主，是平衡膳食模式的重要特征。

推荐二：吃动平衡，健康体重

关键推荐：体重是评价人体营养和健康状况的重要指标，吃和动是保持健康体重的关键。

①各个年龄段人群都应该坚持天天运动、保持健康体重。

②食不过量，控制总能量摄入，保持能量平衡。

③坚持日常身体活动，每周至少进行5天中等强度身体活动，累计150分钟

以上；主动身体活动最好每天 6000 步。

④ 减少久坐时间，每小时起来动一动。

推荐三： 多吃蔬果、奶类、大豆

关键推荐：蔬菜、水果、奶类和大豆及制品是平衡膳食的重要组成部分。

①蔬菜和水果是平衡膳食的组成部分，奶类富含钙，大豆富含优质蛋白质。

②餐餐有蔬菜，保证每天摄入 300 ～ 500g，深色蔬菜应占 1/2。

③天天吃水果，保证每天摄入 200 ～ 350g 的新鲜水果，果汁不能代替鲜果。

④吃各种各样的奶制品，摄入量相当于每天液态奶 300g。

⑤经常吃豆制品，适量吃坚果。

推荐四：适量吃鱼、禽、蛋、瘦肉

关键推荐：鱼、禽、蛋和瘦肉可提供人体所需要的优质蛋白质、维生素 A、B 族维生素等，有些也含有较高的脂肪和胆固醇。

①鱼、禽、蛋和瘦肉摄入要适量。

②每周吃鱼 280 ～ 525g，畜禽肉 280 ～ 525g，蛋类 280 ～ 350g，平均每天摄入鱼、禽、蛋和瘦肉总量 120 ～ 200g。

③优先选择鱼和禽。

④吃鸡蛋不弃蛋黄。

⑤少吃肥肉、烟熏和腌制品。

推荐五： 少盐少油，控糖限酒

关键推荐：我国多数居民目前食盐、烹调油和脂肪摄入过多，这是高血压、肥胖和心脑血管疾病等慢性病发病率居高不下的重要因素。

①培养清淡饮食习惯，少吃高盐和油炸食品。成人每天食盐不超过 6g，每天烹调油 25 ～ 30g。

②控制添加糖的摄入量，每天摄入糖不超过 50g，最好控制在 25g 以下。

③每日反式脂肪酸摄入不超过 2g。

④足量饮水。成年人每天 7 ～ 8 杯（1500 ～ 1700mL），提倡饮用白开水和茶水，不喝或少喝含糖饮料。

⑤儿童少年、孕妇、乳母不应饮酒，成人如饮酒，男性一天饮用酒的酒精量不超过 25g，女性不超过 15g。

推荐六： 杜绝浪费，兴新食尚

关键推荐：勤俭节约，珍惜食物，杜绝浪费是中华民族的美德。

①珍惜食物，按需备餐，提倡分餐不浪费。

②选择新鲜卫生的食物和适宜的烹调方式。

③食物制备生熟分开、熟食二次加热要热透。

④学会阅读食品标签，合理选择食品。

⑤回家吃饭，享受食物和亲情。

⑥传承优良饮食文化，兴饮食文明新风。

特定人群膳食指南主要包括备孕妇女膳食指南、孕期膳食指南、哺乳期膳食指南、6月龄内婴儿母乳喂养指南、7～24月龄婴幼儿喂养指南、学龄前儿童膳食指南、学龄儿童膳食指南、中国老年人膳食指南、素食人群膳食指南等。

（二）第5版中国居民膳食指南

最新的《中国居民膳食指南（2022）》于2022年发布（图6-13至图6-15）。

《中国居民膳食指南（2022）》是在《中国居民膳食指南（2016）》的基础上，结合我国居民食物消费和营养与相关疾病的实际情况而制定的，由三部分组成，即一般人群膳食指南、特定人群膳食指南、平衡膳食模式和膳食指南编写说明，并提炼出用于一般人群的八条平衡膳食准则，推荐了解决方案与建议，更有实践性指导。特定人群膳食指南由孕妇乳母膳食指南、婴幼儿喂养指南、儿童膳食指南、老年人膳食指南和素食人群膳食指南组成。

《中国居民膳食指南（2022）》更注重膳食结构的合理，食物的搭配；注重合理烹饪；增加了"高龄老年人"指导准则；突出了食物量化的概念等，具有更强的可读性和可操作性。

下面介绍《中国居民膳食指南（2022）》中一般人群的膳食指南平衡膳食的八条准则及核心推荐。特定人群的膳食指南将在第七章的相关内容中介绍。

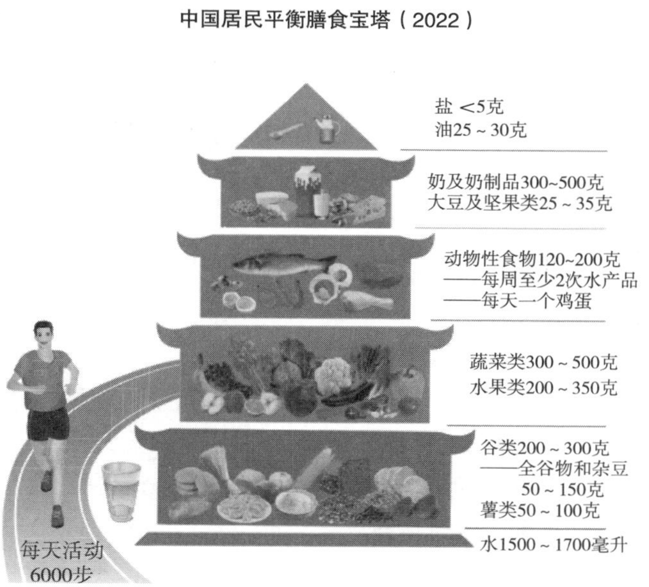

中国居民平衡膳食宝塔（2022）

图6-13　中国居民平衡膳食宝塔（2022）

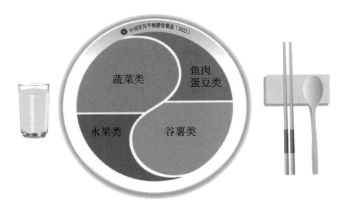

图 6-14　中国居民平衡膳食餐盘（2022）

中国儿童平衡膳食算盘（2022）

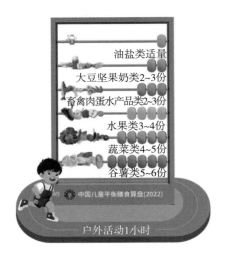

图 6-15　儿童平衡膳食算盘（2022）

准则一　食物多样，合理搭配

关键推荐：

坚持谷类为主的平衡膳食模式。

每天的膳食应包括谷薯类、蔬菜水果、畜禽鱼蛋奶和豆类食物。

平均每天摄入 12 种以上食物，每周 25 种以上，合理搭配。每天摄入谷类食物 200～300g，其中包含全谷物和杂豆类 50～150g，薯类 50～100g。

准则二　吃动平衡，健康体重

关键推荐：

各年龄段人群都应天天进行身体活动，保持健康体重。

食不过量，保持能量平衡。

坚持日常身体活动，每周至少进行5天中等强度身体活动，累计150分钟以上。主动身体活动最好每天6000步。

鼓励适当进行高强度有氧运动，加强抗阻运动，每周2～3天。减少久坐时间，每小时起来动一动。

准则三　多吃蔬果、奶类、全谷、大豆

关键推荐：

蔬菜水果、全谷物和奶制品是平衡膳食的重要组成部分。

餐餐有蔬菜，保证每天摄入不少于300g的新鲜蔬菜，深色蔬菜应占1/2。

天天吃水果，保证每天摄入200～350g的新鲜水果，果汁不能代替鲜果。

吃各种各样的奶制品，摄入量相当于每天300mL以上液态奶。

经常吃全谷物、大豆制品，适量吃坚果。

准则四　适量吃鱼、禽、蛋、瘦肉

关键推荐：

鱼、禽、蛋类和瘦肉摄入要适量，平均每天120～200g。

每周最好吃鱼2次或300～500g，蛋类300～350g，畜禽肉300～500g。

少吃深加工肉制品。

鸡蛋营养丰富，吃鸡蛋不弃蛋黄。

优先选择鱼，少吃肥肉、烟熏和腌制肉制品。

准则五　少盐少油，控糖限酒

关键推荐：

培养清淡饮食习惯，少吃高盐和油炸食品。成年人每天摄入食盐不超过5g，烹调油25～30g。

控制添加糖的摄入量，每天不超过50g，最好控制在25g以下。

反式脂肪酸每天摄入量不超过2g。

不喝或少喝含糖饮料。

儿童青少年、孕妇、乳母以及慢性病患者不应饮酒。成年人如饮酒，一天饮用的酒精量不超过15g。

准则六　规律进餐，足量饮水

关键推荐：

合理安排一日三餐，定时定量，不漏餐，每天吃早餐。

规律进餐、饮食适度，不暴饮暴食、不偏食挑食、不过度节食。

足量饮水，少量多次。在温和气候条件下，低身体活动水平下成年男性每天喝水1700mL，成年女性每天喝水1500mL。

推荐喝白水或茶水，少喝或不喝含糖饮料，不用饮料代替白水。

准则七　会烹会选，会看标签

关键推荐：

在生命的各个阶段都应做好健康膳食规划。

认识食物，选择新鲜的、营养素密度高的食物。

学会阅读食品标签，合理选择预包装食品。

学习烹饪、传承传统饮食，享受食物的天然美味。

在外就餐，不忘适量与平衡。

准则八　公筷分餐，杜绝浪费

关键推荐：

选择新鲜卫生的食物，不食用野生动物。

食物制备生熟分开，熟食二次加热要热透。

讲究卫生，从分餐公筷做起。

珍惜食物，按需备餐，提倡分餐不浪费。

做可持续食物系统发展的践行者。

第三节　人体选择食物的影响因素

食物是各种营养素的载体，人类在生命长河中获取的各种营养素大多数来源于食物。觅食是一切动物生存的本能，从远古的原始人到现代人的进化发展过程中，人类的食物也发生了翻天覆地的变化，人们逐步地学会用自己的勤劳与智慧去有目的地生产、加工、烹调、贮藏所需要的食物，因而食物的种类越来越多，口味越来越丰富。人类社会的工业化，使食物的加工从以家庭制作为主转变为工业化生产与家庭制作相结合的形式，加工的方法因而越来越复杂，同时人们对食物的要求也越来越高，从单纯作为生存的物质基础，到不同层次的生理和心理需要。

饱腹的需要：这是人们最基本的生理需要，是人类繁衍的物质基础。

心理的需要：摄食过程中，食物的色、香、味、形刺激了味、视、嗅等感官，产生欣慰、愉悦感，满足人类的心理需要。

健康的需要：这是人类对于食物的最高层次的认识与需要，通过食物来改善体质、增进健康、延缓衰老、延长寿命、提高智力等。为了达到这些目的，人类改造食物的生产和利用，并在这些方面取得了令人瞩目的成绩。

此外，食物和进餐还与社交等文化现象有关。

但人类对自然的认识并不完全，在对食物的生产、加工、利用等方面如果只是从单一的需要出发，就会产生一些失误。作为食物的消费者来说，如果他对于食物选择的动机不是很明确，或者说不正确，那么食物对他的健康必将产生影响：一个人每天的进食量若以 1.5kg 计算，那么一个 70 岁的人在他的一生中将有 38000kg 左右的食物通过他的胃肠道，这些食物中的各种成分时刻影响着人体的生长、发育、免疫、新陈代谢和健康。不同的食物选择，形成了不同的膳食结构，影响着人的体形、健康和寿命。虽然这种影响是缓慢的、长期的，但终究会对不同的人群、不同的民族、不同的国家，乃至整个人类产生深远的影响。

研究和了解人类对食物选择的影响因素，可以帮助我们了解消费者对于食物的生产、加工、销售等环节的特殊需要，及时掌握市场动态；同时也为国家在宏观上进行政策性的指导与调控提供依据；并且可以此来制定正确的法规与法律，引导人们进行正确健康的食物消费，提倡健康的饮食方式，从而提高全民族的健康水平。

一、食物选择的生理因素

决定人类食物选择的因素很多，首先是人体的生理反射影响着人体对于食物的选择。这种生理功能是人体赖以生存的基础。

（一）中枢神经系统的调节

参与人体食物选择神经调节的最高中枢在大脑。

大脑对于食物选择控制的研究，最初是通过对实验动物大脑损伤的认识。经过不断的研究证实，在大脑腹侧正中下丘脑存在有饱中枢，摄食中枢存在于大脑侧下丘脑，损伤这些区域就会引起摄食行为的异常：饱中枢损伤，会引起实验动物贪食、体重增加和肥胖；而损伤摄食中枢，则动物拒食，引起体重下降、消瘦，即使附近有水与食物，实验动物也将死于饥渴。当人体由于各种原因引起大脑相应组织损伤时，也会产生相同的症状。正常人摄食中枢与饱中枢的活动处于动态平衡状态。在饥饿状态下，摄食中枢的活动加强，引起觅食物和进食行为。随着进食行为的不断延续，胃被食物充满，同时食物中的小分子营养素，如氨基酸、葡萄糖、脂肪酸被人体吸收，可兴奋饱中枢，而使进食行为停止。

大脑对人体这种食物的选择和进食行为的调节是通过大脑内各种复杂的神经网络和神经递质、神经肽进行的。氨基酸及由氨基酸转变的单氨神经递质均是摄食控制机制的组成部分。例如，γ- 氨基丁酸、谷氨酸及由色氨酸转变而来的5- 羟色胺、组氨酸转变而来的组胺等。它们大部分是通过对中下丘脑的作用而影响进食以及对食物的选择等进食行为。血液中葡萄糖浓度的变化也可会对下丘脑产生作用。

（二）外周神经和激素的调节

随着进食行为的开始，食物由口腔进入胃、肠后，通过各种物理的、化学的刺激与反射，使体内神经系统的兴奋性和内分泌激素的分泌产生变化，调节人体对食物的选择和整个进食过程。

为了便于理解，我们把进餐的过程分为3个阶段：进餐前、进餐时和进餐后。

进餐前引起人体对食物需求的主要原因是饥饿。饥饿导致了人体寻求食物的行为。饥饿是一种对食物的急切需要，是一种不愉快的感觉，与食欲有一定的区别。食欲是对食物的欲望，可以因为饥饿而加重，但一般伴随着愉快地选择和摄取食物的过程。

饥饿时由于胃肠道中食物的数量很少，或处于空腹状态，与饱食状态有明显的不同，因而来源于食物对胃肠道的各种物理、化学、渗透压的信号通过迷走神经或激素影响到大脑的摄食中枢，使其兴奋性增高，引起摄食的欲望。因而，胃容量的状态对饥饿或饱腹感的产生有一定的影响。胃腔中没有食物，处于空腹状态时，则饥饿感比较明显，甚至强烈，对食物的欲望也就越明显。

血液中血糖的浓度对人体的进食行为也有一定的调节作用。因为人体中枢神经系统的热量来源主要是血糖。血糖浓度下降到一定的程度后，饥饿的程度与进餐的要求有所增加。

进食行为开始后，随着食物进入胃脏，胃容积逐渐增加，胃壁的张力感受器受到刺激，并通过神经反射传导影响摄食中枢；胃中食糜不断排入小肠，同样也引起小肠内局部的机械刺激和化学感受器的改变，引起小肠壁局部神经丛的反射和一些激素的释放，如胃泌素、缩胆囊素、促胰液素等。这些物质或通过血液循环直接影响大脑摄食中枢的兴奋性；或通过对消化道功能的调节，使人体产生饱腹感。研究得最多的是进食开始后，小肠分泌一种缩胆囊素激素，使胃幽门括约肌收缩，能减慢胃内容物排入小肠的速度，延长了饱腹的时间。

随着食物中的各种营养素逐步被人体消化吸收，血液将营养素转运到人体的大脑与全身各个组织与细胞中，组织细胞在对营养素利用的同时，也引起人体激素的分泌变化（表6-2）。最典型的是胰岛素随着血糖浓度的增高分泌增多。胰岛素是一种同化激素，能促进组织细胞对血液中葡萄糖和氨基酸的摄取与利用，结果是使血糖的浓度降低。伴随着这一过程的是胃中食物逐渐排入小肠，小肠也逐渐将食物消化吸收，又重新回到了空腹状态，再次引起饥饿和食欲。

表6-2　调节摄食的主要信号因子

促进摄食的因子	抑制摄食的因子
神经肽 Y	瘦素（LP）
增食因子 A 和 B	饱食因子
阿片肽	胆囊收缩素
胰多肽	铃蟾素

促进摄食的因子	抑制摄食的因子
生长激素释放肽	促皮质激素释放因子
甘丙肽（GAL）	胰高血糖素样肽 –1（GLP）
多巴胺（DA）	5– 羟色胺
去甲肾上腺素及其受体	黑色素皮质素受体 –4
黑色素浓缩激素	促阿片—黑色素皮质素原
糖皮质激素	甲状腺素
谷氨酸脱羧酶	神经降压素

（三）营养素与摄食因素的调节

最新的研究还表明，营养素特别是三大产热营养素本身对人体食物的选择有直接的影响。

膳食中热能来源于三种产热营养素，即碳水化合物、脂肪和蛋白质。这三种营养素的每一种对人体食物的选择都具有特殊调节作用。

国外的科学家曾做过这样的实验：让一组小朋友在一个食物丰富的房间里自由进餐。刚开始时，小朋友们都选择平时最喜欢的各种甜食：糖果、巧克力、饼干、蛋糕、果冻、布丁等，但不久，他们这种对甜食的兴趣逐渐消失，自觉选择各种蛋白质含量高的食物。

为了解开这个谜，科学家们又进一步进行动物实验，发现每一种产热营养素对食物的摄取都有特定作用，因而在一定的程度上影响着人们对食物种类的选择。而动物与人体内也存在着独特的调节系统，使得每种产热营养素都有其"特异的食欲"。营养素对人体的这种影响与人体自身对营养素摄取的调节，两者共同作用，使人体在一定的范围内能进行食物选择的自我调节。

进食脂肪后产生的信号对人体的饱腹感具有一定的支持作用，同时也满足了人体对脂肪的特殊食欲。进食脂肪可以导致缩胆囊素的释放，这种激素作用于胃，使胃腔中食糜排入小肠的速度减慢，延长了饱腹感；同时，它还会直接给中枢神经系统提供饱腹的信号。另外，在动物实验中发现，一种特殊的神经肽 Galanin 调节对脂肪的特殊食欲，这种特殊神经肽的含量对人或动物的影响可以部分解释为什么有些人对脂肪类的食物特别喜爱。

人体对碳水化合物的特殊食欲与大脑中神经递质 5– 羟色胺的水平有关。5–羟色胺在大脑中含量低的人或动物会对碳水化合物产生一种"狂热"，是一些人产生肥胖的原因；神经肽 Y 对碳水化合物的摄取也具有调节作用，因而证实了人体碳水化合物的特异性食欲的存在与调节。

人体在摄入较多的碳水化合物后，通过代谢反应使大脑摄取色氨酸增加，这是 5– 羟色胺的前体，在大脑内可以转化为 5– 羟色胺。当这种物质在大脑内含量增加后，表现为对碳水化合物摄取的自动控制，而转向对蛋白质含量高的食物的摄取。

人类也存在蛋白质的特殊食欲，由于蛋白质是人体必需氨基酸的来源，在供给人体热能的功能上远远不如碳水化合物和脂肪，因而，对蛋白质的选择可能是由于人体对必需氨基酸的需要所驱使。但当食物中蛋白质超过了人体的这种需要时，就会停止对它的摄取。

不仅人类，即使让一些动物，例如大鼠、狗、鸡挑选食物，也发现了对蛋白质的摄取有定量的调节作用。这种选择受血液中氨基酸浓度的影响。当大量摄取蛋白质时，血液中中性氨基酸的浓度增加，色氨酸的浓度相对下降，引起中性氨基酸与色氨酸在通过人体的血脑屏障时产生竞争性抑制，进入大脑中的色氨酸含量下降，使 5– 羟色胺在大脑中的合成减少，因而下一餐时，表现为偏于选择碳水化合物类的食物。

进一步的研究表明，人体血糖浓度、体温、下丘脑体温调节中枢及摄食中枢之间有密切的联系。进食后，由于食物的特殊动力作用，引起食物在同化作用时释放出额外的热量，引起体温升高，丘脑下部的体温调节中枢感知体温改变后即抑制摄食中枢的活动，而使进食活动停止。当食物的特殊动力作用逐渐消逝后，体温下降，促使进食行为开始。

以上是从各因素单一作用的机制来阐述人体食物选择的影响，但人体是怎样把各种内、外信号融为一个整体，根据需要而平衡热能与膳食中各种营养素，特别是宏量营养素的摄取；大脑在这个复杂的过程中又是怎样进行有效的调节，对这些问题还需要进一步研究。遗传学研究的进展可能会给我们更明确地解释人类食物选择的机制：遗传学对基因的研究发现，人或动物基因的差异会影响摄食、饥饿感、食欲、营养素的代谢及热能与脂肪的储备等，因而这种研究具有很大的潜在价值。

以上是从生理学的角度来探讨人体对食物的选择的，但人体食物的选择还有一个不可忽略因素：心理因素的调节。心理因素对人体食物的选择影响也很大。

二、食物选择的心理因素

人类对食物的选择是多因素影响的结果。生活在同一地区、生活水平相似的不同人群，可能会由于不同的心理状况而表现出对食物的选择有很大的区别。这就是在发达的地区、生活富裕的人群中也常常会出现营养素缺乏病的原因。这并不是食物的缺乏，而是由于人们摄食行为异常引起的。食物对人体的感官刺激，产生愉悦或厌恶；对食物的不耐受性会使消费者拒绝某种食物；人们教育的程度、一个国家或地区的文化背景、宗教信仰、生活习惯、古老的食物禁忌等，都会影响到人们对食物选择的心理，最终影响人们对食物的选择。这种对食物的选择会逐步固定，并最终形成自己的膳食模式。

（一）感官因素

食物可以通过气味、颜色、形状等刺激人体的味、嗅、视、触等感觉器官，引导机体去选择它所能接受和喜爱的食物。也就是人们通常所说的食物的色、香、味、形对食物选择的影响。

人体能感觉的基本味是酸、甜、苦、辣、咸，食物是这些味的混合。但在口腔内味觉的受体以及其他的一些神经纤维的末梢可以被食物中千变万化的化合物和溶质激发，并且对除了酸、甜、苦、辣、咸以外的味或者感觉做出鉴别或衡量，例如可以感觉到涩味、麻味及金属味等。还有一些混合味甚至不能用准确的文字来表达；不同的特定的味混合在一起，可能会产生一种新的味。

机体的嗅觉也能对食物中挥发性物质的气味和浓度进行鉴别。嗅觉神经纤维的末梢主要集中在人体的鼻腔，食物中的各种物理、化学性质不同的物质对嗅觉神经末梢产生不同的兴奋性，因而产生不同的气味的感觉。食物加热后会增加这些呈味的化学物质的挥发性，使人体对食物气味的感觉更加灵敏。食物的颜色和形状通过对人体视觉的刺激，产生不同的效果：有些颜色和形状增加就餐者对食物的喜爱，因而促使他去选择这种食物。例如，人们一般都喜欢各种自然的、色泽鲜艳的食物，这一点在儿童特别明显。食品生产厂家掌握了儿童的这一心理特点，儿童食品一般都色泽明亮，并且做成各种花卉、动物的形状，以吸引他们的注意力，增加他们的兴趣。一个成功的厨师也会将各种不同色泽的食物原料进行搭配，以避免单调的色彩对人体食欲产生抑制作用。

实验表明：让人或动物自由选择食物，首先吸引他们的是食物的气和味，而不是营养素的含量和比例。因而选择食物最易见的相互关系是食物的感官性质，尤其是食物的味道与愉悦感的关系最为密切。

对于儿童与初生的婴儿，甜味是最喜欢的味道，苦味则最不被喜欢。当然这种对于味的喜爱与厌恶是可以随着年龄的变化和生活中的体验而有所变化。与生活习惯和当地的食物资源有很大的关系。例如，茶、咖啡和啤酒的苦味可以随着生活的体验而变得有吸引力，并且逐步形成对这一味道的感觉与喜爱。

生理学实验还表明，人体对味感受的灵敏度受饱与饥的影响。饱腹状态下人体对味的感觉、嗅觉与饥饿状态下相比，不那么灵敏。因而，对某种食物的选择，在很大的程度上还取决于食物选择者的饥饱状态。

（二）食物过敏与对食物的不耐受性

人体对食物的过敏（allergy）属于一种免疫反应的范围，是指由于体外异体蛋白进入机体后引起的一种变态反应。这种异体蛋白，称为致敏原。一般的食物蛋白质是不会引起过敏反应的。因为人体摄入蛋白质后首先要经过消化道的分解，当蛋白质分解为氨基酸后就失去了抗原性。如果食物蛋白质在完全消化之前就被人体吸收，就有可能成为异体蛋白，而产生过敏反应。

虽然各种食物都是通过消化道消化与吸收的，但致敏原特别是吸收后可作用于不同的组织和器官，产生不同的过敏反应。例如食虾肉后引起的过敏，有的人表现为腹泻，有的人表现为皮肤荨麻疹或皮肤疹痒，还有的人可以表现为呼吸道哮喘。如果是全身性的过敏反应，甚至会导致过敏性休克而致死。

食物的不耐受性是指由于某个个体对于某种食物在生理上有特定的不耐受性，发生对某种食物特殊的厌恶或拒绝食用，从而影响人体对食物的选择。最常见的是由于对乳糖酶的缺乏，使得机体在摄入含有乳糖的各种食物以后，产生严重的腹痛、腹泻等症状，使这一部分人失去了选择牛奶作为食物的机会。

可以引起食物不耐受性的物质很多，可以是食物本身的一些成分，如营养素引起的，最常见的是蛋白质；也可能是在食物的加工、生产过程中添加的各种食品添加剂包括色素、香精等引起。有些人会因为在一些特殊的条件下将食物与一些不愉快的事联系在一起，而从心理上形成对某种食物的厌恶。

例如在疾病很痛苦的情况下所吃的食物，往往在疾病痊愈后还会留有一个很不好的印象；发热患者或肿瘤患者由于味觉的改变，一般普通人认为是很好的食物，在他们看来却有一种非常特殊的异味，厌恶这种食物，拒绝选择这种食物。

许多人甚至每个人都有这样的生活体验，因而在他们的一生中都可能会发生对某种食物有特殊的不耐受性或厌恶感，细心的人往往自己注意到这个现象，有些人却自己不能总结。

（三）认识因素

人们对食物的认识影响着对食物的选择。这是一个高级的活动过程，受教育、科学知识普及、宗教、文化传统等许多因素的影响。

人们对食物的认识决定了他对食物的选择。这种认识的来源不同，食物的选择就会产生很大的差异。有些人对食物的认识来源于个人对这种食物直观的体验，色、香、味、形，以及食后的饱腹感等感官感觉。

一些人对特定食物的选择态度则来源于对宗教的信仰或者是古代流传下来的食物禁忌。这些古代流传下来的食物禁忌常常是一种对食物认识的经验总结，是一种对食物认识的传统，有一定的社会因素，有时与一个民族或地区的文化背景相关联，有时是一种习惯的势力，因而在一些情况下，虽然知道这种对食物的认识是不科学的，但要想改变却非常困难。

教育与科学知识的普及可以使人们对食物的认识更加全面、正确，也使人们对于食物的选择更理智、更符合人体的需要与促进健康，破除对食物的一些迷信与不必要的禁忌，使人们全部或部分地避免在食物选择时将感官的要求作为食物选择的第一影响因素。因而营养科学知识的普及对食物的选择有着非常重要的作用。世界上许多的国家或地区都有作为科学普及、引导人们进行正确选择食物的"膳食指南"，用通俗易懂的语言或图形对各种文化层次的人进行宣传教育，特别是妇女、儿童与青年尤其重要。

（四）社会因素

社会因素也影响着人们对食物的选择，如个人收入、物价、购买力、工作的紧张程度、居住情况等。

收入与购买力之间有着很大的联系。在收入不高的国家与地区，收入的很大一部分用于食物的支出，这种关系特别明显。当生产和收入增加时，动物脂肪、动物蛋白和精制糖的消耗明显增加，而谷类、植物蛋白、植物脂肪的消耗相对减少，这是人们从贫穷走向富裕过程中一个值得注意的倾向。

在工业化社会或工业化的过程中，工作节奏加快，时间显得格外金贵，"时间就是金钱"也影响着人们对于食物的选择。方便食品具有食用便捷、口味适合大众的需求，且价格便宜的特点，满足了现代工业社会人们的需要。

方便食品包括的种类很多，有即食食品和稍加工就可食用的半成品。即食食品一般是工业化的食品生产，因而人们在选择这类食品时，对它的口味、性状、安全性等因素都有一定的要求，其品牌和知名度也影响着人们对它的选择；但在选择时，口味是第一要素，因此往往会忽略营养价值。一些即食食品虽然含有对人体健康并无益处的成分，如反式脂肪酸或添加过多的精制糖，却也标有"健康""营养"，误导了消费者的选择。

居住条件和家庭因素也影响人们对食物的选择，这一点很容易理解。一名退休或独身者如果单独居住，往往是选择相对简单的食物，食物原料的种类和烹调的方法都相对单调，选择食物的乐趣会因为独居而减少。而与家人生活者往往会选择更多的食物品种，对食物的选择因为生活的乐趣或对家人健康的责任感而丰富多彩。无论是作为母亲或作为子女，从亲情、责任、道义等方面，会使他们选择各种有利于老年人和孩子健康的食品。家人一起进餐的环境也更愉快，这一点对于老年人来说尤为重要。特别是在老龄化的国家与城市里，老年人由于种种原因（包括行动不便、视力下降、牙齿松动脱落、孤独感等），对食物的选择单一或单调，渐渐失去对食物的兴趣，造成严重的营养不良。

社会风气、社会时尚也会影响人体对食物的选择。很多流行病学调查结果显示，一般男性对食物的选择偏向于高蛋白、高脂肪、高盐的食物，而很多女性则以植物性食物为主，造成这种男、女食物选择差异的主要原因是男、女对自己身体状态（如体重和身材）要求不同。女性一般更注意保持自己身材的苗条，而男性则要求魁梧，这与社会风气有非常密切的关系。在一些非洲国家则是以肥为美，为了增肥，人们会选择各种高热能性的食物。

（五）其他因素

食物的选择还受其他一些因素的影响，如个体之间的差异、生活习惯、文化背景等。而一个人或整个群体对食物的选择，反映了不同饮食文化、饮食习俗、物产资源、健康诉求等方面的差异，心理学的研究甚至认为不同的饮食习惯和食物选择能反映出一个人的心理特征。

以上是从不同的角度来讨论正常人体食物选择的影响因素。但是，人生活在复杂多变的社会环境中，因而对食物的选择也是不固定的（图6-16）。

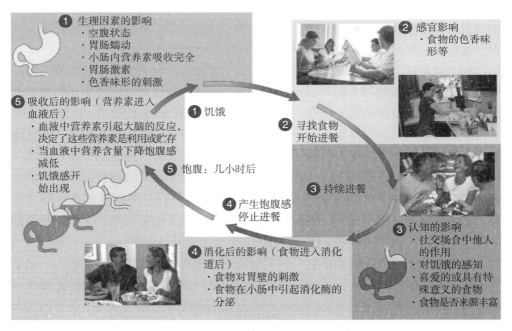

图6-16 人体摄食的过程及影响因素

综合以上各种影响因素，人体在进行食物选择时，首先受感官因素的支配，如饥饿；根据对食物的喜爱或厌恶挑选食物；在进食到一定的时间后，人体生理因素的调节对食物的选择占主导地位，通过神经与内分泌激素的调节，使人体自发停止进食。但人体也可以通过教育和学习，改变对食物的选择，因而营养知识的宣传与教育是非常重要的。

在日常生活中，我们也可以通过调整进餐顺序来调节食欲，如在餐前先吃水果，水果中葡萄糖、果糖及蔗糖会很快吸收进入血液，引起血糖升高，这有利于控制食欲，减少过食现象。

在患病的情况下，人体的食欲会产生很大的变化。如糖尿病、甲状腺功能亢进患者食欲特别旺盛，因而多饮多食；而甲状腺功能低下、肝病患者则厌食，这些都是疾病状况下的特殊表现。

✓ 本章总结

人类的膳食结构受多种因素影响，而膳食结构对人体的健康起着重要的作用。因此分析膳食结构的主要影响因素，制定本国或本地区居民的膳食指南，并应用于生活实践中，对提高居民的健康，预防慢性非传染性疾病意义重大。

✓ 思考题

1. 简述膳食结构的形成及变迁受哪些因素的影响。

2. 中国居民膳食结构的变迁有哪些特点？

3. 膳食结构对人体的健康影响表现在哪些方面？

第七章　平衡膳食与食谱编制

本章内容： 食谱编制简介

食谱编制的方法与步骤

集体供餐单位营养配餐与营养管理

特殊群体食谱编制与营养管理

宴席设计与营养管理

教学时间： 8课时

教学目的： 通过本章的学习，让学生能将相关学科和本课程所学的理念知识综合
运用到烹饪实践中。无论是对个体、群体或宴席，营养配餐是烹饪实
践的一个重要组成部分，也是体现烹饪过程科学管理化的具体表现。

教学方式： 由教师讲述本章的基础理论与基本原则，让学生通过作业验证课堂所
阐述的基础理论，使营养学理论与烹饪实践紧密结合。

教学要求： 1. 掌握食谱编制的原则。

2. 掌握食谱编制的方法与步骤。

3. 掌握集体供餐单位营养配餐及膳食评价。

4. 了解特殊群体食谱编制与营养管理。

5. 熟悉宴席的营养管理。

第一节　食谱编制简介

一、食谱的概念

营养学的各种研究理论（如平衡膳食的理论）要为民众服务，通过食谱表现出来，才具有实际意义，这是营养学理论指导人们健康饮食的关键一步。人体要获得均衡的营养，主要通过合理、平衡的膳食来实现，首先要制订合理、可行的膳食计划。食谱则是膳食计划具体、直接的表现。因此，食谱的编制也就成为就餐者能否平衡膳食以及合理膳食的关键的一步。

根据就餐者的营养需要量、饮食习惯、食物的供应状况等，将一天或一周各餐主、副食的食物原料品种、数量、各种食物的烹调方法、进餐时间等作详细的计划，并以图或表的形式展示给就餐者及食物烹饪加工人员，称为食谱。

食谱编制是将平衡膳食的原则和要求具体落实到用餐者膳食中的第一步。它按照就餐者的生理和健康需要，合理地选择食物的品种、数量，使就餐者能获得足够的营养素，达到营养素的供给量标准；同时，根据原料营养素分布的特点，合理搭配，并选择合理的烹调方法制成可口的膳食，促进食欲，提高食物中营养素消化吸收率。

食谱编制还能起到改善膳食结构的目的。不同国家和地区的膳食结构的形成反映了当地的资源、经济、文化等特征，是一个长期积淀的过程。在没有科学指导和干预的情况下，膳食结构主要受食物的资源、食物的加工与供给、饮食文化与习俗等影响，而食谱编制要遵守平衡膳食的原则，对改善不合理的膳食结构起推动作用。

在充分尊重当地的饮食文化习俗和自然资源的前提下，根据平衡膳食的原则进行食谱的编制并执行，有利于城乡居民避免能量和营养素的过多摄入，或摄入比例不当而导致的慢性非传染性疾病的发生；有利于集体用餐人群的营养与膳食管理；也有利于餐饮企业提高自身的科学素养，在新的市场竞争形势下，满足不同消费者的需求。

因此，食谱的编制是烹饪营养学最终目的的体现，也是烹饪营养学实践性的集中反映。

根据时间的长短，食谱有日食谱、周食谱、十日食谱、半月食谱和月食谱等，更短或更长的膳食安排并没有营养学意义，且也没有操作的实用性；按就餐的对象有个体食谱和群体食谱，为达到某些目的而设计的膳食计划也可纳入食谱范畴，如素食食谱、为控制体重而设计的低能量食谱等。

二、食谱编制的原则

食谱编制总的原则是在保障食品安全的基本条件下，根据平衡膳食的要求，首先满足就餐者对热能和营养素的需要；并保证各营养素之间达到平衡；根据食物多样化原则，合理地选择食物原料；选择合理的烹调方法，避免营养素在烹调过程中的损失，使食物具有适当的色、香、味、形，能增加就餐者的食欲；根据习惯和健康的要求，安排好餐次等。具体表现如下。

（一）满足就餐者能量及营养素的需要

根据就餐者的年龄、性别、职业、劳动强度、生理特点、健康需要等要求，确定合理的营养素摄入量，使食物中营养素的供给量既能满足其生理需要，又有益于健康。

（二）各营养素间的比例适宜

在进行食谱制定时，要特别注意各营养素在人体内发挥作用时相互间的关系。如三大营养素之间的比例和转化，在能量代谢过程中的相互影响；钙、铁、锌、磷等离子间的相互配合、相互抗衡；蛋白质、氨基酸与维生素的转化，如色氨酸转化为烟酸；维生素对营养素代谢的影响，如维生素 B_1、维生素 B_2 及烟酸对能量代谢的影响；维生素 E 与脂肪代谢产物的影响；维生素 E 与硒及维生素 C 间的联合抗氧化作用；不同营养素消化吸收的相互间影响，如维生素 D 对钙消化吸收的影响，维生素 C 对铁的消化吸收的影响，膳食纤维对矿物质及其他营养素消化吸收的影响等。

因此，在食谱编制时，并不是简单地根据就餐者的年龄、性别、劳动强度，确定营养素的供给量标准，而要根据具体的情况进行适当的调整。

（三）食物原料多样化

在自然界，没有哪一种食物能满足人体全部的营养素需要；每一类食物原料，或者说每一种食物原料，在营养素的组成和含量上都具有一定的特点。

首先与原料的品种有关，不同品种的原料，其营养素的种类组成和含量有很大的差别；但即使是同一个品种，营养素的种类和含量也会有差别。例如，对于动物性原料来说，还与饲养的方法、饲料的种类、成熟的时间、宰杀的季节和方法、加工的方法、贮藏的时间等有关；植物性原料则与生长地的土壤化学结构、日照时间、肥料的种类、采摘的时间和方法、贮藏的条件等都有关。因此，只有选择不同种类、不同来源、不同产出地、不同加工方法的食物原料，才能达到平衡膳食的要求，满足人体营养素的全面需要。

中国居民平衡膳食宝塔将食物分为谷类、蔬菜、水果、肉类、水产类、蛋类、豆类、奶类、油脂等九类。应该每类食物中至少选择三个不同的品种，蔬菜水果还要更多，这样才能满足平衡膳食的需要。

（四）选择合理的烹饪方法

根据就餐者年龄、生理特点、健康要求，以及原料的种类和营养价值特点，选择合理的烹调方法，让食物具有一定的色、香、味、形，使一日三餐及一周的每天中，食物在烹调方法、口味特征、色泽搭配等方面不出现简单重复，尽量做到主食粗细搭配；副食荤素搭配；蔬菜深浅搭配；尽量减少营养素的损失，避免在食物的烹调加工过程中产生对健康有害的物质。

编制食谱时，还要了解掌握就餐者的膳食习惯、当地食物供应情况、就餐者的经济承受能力、食物烹调加工人员的烹调技术、烹调设备条件等，编制切实可行的食谱。否则，不能实施的食谱，只能是一纸空文。即使是一些地区不科学、不合理的膳食习惯，也只能在食谱编制的过程中逐步改进，这样才能取得最佳效果。

（五）注意特殊营养素的供给

在一些与营养素有关的地方性疾病高发地，食物选择时要特别注意。如碘缺乏、氟缺乏或过多、硒缺乏或过多的地区；或者一些营养性疾病的高发人群，如缺铁性贫血、佝偻病等，应根据需要选择合适的强化食品，如铁强化酱油、加碘盐等。

（六）科学安排餐次

一日三餐是我国居民传统的生活饮食习惯，因此，食谱编制时要将一天的食物科学合理地安排至一日三餐中。对一些处于特殊生长发育期的人群，如幼儿、青少年、老年人等，则可以少吃多餐，除一日三餐的正餐外，还可以加 1 ～ 2 次副餐。但无论有无加餐，每天食物的总量不变。

（七）注意食品安全

选择清洁、卫生的食物原料，烹饪加工的方法科学合理，避免有毒有害物质的产生，保证食物的安全性是食谱编制时首先要考虑的，也是最基本的要求。

（八）尊重传统饮食习惯

第二节 食谱编制的方法与步骤

食谱编制的方法主要有计算法、平衡膳食模式应用法和食物份交换法。

一、计算法

计算法是依据《中国居民膳食营养素参考摄入量（2013）》对不同年龄、性别、生理状况和劳动强度所建议的能量及营养素摄入量，计算出三大生热营养素的实际供给量，折算成食物原料的重量，按日常生活的习惯，分配至一日三餐中。

具体的计算过程和步骤如下文所述，共9条。

步骤一：确定膳食营养目标

根据食谱编制服务对象的年龄、性别、生理状况和劳动强度，依据《中国居民膳食营养素参考摄入量（2013）》中各种营养素的推荐摄入量，可确定一日的营养目标。

但《中国居民膳食营养素参考摄入量（2013）》中，只建议了能量、蛋白质、维生素和矿物质的具体参考摄入量，碳水化合物和脂肪的具体摄入量需要通过计算得知。

例如，食谱编制的对象为成年，轻体力劳动者的成年男性，查询《中国居民膳食营养素参考摄入量（2013）》，能量摄入 RNI 为 9.41MJ（2200kcal），蛋白质 RNI 为 65g，碳水化合物 AMDR 为 50%～65%E，脂肪 AMDR 为 20%～30%E，碳水化合物和脂肪的生热系数分别是 4kcal/g 和 9kcal/g，则碳水化合物和脂肪的摄入范围是：

碳水化合物：2200×（50%～65%）÷4 ＝（1100～1430）÷4＝275～357.5（g）

脂肪：2200×（20%～30%）÷9 ＝（440～660）÷9＝48.9～73.3（g）

步骤二：根据碳水化合物的营养目标，计算主食的摄入量

本例服务对象碳水化合物的摄入量，如果取 275～357.5g 的中间值，约为 300g，主食按《中国居民膳食指南（2016）》的要求，每天有全谷类 50～150g（按 100g 计），其余选择大米和面粉各半，则全天的主食供给量计算步骤如下。

查《食物成分表》，全谷物"黄米"（编码：015202）的碳水化合物含量是 76.9g/100g 可食部；粳米（编码：012107）碳水化合物的含量是 77.0g/100g 可食部；小麦粉（编码：011201）碳水化合物的含量是 74.1g/100g 可食部；碳水化合物的热能系数分别为 4kcal/g，那本例服务对象大米和面粉的推荐摄入量分别是：

粳米的推荐摄入量为：（300–76.9）÷2÷77.0%＝144.9（g）

面粉的推荐摄入量为：（300–76.9）÷2÷74.1%＝150.5（g）

即每天主食的摄入量分别为：大米 144.9g；面粉 150.5g；全谷物（黄米）100g。

步骤三：根据蛋白质的营养目标，计算动物性食物的摄入量

蛋白质的食物来源主要是动物性食物，但主食中也含有一部分，通常蔬菜和水果中蛋白质的含量很低，且营养价值不高，因此计算时，首先减去主食中所含的蛋白质，然后再计算剩余的蛋白质所需要的动物性食物种类和数量。

查《食物成分表》，全谷物"黄米"（编码：015202）的蛋白质的含量是9.7g/100g可食部；粳米（编码：012107）蛋白质的含量是 7.5g/100g 可食部；小麦粉（编码：011201）蛋白质的含量是 12.4g/100g 可食部；因此主食供给的蛋白质为：

$$144.9 \times 7.5\% + 150.5 \times 12.4\% + 100 \times 9.7\% = 10.9 + 18.7 + 9.7 = 39.3（g）$$

则动物性食物应该提供的蛋白质是：

$$65 - 39.3 = 25.7（g）$$

约占蛋白质总供给量的 40%，符合优质蛋白质来源的要求。

根据市场调研结果，当地饮食习惯，动物性食物主要来源于猪肉、家禽、鱼、虾、蛋、奶等，本例选择日常生活中最普遍食用的鸡蛋、猪肉和鱼、牛奶为例，计算其摄入量：

查《食物成分表》，鸡蛋（编码：111101X）的蛋白质的含量为 13.1g/100g 可食部；猪肉（编码：0181101X）的蛋白质的含量为 15.1g/100g 可食部；鲫鱼（编码：121133），蛋白质的含量是 18.0g/100g 可食部；牛奶（编码：101102）蛋白质含量为 2.9g/100g 可食部。

根据生活习惯，设定每天吃一个鸡蛋，可食部约50g，供给蛋白质 6.6g；猪肉的摄入量为 50g，供给蛋白质 7.5g；建议每天 300g 牛奶，蛋白质供给量为 8.7g，那么鲫鱼的蛋白质摄入量为：

$$25.7 - 6.6 - 7.5 - 8.7 = 2.9（g）$$

转换成鲫鱼（可食部）的摄入量为：

$$2.9 \div 18.0\% = 16.1（g）$$

综合上面的计算，该服务对象每天动物性食物的摄入量（可食部）为：

鸡蛋（一个）约 50g，牛奶 300g，猪肉 50g，鲫鱼 16.1g。

步骤四：确定蔬菜和水果摄入种类和数量

依据《中国居民膳食指南（2016）》建议的中国居民平衡膳食模式，蔬菜每天 500g，其中一半来自深色蔬菜；水果每天 300g。根据上面所计算的动物性食物的种类，可对蔬菜进行根据日常生活习惯和烹饪要求，进行搭配。

蔬菜：茄子（编码：043101X）150g；青椒（编码：043123）100g；油麦菜（编码：045334）150g；芹菜（编码：045312）100g。

水果：橘子（编码：064208）150g；苹果（编码：061102）150g。

步骤五：确定食用油和盐摄入量

《中国居民膳食指南（2016）》建议的中国居民平衡膳食模式，每日食用盐不超过 6g，食用油（烹饪用油不超过 30g），添加糖不超过 50g。

步骤六：检查与核实食物原料的营养素含量，并进行调整

以上主要是根据能量及蛋白质的推荐摄入量，初步计算了主食、动物性食物摄入量；根据《中国居民膳食指南（2016）》建议的中国居民平衡膳食模式，设定了蔬菜、水果及盐、油、添加糖的摄入量。但在这样的食物供给状态下，其他营养素是否能满足人体的需要，还需要进一步核实，如果相差比较大，无论是过量或不足，都要进行调整。

由表 7-1 可见，食谱中食物所含有的营养素与 RNI 比较，存在有不平衡的现象：能量和脂肪的供给量与 RNI 基本相符，但蛋白质和碳水化合物都接近或超出 RNI 的推荐的 110%，特别是碳水化合物已达到 RNI 的 120%；而维生素 A 和钙的供给则低于 RNI，特别是维生素 A，仅达 RNI 推荐量的 30%。虽然在食谱编制时不需要，也不能达到每天都完全与 RNI 相符，但一般情况下，食谱编制时能量和三大营养素以及水溶性维生素的供给最好控制在 RNI ± 10% 的范围内，并且在一周内达到与 RNI 的平衡；脂溶性维生素和矿物质也是同样。因此，本例食谱用猪肝替换猪肉。

因此，在进行食谱编制选择食物时，初学者要注意以下几点。

首先，根据能量和三大营养素的 RNI 计算具体食物的摄入量时，如碳水化合物食物来源的主食计算时，最好按 RNI 的 80% ～ 90% 计算。因为动物性食物碳水化合物的含量虽然不高，但蔬菜，特别是水果中碳水化合物也具有一定的含量，本例蔬菜水果及动物性食物中碳水化合物的总量是 54.3g，约占总碳水化合物供给量的 15%，若选择一些添加糖含量高的食物，如加糖的酸奶，则碳水化合物的含量会更高。

主食的供给减少也会减少主食蛋白质的供给量，从而可以增加动物性食物，以增加优质蛋白质和脂溶性维生素的来源。本例动物性食物的供给种类和数量偏少，若增加动物性食物的来源，会与符合实际生活的习惯。

表 7-2 是经过调整的食物供给量。

经过调整后，上表中三大营养素的供给量除脂肪略低外，其余基本在 RNI 的范围内；特别是将猪肉调整为猪肝后，维生素 A 的供给量大幅增加，由于维生素 A 为脂溶性维生素，可在体内贮存，所以一般以每周 1 ～ 2 次即可保持一周内的平衡；铁的食物来源也有所改善，动物性食物中的铁占总铁供给量的 88%，生物利用率明显提高。食谱中食物调整的具体内容如下。

①主食按碳水化合物建议摄入量的 80% 计算，供给能量由原来的 1401kcal 改为 1120.8kcal；由主食供给的蛋白质由原来的 36.6g 下降至 29.3g。

表 7-1 一日食谱的营养素含量及与 RNI 的比较

食物名称	重量（可食部）(g)	能量（kcal）	蛋白质（g）	脂肪（g）	碳水化合物（g）	维生素 A（μg RAE）	维生素 C（mg）	钙（mg）	铁（mg）
黄米（015202）	100.0	351	9.7	1.5	76.9	0	0	30	5.7
粳米（012107）	144.9	511.5	10.9	2.6	111.6	0	0	7.2	1.2
面粉（011201）	150.3	538.5	18.6	2.6	111.1	0	0	42	2.1
鸡蛋（111101X）	50.0	69.5	6.6	4.3	1.2	127.5	Tr	28	0.8
牛奶（101102）	300.0	195	8.7	10.8	13.8	29	Tr	321	0.3
猪肉（081101X）	50.0	165.6	7.5	15.0	0.0	14.5	Tr	3	8
鲫鱼（121133）	16.1	14.3	2.9	0.3	0.1	2.7	Tr	12.7	0.2
茄子（043101X）	150.0	42	1.5	0.9	7.8	15	8.9	36	0.75
青椒（043123）	100.0	22	0.8	0.3	5.2	8	59	11	0.3
油麦菜（045334）	150.0	18	1.7	0.6	3.2	3	3.0	90	0.8
芹菜（045312）	100.0	22	1.2	0.2	4.5	28	8.0	80	1.2
苹果（061102）	150.0	84	0.8	0.2	17.7	—	3.0	22.5	0.5
橘子（064208）	150.0	63	1.0	0.2	14.7	22.5	49.5	63	0.7
烹饪用油（192011）	25	225	Tr	25.0	0		—	3	1.2
添加糖	≤ 50								
食谱营养素合计		2321.4	71.9	64.5	367.8	250.2	131.4	704.1	23.8
RNI		2200	65	65	300	800	100	800	12
占 RNI%		105.5%	110.6%	99.2%	122.7%	31.3%	131.4%	88.1%	230%

表 7-2 调整后食谱的营养素含量与 RNI 的比较

食物名称	重量（可食部）(g)	能量 (kcal)	蛋白质 (g)	脂肪 (g)	碳水化合物 (g)	维生素 A (μg RAE)	维生素 C (mg)	钙 (mg)	铁 (mg)
黄米 (015202)	80.0	280.8	7.8	1.2	61.5	0	0	24	4.6
粳米 (012107)	115.9	409.2	8.7	2.1	89.3	0	0	5.8	1.0
面粉 (011201)	120.0	430.8	12.8	2.1	88.9	0	0	33.6	1.7
鸡蛋 (111101X)	50.0	69.5	6.6	4.3	1.2	127.5	Tr	28	0.8
牛奶 (101102)	300.0	195	8.7	10.8	13.8	29	Tr	321	0.3
猪肝 (081214)	30.0	37.8	5.8	1.4	0.0	1950.6	Tr	1.8	7.0
鲫鱼 (121133)	49.4	44.0	8.9	0.8	0.3	8.5	Tr	39.0	0.6
茄子 (043101X)	150.0	42	1.5	0.9	7.8	15	8.9	36	0.75
青椒 (043123)	100.0	22	0.8	0.3	5.2	8	59	11	0.3
油麦菜 (045334)	150.0	18	1.7	0.6	3.2	3	3.0	90	0.8
芹菜 (045312)	100.0	22	1.2	0.2	4.5	28	8.0	80	1.2
洋葱 (044301)	30.0	12	0.3	0.1	2.7	0.6	2.4	7.2	0.2
苹果 (061102)	150.0	84	0.8	0.2	17.7	—	3.0	22.5	0.5
橘子 (064208)	150.0	63	1.0	0.2	14.7	22.5	49.5	63	0.7
烹饪用油 (192011)	30	270	Tr	30.0	0	—	—	3	1.2
添加糖	≤50								
食谱营养素合计		2000.2	66.6	55.2	308.1	2417.0	133.8	765.9	21.0
RNI		2200	65	65	300	800	100	800	12
占 RNI%		90.9%	102.4%	84.9%	102.7%	302.1%	133.8%	95.7%	175.0%

②提供优质蛋白质的食物重新计算。

由动物性食物提供的蛋白质为：65−29.3 ＝ 35.7（g）

考虑到蔬菜水果等食物中也含有一定的蛋白质，因此将动物性食物提供的蛋白质定为30g；鸡蛋和牛奶的量与平时的生活实践相符，仍然保留提供的量。由于表7-2中维生素A的供给量过低，因此将原食谱中的猪肉改为猪肝：

猪肝（编码：081214）30g，可提供蛋白质5.8g，维生素A 1951μg RAE，铁7.0mg。

鲫鱼提供的蛋白质相应增加，提高至8.9g，因此重新计算鲫鱼的供给量。

鲫鱼（编码：121133），蛋白质的含量是18.0g/100g可食部。

转换成鲫鱼（可食部）的摄入量为：8.9 ÷ 18.0% ＝ 49.4（g）

步骤七：将食部重量转换为市品重量

表7-3中食物都以可食部计算，但现实生活中，有些食物市品重量的可食部不是100%，因此应将其转化为市品重量，这样才便于购买的人员具体操作。

具体计算过程是：首先查询《中国食物成分表》中所示的食部，用公式计算：

市品重量＝ 可食部重量 ÷ 食部（%）

表7-3 食谱中食物由可食部转换为食物市品的重量

食物名称	重量（可食部）（g）	食部（%）	市品重量（g）
黄米（015202）	80.0	100	80.0
粳米（012107）	115.9	100	115.9
面粉（011201）	120.0	100	120.0
鸡蛋（111101X）	50.0	87	57.4
牛奶（101102）	300.0	100	300
猪肝（081214）	30.0	100	30.0
鲫鱼（121133）	49.4	54	91.5
茄子（043101X）	150.0	93	161.3
青椒（043123）	100.0	91	109.8
油麦菜（045334）	150.0	81	185.2
芹菜（045312）	100.0	67	149.3
洋葱（044301）	30.0	90	33.3
苹果（061102）	150.0	86	174.4
橘子（064208）	150.0	78	192.3
烹饪用油（192011）	30.0	100	30.0

步骤八：合理分配一日三餐

将全天的食物按膳食习惯分配至一日三餐，尽量使三大营养素和热量的分配比例为 3 ∶ 4 ∶ 3（表 7-4）。

表 7-4　成年轻体力劳动者男性一日食谱

餐次	食物名称	食物原料	原料重量（g；市品重量）	烹饪方法	备注
早餐	二米粥	黄米	50	煮	
		大米	10		
	馒头	面粉	40	发酵，蒸	
	牛奶	牛奶	300	直接饮用	
	白水蛋	鸡蛋	57.4（一个）	煮	
	凉拌芹菜	芹菜	150	凉拌	
中餐	米饭	大米	105.9	煮	
	青椒洋葱炒猪肝	猪肝	30	炒	
		洋葱	33		
		青椒	55		
	清炒油麦菜	油麦菜	185	炒	
	水果	苹果	174	直接食用	
晚餐	馒头	面粉	80	发酵，蒸	
	黄米粥	黄米	30	煮	
	红烧鲫鱼	鲫鱼	91.5	烧	
	青椒茄丝	茄子	161.3	炒	
		青椒	54.8		
	水果	橘子	192.3	食用	

步骤九：确认与核实

由于计算法是根据营养素的供给量为标准进行的计算，所以营养素的组成和含量基本符合，但还需要进一步确认食谱中食物的种类是否多样化，一日三餐的分配、烹饪方法是否合理等。本例食谱中缺陷是没有薯类，需要改进。

二、平衡膳食模式应用法

平衡膳食模式是经过科学设计的理想膳食模式。平衡膳食模式中所推荐的食物种类、数量和比例能最大程度地满足不同年龄阶段、不同能量需要水平的健康人群的营养与健康需要。中国居民平衡膳食宝塔是根据《中国居民膳食指南（2022）》的核心内容和推荐，结合中国居民的实际情况，将平衡膳食的原则转化为各类食物的数量和比例的图形化表示，因此根据就餐者的年龄、性别和劳动强度，利用平衡膳食宝塔推荐的食物种类和数量，能更全面地实践平衡膳食模式。

具体的计算过程和步骤如下文所述。

步骤一：确定膳食营养目标

根据食谱编制服务对象的年龄、性别、生理状况和劳动强度，依据《中国居民膳食营养素参考摄入量（2013）》中各种营养素的推荐摄入量，可确定一日的营养目标，并根据不同的能量需要水平计算出平衡膳食模式的各类食物推荐量。

以轻体力劳动者为例，见表7-5。

表7-5 不同年龄轻体力劳动者能量需要量（单位：kcal/d）

人群分类	幼儿		儿童青少年			成人		老年人
年龄（岁）	2～3	4～6	7～10	11～13	14～17	18～49	50～63	64～
能量需要	1000～1250	1200～1400	1350～1850	1800～2050	2000～2500	1800～2250	1750～2100	1500～2050

根据能量的需要量，运用第一节介绍的计算法，折算成不同年龄轻体力劳动者平衡膳食的食物原料量（表7-6）。

表7-6 不同能量需求水平的膳食模式和食物量

食物量（g/d）	不同人群能量摄入水平（kcal/d）										
	1000	1200	1400	1600	1800	2000	2200	2400	2600	2800	3000
谷类	85	100	150	200	225	250	275	300	350	375	400
——全谷物及杂豆	适量			选择1/3全谷类及杂豆类							
薯类	适量			50～100					125	125	125
蔬菜	200	250	300	300	400	450	450	500	500	500	600
——深色蔬菜	占所有蔬菜的50%										
水果	150	150	150	200	200	300	300	350	350	400	400
畜禽	15	25	40	40	50	50	75	75	75	100	100
蛋类	20	25	25	40	50	50	50	50	50	50	50
水产	15	20	40	40	50	50	75	75	75	100	100

食物量（g/d）	不同人群能量摄入水平（kcal/d）										
	1000	1200	1400	1600	1800	2000	2200	2400	2600	2800	3000
乳类	500	500	350	300	300	300	300	300	300	300	300
大豆	5	15	15	15	15	15	25	25	25	25	25
坚果	—	适量		10	10	10	10	10	10	10	10
油	15～20	20～25			25	25	25	30	30	30	35
盐	<2	<3	<4	<6	<6	<6	<6	<6	<6	<6	<6

步骤二：确定和选择食物

根据食物分组，分别选择谷类、蔬菜、畜禽肉类、水产品、蛋类作为正餐的食物原料，将奶类、水果、坚果等作为加餐食物。在选择食物原料时注意食物的多样性，特别是全谷物、薯类、深色蔬菜等。膳食宝塔中每一类食物包括许多品种，可按膳食指南的要求，每一类食物中尽量选择的品种不同，虽然营养价值会有些差异，但在一周内可以互换，就可以达到平衡膳食的要求。

步骤三：确定食物的量

食物用量的选择最简单的方法是根据上表中不同能量需要人群的建议摄入量进行。首先适宜的能量供给水平，根据不同组食物的量进行选择，上表中食物的量均为可食部分的生重。我们还是以体力劳动者成年男为例，确定一日食物种类和用量（表7-7）。

表 7-7　轻体力劳动者成年男性一日食物原料组成

食物类别	种类组成	重量（可食部；g）	备注
谷类	大米	100	
	面粉	100	
	黄米	50	
	薯类	50	
蔬菜	菠菜	100	
	青菜	100	
	茭白	100	
	胡萝卜	100	
	青椒	50	

续表

食物类别	种类组成	重量（可食部；g）	备注
水果	西瓜	100	
	水蜜桃	100	
	小黄瓜	100	
畜禽、水产品、蛋类	鸡翅	75	
	带鱼	75	
	鸡蛋	50	
乳类、大豆制品	牛奶	300	
	北豆腐	100	相当于25g大豆
油	烹调用油	25	
盐	烹调用盐	6	

步骤四：合理分配各餐食物

将全天的食物按膳食习惯分配至一日三餐，尽量使三大营养素和热量的分配比例为3∶4∶3，选择合理的烹饪方法，烹饪用油和盐合理分配，尽量不要超量；用酱油时减少盐的用量。示例见表7-8。

表7-8 成年轻体力劳动者男性一日食谱

餐次	食物名称	食物组成	食物重量（g）	烹饪方法	备注
早餐	二米粥	黄米	20	煮	
		大米	10		
	馒头	面粉	40	发酵，蒸	
	牛奶	牛奶	300	直接饮用	
	白水蛋	鸡蛋	57.4（一个）	煮	
	凉拌茭白	茭白	100	凉拌	
中餐	二米饭	大米	60	煮	
		黄米	20		
	红烧鸡翅	鸡翅	75	烧	
		胡萝卜	100		
		青椒	50		
	炒青菜	青菜	100	炒	
	水果	西瓜	100	直接食用	

续表

餐次	食物名称	食物组成	食物重量（g）	烹饪方法	备注
晚餐	馒头	面粉	60	发酵，蒸	
	黄米粥	黄米	10	煮	
	蒸红薯	红薯	50	蒸	
	红烧带鱼	带鱼	91.5	烧	
	菠菜豆腐	豆腐	100	烧	
		菠菜	100		菠菜焯水
	水果	水蜜桃	100	直接食用	
		小黄瓜	100	直接食用	

步骤五：确认和核查

根据膳食指南和食谱制定的原则，对食物的结构和多样性、能量的来源、一日三餐中能量和营养素的分配等进行核查。一般情况下按平衡膳食宝塔中提出的食物种类、数量进行膳食的安排，基本能满足平衡膳食的要求。

三、食物份交换法

食物份交换法是在熟悉上述计算法和平衡膳食宝塔实践法编制食谱的基础上，根据《中国居民膳食指南（2022）》中提出的"食物标准份量"的概念，通过食物份量的确定，以相对"量化"和"形象化"的方式，依据中国居民平衡膳食要求，进行食物交换的一种食物定量编制食谱的方法。食物份交换法常用于日常家庭食谱编制、团餐食谱编制、糖尿病患者食谱编制，也可以用餐厅宴席菜单设计，是一种简单、快捷的食谱编制方法，但能更好地理解与实践平衡膳食的要求。

食物份交换法的关键是食物份和分量的确定，理解和熟练运用计算法和平衡膳食宝塔实践法是实践食物份交换法编制食谱的基础，对食物营养素组成和含量和规律的熟练掌握也很重要。

（一）食物份交换法的基本概念和确定原则

1. 食物份和分量的概念

食物份是消费者在家或外出就餐时，一次食物的摄入单位。分量是每份食物的重量。《中国居民膳食指南（2022）》制定了每份食物的重量，是标准化的一份食物可食部的重量，用于膳食指南的定量指导。

2. 食物份和分量的制定原则

食物交换份的确定，主要根据能量或蛋白质含量换算，同时参考了全国膳食调查中食物摄入量的统计结果，以及其他国家的食物分量确定方法。确定食物分量的目的是帮助消费者逐渐学习估算食物重量，能定量饮食，更好地实现膳食指南推荐的食物量目标。

（二）食物分量的计算与确定原则

依据据中国居民平衡膳食宝塔中不同食物的分类和层次，每类食物的分量的计算和确立的原则如下。

1. 能量一致原则

对于在膳食中主要发挥供给能量的食物，如碳水化合物量高的食物，包括谷类、杂粮及杂豆，薯类、鲜豆类、根类蔬菜，以及脂肪含量比较高的畜禽肉类、坚果等，食物之间以含有相同的能量进行折算。

2. 蛋白质等同原则

在能量一致原则的前提下，对于供给蛋白质的食物，如乳类及制品、畜禽肉类、水产类、大豆及制品所提供的蛋白质与同一类食物的含量水平相近。

3. 分量参考

通过对"中国居民营养与健康"调查中膳食摄入量统计分析，确定此习惯摄入量为食物的分量基础。参考和比较其他国家和地区的分量，通过校正，如尽量取整数，避免小数，与食物的市售包装尽量一致等方法，来修正和确定最终的食物标准份量。

①谷类按碳水化合物等量原则进行代换，每份蛋白质约 5g，薯类按 20g 碳水化合物等量原则进行替换，能量相当于 0.5 份谷类，每份蛋白质约 2g。

②蛋类和大豆按 7g 蛋白质，乳类按 5 ~ 6g 蛋白质等量原则进行替换，脂肪含量不同时，能量有所不同。

③畜禽肉类，鱼虾类以能量为基础进行替换，参考脂肪区别。

④坚果类按 5g 脂肪等量原则进行替换，每份蛋白质约为 2g。

（三）食物份交换法食谱编制的步骤

食物份交换法食谱编制的步骤与前两种食谱编制方法的步骤基本类似，但由于设置了食物的标准份量，省去了计算过程，所以更便利。

步骤一：确定膳食营养目标

根据食谱编制服务对象的年龄、性别、生理状况和劳动强度，依据《中国居民膳食营养素参考摄入量（2013）》中各种营养素的推荐摄入量，可确定一日的营养目标，特别是不同的能量需要水平（表 7-9）。

表 7-9　常见食物的标准分量

食物类别		克/份	能量（kcal）	备注
谷类		50~60	160~180	面粉50g相当于70~80g馒头 大米50g相当于100~120g米饭
薯类		80~100	80~90	红薯80g相当于马铃薯100g（能量相当于谷类0.5份）
蔬菜类		100	15~35	高淀粉类蔬菜，如嫩菜、根类蔬菜、鲜豆类，应注意能量的差别，每份的分量要进行计算
水果类		100	40~55	100g梨和苹果，相当于高糖水果如枣25g，柿子65g
畜禽肉类 肥瘦肉（脂肪含量10%~35%）	瘦肉（脂肪含量<10%）	40~50	40~55	瘦肉的脂肪含量<10% 肥瘦肉脂肪含量10%~35% 肥肉、五花肉脂肪含量一般超过50%，应少食用
	20~25		—	
水产品类	鱼类	40~50	50~60	鱼类蛋白质含量15%~20%，脂肪含量1%~8% 虾贝类蛋白质含量5%~15%，脂肪含量0.2%~2%
	虾贝类	40~50	35~50	
蛋类（蛋白质7g）		40~50	65~80	鸡蛋50g/个、鹌鹑蛋10g/个、鸭蛋80g/个左右
大豆类（蛋白质7g）		20~25	65~80	黄豆20g相当于北豆腐60g、南豆腐110g、内酯豆腐120g、豆干45g、豆浆360~380mL
坚果类（含脂肪5g）		10	40~55	淀粉类坚果相对能量密度低，葵花籽仁10g相当于板栗25g、莲子20g
乳制品	全脂乳（含蛋白质2.5%~3.0%）	200~250mL	110	200mL液态奶=20~25g奶酪=20~30g奶粉 全脂液态奶脂肪含量约为3%
	脱脂乳（含蛋白质2.5%~3.0%）	200~250mL	55	脱脂液态奶脂肪含量小于0.5%
水		200~250mL	0	—

注：摘自《中国居民膳食指南2022》，（P336），中国营养学会编著，人民卫生出版社

步骤二：确定和选择食物的用量

根据上表 7-10 中所显示的不同能量需求水平，折算成所需要的食物份数，按照不同组对应的食物份数确认食物的用量。

表 7-10　不同身体活动水平的成年人每日能量的 RNI（kcal/d）

人群	轻体力身体活动		中体力身体活动		重体力身体活动	
性别	男	女	男	女	男	女
能量需要	2200	1750	2600	2100	3000	2400

仍然以轻体力劳动的成年男性为例，举例计算谷类摄入份数的具体方法与步骤。

（1）确定能量供给量及碳水化合物的食物来源　《中国居民膳食营养素参考摄入量（2013）》，能量摄入 RNI 为 9.41MJ（2200kcal），碳水化合物 AMDR 为 50%～65%，碳水化合物的食物来源除主要的是谷类、薯类外，蔬菜和水果也能供给。

（2）确定碳水化合物能量供应量　具体为：

2200×（50%～65%）= 1100～1430kcal　（取中间值为 1265kcal）

（3）确定薯类、蔬菜、水果的每日摄入份数　按《中国居民膳食指南（2016）》和中国居民平衡膳食宝塔的建议，每日应摄入 80～100g 的薯类，即 1 份薯类；每日应摄入蔬菜 400～500g（按中间值 450g 计算）蔬菜，水果 300g，因此先确定薯类摄入 1 份，蔬菜 4.5 份，水果 3 份。

（4）确定谷类每日摄入的份数　谷类供给的能量应是碳水化合物供给的能量减去薯类、蔬菜、水果供给的能量，如表 7-9 所示，薯类 1 份 80～100g 可供给能量 80～90kcal（按中间值 85kcal 计），蔬菜每份供给能量 15～35kcal（按中间值 25kcal 计），水果每份的能量供给为 40～55kcal（按中间值 47.5kcal 计）谷类可供给能量为：

碳水化合物供给的能量 –1 份薯类的能量 –4 份蔬菜的能量 –3 份水果的能量 = 1265–（1×85）–（4×25）–（3×47.5）= 937.5kcal

谷类每份供给能量 169～180kcal，按（中间值 170kcal）计，则此轻体力劳动的成年男性一日谷类的摄入份数为：

937.5÷170 = 5.5（份）

步骤三：确定其他食物每日摄入份数

按上述的计算方法，可以计算出其他需要食物每日的摄入份数（表 7-11）。

表 7-11 不同身体活动水平的成年人食物份数（单位：份/天/人）

食物组	份（g）	轻体力身体活动（kcal/d）		中体力身体活动（kcal/d）		重体力身体活动（kcal/d）	
		男（2200）	女（1750）	男（2600）	女（2100）	男（3000）	女（2400）
谷类	50～60	5.5	4.5	7	5	8	6
薯类	80～85	1.0	0.5	1.5	1.0	1.5	1.5
蔬菜	100	4.5	4	5	4.5	6	3
水果	100	3	2	3.5	3	4	3.5
畜禽肉类	40～50	1.5	1	1.5	1	2	1.5
水产品	40～50	1.5	1	1.5	1	2.5	1.5
蛋类	40～50	1	1	1	1	1	1
大豆	20～25	1	0.5	1	0.5	1	1
坚果	10	1	1	1	1	1	1
乳品	200～250	1.5	1.5	1.5	1.5	1.5	1.5
食用油	10	2.5	2.5	2.5	2.5	3	2.5

步骤四：确定具体食物种类和数量编制食谱

编制食谱时，每天的食物选择，根据日常生活习惯，结合表 7-11 常见食物的标准分量的内容，同类食物可以互换，即以粮换粮，以豆换豆，以肉换鱼虾。如大米可以与面粉互换；米饭与面条、馒头、面包等互换；畜类瘦猪肉（脂肪含量＜10%）可以与等分量的鸡、鸭、牛、羊、兔以及水产品如鱼、虾等互换；牛奶可与奶粉、酸奶、奶酪等互换，调配丰富多彩的一日三餐，可以中餐吃肉，晚餐吃鱼；在一周食谱编制时，用可以周一吃肉，周二吃鱼，尽量避免每天的食物种类简单重复，做到一周中能吃到各类食物。

同时要采用合理的烹饪方法，少油、少盐、少糖，尽量不采用油炸、熏烤的烹饪方法，减少腌制、辛辣食物的食用次数。

步骤五：确认和核查

具体内容与前两种食谱编制的方法相同。

四、食谱评价与平衡膳食模式

对编制食谱的评价主要从食物来源、能量及营养素供给、食物和三餐营养素的分配、合理烹饪等方面进行。

1. 食物来源

对编制的食谱进行评价的第一步，是分析其食物组成与来源，主要依据《中国居民膳食指南（2022）》中核心推荐的内容，重点是食物多样化，每天的膳食应包括谷薯类、蔬菜水果类、畜禽鱼蛋类、乳类、大豆坚果类；每类食物包含2～3种，因此食谱中平均每天至少供应12种以上食物；每周25种以食物；特别强调的是谷类中应包括全谷物和杂豆类；蔬菜中深色蔬菜应有50%以上。

2. 能量及营养素供给量和结构分析

包括能量及营养素供给量的分析、能量来源分析、三大营养素来源分析、矿物质特别是微量元素来源的分析。

（1）能量及营养素供给量分析　满足能量及营养素的供给是食谱编制的基本要求，将食谱中食物所供给的营养素之和与中国居民营养素参考摄入量对比评价，分析其符合的程度。一般情况下，一日营养素的供给量与标准相比，相差 ±10% 可认为符合要求；但一周内的营养素供给应尽量与标准相符。

（2）能量来源分析　在能量满足人体要求的基础上，进一步分析其三大生热营养素各占能量供给的比例是否符合中国居民营养素参考摄入量建议的比例。从最新的中国居民营养与健康状况的调查结果看，我国居民目前脂肪和蛋白质占总能量的来源比例偏高，而碳水化合物所占的能量比例偏低，编制的食谱能量来源分析，可以帮助我们避免这种情况。

（3）三大营养素来源分析　蛋白质、脂肪和碳水化合物作为人体的三大宏量营养素，其来源与人体的营养与健康状况密切相关。如蛋白质的来源，30%～50% 应来源于优质蛋白质；脂肪的来源应占总能量供给的20%～30%，其中饱和脂肪酸占总能量的比例应小于10%，n–6 多不饱和脂肪酸占总能量的2.5%～9.0%；n–3 多不饱和脂肪酸占总能量的0.5%～2.0%；碳水化合物的供给，强调添加糖的供给占总能量的比例小于10%。

（4）矿物质及微量元素来源分析　矿物质及微量元素的来源对其消化吸收有重要的影响，特别是钙、铁、锌，来源于动物性食物时，消化吸收率比较高，而来源于植物性食物时，消化吸收率明显降低。因此每天饮用牛奶、每周1～2次动物的肝脏，是消化吸收率高的矿物质和微量元素的重要来源。动物性食物和肝脏能增加脂溶性维生素的供给。

3. 合理烹饪

合理烹饪是食谱编制时的需要考虑的重要因素。不仅宴席食谱编制时需要考虑，家庭、团餐食谱编制时也需要考虑。

（1）原料选择　原料的选择在符合平衡膳食结构的前提下，尽量按烹饪工艺学的要求进行搭配，使烹饪加工后食物具备一定的色、香、味、形，增加食欲，满足食物给人们带来的心理需要。

（2）加工切配方法　合理洗涤、加工切配、原料初加工，能最大限度地保护食物原料中的营养不流失和氧化。具体的操作方法是：先洗后切，避免浸泡，现切现烹，现烹现吃，尽量不要切小块或过细。

（3）烹调方法　烹饪方法的选择除上述强调的，尽量不用炸、烤、熏等烹饪方法外，要根据原料的特点合理选择，如蔬菜多用旺火快炒，或凉拌；水产类可煮、蒸；主食烹饪时也要注意，避免过度烹饪，发酵面点避免加食碱；有些蔬菜如菠菜、竹笋等草酸含量高，可先焯水再烹饪；每天的烹饪方法尽量不要重复。

第三节　集体供餐单位营养配餐与营养管理

上节以个人的食谱编制为例，介绍了食谱编制的原则、方法和具体的编制过程。这是所有食谱编制包括集体单位的食谱编制的基础。

一、集体供餐单位食谱编制的基本要求

（一）集体供餐单位营养配餐的营养目标设置

为集体供餐单位营养配餐，随就餐人群的特征不同，营养目标的设置方法有差异。就餐者的年龄、健康状态、体力活动或劳动强度等指标分布均匀，为均匀性群体，如学校的学生，军营的士兵等；但多数情况下，团体供餐的就餐者都是非均匀性群体，由若干营养素目标不同的亚人群组成，如各类单位食堂。

集体供餐单位营养配餐的营养素摄入目标，与个体营养配餐有一定的区别，一般情况下，不能直接用 RNI 作为营养目标。

1. 均匀性群体配餐营养目标设置

（1）均匀性群体营养目标设置原则　与个体配餐的营养目标的不同，均匀性群体配餐的营养目标只能确定一个最大限度满足所有人的"膳食目标"。对有 EAR 和 UL 的营养素，允许有 2%～3% 的人有摄入不足和摄入过量的危险；对有适宜摄入量（AI）的营养素，设置人群摄入量的中位数等于 AI；能量选择该人群的平均能量需要量（EER）；宏量营养素，可按照 AI 或设定的蛋白质、脂肪各自提供的能量百分数；有建议摄入量的营养素，设置慢性病易感人群的摄入量接近或达到建议摄入量。

（2）均匀性群体"靶营养素摄入量日常分布"设置方法　靶营养素摄入量日常分布（target usual nutrient intake distribution）又称营养素摄入量期望分布，设置的目的是使摄入量达到确定的计划目标，即一群体在绝大多数情况下摄入不足或过多的概率都很低。但已有的营养素摄入量的分布资料，一般不可能正好满足确定的计划目标。集体供餐单位营养配餐时要增加或减少一定量的营养素，使经过处理的营养素摄入量能满足确定的计划目标。

人群营养素摄入很少有正态分布，因此要了解营养素摄入量的百分位分布。首先确定可接受的摄入量不足的人群比例，如 2% ~ 3%，然后规划日常摄入量分布，使摄入量不足（低于 EAR）的人群比例达到预期值（表 7-12）。

表 7-12　一组 9 ~ 11 岁女童日常锌摄入量的百分位分布

百分位	锌摄入量（mg）	百分位	锌摄入量（mg）
1	6.0	25	8.1
2	6.1	50	9.4
3	6.3	95	13.5
5	6.5	99	15.5
10	7.1		

摘自：中国营养学会，《中国居民膳食营养素参考摄入量》，2013 版，科学出版社，2013

表 7-12 是 9 ~ 11 岁女童锌日常摄入量百分位分布。9 ~ 11 岁女童锌的 EAR 为 7mg/d，UL 为 23mg/d。如果将期望目标定在 3% 的目标人群摄入量低于 EAR，第 99 百分位的人群摄入量低于 UL，现状与目标的差距为 7-6.3=0.7mg。将 3% 人群的当前摄入量上移 0.7mg/d，就可以实现目标的 3% 的女童的摄入量低于 EAR；第 99 分位上移 0.7mg/d，为 16.2mg/d，低于 UL；将中位数摄入量上移 0.7mg/ 天，9.4+0.7=10.1mg/d，这个值即"靶日常营养素摄入量分布"的中位数。

用这种方法，可以设置所有的目标营养素，并作为均匀群体集体供餐单位食谱编制营养素供给目标的基本依据。

2. 非均匀性群体配餐营养目标设置

对于群体中营养素需要量不同的亚人群的营养目标的设置，可采用营养密度法和靶营养素密度分布法进行计划。

（1）营养素密度法（nutrient density approach）　营养素密度是一种膳食或膳食中某营养素与它提供的能量之比。一般用每 1000kcal 能量的营养素含量单位数表示。

具体步骤是在不均匀群体中，确定营养素摄入目标中位数与平均能量需要比最高的亚人群，用这个亚人群的营养素摄入量目标中位数作为计划这个不均匀群体食谱的营养素密度目标，同时确保其他亚人群的营养素摄入量不超过 UL。

表 7-13 为不均匀群体中男女混合人群的计划维生素 C 目标，在该群体中，男性维生素 C 的营养素密度为 52mg/1000kcal，女性为 64mg/1000kcal，在制定食谱时，全人群的维生素 C 供给目标选择比较高的值，即 64mg/1000kcal。

表 7-13　不均匀群体人群膳食计划维生素 C 供给目标

指标	男性	女性	群体
摄入量的目标中位数	138mg/d	116mg/d	
平均能量需要量	2600kcal/d	1800kcal/d	
营养素密度	52mg/1000kcal	64mg/1000kcal	
供给目标			64mg/1000kcal

摘自：中国营养学会，《中国居民膳食营养素参考摄入量》，2013 版，科学出版社，2013

（2）靶营养素密度分布法（target nutrient density distribution approach）　营养素密度法没有考虑人群内的营养素密度的实际分布状态，美国学者提出"靶营养素密度分布法"，将每个亚人群的日常营养素摄入量的靶分布与日常能量摄入分布相结合，得到用密度表示的日常营养素摄入的靶分布，比较每个亚群的摄入量密度目标中位数，找出最高的营养素密度中位数，设定为整个人群食谱编制时的供给目标。使用这种方法计划膳食是一种新的尝试，还需要进一步研究。

（二）集体供餐单位营养配餐的食谱编制

将所有的营养素摄入目标设置完成后，依据《中国居民膳食指南（2016）》，确定不同能量需要水平的平衡膳食模式和食物量；并根据食物成分表数据复核，各营养素的供给是否达到营养素的摄入目标；最后将各种食物按膳食要求，形成食谱。具体方法步骤参照个体食谱制定。

理论上讲，集体供餐时食物在一段时间内品种不重复。供餐方式不同，对食谱的编制要求也不一样。如果以套餐的形式供餐，特别是对均匀性群体的食谱编制，可参照《中国居民膳食指南（2016）》和中国居民平衡膳食宝塔的要求。

大型的集体供餐单位，一般采用由不同的窗口就餐者自主选择食物的供餐方式，用食物交换份法，使供餐时同类食物中的一份所供给的营养素和能量大致相等，更便于就餐者根据自身的营养目标，在选择不同食物时替换，达到平衡膳食的要求。

集体供餐单位可建立标准食谱数据库，供餐食物的主料、辅料、调味品的使用量；烹调方法、加热时间、温度范围；食物的质量要求等建立标准食谱，保证供餐食物营养质量的稳定，更有利于集体供餐单位企业的营养管理。

（三）集体供餐单位营养配餐的膳食评价

集体供餐单位营养配餐的膳食评价的主要内容与个体营养配餐相同，主要包括食物来源与膳食模式分析、能量与营养素供给量、产能营养素的供能比例、三餐热量分配、控盐控糖控油措施分析等。

但集体供餐单位更要加强营养管理，如对就餐的人群营养监测，及时发现问题，调整食谱，并进行营养宣教，解决问题。

二、幼儿园儿童食谱编制与营养管理

幼儿园是学龄前儿童第一次集体生活、学习的场所，第一次走出家庭，脱离看护人无微不至的关爱，进入一个陌生的环境，包括不同的食物和进餐环境。由于幼儿的生理特点和生长发育速度的差异，幼儿园的供餐制度与其他年龄段的儿童有所区别，因此幼儿的食谱编制除考虑营养供给外，还有更多的因素需要考虑。

（一）幼儿园儿童食谱编制原则

按在幼儿园的年龄，依据《中国居民膳食营养素参考摄入量（2013）》《中国居民膳食指南（2016）》《中国学龄前儿童平衡膳食宝塔》等确定其营养需要目标，制订膳食计划。

按周编制食谱。根据季节及市场供应情况，营养师在周末编制食谱，并与负责采购的工作人员沟通、协调，尽量购买当季的新鲜食物原料，特别是蔬菜和水果。

确定膳食制度，学龄前儿童的膳食制度以三餐二点为宜。早餐加早点，共占能量的30%左右；中餐和午点占全天能量和食物的40%左右，但注意午餐要丰富，而午点相对低能量，避免影响晚餐；晚餐占全天能量的30%左右。两正餐间隔为 4～5 小时，加餐与正餐之间应间隔 1.5～2 小时，加餐的分量宜少不宜多，以免影响正餐的食欲。

合理搭配食物，食物多样化，一周内菜式、点心尽量不重复；食物宜精细搭配、粗粮细作；荤素搭配；色彩搭配；烹饪方法搭配。

食物制作烹饪方法合理，制作食物尽量减少复合调味料如味精、鸡精、各类酱料和盐、糖的使用，让幼儿享受天然食物的味道。

注意幼儿的特殊营养需要。有些幼儿存在有特殊的需要，如有些幼儿食物过敏，需要单独进行食物制作，仔细了解过敏原，避免在食物中出现；同时仔细阅读调味品的成分组成，对一些过敏严重的幼儿来讲，微量的过敏原也可能引起严重的过敏症状，甚至危及生命。

（二）幼儿园食谱编制步骤

幼儿园食谱编制可参照上节所述的三种方法进行，具体步骤如下。

步骤一：确定幼儿能量营养素供给目标

根据《中国居民膳食营养素供给量标准（2013）》中幼儿营养素供给量标准，或《中国居民膳食指南》中2～3岁及4～5岁学龄前儿童平衡膳食宝塔中建议的各类食物的摄入种类和摄入量（表7–14）。

表7–14 不同年龄幼儿能量及食物参考摄入量（g/d）

幼儿年龄（岁）	能量供给（kcal）	谷类	全谷物及杂豆	薯类	蔬菜	水果	畜禽	蛋类	水产	乳类	大豆	坚果	油	盐
2～3	1000	85	适量	适量	200	150	15	20	15	500	5	—	15～20	<2
4～5	1200	100	适量	适量	250	150	25	25	20	500	15	适量	20～25	<3
5～6	1400	150	适量	适量	300	150	40	25	40	350	15	适量	20～25	<4

步骤二：确定食物种类和数量

根据幼儿的生理特点，选择适合的食物，如动物性食物选择结缔组织比较少的部位；选择刺激气味比较小的嫩茎、叶类蔬菜；依据上表里食物参考摄入量，分配至一日三餐二点中。具体计算过程见上一节的内容。

步骤三：选择合理的烹饪方法

幼儿烹饪方法以煮、炖、烧、炒等为主，以软、烂为宜；切配时切成小块，以利于幼儿咀嚼和吞咽；食物注意色彩及味的搭配。

步骤四：编制出一周食谱

以4～5岁幼儿为例，设计的一周食谱。一般幼儿园在园时供应中餐和二次点心。

以上为4～5岁幼儿在园期间的一周食谱，包括了每天的午餐和二次点心。这是非寄宿制幼儿园的供餐方式。按幼儿三餐二点的能量与食物分配原则：早餐加早点，共占能量和食物的30%左右；午餐和午点占全天能量和食物的40%左右，那么本例食谱中按早点：午餐：午点各点全天总能量和食物供给的10%：30%：10%分配。

步骤五：食谱评价

日托幼儿的食谱评价，可依据《中国儿童青少年膳食指南》中学龄前儿童膳食指南的要求进行，表7–15编制的日托幼儿在园一周食谱的评价如下。

食物组成及数量分析。首先将幼儿一日建议的食物组成与数量，折算成在园期间（午餐加二点）建议供应的组成与数量，再计算日托幼儿一周食谱中平均每日的食物组成及数量，并将之与建议量相比较，如表7–16所示，4～5岁日托幼儿食谱中，食物的种类齐全；并给幼儿提供了杂粮和薯类的供应；食物数量谷

表7-15　4～5岁日托幼儿一周午餐加二点食谱

日期	早点		午餐		午点		调味品用量（g）
	食物名称	原料及数量（g）	食物名称	原料及数量（g）	食物名称	原料及数量（g）	
周一	鲜榨橙汁	鲜榨橙汁100	黄米大米饭	黄米10 大米20	黑芝麻酥饼	面粉8 黑芝麻粉5	
	绿豆糕	绿豆10	芸豆烧排骨	排骨15 芸豆10	水果	香蕉60	
			西蓝花炒鸡片	西蓝花50 鸡脯15 红椒2			
			香菇炒青菜	小青菜60 香菇5			
			鹅杂粉丝汤	鹅肫5 粉丝10 鹅肠5 香菜1			
周二	酸奶	原味酸奶100	大米饭	大米30	松仁小烧卖	烧卖皮8 糯米5 松仁2	绵白糖4.5 精盐1 色拉油9
	粗粮双拼	甜薯20 胡萝卜20	盐水大虾	沙虾30	水果	西瓜60	
			马铃薯炒肉丝	马铃薯30 肉丝10 青椒2			
			姜米小茼蒿	茼蒿80 姜米2			
			山药乌鸡汤	乌鸡汤50 山药10 葱姜2			

续表

日期	早点		午餐		午点		调味品用量（g）
	食物名称	原料及数量（g）	食物名称	原料及数量（g）	食物名称	原料及数量（g）	
周二	纯牛奶	鲜奶 100	玉米大米饭	玉米 5 大米 35	青菜腰花面	香菇 5 腰花 10 面条 15 青菜 5	
	玛格丽特饼干	低粉 8 奶粉 5	烧汁鸡中翅	鸡翅 20 香菇 2	坚果	杏仁 10	
			青笋炒鱼片	鱼片 20 青笋 30 红椒 2			
			苋菜蚕豆瓣	苋菜 60 鲜蚕豆瓣 20 蒜泥 2			
			三鲜肉丝汤	肉丝 5 毛菜 20 平菇 5 木耳 2			

425

续表

日期	早点		午餐		午点		调味品用量（g）
	食物名称	原料及数量（g）	食物名称	原料及数量（g）	食物名称	原料及数量（g）	
周四	酸奶	原味酸奶 100	大米饭	大米 30	宫廷小桃酥	面粉 10 蜂蜜 2 玉米油 5	
	南瓜元宵羹	南瓜 15 元宵 20	素鸡烧牛肉	牛肉 30 素鸡 10	水果	小苹果 60	
			豆芽炒肉丝	豆芽 80 红椒 5 肉丝 5			
			阿凡提小炒	玉米 10 葡萄干 5 黄瓜 10 胡萝卜 10			
			冬瓜海带汤	冬瓜 15 海带 15			
周五	鲜豆浆	豆浆 100	胡萝卜米饭	胡萝卜 5 大米 30	五方斋肉粽	糯米 10 鲜肉 5	绵白糖 4.5 精盐 1 色拉油 11
	黄桥烧饼	面粉 10 葱油 2	红烧小肉圆	肉泥 25 西蓝花 30	水果	千禧圣女果 60	
			橄榄菜蒸水蛋	鸡蛋 25 橄榄菜 20			
			蒜泥油麦菜	油麦菜 45 蒜泥 2			
			萝卜鲫鱼汤	鲫鱼汤 50 平菇 20 萝卜 10			

注：表中奶粉、豆制品分别折算为鲜奶和大豆

类、蔬菜、水果、水产的供应比较符合推荐的摄入量，但畜禽的供应过高，而蛋类、乳类、大豆严重不足；且虽然畜类供应量高，但缺少肝脏或动物血液等动物内脏。烹饪用油和盐的用量都不超过其建议摄入量的80%，但酱油等含盐调味品没有计算在其中，而畜类的摄入量增加，也增加了脂肪的供应。

在园期间午餐为正餐，食物的供给形式是主食加三菜一汤；二点的食物组成主要为乳类、水果和点心，基本符合《中国儿童青少年零食指南（2018）》的要求；数量的分配也符合各占全天食物来源的10%、30%、10%的要求。

烹饪方法的选择主要是烧、炒、煮等，符合幼儿合理膳食的需要；食物的色彩搭配合理。

根据以上的评价与分析，将食谱进行调整（表7-17、表7-18）。

步骤六：食谱调整

对不符合食物推荐摄入量的食物进行调整。调整后的食谱，畜禽类平均每天摄入量为13g；鸭肠改为鸭肝；鸡蛋增加至平均每天12g；牛奶增加至140g，烹饪用油调整至11g。除乳类及乳制品外，基本符合在园期间的推荐摄入量。

（三）日托幼儿的营养管理

日托幼儿一天中，有一半的食物在家食用，因此及时将在园的一周食谱向家长公开，同时加强与家长的沟通，经常对家长进行营养宣教，让他们熟悉并理解学龄前儿童膳食指南和零食指南中的内容，了解幼儿在园期间的膳食情况及在家的食物推荐量，并按幼儿的生理特点，做到幼儿园与家庭提供的食物互补，满足幼儿全天的营养需要，建立合理的膳食结构。

对幼儿在园期间培养的饮食习惯和要求与家长分享，强化科学、规律的进餐习惯。本例中，要特别强调在家用餐时增加乳制品的摄入，如早餐和睡觉前可摄入乳类和乳制品，总量应达到350g左右；每周吃一次动物肝脏或血液30g左右等。这样可以避免幼儿出现食物及营养素摄入过量或不足的现象，对合理膳食结构的建立也很有帮助。

每天在食物制作完毕后，按幼儿的食物推荐量进行分装，并拍下照片，观察食物的颜色等搭配是否合理。

引导幼儿规律就餐，专注进食。尽可能让幼儿有固定的就餐座位，定时定量就餐；避免强迫进食、追着喂食、边吃边玩、边吃边看电视等行为；吃饭细嚼慢咽，但不拖延；实行分餐制，使用自己的筷、匙进餐，养成卫生习惯，提高自主进食兴趣，培养幼儿的自信心和独立能力。

对有偏食、挑食的幼儿，要寻找原因，并研制符合适合幼儿饮食心理特点的食物，增加幼儿对食物的兴趣，以保证幼儿获得营养需要。

表 7-16 4～5 岁日托幼儿食谱食物组成及数量分析（单位：g）

项目	谷类	全谷物及杂豆	薯类	蔬菜	水果	畜禽	蛋类	水产	乳类	大豆	坚果	烹饪用油	盐
建议全天摄入量	100	适量	适量	250	150	25	25	20	500	15	适量	20～25	<3
建议在园摄入量	50	适量	适量	125	75	12.5	12.5	10	250	7.5	适量	12.5	1.5
实际在园摄入量	48.2	5	11	121.2	68	28	5	10	60	2.5	3.4	9.4	1.0
实际摄入占建议摄入（%）	96.4			97.0	90.1	224	40	100	24	33.3		75	67

表 7-17 调整后的 4～5 岁日托幼儿食谱食物组成及数量分析（单位：g）

项目	谷类	全谷物及杂豆	薯类	蔬菜	水果	畜禽	蛋类	水产	乳类	大豆	坚果	烹饪用油	盐
建议全天摄入量	100	适量	适量	250	150	25	25	20	500	15	适量	20～25	<3
建议在园摄入量	50	适量	适量	125	75	12.5	12.5	10	250	7.5	适量	12.5	1.5
调整后在园摄入量	48.2	5	11	121.2	68	13	12	10	140	6.9	3.4	11	1.0
实际摄入占建议摄入（%）	96.4			97.0	90.1	108	96	100	56	92		88	67

表7-18　调整后的4～5岁日托幼儿一周午餐加二点食谱

日期	早点 食物名称	原料及数量（g）	午餐 食物名称	原料及数量（g）	午点 食物名称	原料及数量（g）	调味品用量（g）
周一	鲜榨橙汁	鲜榨橙汁100	黄米大米饭	黄米10 大米20	黑芝麻酥饼	面粉8 黑芝麻粉5 奶粉15	绵白糖4.5 精盐1 烹饪用油9
	绿豆糕	绿豆10	芸豆烧排骨	排骨10 芸豆10	水果	香蕉60	
			西蓝花炒鸡片	西蓝花50 鸡脯10 红椒2			
			香菇炒青菜	小青菜60 香菇5			
			鹅杂粉丝汤	鹅肫5 粉丝10 鹅肝10 香菜1 豆腐20			
周二	酸奶	原味酸奶150	大米饭	大米30	松仁小烧卖	烧卖皮8 糯米5 松仁2	绵白糖4.5 精盐1 色拉油11
	粗粮双拼	甜薯20 胡萝卜20	盐水大虾	沙虾30	水果	西瓜60	
			马铃薯炒肉丝	马铃薯30 肉丝5 青椒2			
			姜米小茼蒿	茼蒿80 姜米2 豆腐20			
			山药乌鸡汤	乌鸡汤50 山药10 葱姜2			

续表

日期	早点		午餐		午点		调味品用量（g）
	食物名称	原料及数量（g）	食物名称	原料及数量（g）	食物名称	原料及数量（g）	
周三	纯牛奶	鲜奶 150	玉米大米饭	玉米 5 大米 35	青菜腰花面	香菇 5 腰花 5 面条 15 青菜 5	绵白糖 4.5 精盐 1 色拉油 11
	玛格丽特饼干	低粉 8 奶粉 10	烧汁鸡中翅	鸡翅 15 香菇 2	坚果	杏仁 10	
			青笋炒鱼片	鱼片 20 青笋 30 红椒 2			
			苋菜蚕豆瓣	苋菜 60 鲜蚕豆瓣 20 蒜泥 2			
			鸡蛋三鲜汤	鸡蛋 25 毛菜 20 平菇 5 木耳 2			

430

续表

日期	早点		午餐		午点		调味品用量（g）
	食物名称	原料及数量（g）	食物名称	原料及数量（g）	食物名称	原料及数量（g）	
周四	酸奶	原味酸奶150克	大米饭	大米30	宫廷小桃酥	面粉10 鸡蛋10 蜂蜜2 玉米油5	绵白糖4.5 精盐1 色拉油11
	南瓜元宵羹	南瓜15 元宵20	素鸡烧牛肉	牛肉15 素鸡10	水果	小苹果60	
			豆芽炒豆干	豆芽80 红椒5 豆干20			
			阿凡提小炒	玉米10 葡萄干5 黄瓜10 胡萝卜10			
			冬瓜豆腐海带汤	冬瓜15 海带15 豆腐20			
周五	鲜豆浆	豆浆150	胡萝卜米饭	胡萝卜5克 大米30克	肉粽	糯米10 鲜肉5	绵白糖4.5 精盐1 色拉油11
	黄桥烧饼	面粉10 葱油2	红烧小肉圆	肉泥10克 西蓝花30	水果	干禧果60	
			橄榄菜蒸水蛋	鸡蛋25 橄榄菜20			
			蒜泥油麦菜	油麦菜45 蒜泥2			
			萝卜鲫鱼汤	鲫鱼汤50 平菇20 萝卜10			

注：表中奶粉、豆制品分别折算为鲜奶和大豆

三、小学生食谱编制与营养管理

（一）小学生食谱编制原则

小学生一般指6～12岁的儿童,处于生长发育阶段,但由于年龄、性别的不同,个体差异比较大;非寄宿学校的小学生,一般只在学校进食午餐,因此小学生在校期间一周食谱实际上只是午餐的食谱。食谱编制的原则如下。

根据不同年龄性别的小学学龄儿童的营养需要,在体现平衡膳食,食物多样化的同时,要特别注意小学学龄儿童易出现的营养性问题,做好食物的选择。

确保优质蛋白质的供给,优质蛋白质的供给最好占总蛋白质供给的一半以上。优质蛋白质来源于畜禽肉类、水产品、禽蛋、乳制品等。

主食要粗细搭配,提供适量的五谷杂粮、杂豆、薯类,培养吃粗粮杂粮的习惯。

根据不同的季节选择当季的蔬菜,水果;与成年人一样,蔬菜也要多样化,叶类、根茎类、花类、瓜类、豆类、菌藻类都应出现在一周的食谱中,其中一半应是深色蔬菜。

针对6～12岁儿童生长发育的特点,选择钙、铁、锌含量丰富的食物,保证其生长发育的需要。

控制油、盐及糖的摄入量,培养科学合理的膳食习惯。

（二）小学生食谱编制步骤

小学生食谱编制可参照上节所述的三种方法进行,由于小学阶段不同年龄的营养素推荐摄入量都会有差异,因此,在熟练掌握计算法食谱编制的方法后,在小学生的食谱编制中,用食物份交换法更能满足不同人群营养需要。具体步骤如下。

步骤一:确定不同年龄小学生能量营养素供给目标

步骤二:确定不同能量摄入水平下各类食物的推荐量

参照表7-19,不同人群能量摄入水平及食物摄入量,可得出小学生每日的食物推荐摄入量（表7-20）。

步骤三:确定每天各类食物的份数

参照表7-21的食物份,可得出不同年龄、性别、身体活动水平小学生每天建议的食物份数（表7-22）。

结合上述两表,可计算出不同年龄、性别和身体活动水平小学生每天食物份的建议量。

表 7-19 不同年龄性别及身体活动水平小学生每天能量摄入的推荐量

年龄（岁）	7		8		9		10		11～13					
人群分类	男	女	男	女	男	女	男	女	男（身体活动水平）			女（身体活动水平）		
									轻	中	重	轻	中	重
能量需要（kcal/d）	1700	1550	1850	1700	2000	1800	2050	1900	2050	2350	2600	1800	2050	2300

表 7-20 不同年龄、性别和身体活动水平小学生每天食物摄入的建议量

食物种类	能量摄入推荐量（kcal/d）					
	1600	1800	2000	2200	2400	2600
谷类	200	225	250	275	300	350
——全谷物及杂豆	50～100					
薯类	50～100					125
蔬菜	300	400	450	450	500	500
——深色蔬菜	占所有蔬菜的 50%					
水果	200	200	300	300	350	350
畜禽	40	50	50	75	75	75
蛋类	40	50	50	50	50	50
水产	40	50	50	75	75	75
乳类	300	300	300	300	300	300
大豆	15	15	15	25	25	25
坚果	10	10	10	10	10	10
油	25	25	25	30	30	30
盐	<6	<6	<6	<6	<6	<6

步骤四：确定具体食物并编制食谱

按同类食物等份交换原则，尽量做到一周内食物品种多样化，不重复；烹饪方法合理，少油、少盐、少糖，尽量不采用油炸、熏烤的烹饪方法，减少腌制、辛辣食物的食用次数。其余的食谱编制参照第一节和第二节。

表 7-21　常见食物的标准分量

食物类别		克/份	能量（kcal）	备注
谷类		50～60	160～180	面粉 50g 相当于 70～80g 馒头 大米 50g 相当于 100～120g 米饭
薯类		80～100	80～90	红薯 80g 相当于马铃薯 100g （能量相当于谷类 0.5 份）
蔬菜类		100	15～35	高淀粉类蔬菜，如甜菜、鲜豆类、根类蔬菜，应注意能量的差别，每份的分量要进行计算
水果类		100	40～55	100g 梨和苹果
畜禽肉类 肥瘦肉（脂肪含量 10%～35%）	瘦肉（脂肪含量＜10%）	40～50	40～55	瘦肉的脂肪含量＜10% 肥瘦肉脂肪含量 10%～35% 肥肉、五花肉脂肪含量一般超过 50%，应少食用
	20～25	65～80		
水产品类 鱼类 虾贝类	鱼类	40～50	50～60	
	虾贝类		35～50	
蛋类（蛋白质 7g）		40～50	65～80	鸡蛋 50g
大豆（蛋白质 7g）		20～25	65～80	黄豆 20g 相当于北豆腐 60g，南豆腐 110g，内酯豆腐 120g，豆干 45g，豆浆 360～380mL
坚果类（含脂肪 5g）		10	40～55	淀粉类坚果相对能量密度低，葵花籽仁 10g 相当干板栗 25g，莲子 20g
乳制品	全脂乳（含蛋白质 2.5%～3.0%）	200～250mL	110	
	脱脂乳（含蛋白质 2.5%～3.0%）	200～250mL	55	
水		200～250mL	0	

表7-22　不同年龄、性别和身体活动水平小学生每天食物份的建议量

年龄（岁）		7		8		9		10		11～13					
性别		男	女	男	女	男	女	男	女	男（身体活动水平）			女（身体活动水平）		
身体活动强度										轻	中	重	轻	中	重
人群分类\食物组	份（g）														
谷类	50～60	4～4.5	3～3.5	4.5～5	4～4.5	4.5～5	4.5～5	5～5.5	4.5～5	5～5.5	5.5～6	7	4.5～5	5～5.5	5.5～6
薯类	80～85	1	1	1	1	1	1	1	1	1	1	1.5	1	1	1
蔬菜	100	4	3.5	4	3.5	4.5	4	4.5	4.5	4.5～5	5	5	4	4.5	4.5～5
水果	100	2～2.5	2	2.5	2～2.5	3	2.5	3	2.5～3	3	3.5	4	2.5	3	3.5
畜禽肉类	40～50	1	1	1	1	1	1	1	1	1	1.5	2	1	1	1.5
水产品	40～50	1	1	1	1	1	1	1	1	1	1.5	2.5	1	1	1.5
蛋类	40～50	1	1	1	1	1	1	1	1	1	1	1	1	1	1
大豆	20～25	0.5	0.5	0.5	0.5	0.5	0.5	0.5	0.5	0.5	1	1	0.5	0.5	1
坚果	10	1	1	1	1	1	1	1	1	1	1	1	1	1	1
乳品	200～250	2	2	2	2		2	2	2	2	2.5	2.5	2	2	2.5
食用油	10	2.5	2.5	2.5	2.5	2.5	2.5	2.5	2.5	2.5	3	3.5	2.5	2.5	3

（三）小学生的营养管理

小学生消化系统的功能与结构还处于发育阶段，合理、规律用餐对于小学生健康和习惯的培养十分重要。小学期间也是学习营养健康知识、养成健康生活方式、提高营养健康素养的最佳时期。因此，将营养和饮食知识的学习纳入小学生的课堂教学中，对于小学生的自身健康和我国饮食文化传统的继承具有重要的意义。小学生的营养管理可从以下几个方面进行。

1. 了解食物，学习烹饪，提高营养科学素养

开设食育课堂。认识食物、参与食物的选择和烹调，养成健康的饮食习惯，学习营养健康知识，传承我国优秀饮食文化和礼仪，提高营养健康素养。家庭、学校和社会要共同努力，学校可以开设符合少年儿童特点的营养与健康教育相关课程，营造校园营养环境；家长与学校配合，做科学健康饮食的表率，将营养健康知识融入儿童少年的日常生活。

2. 三餐合理，规律进餐，培养良好的饮食习惯

小学生应做到一日三餐，最好能有课间加餐，以完善和补充正餐营养供给的不足。两正餐间隔 4～6 小时。如一日三餐，则早餐提供的能量应占全天总能量的 25%～30%、午餐占 30%～40%、晚餐占 30%～35%。三餐不能用糕点、甜食或零食代替。做到清淡饮食，少吃高盐、高糖和高脂肪的快餐。

3. 合理加餐，禁止饮酒，多饮水少喝含糖饮料

小学生处于生长发育阶段，活动量大，但胃容量比较小，正餐时间间隔比较长，因此，课间加餐是一项有利于小学生及时补充能量和营养素的措施。课间餐是定时定量的膳食行为，而零食是指一日三餐以外随时可吃的食物和可喝的饮料，不包括水，与课间餐有一定的差别。但无论是课间餐还是零食，都应选择卫生、营养丰富的食物，如水果和能生吃的新鲜蔬菜、奶制品、大豆及其制品或坚果。油炸、高盐或高糖的食品不宜做课间餐或零食。要保障充足的饮水，每天 800～1400mL，首选白开水，不喝或少喝含糖饮料，更不能饮酒。

4. 不偏食节食，不暴饮暴食，保持适宜的体重增长

小学生应做到不偏食挑食、不暴饮暴食，正确认识自己的体型，保证适宜的体重增长。营养不良的儿童，要在吃饱的基础上，增加鱼禽蛋肉、或豆制品等富含优质蛋白质食物的摄入。超重肥胖会损害儿童的体格和心理健康，要通过合理膳食和积极的身体活动预防超重肥胖。对于已经超重肥胖的儿童，应在保证体重合理增长的基础上，控制总能量摄入，逐步增加运动频率和运动强度。

5. 合理烹饪，清淡饮食，避免"三高"

用合理的烹饪方法制作小学生的食物。养成清淡饮食的习惯，少用复合调味

料，让小学生体验原味食物的美感，在保证营养均衡的前提下，尽量减少盐、糖、油的用量。

6.发挥家庭在构建小学生合理营养中的作用

小学生在校期间，只供应午餐，早餐、晚餐仍在家食用，因此及时将一周食谱向家长公开，让他们了解小学生在校期间的食物组成，同时向家长宣传学龄儿童膳食指南和零食指南的内容，并按小学生的营养需要，做到学校与家庭食物的互补，合理供给小学生全天所需要的食物，建立合理的膳食结构。在没有课间餐的学校，要特别强调在家用餐时乳制品的摄入量，同时保证每周供给动物肝脏或血液 30 ～ 50g 等。

7.定期进行营养与健康体检

对体检结果向家长进行专业介绍，同时对营养不良的学生进行膳食调查，寻找原因，有针对性地进行膳食干预。

四、青春期青少年学生食谱编制与营养管理

（一）青春期青少年学生食谱编制原则

青春期是继婴儿期后第二个生长高峰期。这段时间是人生中营养素需要量最高的一个时期，不但要满足生命活动和生活、身体活动等的需要，更要满足生长发育的需要。由于这个时期合成代谢远大于分解代谢，蛋白质、维生素和钙、铁、锌等都是在膳食计划时要重点考虑的营养素。

（二）青春期青少年学生食谱编制的步骤

步骤一：确定不同年龄青少年学生能量营养素供给目标（表 7-23）

表 7-23　不同年龄性别及身体活动水平青少年每天能量摄入的推荐量

年龄（岁）	11 ～ 13						14 ～ 17					
人群分类	男（身体活动水平）			女（身体活动水平）			男（身体活动水平）			女（身体活动水平）		
	轻	中	重	轻	中	重	轻	中	重	轻	中	重
能量需要（kcal/d）	2050	2350	2600	1800	2050	2300	2500	2850	3200	2000	2300	2550

步骤二：计算食物的推荐摄入量

根据年龄性别及身体活动水平的能量需要，用前面章节介绍的方法，计算出各类食物的推荐摄入量（表 7-24）。

表 7-24　不同年龄性别及身体活动水平青少年每天各类食物的建议摄入量

食物种类	不同人群能量摄入水平（kcal/d）						
	1800	2000	2200	2400	2600	2800	3000
谷类	225	250	275	300	350	375	400
——全谷物及杂豆	50 ～ 100						
薯类	50 ～ 100				125	125	125
蔬菜	400	450	450	500	500	500	600
——深色蔬菜	占所有蔬菜的 50%						
水果	200	300	300	350	350	400	400
畜禽	50	50	75	75	75	100	100
蛋类	50	50	50	50	50	50	50
水产	50	50	75	75	75	100	100
乳类	300	300	300	300	300	300	300
大豆	15	15	25	25	25	25	25
坚果	10	10	10	10	10	10	10
油	25	25	25	30	30	30	35
盐	<6	<6	<6	<6	<6	<6	<6

步骤三：编制食谱

根据每天食物的建议摄入量，选择食物并编制食谱，或根据食物份交换法进行食谱编制。

编制食谱时的具体要求和步骤，依照上述相关章节所述。

（三）青春期青少年的营养管理

青春期青少年是快速生长发育的时期，表现在身体形态、机能、神经系统、内分泌、性发育的变化，同时也是心理发育的关键阶段，自主意识进一步加强，易受环境因素的影响；学习负担比较重，体育运动所需要的能量和营养素消耗比较高，这些因素都影响着青春期青少年的饮食习惯与食物选择，在营养管理方面应特别注意（表 7-25）。

表7-25 不同年龄性别和身体活动水平青少年每天食物份的建议量

年龄（岁）		11~13						14~17					
性别		男（身体活动水平）			女（身体活动水平）			男（身体活动水平）			女（身体活动水平）		
身体活动强度		轻	中	重	轻	中	重	轻	中	重	轻	中	重
食物组	份（g）												
谷类	50~60	5~5.5	5.5~6	7	4.5~5	5~5.5	5.5~6	6~6.5	7.5~8	9	5~5.5	5.5~6	6~6.5
薯类	80~85	1	1	1.5	1	1	1	1.5	1.5	2	1	1	1.5
蔬菜	100	4.5~5	5	5	4	4.5	4.5~5	5	5	6	4.5~5	4.5~5	5
水果	100	3	3.5	4	2.5	3	3.5	4	4	4	3	3.5	4
畜禽肉类	40~50	1	1.5	2	1	1	1.5	1.5	2	2	1	1.5	1.5
水产品	40~50	1	1.5	2.5	1	1	1.5	1.5	2	2.5	1	1.5	1.5
蛋类	40~50	1	1	1	1	1	1	1	1	1	1	1	1
大豆	20~25	0.5	1	1	0.5	0.5	1	1	1	1	0.5	1	1
坚果	10	1	1	1	1	1	1	1	1	1	1	1	1
乳品	200~250	2	2.5	2.5	2	2	2.5	2	2	2.5	2	2.5	2
食用油	10	2.5	3	3.5	2.5	2.5	3	3	3	3	2.5	3	3

1. 了解食物，学习烹饪，提高营养科学素养

学校可开设食育课堂。参与食物的种植、收获、贮存、加工等过程而认识食物，并参与食物的选择和烹调，养成健康的饮食行为和环保意识，学习营养与健康知识，传承我国优秀的饮食文化和礼仪，提高营养健康素养。

2. 三餐合理，规律进餐，培养良好饮食习惯

青春期青少年应做到一日三餐，最好能有课间加餐，以完善和补充正餐营养纱供给的不足。两正餐间隔 4 ～ 6 小时。一日三餐中，早餐提供的能量应占全天总能量的 25% ～ 30%、午餐占 30% ～ 40%、晚餐占 30% ～ 35%。吃好早餐，每天摄入足够的乳类及乳制品。

3. 合理加餐，多饮水少喝含糖饮料

青春期青少年处于生长发育阶段，活动量大，能量与食物的需要量都比较高，正餐时间间隔比较长，应有课间加餐以及时补充能量和营养素的不足。课间餐也是应视为定时定量的膳食行为，应选择卫生、营养丰富的食物，如水果和能生吃的新鲜蔬菜、奶制品、大豆及其制品或坚果。油炸、高盐或高糖的食品不宜用作课间餐或零食。要保障充足饮水，每天 800 ～ 1400mL，首选白开水，不喝或少喝含糖饮料。

4. 禁止饮酒，不偏食节食不暴饮暴食，保持适宜体重增长

提高青少年对酒精影响健康的认识，学校要加强这方面的教育。青春期青少年应做到不偏食挑食、不暴饮暴食，正确认识自己的体型，保证适宜的体重增长。生长迟缓的青少年要在吃饱的基础上，增加鱼禽蛋肉或豆制品等富含优质蛋白质食物的摄入；而超重肥胖会损害青少年的体格和心理健康，要通过合理膳食和积极的身体活动预防超重肥胖。对于已经超重肥胖的儿童，应在保证体重合理增长的基础上，控制总能量摄入，逐步增加运动频率和运动强度，避免盲目节食，也要预防贪食。

5. 合理烹饪，清淡饮食，避免"三高"

用合理的烹饪方法制作小学生的食物。养成清淡饮食的习惯，少用复合调味料，让青少年体验原味食物的美感，在保证营养均衡的前提下，尽量减少盐、糖、油的用量。

6. 定期进行营养与健康体检

对体检结果向家长进行专业介绍，同时对营养不良的学生进行膳食调查，寻找原因，有针对性地进行膳食干预。

第四节 特殊群体食谱编制与营养管理

一、老年群体食谱编制与营养管理

老年人是指年龄在 65 岁以上的成年人，80 岁以上的老年人又称高龄老人。由于年龄的增加，人体的一些器官功能在不断下降，最明显的是消化系统功能下降；肌肉萎缩、瘦体组织减少；听觉、视觉、味觉等功能下降引起反应迟钝；心肺及肾脏功能也在衰减，这些都会影响老年人消化、吸收、代谢营养素的能力，老年人易出现贫血、骨质疏松、体重异常、肌肉减少等营养性问题。因此老年人的营养与膳食需要被更多地关注。

（一）老年群体食谱编制原则

老年人个体差异大，特别是患有各类不同的基础性疾病，因此要精准设计食谱，争取提供个性化营养管理。

老年人一般都存在口腔问题，如牙齿缺损、牙龈疾病；胃纳减少，消化液的分泌量和消化酶的含量也下降，肠道蠕动减慢，力量减弱，可能还有肝胆、胰腺等方面的疾病等。会出现食欲下降或早饱现象，因此老年群体的膳食计划要注意少量多餐，制作细软，对有吞咽障碍的老年人可选择半流质或糊状食物。

优质蛋白质是人体重要的营养素，对老年人尤其重要，优质蛋白质的充足供给是预防老年人骨骼肌衰减的重要措施之一。一般情况下不建议老年人素食，每日应提供足够的含优质蛋白质的瘦肉、海鱼等，吃适量的豆制品。

老年人要维持正常的体重，体重过重或过轻都会影响健康和寿命。从降低营养不良风险或死亡风险的角度考虑，老年人的 BMI 在 $20kg/m^2$ 最佳。

（二）老年群体食谱编制步骤

老年群体食谱编制可参照上节所述的三种方法进行，在熟练掌握计算法食谱编制的方法后，老年群体的食谱编制中，用食物份交换法也能满足不同年龄段老年人营养需要。具体步骤如下。

步骤一：确定不同老年群体能量营养素供给目标（表 7–26）

要注意的是，根据《中国居民膳食营养素参考摄入量（2013）》所示，老年人群蛋白质的每日参考摄入量与普通 18 ～ 49 岁成年居民相同，仍然是男性每日男性 65g、女性 55g，这表示老年人每天畜禽肉类及鱼类等动物性食物的摄入量不变；而钙的摄入量比普通成年男性还高，为 1000mg。

表7-26　不同老年群体能量供给目标

年龄（岁）	65 ～ 79				80 岁以上			
人群分类	男（身体活动水平）		女（身体活动水平）		男（身体活动水平）		女（身体活动水平）	
	轻	中	轻	中	轻	中	轻	中
能量需要（kcal/d）	2050	2350	1700	2000	1900	2200	1500	1750

步骤二：计算出不同群体老年人各类食物的推荐摄入量

根据年龄性别及身体活动水平的能量需要，用前面章节介绍的方法计算（表7-27）。

表7-27　不同年龄性别及身体活动水平老年群体每天各类食物的建议摄入量

食物种类	不同人群能量摄入水平（kcal/d）						
	1500	1600	1700	1800	2000	2200	2400
谷类	190	200	210	225	250	275	300
——全谷物及杂豆	适量						
薯类	50 ～ 100						
蔬菜	300	300	350	400	450	450	500
——深色蔬菜	占所有蔬菜的 50%						
水果	200	200	200	200	300	300	350
畜禽	40	40	40	50	50	75	75
蛋类	40	40	40	50	50	50	50
水产	40	40	40	50	50	75	75
乳类	350	350	350	350	350	350	350
大豆	15	15	15	15	15	25	25
坚果	10	10	10	10	10	10	10
油	25	25	25	25	25	25	30
盐	<6	<6	<6	<6	<6	<6	<6

根据每天食物的建议摄入量，选择食物并编制食谱，或根据食物份交换法进行食谱编制。

编制食谱时的具体要求，依照第一节和第二节所述。

（三）老年群体的营养管理

我国许多大中城市已步入老龄化，社区养老、养老院养老是两种养老趋势，但仍然有不少独居老人，给老年群体的营养管理增加了复杂性。

老年群体营养管理的内容主要包括以下几方面内容。

1. 摄入充足的食物

与普通成年人一样，老年人平均每天要摄入 12 种以上的食物，每周摄入 25 种以上的食物。除一些特殊疾病的要求，老年人不应"忌口"，因此每天都要有鸡蛋、牛奶，不但能补充优质蛋白质，还能增加钙及脂溶性维生素的摄入。

2. 增加餐次，均衡一天的营养

老年人胃纳减少，可少吃多餐，保证一天营养素和食物的摄入。进餐次数可按三餐两点或三餐三点分配。无论是进餐还是喝水、饮料，都要量少、慢吃、慢饮，不但是老年人胃肠道的需要，也是保护心脏的需要。

3. 合理烹饪，制作适合老年人的食物

老年人咀嚼功能有不同程度的下降，所以食物宜软烂，多用炖、焖、煮、蒸等烹饪方法；切配时适当切小块、丝、丁，或做成鱼丸、肉丸；粗粮杂豆也可以磨粉做稀粥、饼或糊；质地硬或酸味比较浓的水果可以与蔬菜一起打成果蔬汁，增加可食性。

4. 陪伴进食，鼓励老年人积极参加群体活动

鼓励老年人在力所能及的情况下走出家门，积极参加各类社交群体活动，增进交流，更新观念，不与社会脱节；积极参与烹饪食物，制作自己喜爱的食物，提升进食的乐趣；对于独居的老年人，社会、家庭都要给予关爱和陪伴。

5. 定期体检，适度调整营养素供给

老年群体应定期进行营养与健康检查，关注体重、骨骼、血脂、血糖等营养相关指数的变化，并在营养师的指导下及时调整食物与营养素的供给。由于老年人食物的摄入量减少，同时所选择的烹饪方法不利于一些营养素的供给，因此也可选择营养补充剂或强化食品，避免营养素的不足，但一定要在营养师的指导下，避免造成营养素或膳食结构新的不平衡。

二、素食群体食谱编制与营养管理

素食人群是指以不食肉、禽、水产等动物性食物为饮食方式的人群。按所禁食物的程度不一，可分为全素食、蛋素、奶素、蛋奶素等。完全不吃动物性食物的为全素食人群，可以食用蛋类的人群为蛋素人群，依次有奶素、蛋奶素等。素食是一种饮食习惯或饮食文化，实践这种饮食文化的人称为素食主义者。由于素食属于不平衡的膳食，所以更要认真对待和科学设计。

（一）素食食谱编制原则

基于宗教信仰采用全食素者，我们予以尊重；可自主选择者，不建议完全素食，特别是婴幼儿、儿童、孕产妇。

为素食人群的食谱编制，要求更好地理解各类食物的营养价值和在膳食结构中的意义，尽量做到合理膳食。如果膳食结构严重不合理，会增加蛋白质、脂溶性维生素、钙、铁、锌等营养素不足或缺乏的风险。

以健康或减轻体重为目的素食者，特别是全素者，更应理解平衡膳食的理念。

（二）素食群体食谱编制步骤

素食群体食谱编制可参照上节所述的三种方法进行，在熟练掌握计算法食谱编制的方法后，素食群体的食谱编制中，用食物份交换法也能满足不同年龄段素食群体的营养需要。具体步骤如下。

步骤一：确定不同素食群体能量营养素供给目标

素食人群除动物性食物外，其他食物的种类和数量与普通膳食人群相似，但需要做些调整。我们以成年男性为例进行不同膳食结构的食谱编制（表7-28）。

表7-28　不同膳食结构人群每天食物建议摄入量（按2200kcal/d 计）

食物种类	膳食结构人群		
	普通人群	全素人群	奶蛋素人群
	2200	2200	2200
谷类	275	250 ～ 400	225 ～ 350
——全谷物及杂豆	适量	120 ～ 200	100 ～ 150
薯类	50 ～ 100	50 ～ 125	50 ～ 125
蔬菜	450	300 ～ 500	300 ～ 500
——菌藻类		5 ～ 10	5 ～ 10
——深色蔬菜	占所有蔬菜的 50%		
水果	300	200 ～ 350	200 ～ 350
畜禽	75	—	—
蛋类	50	—	50
水产	75	—	—
乳类	300	—	300
大豆	25	50 ～ 80	25 ～ 60
——发酵豆制品	—	5 ～ 10	
坚果	10	20 ～ 30	15 ～ 25
油	25	20 ～ 30	20 ～ 30
盐	＜ 6	＜ 6	＜ 6

注：大豆在实际编制食谱时要折算成豆制品

从以上表格中的食物建议摄入种类和供给量可以看出，素食人群与普通人群在食物的种类有所差异，主食、蔬菜、水果的量都有所增加；特别是大豆的参考摄入量明显增加，全素人群还建议摄入发酵豆制品；增加菌藻类、坚果的摄入，所有的这些调整都是为了增加优质蛋白质的供给，以及易缺乏的脂溶性维生素。但有些营养素的供给还可能不足或缺乏，可在营养师的指导下，适当使用营养补充剂。

步骤二：素食群体的食谱编制

根据每天食物的建议摄入量，选择食物并编制食谱，或根据食物份交换法进行食谱编制。

编制食谱时的具体要求，依照上节所述。

（三）素食群体的营养管理

素食的膳食结构并不是平衡膳食结构，因此素食群体的营养管理着重点是尽量保证膳食平衡。

全素食群体由于完成拒绝动物性食物，易出现优质蛋白质的缺乏，大豆制品是提供植物蛋白质的主要来源，因此要保证足够的量；也可以利用蛋白质互补的原则，将不同食物，如将大米或面粉与杂豆如绿豆、红豆、饭豆等共食，优化蛋白质氨基酸的组成比例，有利于改善蛋白质的营养状况。蛋奶素的群体由于有禽蛋和乳制品，优质蛋白质有一定的来源，可以适当增加蛋、奶及豆制品的摄入，使蛋白质的供给更加合理。

素食群体脂肪的摄入要注意种类，推荐素食群体用大豆油或花生、菜籽油等烹饪食物，用亚麻籽油等凉拌蔬菜。亚麻籽油中n-3多不饱和脂肪酸含量比较高，可补充素食状态下的不足。

素食群体碳水化合物的来源比较充足，但要注意多食粗粮杂粮、杂豆，对改善蛋白质的营养价值会有帮助。但尽量做到粗粮细作，增加粗粮中营养素的消化吸收和利用。

蔬菜和水果是素食群体水溶性维生素、植物化学物的重要来源，素食群体也要注意蔬菜和水果的种类要全面，深色蔬菜要占50%以上；同时增加菌藻类的摄入。

蛋奶素的群体可适当多吃些牛奶和鸡蛋，补充优质蛋白质和脂溶性维生素，以及钙的供给。

豆制品是素食者优质蛋白质的来源，但要避免选择油炸豆制品。

坚果的种类比较多，应选择蛋白质含量比较高坚果，如杏仁、花生、榛子、开心果、南瓜子等。

正常食量的素食者能量供应一般情况下可以满足需要，因此想通过素食而达到减肥、降血糖、降血脂的素食者更要注意能量的平衡。素食者没有动物性食物，总体脂肪含量比较少，但如果过多使用烹饪用油，或多吃主食、水果，也会造成能量过剩。

建议素食者在营养师的指导下，适当通过营养补充剂，减少微量元素，特别是铁、钙、锌及脂溶性维生素的缺乏。

素食者要经常体检，密切关注营养与健康状况。

三、减重群体的低能量食谱与营养管理

肥胖和超重已经成为影响民众身体健康的慢性代谢性疾病，并在全球范围内广泛流行。根据《中国居民营养与慢性病状况报告（2020）》，我国居民6岁以下和6～17岁儿童青少年超重肥胖率分别为10.4%和19.0%，18岁及以上居民超重率分别为34.3%和16.4%。影响人体体重的因素主要有遗传、疾病、膳食和体力活动等因素，"吃动平衡"是保持健康体重的重要措施。

（一）减重群体低能量食谱编制原则

减重群体低能量食谱的编制，重点是低能量，在总能量减低的前提下，关键还是要平衡膳食。任何禁吃哪一类食物的膳食都是不平衡膳食，是不可取的。

减重的膳食调整是一个需要长期坚持的过程，一开始可能会不适应，但只要坚持下去，就会养成吃清淡、低能量食物的习惯。

低能量的同时又要达到平衡膳食，食物种类和数量的选择都十分非常重要。一方面要控制脂肪含量高的食物的选择，如尽量选择脂肪含量少的畜禽肉类，在保证蛋白质供给充足的情况下限制能量；同时也要注意食物的"质"对人体代谢和饥饱感觉的影响。如碳水化合物的选择，多选些粗粮杂粮，同时注意烹饪方法，控制食物的GI值，使低能量膳食更合理。

尽量选择食物原料进行烹饪加工。食物的成品、半成品，以及许多复合调味料，为了加工或迎合"美味"的要求，都"隐藏"着大量的脂肪、添加糖，而对食物原料进行烹饪加工，会更明确地控制或减少能量的来源。

低能量膳食更适合少食多餐。

（二）减重群体低能量食谱编制步骤

步骤一：确定减重个体的能量营养素供给目标

成年肥胖或超重个体每日能量的供给可按15～20kcal/kg设计。此能量水平大约为普通人群的60%～70%。如一个70kg的超重个体，每日的能量供给按20kcal/kg计算，每日的能量供给为1400kcal。

步骤二：计算食物的推荐摄入量

如前所述，本案例超重者在1400kcal条件下，食物供给种类和量可以按表7-29计算。

表 7-29　推荐的超重个体低能量膳食食物种类和数量

体重 （kg）	能量 供给 （kcal）	谷类	全谷 物及 杂豆	薯类	蔬 菜 （g）	水 果 （g）	畜 禽 （g）	蛋 类 （g）	水 产 （g）	乳 类 （g）	大 豆 （g）	坚果	油 （g）	盐 （g）
70	1400	150	适量	适量	500	150	40	25	40	350	15	适量	20～25	<4

步骤三：食谱编制

根据上述推荐的食物种类和数量，以及食谱的编制方法，按三餐两点的进食方式编制出一日食谱（表7-30）。

表 7-30　超重个体低能量膳食一日食谱

餐次	食物原料	原料重量（g，市品重）	食物名称	烹饪方法	备注
早餐	黄米	10	二米粥	煮	
	大米	10			
	面粉	20	馒头	发酵，蒸	
	牛奶	300	牛奶（脱脂）	直接饮用	
	鸡蛋	半个	白水蛋	煮	
	芹菜	130	凉拌芹菜豆腐干	凉拌	
	豆腐干	20			
加餐	苹果	50	苹果	直接食用	
中餐	大米	30	二米饭	煮	
	玉米粒	20			
	瘦猪肉	30	青椒洋葱炒肉丝	炒	
	洋葱	30			
	青椒	20			
	油麦菜	150	清炒油麦菜	炒	
加餐	橘子	50	橘子	直接食用	

餐次	食物原料	原料重量（g，市品重）	食物名称	烹饪方法	备注
晚餐	玉米粉	40	玉米贴饼	发酵，蒸	
	黄米	10	黄米粥	煮	
	鲫鱼	40	红烧鲫鱼	烧	
	茄子	150	青椒茄丝	炒	
	青椒	20			
	冬枣	50	冬枣	直接食用	

步骤四：减重群体低能量食谱食物选择和烹饪要点

主食的选择关键是低 GI 值的粮食，如糙米、全麦粉、粗粮、杂粮等，同时烹饪加工的方式也要注意，尽量简单，如煮粥时，加热的时间不宜过长。

动物性食物尽量选择低脂的品种或部位，如去皮鸡肉、鱼、虾比畜肉的脂肪含量低；畜肉中牛肉的脂肪含量比猪肉低，特别是猪肉中的五花肉，脂肪含量可达 50% ~ 60%。

蔬菜尽量选择深色的叶类蔬菜，根类蔬菜中碳水化合物的含量比较高，如马铃薯、芋头，水生蔬菜中的菱角、莲藕等。

尽量选择低糖、维生素含量高的水果。有些水果碳水化合物的含量较高（如香蕉），可作为正餐间的加餐，但正餐中的主食要相应减少；许多热带水果的碳水化合物和能量都是比较高的。干果中糖的含量很高，属于高能量密度食物，若经常食用，应将计入碳水化合物的摄入量中。

乳类和乳制品的供给不能少，如果选择的其他动物性食物脂肪含量比较高的话，可选择低脂奶或脱脂奶，但要注意，减去脂肪的乳制品其他营养素含量也比全脂乳减少，特别是钙和蛋白质。

坚果属于高脂肪含量食物，能量密度相当高，减重群体应控制摄入量。

所有食物都不选择油炸、油煎等烹饪方法。

（三）减重群体的营养管理

1. 膳食行为改变

减重群体改变膳食行为十分重要。超重或肥胖者的不良膳食行为主要有进食过快、过量、喜食油炸、烧烤，"重口味"食物；三餐分配不合理，特别是晚餐丰盛，有时晚餐后继续吃夜宵。因此，首先要改变超重及肥胖者的膳食行为，少吃多餐，适当加餐，合理分配一天的能量来源。

2. "吃动平衡"也是减重的重要措施

鼓励多做运动，减少静坐的时间。

3. 适应期的应对

实施减重餐后，会有比较不愉快的饥饿感，坚持一周到十天左右的时间就会适应。出现饥饿感时，可以用低能量的水果、牛奶、豆浆等做加餐，或专心做其他的事情，转移注意力，直至慢慢适应。

4. 体重的变化

实施减重餐后，体重并不会立即下降，因此不必每天称体重，量腰围，坚持吃减重餐一周左右时间，并合理增加运动，就会出现效果。

5. 关注营养

实施减重餐 1～2 周后，最好能与营养师联系，进行体格检查，并进一步调整食谱，防止因食物种类或数量较少导致的营养素供给不平衡。

6. 养成健康的生活方式

减重餐只是控制体重的一项措施，建立健康的生活方式更为重要。

第五节　宴席设计与营养管理

宴席是中国传统烹饪的集中体现。宴席设计中，原料的选择和配伍是其重要的任务之一。烹饪工艺对原料选择的要求是知材善用，掌握原料的组成、特性、风味特点，根据宴席的要求，如宴席的规格，菜肴的色泽、香味（气）、形状、质地等选择，搭配原料，并根据原料的特点选择适合的烹饪方法；烹饪营养学则强调宴席中原料的营养素含量和组成，烹调加工过程中各营养素的变化，使宴席能满足就餐者的生理、心理需要。因此若能将烹饪工艺学和烹饪营养学的要求有机结合，既能突出中国烹饪的特点，又符合现代营养学的平衡膳食原则，可实现宴席设计的营养管理。

一、平衡膳食

平衡膳食又称合理膳食或健康膳食，指全面达到营养素供给量的膳食。这样的膳食不仅能提供给摄食者所需要的热能和营养素，同时各营养素间具有适当的比例，能达到生理上的平衡。

每一种烹饪原料都有其营养素组成的特点，同时也有其组成和含量的局限性，除母乳能完全符合 0～6 个月新生儿的营养需要外，自然界中还没有发现任何一种烹饪原料能满足人体所有的营养需要。因此无论是一餐、一日三餐，还是宴席，要达平衡膳食的要求，都必须根据人体的营养需要和烹饪原料的营养素组成和含量。进行选择和搭配。

为了让民众能理解和实践平衡膳食，许多国家和地区都根据本地区居民的食物消费情况、营养与健康状况以及食物资源与价格等因素，发布了平衡膳食金字塔。中国营养学会也发布了适合中国居民的平衡膳食宝塔，用图片和数据详细地描述了每天平衡膳食的食物种类组成和数量。

平衡膳食是保证人体健康的基本要求。长期膳食不平衡，意味着膳食中提供的营养素或过多，或不足，都会产生营养性疾病。食物供应匮乏年代的营养缺乏性疾病，当今营养过剩性疾病都是由于膳食营养不平衡导致的。

二、宴席原料选择与搭配的烹饪工艺学要求

（一）宴席的规格要求

宴席的规格一般是由菜肴原料组成种类和数量决定的，与宴席的主题和价格有着十分密切的关系。有时宴席的主题十分明确，如以原料为主题的宴席有全牛席、全羊席、全鱼席、豆腐席、全素席等，对烹饪原料的选择，特别是主要主料的选择基本确定；有时以宴席的功能为主题的宴席，如生日宴、结婚宴、商务宴等，宴席原料的选择就需要有特殊的含义；宴席的价格越高，原料的价格自然会水涨船高，这种情况下原料的选择往往是"物以稀为贵"的市场原则。

（二）主、辅料的配合要求

宴席菜肴原料的组配包括主料、辅料和调料。主料在宴席的菜肴中占主导地位，所占比重约为60%；辅料所占比例比较少，为30%～40%，起到配合、辅佐、衬托、点缀主料的作用；调料又称调味品，用于烹饪过程中调和菜肴口味，用量比较少。通常情况下，当主料的来源不受季节因素的影响时，选择不同的辅料配合，使得菜肴更符合季节的变化特征。如猪肉的供应没有季节性的变化，采用不同季节品种的辅料搭配，可显示出菜肴四季的变化。炒肉丝时，冬天配韭黄；春天配春笋；夏季配青椒；秋天配茭白。

（三）菜肴色泽的要求

中国烹饪讲究菜肴的本色，在菜肴原料搭配时，通常以主料的颜色为基调，辅料的色彩为辅色，形成"顺色搭配"或"花色搭配"；不但一只菜肴，一桌宴席中不同的菜肴组成也需要这种搭配。因此。辅料的选择和搭配依据主料的颜色而定。

（四）菜肴口味的要求

宴席菜肴口味的要求一般应符合大多数人的味觉习惯，以及时令变化对口味的要求，可以通过对不同季节的主料和辅料选择，达到夏季清淡、冬季味浓、春

秋适中口味要求的。

（五）菜肴质地的要求

组成宴席或一只菜肴的原料，由于品种的差异，或同一品种由于生长时间、环境、收获及贮存和初加工等因素的影响，其质地可分为软、硬、脆、嫩、老、韧等差别。烹饪加工工艺可"脆配脆""嫩配嫩""软配软"等同质地的主、辅料搭配；也可以将不同质地的原料搭配在一起，形成质地反差的味觉享受。

此外，烹饪工艺学对原料选择和搭配的要求，还要考虑造型的因素，以及与器皿的搭配等。

三、宴席原料选择与搭配的烹饪营养学要求

（一）原料的数量

无论是一席菜，还是一份菜，原料的数量要适度。过去人们宴请宾客大鱼大肉、整鸡全鸭，从数量上看，十分丰富，但有时并未达到预期的效果，往往使人望而生腻。真正意义的宴席不是炫耀富有，更不是以量取胜。从烹饪营养学的角度考虑，应该与人体的生理需要相适应，与人们的消化功能相协调。

（二）宴席原料应满足人体的营养需要

1. 原料选择的多样化

中国烹饪采用的原料十分广泛，但由于宴席不同于普通的一日三餐，因此原料的选择，一般情况下动物性原料所占的比例较大。虽然动物性原料含有丰富的优质蛋白质和脂类以及脂溶性维生素，但是这种宴席的营养素组成往往会缺乏碳水化合物、水溶性维生素（特别是维生素 C、维生素 B_1、烟酸等）、矿物质及膳食纤维。

因此宴席设计原料选择时，为使宴席中营养素满足人体的需要，最基本的要求是原料的种类应多样化。只有运用多种原料进行搭配，才有可能使配出的菜肴包含的营养素种类较齐全。按照每种原料所含的营养素种类和数量进行合理选择和科学搭配，使各种烹饪原料在营养素的种类和含量上取长补短，改善和提高整席菜肴的营养水平，以达到平衡膳食的要求。

因此，在选择烹饪原料时，要注意以下几类原料的选择。

（1）蔬菜和水果　新鲜的蔬菜和水果是维生素的主要来源，尤其是维生素 C 和胡萝卜素。在我国目前的膳食结构中，机体所需的维生素 C 和维生素 A 绝大部分或几乎是由蔬菜提供的。

有色蔬菜，如黄色蔬菜和红色蔬菜中含有丰富的胡萝卜素和维生素 C，在动

物性原料中加入这些有色蔬菜，既可增加胡萝卜素的吸收，又补充了维生素 C 的不足。

蔬菜和瓜果还含有丰富的矿物质和微量元素，如钠、钾、钙、铁、磷、碘等。蔬菜和瓜果中的矿物质大多与有机酸结合成盐类或成为有机质的组成部分，如蛋白质中的硫和磷，叶绿素中的镁等，易为人体吸收，这些碱性元素还能中和动物性原料在体内代谢后产生的酸性物质，对调节人体内的酸碱平衡起重要作用。

此外，蔬菜和水果中含有大量的膳食纤维和果胶物质，这也是动物性食物所缺乏的。所以，蔬菜和水果是平衡膳食中不可缺少的一个部分，宴席设计选择烹饪原料时应尽量多选用。

（2）豆类及其制品　豆类特别是大豆类及其制品，含有丰富的优质蛋白，并含有一般动物性原料所缺乏的维生素 B_1、维生素 B_2。这两种维生素与热能代谢密切相关，以动物性食物为主的宴席热能供给量很高，人体能量代谢中这两种维生素的需要量也随之增加，因此若适当增加豆制品在宴席中的比例，则可部分减少缺乏这种营养素的可能性。

大豆及其制品中含有丰富的矿物质，如钙和磷，而且比例也适合人体的需要。豆制品在加工过程中，除去了妨碍人体消化吸收的物质如植酸类物质、抗胰蛋白酶和过多的膳食纤维，增加了人体对钙、磷的吸收，所以豆制品是人体矿物质的一个良好的来源。

此外，大豆及其制品含有丰富的不饱和脂肪酸、必需脂肪酸及卵磷脂。我国有传统的种植、加工大豆及其制品的习惯和经验，从我国人口、土地和经济发展状况来看，大豆及其制品在改善我国人民膳食中优质蛋白质供给方面占有重要的地位，在各大菜系中也有以豆制品为主、辅料的传统名菜。所以，无论是从营养学的角度出发还是从实际生活出发，都应提倡多选大豆及其制品入肴及配菜。

（3）食用蕈类　食用蕈类的营养价值有一定的特殊性，有些食用蕈维生素的营养密度比较高，且含有抗病毒、抗癌、降低胆固醇和抗衰老等生物活性物质，因此有"健康食品"之称，应注意采用。

（4）禽蛋类　禽蛋类蛋白质含量高，质量好，其氨基酸组成与人体组织蛋白质氨基酸组成接近，生物利用率高，生物价可达 94，消化率也达 98%，是目前已知天然食物中较好的蛋白质。此外，它还含有丰富的易被人体吸收、利用的钙、磷等矿物质，必需脂肪酸，卵磷脂以及维生素 A、维生素 D 及 B 族维生素，而且价格也较肉类经济。

（5）动物内脏　动物的内脏器官如肝、肾、心、胃，不仅含有丰富的蛋白质、矿物质和微量元素，维生素也较肉类丰富。肝脏中维生素 A、维生素 D 和维生素 B_2 比一般原料高得多，所含的矿物质和微量元素，特别是人体易缺乏的微量元素如铁、锌等，不但含量丰富，而且易被吸收。内脏的种类较多，色泽、形态、味道各不相同，能烹制出各种风味的菜肴，食用价值较高，在原料的选择和配伍中应多选用。

（6）乳制品 乳类及其制品在宴席中作为烹饪原料应用的机会较少，这与我国大部分地区以种植性为主的农业生产结构有关。但近年来乳业发展迅速，乳类和乳制品也经常出现在宴席的烹饪原料中。乳类及其制品所含的营养素种类齐全（除膳食纤维外），用它作为主料或配料烹制的食物也具有特殊的风味，随着我国畜牧业的发展，乳类及其制品应越来越普遍地作为烹饪原料应用于宴席中。

2. 注意原料营养素组成和比例

平衡膳食不仅要提供给摄食者所需要的热能和营养素，同时各营养素间要有适当的比例，以利于在人体内达到代谢上的平衡。能量和各种营养素必须满足机体的需要是平衡膳食的基本要求，而膳食中的营养素之间在功能和数量上应保持平衡，能量和各营养素之间要保持合适的比例则是平衡膳食的更高要求。

（1）热能来源比例的平衡 在一般宴席中，烹饪原料所含的蛋白质、脂肪含量较高，碳水化合物则一般较低，特别是由食物所供给的碳水化合物比较低，但精制糖的含量又比较高，例如有些菜系以食糖作为调料品或辅料时，用量更大。中国营养学会在《中国居民膳食营养素参考摄入量 DRIs（2013）》中，对中国 18 ～ 49 岁成年居民能量供给的建议（AMDR），碳水化合物的供给占总膳食能量的 50% ～ 65% 为宜，其中添加糖即精制糖应不超过总能量供给的 10%，约 50g。

虽然宴席中这三种营养素的比例不必根据我们日常膳食所建议的比例供给，但应尽量保持它们之间比例的平衡，以便于与日常生活的习惯相适应，不至于给胃、肠及消化腺增添过重的负担，只有这样才能有利于营养素的消化、吸收。碳水化合物主要由谷类、薯类和淀粉食物供给，控制食糖及其制品。

（2）能量供给与参与代谢的维生素之间的平衡 食物所提供人体的能量，在代谢利用的过程中，离不开各种营养素的相互的影响。特别是维生素 B_1、维生素 B_2 和烟酸与能量代谢的影响。

维生素 B_1 进入机体后，被磷酸化为硫胺素焦磷酸，以辅酶的形式参与羟化酶和转羟乙醛酶的形成，催化 α- 酮酸的氧化脱羧反应，使来自糖酵解和氨基酸代谢的 α- 酮酸进入三羧酸循环。三羧酸循环是人体将供给的营养素中的能量转化为体内可利用能量的主要渠道。

维生素 B_2 是机体许多酶系统中辅酶的成分，特别是黄素蛋白在组织呼吸过程中起递氢体的作用，与能量代谢有密切关系。

烟酸以烟酰胺的形式在体内构成辅酶Ⅰ和辅酶Ⅱ，是组织代谢中非常重要的递氢体。

因此，这三种维生素都参与人体的能量代谢过程，并相互关联，在能量利用的代谢途经中起发挥不同的作用，任何一种维生素的缺乏或不足都会导致能量利用的障碍。

一般而言，宴席所供给的能量明显高于普通的一日三餐，故在宴席的原料选择中，要增加这三种营养素来源。

（3）各类脂肪酸之间的平衡　《中国居民膳食营养素参考摄入量 DRIs（2013）》建议，脂肪的供给一方面要注意总量的限制，应占总能量供给的 20%～30%，同时还要控制各种脂肪酸的比例，如饱和脂肪酸不超过总能量供给的 10%（AMDR），n–6 多不饱和脂肪酸不超过总能量的 9.0%（AMDR），n–3 多不饱和脂肪酸不超过总能量 0.5%～2.0%；亚油酸的 RNI 为总能量的 4%，α 亚麻酸为总能量的 0.6%（AI）。

宴席中动物性原料使用比较多，畜类原料脂肪中以饱和脂肪酸为主；水产类的脂肪不饱和脂肪酸的含量比较高；烹饪过程中油脂的用量较大，若采用植物油，也会增加宴席中不饱和脂肪酸的比例，所以，要根据宴席原料选择的情况，尽量保持各类脂肪酸之间的平衡。

（4）食物的酸碱性质　食物的酸、碱酸性是由其在体内完全分解代谢后最终的元素所决定的。若某些食物进入人体经分解代谢后的矿物质为氯、硫、磷等元素构成的酸性离子，该食物称为酸性食物；反之，代谢后所余的矿物质为含钾、钠、钙、镁等碱性离子时，就称该食物为碱性食物。

一般情况下，蛋白质含量丰富的食物多为酸性食物。因为蛋白质中含有丰富的含硫氨基酸，经氧化分解后产生硫，可进一步氧化为硫酸。

脂肪和碳水化合物，其代谢后的最终产物为水和二氧化碳，因此为中性。

矿物质种类对食物的酸、碱性影响比较大，若含有丰富的钾、钠、钙、镁等碱性离子则为呈碱性食物。

基于以上的观点，一般认为动物性食物为呈酸性食物，植物性食物，特别是蔬菜、水果为呈碱性食物。而纯油脂及碳水化合物，如淀粉、蔗糖等则偏中性。

对食物的酸、碱性的认识及对人体健康的影响，有以下几方面需要注意。

第一，食物的酸、碱性与其含有的营养素有关，而与食物的味无关。有些食物如蔬菜和水果虽有酸味，但当它们完全氧化后，主要是碱性元素，所以为碱性食物。

第二，食物是由多种营养素及成分组成。食物的酸、碱性取决于其最终代谢的产物，而膳食的酸碱性又由不同的食物组成所决定。

第三，人体内有较强大的缓冲系统，机体的酸碱性是复杂的代谢结果，不仅仅是取决于食物，还与运动、呼吸等过程中代谢产物的排泄或蓄积有关。在正常的生理状况下，人体虽然每天机体都会有酸性和碱性物质的过剩，但通过呼吸、肾脏的排泄及体内的缓冲系统的调节，基本能维持机体的 pH 处于正常水平。

　　因此，我们注意食物的呈酸性或呈碱性，更多的是为了注意营养素之间的平衡及动、植物食物间的平衡。在疾病或代谢失衡的情况下，保持食物的酸碱性平衡，会减少机体生理代偿的负担，但这属于临床营养学研究的范畴。

　　虽然由于饮食引起的酸中毒或碱中毒非常罕见，但饮食的呈酸、碱性是影响尿液 pH 的因素之一。正常尿液一般为弱酸性，pH 5.4～8.4，研究发现，尿液的 pH 对某些结石的形成有一定的关系。偏酸性尿液的患者易出现尿酸盐和胱氨酸结石；而结石为磷酸盐和碳酸盐的患者，尿液呈碱性。通过调节膳食，改变尿液的 pH，对尿道结石有一定的预防作用。如尿酸盐结石的患者，除应少吃含嘌呤丰富的食物如肝、肾、豆类，以减少尿酸的排泄外，同时多食一些呈碱性的食物如蔬菜、橘子、甘薯等，降低尿中酸度，甚至使尿液呈碱性。碱性尿液可使尿酸酸结石的溶解度增加，并减少尿酸在膀胱中生成结石的可能性。对一个正常人来说，呈酸性和呈碱性的食物应保持一定的比例，使人体尿液维持在正常范围内。

　　3. 原料中营养素间相互作用

　　宴席原料经过烹饪加工，菜肴中营养素的组成和比例会发生变化，它们之间发生相互作用，可增加或减少人体对营养素的消化吸收。

　　如脂溶性维生素，在有脂肪存在的情况下可增加其吸收率，故在烹调含脂溶性维生素含量高的烹饪原料时，若与含脂肪量高的原料搭配，不但可改善菜肴的风味，还可增加维生素的吸收。用羊肉与胡萝卜搭配，可促进胡萝卜中胡萝卜素的吸收，而胡萝卜则有降低羊肉膻味的作用。

　　有些原料中含有一些抗营养因子，可降低或减少原料本身及与之共烹、与之共食的食物中营养素的消化吸收。如菠菜中含有草酸、植酸等抗营养因子，可干扰矿物质及微量元素特别是钙的吸收。如日常生活和宴席中常用菠菜与钙含量较高的豆腐搭配，理论上讲不符合烹饪营养学原理。但可通过适当的烹调方法处理，或调节两种原料的用量来改善这道菜肴的营养价值；菠菜焯水后可除去部分草酸，结果是减少了草酸对豆腐中钙吸收的影响；或者减少菠菜的用量，增加豆腐的比例，这样提高了钙供给的绝对量。

　　实际上，每一种原料对人体的营养作用都存在利和弊两个方面，不能因为一种原料存在某种人体消化吸收的不利因素而否定或禁食。

　　4. 增加特殊意义的营养素补充

　　（1）烹饪过程中损失的营养素　一些营养素性质活泼，易受外界环境因素的影响而被氧化、破坏或分解，在选择烹饪原料时更应注意多选择含这些营养素的原料。

　　维生素 C 的性质活泼，遇高温、碱及空气中的氧气均易遭破坏，与某些金属离子如铜、铁、镁接触，则氧化破坏的速度更快，因为这些金属离子具有催化氧化反应的作用。食物中的某些酶（抗坏血酸氧化酶、多酚氧化酶）也会作用于维生素 C，使其分解失去生理功能。烹饪原料在洗切过程中还有部分维生素 C 溶于水而流失，如烹饪工艺要求某些原料焯水、余水等加工处理时，则大部分维生素 C 因溶于水而遭损失。所以，在选择烹饪原料时，应注意对维生素 C 含量高的原料的选择。

酌情增加维生素 B_1 的供给量。维生素 B_1 本身不易被氧化，也较耐热，特别是在酸性介质中极其稳定。但它在碱性环境中对热极为敏感。在 pH > 7 的情况下加热煮沸，可使食物中大多数维生素 B_1 破坏，甚至在室温下贮存也可逐渐破坏。所以要保护食物原料中维生素 B_1，在烹饪过程中就应避免加碱。但很多菜肴在制作或加工过程中，根据工艺学的要求又必须加碱，解决这一矛盾的方法，可通过增加宴席其他菜肴中含维生素 B_1 高的原料的用量。

注意增加维生素 B_2 的供给量。富含维生素 B_2 的食物主要是动物内脏、蛋、乳类等，而我国人民的膳食组成中，动物性食物所占比例较少，主要来源为谷类和蔬菜，由于加工过程及烹饪的影响，还会损失一部分，某种原因如热能的消耗增加，引起维生素 B_2 的需要量增加，所以，一般人群中维生素 B_2 的供给量常供给不足。

总之，对易损失、破坏的营养素，尤其是水溶性维生素，为满足就餐者的生理需要，增加它们在整个宴席中的供给量，即选择含量较高的原料是补充的方法之一。

（2）对有害成分具有拮抗作用的营养素　中国烹饪技法精湛，种类繁多。这些精湛的烹饪技艺，使烹饪原料转变为各种美味佳肴，增加了食物的色、香、味、形。但有些烹调方法，虽然增加了食物的口感，但却破坏了部分营养素；或使某些营养素转化成不被人体吸收甚至有毒的物质；或由于烹饪技艺的需要，在食物中增添了某些对人体健康不利的物质。从烹饪科学发展的现状以及人们的健康修养、生活水平等方面来看，完全不用这些烹调方法似乎不大可能。但运用烹饪营养学知识，在进行烹饪原料的选择与配伍时注意适当调整，则可作为部分补救。

维生素 C 与腌制品：腌制品无论在宴席还是日常生活中都是人们喜爱的食物。一般情况下，为了使腌制的成品颜色符合人们的审美要求，会使用护色剂硝酸盐、亚硝酸盐，使制品在加工后出现鲜艳的淡玫瑰红色，引人食欲，水晶肴蹄、香肠等肉类的腌制品是典型的代表。且亚硝酸盐能抑制肉毒杆菌的繁殖，具有一定的防腐作用。

但如果腌制品的原料不新鲜，肌肉中的蛋白质受细菌等微生物的作用，产生胺类，并与硝酸盐和亚硝酸盐结合，形成硝酸胺和亚硝酸胺。亚硝胺对动物有强致癌作用。妊娠动物摄入一定量后还可通过胎盘使仔代动物致癌。流行病学研究结果表明，日本人爱吃咸鱼和咸菜，其胃癌高发，与咸鱼中胺类含量较高，咸菜中亚硝酸盐与硝酸盐含量高，如果两种食物同时食用，在人体内有利于亚硝胺的合成，从而对人体产生致癌作用。

研究表明，亚硝基化合物合成过程可被许多化合物与环境条件所抑制，特别是营养素，如维生素C、维生素E及食物中的鞣酸。动物喂养实验结果表明，在给动物胺类及亚硝酸盐喂养的同时给予维生素C，可阻止动物肝脏肿瘤的形成。因此当宴席或膳食中出现腌肉类、腌鱼时，多选择和供给含维生素C较多的新鲜蔬菜和水果，保证就餐者的食品安全和健康。

高温油炸是常用的烹调方法，油脂在加热时通常会引起分解、聚合、碘价增高、分子量与黏度增加、营养价值下降。如果油炸食品用的油次数很多，会发生老化，形成过氧化物。过氧化物对人体会产生不良影响，有研究认为，过氧化物与人体衰老有关。而很多营养素具有抗过氧化作用，如维生素A、维生素C、维生素E和硒等。

熏、烤是两种常用的烹调方法，特别在一些地区运用很普遍。烟熏或火烤时，燃料燃烧会产生多环芳烃类物质而使食物污染。3，4–苯并芘的形成与熏制时的温度有关，热烟（温度＞400℃）烟熏较冷烟（温度＜320℃）烟熏产生的苯并芘更多，并随着温度的增加而直线增高。脂肪含量越多，此烹饪过程中产生的苯并芘量越高。苯并芘对动物的致癌性是肯定的，可致大鼠、地鼠、豚鼠、兔、鸭及猴等动物肿瘤，并可经胎盘使仔代发生肿瘤，致胚胎死亡，仔鼠免疫功能下降。人体组织培养中也发现有组织毒性作用，造成上皮分化不良，细胞破坏、柱状上皮细胞变形等。流行病学调查，一些地区胃癌高发与居民经常进食家庭自制苯并芘含量较高的食物——熏肉有关。冰岛曾用该地熏羊肉喂大鼠，诱发出恶性肿瘤。

而维生素A具有保护消化道黏膜，抑制苯并芘对消化道黏膜的致癌作用。所以膳食中含有熏烤类食物时，应增加富含维生素A或胡萝卜素的原料，如肝脏、有色蔬菜，对防止多环芳烃对人体的危害有一定的作用。

宴席设计与食谱编制有一定的区别，这是宴席的功能与一日三餐的营养作用不同的结果。以上主要介绍宴席中烹饪原料选择的原则与要求，作为宴席的营养管理，还需要根据原料的营养素分布特点进行合理烹饪方法的运用，使用营养保护的措施，详见第五章相关内容。

✔ 本章总结

食谱编制是实现合理营养平衡膳食的具体措施之一。了解和掌握食谱编制的方法和过程，是餐饮企业实现营养管理目标的具体内容。不同的人群在生理特点、食物选择与消费、营养与健康的理念与需求，以及疾病的分布特点等方面都是有区别的，因而对不同个体或群体的食谱编制，可将这些理论与实践综合运用。

宴席是一种比较特殊的食物消费形式，与平时的一日三餐有很大的区别，对此，本章也根据这个特点，提出了宴席的营养管理。

✔ **思考题**

1. 食谱的编制有哪些和方法？
2. 不同个体和群体食谱编制有哪些具体的要求？
3. 宴席的营养管理主要体现在哪些方面？

第八章　餐饮企业烹饪营养管理

本章内容： 餐饮企业烹饪营养管理概述

　　　　　　烹饪营养管理人员配备

　　　　　　传统烹饪的传承与营养化改进

　　　　　　餐饮企业烹饪营养环境建设

　　　　　　餐厅食品营养标签与标示

　　　　　　食育教育

　　　　　　营养健康餐厅与食堂建设

教学时间： 8课时

教学目的： 通过本章的学习，可以让学生毕业后在餐饮企业工作过程中，对实施营养管理的重要性和具体方法提供一定的依据。

教学方式： 本章的教学可采用课堂教学与讨论、企业参观、现场考察等方式进行。

教学要求： 1. 了解餐饮企业烹饪营养管理的基本要求和内容。

　　　　　　2. 掌握传统烹饪的传承与营养化改进的要求。

　　　　　　3. 掌握餐饮企业烹饪营养环境建设要求。

　　　　　　4. 熟悉餐厅食品营养标签与标示的要求。

　　　　　　5. 了解食育教育的内容。

　　　　　　6. 熟悉营养健康餐厅与食堂建设的要求。

中国烹饪古老而悠久，劳动人民在长期的生活实践过程中，细心观察，不断总结，积累了丰富的经验，使中国烹饪在原料的选择到烹饪方法以及菜肴的色、香、味、形等方面都带有鲜明的中国特色，使中国成为"烹饪王国"之一。改革开放以来，我国食物的综合生产能力稳步提高，供应充足，餐饮业的发展盛况空前。但当前我国的食品生产加工，包括餐饮业的产品与居民的健康理念缺乏有效的衔接，更谈不上对居民的健康消费起引领的作用。

烹饪营养学是应用现代营养科学的基本原理指导餐饮业烹饪营养管理的一门应用性学科。

管理学是一门研究管理规律、探讨管理方法、建构管理模式、取得最大管理效益的学科。餐饮业烹饪营养管理是应用管理学的基本原理，研究餐饮企业在生产经营过程中实现合理营养的管理规律，探讨实现合理营养的管理方法，构建合理的营养管理模式，使餐饮企业在经营过程中能实现合理营养的最大效益。烹饪营养管理是餐饮企业管理的一个重要组成部分。

第一节　餐饮企业烹饪营养管理概述

一、餐饮企业烹饪营养管理的重要性与必要性

随着经济的发展和国民消费观念的改变，外出就餐已成为我国居民，特别是城镇居民饮食消费的重要方式。《餐饮产业蓝皮书：中国餐饮产业发展报告（2019）》显示，中国有望在2023年成为全球第一大餐饮市场。《中国餐饮产业发展报告（2020）》的数据显示，2017—2019年餐饮业年复合增长率达到9.88%，高于同期GDP增速。餐饮业作为国民经济的支柱产业之一，其地位和重要性日益突显。

《中国餐饮产业发展报告（2020）》的分析还指出，根据美团、饿了么、滴滴出行以及阿里巴巴对2019年上半年众多样本城市夜间消费的大数据分析，18：00～22：00的美食消费额占夜间消费的比重非常高，在2018年和2019年各地出台的发展夜间经济实施意见中，一般都将"引导或鼓励餐饮企业延长营业时间"作为一项重要举措，北京商务局2018年《支持"深夜食堂"特色餐饮发展项目申报指南》更明确在"支持条件"中要求："深夜食堂"特色餐饮街区、特色商圈和特色餐厅一般应在每天晚上22：00到第二天凌晨2：00期间保持营业，提供餐饮服务。

受新型冠状病毒疫情影响，网络平台的发展和便捷，外卖点餐行为也日益普遍；并受到了餐饮企业的重视和参与，明确提出要重视外卖业务的拓展，加强与外卖平台的合作，扩大收入来源。网络平台对外卖点餐消费者的调查发现：前十

位点餐的食物品种多为油炸、动物性食物，如炸鸡；最喜欢的饮料为奶茶；最喜爱的口味为麻辣、酸辣；最常点的主食为盖浇饭、酸辣粉、螺蛳粉等。因此对于经常或长期吃外卖及外出就餐的人群，存在着膳食结构的不平衡和油、盐等过度消费的情况。

生活方式的改变，如身体活动水平明显下降，餐饮食品消费的普及等已经成为影响我国城市居民膳食结构和营养健康的重要因素之一。

根据《中国居民营养与慢性病状况报告（2020 年）》显示，我国 6 岁以下和 6～17 岁儿童青少年超重肥胖率分别达到 10.4% 和 19.0%，18 岁及以上居民超重率和肥胖率分别为 34.3% 和 16.4%，成年居民超重或肥胖已经超过一半（50.7%）。从 2000—2018 年成人超重和肥胖率的变化趋势来看，肥胖率上升速度大于超重率的增长；农村人群超重和肥胖率的增幅高于城市人群。

超重和肥胖是心血管疾病、糖尿病、高血压、癌症等重要的危险因素。全球疾病负担研究结果指出，2017 年我国归因于高 BMI 的心血管疾病死亡人数为 59.0 万，13.5% 的心血管疾病死亡归因于高 BMI。

《中国居民营养与慢性病状况报告（2020 年）》显示，18 岁及以上成人高血压患病率为 27.5%，糖尿病患病率为 11.9%，高胆固醇血症患病率为 8.2%。《中国心血管健康与疾病报告 2019》显示，我国 15 岁及以上人群冠心病患病率为 10.2%，60 岁及以上人群冠心病患病率为 27.8%，18 岁及以上居民血脂异常率显著升高（2002 年为 18.6%，2012 年上升至 40.4%）。2013 年 40 岁以上人群脑卒中患病率为 2.1%，糖尿病、高血压、心脑血管疾病等慢性病均呈上升的趋势。这些慢性病与长期膳食不平衡和油、盐摄入过多密切相关。

全球疾病负担研究显示，不合理的膳食是中国居民疾病发生和死亡的最主要因素，2017 年中国居民 310 万人的死亡可以归因于膳食不合理。1982—2012 年中国，成人膳食变迁与心血管代谢性疾病死亡率关系的研究结果显示，中国在过去几十年中尽管部分膳食因素在改善，但大部分人群的膳食质量仍然不理想。相当一部分中国人的心脏疾病、脑卒中和 2 型糖尿病死亡率与膳食因素有关。在中国，成人所有膳食因素与估计的心血管代谢性死亡数量有关的归因中，比例最高的是高钠摄入，占 17.3%、水果摄入不足占 11.5%、水产类 ω-3 脂肪酸摄入不足占 9.7%。

今后 10～15 年是我国改善国民营养健康、降低疾病负担的关键战略期，抓住机遇、及时采取措施将会事半功倍。而合理膳食正是实现全面、均衡营养的基础和保障。餐饮食品作为影响国民膳食结构的重要组成部分，无论是国家、政府，还是餐饮食品的消费者，特别是餐饮企业自身，对烹饪营养管理重要性和必要性都需要有足够的认识。

二、餐饮企业烹饪营养管理的可行性

改革开放以来，我国健康领域改革发展成就显著，人民健康水平不断提高。同时，我国也面临着工业化、城镇化、人口老龄化以及疾病谱、生态环境、生活方式不断变化等带来的新挑战，需要统筹解决关系人民健康的重大和长远问题。2016 年 8 月 26 日，中共中央总书记习近平主持召开了中共中央政治局会议，审议通过《"健康中国 2030"规划纲要》。提出了"健康优先"的理念，将健康摆在优先发展的战略地位，立足国情，将促进健康的理念融入公共政策制定实施的全过程，加快形成有利于健康的生活方式、生态环境和经济社会发展模式，实现健康与经济社会良性协调发展。

为具体落实《"健康中国 2030"规划纲要》，国务院印发了《国务院关于实施健康中国行动的意见》，从国家层面出台《健康中国行动（2019—2030 年）》，围绕疾病预防和健康促进两大核心，提出将开展 15 个重大专项行动，包括健康知识普及、合理膳食、全民健身、控烟、心理健康促进等。将合理膳食放在重大专项行动的第二位。目标到 2030 年，全民健康素养水平大幅提升，健康生活方式基本普及，居民主要健康影响因素得到有效控制，因重大慢性病导致的过早死亡率明显降低，人均健康预期寿命得到较大提高等。

健康中国，营养先行。2017 年 7 月 13 日，国务院办公厅印发《国民营养计划（2017—2030 年）》，从我国国情出发，立足我国人群营养健康现状和需求，明确了今后一段时期内国民营养工作的指导思想、基本原则、实施策略和重大行动。并首次对餐饮行业提出了要加强传统烹饪的营养化改进、倡导"减盐、减糖、减油"的"三减"行动、供给营养健康食品等要求，并强调了加强餐饮食品营养标签等标准的研究，健康营养餐厅建设、促进营养健康与产业发展融合等任务。其目的就是要加强餐饮企业的营养管理工作，使餐饮企业经营的产品更符合健康的需求，引领消费者理性消费，在更高的层次上发展餐饮业。

为落实《国民营养计划（2017—2030 年）》对餐饮行业提出的要求，经过一年多的筹备，中国营养学会食物与烹饪营养分会于 2018 年 9 月 8 日成立。"食物与烹饪营养"首次进入营养工作者和广大民众的视野。食物与烹饪营养分会是中国营养学会领导下的二级学会，是以科技为先导，团结和组织全国食物与烹饪营养相关专业人士，开展学科与部门间的协作和交流，以促进我国食物与烹饪营养科学发展为核心任务的全国性学术团体。整合了我国食物与烹饪营养和其他相关研究及应用领域的优势力量，聚焦国民营养需求和营养科学落地，积极开展食物与烹饪营养科学研究，促进国际、国内多学科学术交流与科研协作，充分发挥在科学界、政府与企业间的桥梁和纽带作用，推动营养膳食标准化体系建立，致力于食物与烹饪营养教育和科普宣传等工作和活动，提高食物与烹饪营养科研水平并增强全民营养和健康素养。

国家、政府的重视，营养科学界的积极参与，餐饮企业的"创新、协调、绿色、开放、共享"的发展理念，为餐饮企业的烹饪营养管理工作的可行性提供了保障。

在此背景下，中国餐饮业积极响应，为实施"三减"行动开展了对餐饮从业人员营养与健康知识的宣传教育；科研人员从技术的角度研究"三减"，特别是对减盐的烹饪工艺进行探索；餐饮食品营养标签方面，早在 2010 年，中国烹饪协会美食营养专业委员会就发布了关于《餐饮业菜品营养标签规则（征求意见稿）》公开征求意见的通知，从目的、范围、规范性引用文件、术语和定义、技术要求及菜品营养标签的公示、实施、管理等方面对餐饮产品的营养标签标示提出了要求，专家学者也在餐饮食品的营养标签标示内容及标示方法、营养素的计算等方面为餐饮食品营养标签标示出谋划策。一系列的标准和规范，如健康餐厅、健康食堂、集体供餐营养操作规范等相继出台。

中国地域广阔，物产丰富，在过去交通不便的情况下，形成了各自的饮食习惯、风味特色，使中国烹饪有其自身的特点，特别是传统烹饪，讲究的是一菜一味，风格各异，因此给餐饮企业的营养管理带来了一定的难度，"万事开头难"，只要大家有决心，有信心，向先进的管理经验学习，一定会将餐饮企业的营养管理工作做好。

三、餐饮企业烹饪营养管理的内容

餐饮企业的类型很多，2009 年 11 月中国标准出版社出版的《餐饮企业的等级划分和评定》根据餐饮服务经营者的业态和规模实施进行了分类。分类方式如下。

（一）餐馆（含酒家、酒楼、酒店、饭庄等）

餐馆是指以饭菜（包括中餐、西餐、日餐、韩餐等）为主要经营项目的单位，包括火锅店、烧烤店等。

1. 特大型餐馆

这是指经营场所使用面积在 3000m² 以上（不含 3000m²），或者就餐座位数在 1000 座以上（不含 1000 座）的餐馆。

2. 大型餐馆

这是指经营场所使用面积在 500 ～ 3000m²（不含 500m²，含 3000m²），或者就餐座位数在 250 ～ 1000 座（不含 250 座，含 1000 座）的餐馆。

3. 中型餐馆

这是指经营场所使用面积在 150 ～ 500m²（不含 150m²，含 500m²），或者就餐座位数在 75 ～ 250 座（不含 75 座，含 250 座）的餐馆。

4. 小型餐馆

这是指经营场所使用面积在 150m² 以下（含 150m²），或者就餐座位数在 75 人以下（含 75 座）以下的餐馆。

如面积与就餐座位数分属两类的，餐馆类别以其中规模较大者计。

（二）快餐店

快餐店是指以集中加工配送、当场分餐食用并快速提供就餐服务为主要加工供应形式的单位。

（三）小吃店

小吃店是指以点心、小吃为主要经营项目的单位。

（四）饮品店

饮品店是指以供应酒类、咖啡、茶水或者饮料为主的单位。

（五）食堂

食堂是指设于机关、学校、企事业单位、工地等地点（场所），供内部职工、学生等就餐的单位。

不同的餐饮企业对烹饪营养管理的能力不同，要求和范围着重点也有差别，总体来说，可以从如烹饪营养管理人员配备、烹饪方法的科学化改进、传统烹饪的传承与发扬、餐厅营养环境建设、餐饮产品营养标签、食育教育、营养餐厅建设等几个方面进行管理。

第二节　烹饪营养管理人员配备

根据餐饮企业的性质和规模，可设立烹饪营养专职或兼职管理人员岗位。目前我国还没有明确的法律规定，要求餐饮企业配备烹饪营养管理者，但一些集体用餐单位，特别是幼儿园、小学、中学等集体食堂，根据自身的需要和地方相关部门，如教育主管部门的规定，以及学生家长的要求，设立了烹饪营养管理者。而一些大、中型的餐饮企业，特别是连锁餐饮企业，为企业的长远发展，也设立了烹饪营养管理部门。

一、烹饪营养管理部门职责及人员

烹饪营养管理部门的工作职责主要是负责并创建并监督管理制度、组织实施相关的营养政策。

烹饪营养管理人员可以是专职的或兼职的，如餐厅负责人或相关管理者，如食品安全的管理者。

餐饮企业的烹饪营养管理人员最好是具有注册营养师资质的专业人员，特别是学校食堂的营养管理者。但由于我国注册营养师制度起步比较晚，远远达不到市场的要求，所以公共营养师、营养指导员以及营养配餐员也作为候补力量担任此工作，但在工作实践中需要加强学习和进行相关培训。

二、餐饮企业的烹饪营养管理人员的基本要求和工作范围

第一，及时学习和了解国家和上级主管部门的发布的营养政策、规范、标准，及时领会并落实到工作中。

第二，具有一定的组织能力，能组织和指导技术骨干进行烹饪方法营养化改进、"三减"菜肴的研制开发能力等。

第三，具有一定的培训能力，对相关员工进行合理营养、平衡膳食、烹饪营养知识的培训，如对餐厅服务员能进行餐厅供应的食物营养价值的特点、相互间的搭配进行详细的指导，增加与消费者的沟通，让消费者能合理消费；对厨师进行合理烹饪，传统烹饪营养化改进、"三减"菜肴的制作技术等内容的培训。

第四，具有一定的管理能力，指导并监督餐厅采购、配料和加工的安全和营养要求，创建切实可行的操作规范及流程，使实践者易理解并按此操作。

第五，具有一定的创新能力，能设计与餐厅装修环境一致的、独具一格的餐厅营养文化环境，让消费者在用餐的同时，接受相关的营养学知识，养成合理营养、平衡膳食的习惯。

第三节　传统烹饪的传承与营养化改进

烹饪是人类学会保存火种并用火熟食的文化创造。而用火熟食，则是人类从野蛮走向文明的分野，是人和普通动物分界的标志。中国烹饪是中华民族自身的生存、发展所需的、独具特色的文化创造。

随着人类及社会经济和农业的不断发展，烹饪的概念与定义也由最初的"加热做熟食物"，扩展到"烹饪是人类为了满足生理需求和心理需求，将可食用原料利用适当方法加工成为直接食用成品的活动。它包括对烹饪原料的认识、选择和组合设计，烹调法的应用与菜肴、食品的制作，饮食生活的组织，烹饪效果的体现等全部过程，以及它所涉及的全部科学、艺术方面的内容，是人类文明的标志之一"。

烹饪的目的与作用也在中国烹饪理论与实践的发展中不断地更新观念，特别是餐饮食品，从单纯的美味和安全，上升到健康。因此，烹饪是人类饮食活动中，

为了获得美味安全的食物所必须采取的、对自然状态的原料进行加工的技术（过程）。合理的烹饪，还能为人体提供健康的食物。

随着科学技术的进步，各学科之间的渗透，许多研究方法和手段也应用于对烹饪加工原理的研究；社会的进步也使人们的膳食结构有了巨大的变化。因此，合理的烹饪要更适合时代发展所带来的各种新的变化，要不断地改变和进步。过去消费者对餐饮食品关注的是美味，厨师对烹饪解释更多的是"鼎中之变"，现如今食品化学要解释烹饪中食物原料和分子的变化；营养学家还关注这些变化对人体健康的影响。因此部分传统的烹饪方法的产生在当时和当地是合理的，但已经不适用于当今。

《国民营养计划（2017—2030年）》，立足我国人群营养健康现状和需求，提出了对"餐饮行业要加强传统烹饪的营养化改进"的理念，为就餐的消费者提供更合理和健康的餐饮产品，因此传统烹饪的营养化改进应该是餐饮企业烹饪营养管理的重要工作之一。

（一）传统名菜名点原料组成的营养化改进

我国幅员辽阔，不同地区的气候条件、地理环境、物产资源等自然条件各不相同；人们的生产、生活方式方法有很大的差别；经济和文化的发展造就了中国烹饪的风味流派，给不同的地区带来了地方特色的名菜名点。

因此地方名菜名点的产生有其特殊的历史原因，符合当时、当地市场和消费者的需求。随着经济的发展，我国居民用于食物消费的恩格尔系数不断降低，名菜名点的消费日益普遍，对民众膳食结构及健康的影响也被提到议事日程。

1993年，由北京国际饭店营养分析室联合预防医学科学院营养与食品卫生研究所，对我国240种传统风味动物性食物的菜肴进行了营养成分测定，测定的项目主要有三大营养素及灰分、水分、膳食纤维、矿物质、维生素等22种营养素，这是我国第一次对传统名菜名点的营养科学化研究。虽然今日看起来只是含量的测定，但这标志着中国烹饪对传统名菜的营养素分析拉开了序幕。

随着营养科学和检测技术的不断进步，烹饪营养的科学研究也更加深入。对传统名菜名点的营养化改进也进入人们的视野，在不改变风味特色和口味的前提下，通过改变原料的组成或烹饪方法，提升其营养结构，以更适应现代人的健康需要。

以淮扬菜系中名菜"扬州狮子头"为例。这道以猪肉为主要原料的名菜，经过了几千年的传承与改进，已经有了比较规范的制作标准。改进扬州狮子头最关键的是原料。

传统的扬州狮子头的原料猪肉，要选"猪肋条肉"，而且要肥、瘦比例为7∶3。这么高的肥瘦比例，在传统的厨师们看来是扬州狮子头与其他"肉圆"最重要的区别——"鲜嫩""入口即化"的保证。但食品化学告诉我们，这种口感虽然与脂肪含量有一定的关系，但还与配料如蛋清、淀粉、少量食盐，以及搅拌"上劲"——增加原料的保水性有关；也与扬州狮子头特殊的加热处理方法有关：先将做好的狮子头放入砂锅的沸汤中烧煮，待再次沸腾后，改用微火焖 2 小时以上。这种低温加热的方法，保证了蛋白质变性过程中持水性和保水性的变化不大，因此，降低扬州狮子头制作时原料肥瘦比例，也可以制作出"入口即化"的风味特色。

目前规范的扬州狮子头做法为：主要原料仍然选用猪肋条肉，但将肥瘦比例调整为春秋两季为 5∶5，冬季为 6∶4，夏季为 4∶6。配料中加入莲藕、荸荠或萝卜末，一方面减少了脂肪在狮子头中的比例，另一方面长时间的加热，莲藕、荸荠或萝卜末更增添了狮子头鲜嫩的口感。

用现代食品科学、营养学研究结果，对中国传统名菜名点的原料组成进行深入的分析，在不改变传统口味的前提下，进行营养化改进，是餐饮企业营养管理内容之一。

（二）传统调味工艺的传承与"减盐""减糖"

"烹饪起源于火的运用，而调味起源于盐的运用"。在人类的进化过程中，食盐最早用于食物的调味，因此咸味也称为基本味。人类早期多运用单一的调味品，食品工业的发展，各类复合味广泛使用，给食物带来了千变万化，丰富多彩改变的同时，对人体健康的影响也引起了人们的重视。其中人们最为关注的是盐、糖和油。

2015 年我国营养与健康行为调查结果显示，家庭烹调用盐摄入量平均每人每天为 9.3g，与 1992 年相比，人均烹调用盐量下降了 4.6g/d，呈现逐年下降的趋势，全民健康生活方式、全民营养周的宣传教育等活动成效显现。但餐饮企业烹饪菜肴的用盐量仍然处于比较高的水平。特别是当在外就餐成为普遍饮食行为、外卖点餐成为年轻人一日三餐的主要来源时，如果餐饮企业加入"减盐"行动的行列，那对中国居民减少每日盐摄入量会有很大的贡献。

添加糖的使用也需要关注。据美国疾病控制与预防中心统计，2003—2014 年，尽管美国 2～5 岁的儿童肥胖率从 13.9% 下降到 9.4%，但美国人的肥胖率仍然高达 35.7%，分析结果显示与膳食中"添加糖"的无限制使用有关。由于肥胖容易诱发多种慢性疾病。许多食品安全专家、营养学家都在全球顶级期刊撰文论证"添加糖"与多种慢性疾病的关联，这些临床试验或研究结果显示，含有人工添加糖的食品和饮料往往会提高消费者罹患心血管疾病、脑卒中、高血压、高胆固醇、糖尿病、肥胖症、类风湿性关节炎的风险。此外，美国塔夫斯大学的一项研究显示，含糖饮料导致了全世界每年近 20 万人死亡。研究人员纷纷建议政府采取措施帮助消费者认识添加糖的危害，并实施强有力的、全球性的预防方案来限制含糖食品和饮料的摄入。

在中国传统烹饪工艺中，擅长运用各种天然食材中呈味物质进行调味，如葱、姜、蒜、辣椒、五香、八角等；或加工后的天然调味品，如盐、糖、酱、醋、油等；近年来各类加工的或提取的复合调味料的使用，使厨师和家庭烹饪在方便的同时，却会使用过多的钠盐和糖，因为许多复合调味料是以钠盐的形式出现的，如最常使用的味精，呈味的谷氨酸以钠盐形式出现时味更鲜；而人体的味觉有一定的适应性，不加以控制，对味的感觉阈值会不断增加，产生越吃越咸，越吃越甜，越吃越辣，所谓的"重口味"的现象。因此，在餐饮业提倡清淡口味、尽量展现食物的原味，恢复传统的调味技术，是落实"三减"行动的有效途径之一。

1. 注重本味

注重本味是我国传统烹饪的一大特点，许多经典文献中都强调了烹饪时要注重食物的本味。清代袁枚所著《随园食单》从不同角度描述了食物的本味在烹饪中的意义和重要性，如"余尝谓鸡猪鱼鸭，各有本味，自成一家""一物有一物之味，不可混而同之，要使一物各献一牲，一碗各成一味"。食物的本味是大自然馈赠给我们的宝贵财富，在烹饪原料选择、切配、调味、火候等加工过程中，应力求将食物的本味尽其所长、避其所短。

要体现食物的本味，对原料的要求比较严格。首先要求新鲜，还需要注重种植和养殖方法、产地及收获季节。动植物在宰杀、采摘后，细胞内的生命活动并没有停止，酶的活性依然存在，存放时间、环境因素中温度、湿度、通风状况等都会影响细胞内酶的活性和活力。宰杀、采摘后体现食物最佳本味影响因素的研究，可帮助餐饮企业实行质量管理和营养化管理。中国传统烹饪对原料的要求很注重产地和季节，这也是对本味要求的体现。

要体现食物的本味，制熟的工艺一般都比较简单，一般清水煮、蒸、涮等就可以满足需要，使用的调味料是盐，也可不用调味料，直接感受食物天然的味道带来的美味。

吃食物的本味对人体健康有百利而无一害。简单烹饪一般对食物中营养素组成和含量的改变比较小，不会因为复杂的加工过程减少或增加食物成分，甚至增加有害的物质；有利于进行合理膳食结构及食谱编制；本味食物的调味品使用越少，对人体，特别是婴幼儿、青少年群体在生长发育过程中产生的味觉依赖就越少，从根本上有利于"三减"行动的开展。

因此，餐饮企业的营养管理"三减"首先可以从企业开展本味食物的研制开始。

2. 利用天然食材的呈味物质调味

自然界各种呈味物质，以单独或复合的形式存在于天然食材中。天然呈味物质一般都是十分复杂的复合物，带有所存在于食物中独有的特殊性，重复性很少，即使是同一食物，也因种植或养殖环境不同而有很大差别。当烹饪一些本身味道很淡的原料时，传统烹饪也常常运用天然食材中的味进行调味。

在烹饪调味中可用作调味品使用的天然食材如下。

（1）具有咸味的天然食材　各种海产品都具有咸味。虽然作为咸味调品可以不足以满足需要，但在烹饪时，要注意减少食盐的用量。

（2）具有酸味的天然食材　酸味主要存在于水果中，古今中外，无论是传统烹饪还是现代烹饪，是直接使用酸味还是作为去除异味的辅助材料，水果中天然酸味使用都十分广泛，如柠檬、山楂、菠萝、橘子、苹果、番茄等。

（3）具有甜味的天然食材　甘蔗、甜菜中糖含量很高，因此这两种植物是提取蔗糖的原料；许多水果，特别是干果中糖含量很高，也用于烹饪中甜味的调制，如大枣、葡萄干、桂圆、荔枝等。

（4）具有苦味的天然食材　苦味的食材最著名的是苦瓜，在烹饪中运用十分广泛，另外芹菜叶、莴苣叶也有淡淡的苦味。

（5）具有辣味的天然食材　传统和现代烹饪都更喜欢使用天然的辣味，如辣椒，但不同品种和地区的辣椒辣味会有很大的差距。

（6）具有鲜味的天然食材　天然的具有鲜味的食材存在十分广泛：菌藻类，如口蘑、香菇、羊肚菌、紫菜；水产品，虾籽、虾仁、干贝、文蛤干等；植物性食物中笋、茭白、豆芽、番茄、芦笋等；各种动物性食物。它们因含有多种呈味的氨基酸、小分子肽、核苷酸，鲜味更浓，且因呈味物质组成和含量的不同，鲜味各异。

用天然食材进行调味，最大的特点是钠盐的含量低；而经过发酵产生的酱、醋等，以及现代食品工业生产的复合调味品，钠的含量都比较高，甚至成为人体每日食盐来源的一部分。以味精或鸡精为例，产品配料表中第一位是食盐；天然食材作为调味品使用时，保存了食物中的其他成分，而提取的调味品中，成分单一。如蔗糖，一些研究表明，虽然许多水果中的糖含量也比较高，但与食用蔗糖相比，对人体健康的风险明显降低。因此利用天然食材的呈味物质调味，是餐饮企业"减盐""减糖"营养管理的途径之一。

3. 传统的调味汤制作

传统烹饪工艺中调味汤的制作，是应用食物本味在烹饪食物时调味的技术。根据汤的味型可分为单一味和复合味；根据色泽可分为清汤和白汤；根据制汤的工艺过程分为单吊、双吊、三吊等。在原料的选择上要求选择新鲜、有鲜味的符合制汤要求的食材；根据不同汤型的品种不同，对加热的时间、温度等要求也有差异。

制出的汤汁，或者乳白如奶，或清澈如水，但都有一个共同的特点，就是鲜美无比。这与原料加工过程中呈味物质溶解于汤液中是分不开的。因此吊汤技术是传统烹饪厨师的基本功，吊出的汤汁可用于各类菜肴的制作，代替味精、鸡精及各类复合调味料，是餐饮企业营养管理的措施之一。

（三）传统烹饪加热处理的营养化改进

加热处理是烹饪技术主要要素"刀工、火候和调味"之一，也是传统烹饪中的制熟工艺的主要内容。加热处理的方法根据传热介质的不同，分为水传热、油传热、气（汽）传热及辐射传热等；根据加热的温度又分为低温、中温、高温等。加热的方式方法对食物成品的安全和营养都会产生影响。

1. 加热方法对食物成品安全和营养的影响

食物原料加热后，食物成分包括营养素都会产生不同变化。蛋白质、脂肪、碳水化合物等营养素，在普通加热的情况下，如以水作为传热介质，温度在90～100℃时，一些结合键断裂，分子结构变小，一般情况下更易被人体消化吸收，如蛋白质的分解产物多肽，甘油三酯的分解产物游离脂肪酸和甘油，碳水化合物的分解产物糊精、双糖等，都大大缩短了人体消化吸收的时间，但对人体健康的影响却因人而异。

最典型的是碳水化合物在烹饪加工中的变化。不同的加热方法，以及对碳水化合物产生的影响不同，会对不同人群的健康产生不同的影响。一般的加热使碳水化合物更容易吸收，血糖升成指数增加，对需要快速升高血糖的群体是有益的，如饥饿的人群，特殊运动项目的运动员，以及消化吸收功能减退的患者或老年人；但对于需要稳定血糖的群体来说，如糖尿病患者、减肥群体、高血压患者等，却并不需要。因此，对不同的人群要选择不同的烹饪方法，当然这是烹饪营养比较高的境界——精准营养。

已有的证据表明，烹饪原料加热时，能增加食品安全风险的烹饪方法主要是油炸、火烤、烟熏。这个风险有些是短时间内就能显现的，有些则是长期的。

（1）油炸烹饪方法的安全风险　油炸是常用的加热方法，特别是预加工的食品，如快餐、外卖食品。油脂加热时能达到的温度远远高于水温，一般在200℃左右，最高可达300℃以上。用油作为传热的介质，导热性能好，能使原料在单位时间内吸收较多的热量，因而菜肴成熟的时间很快。但油炸的食物往往会增加能量，油炸食物属于高能量食物已经成为共识；如果作为传热介质的油脂反复使用，甘油三酯中的不饱和脂肪酸可能会成为反式脂肪酸；还容易氧化、分解、聚合，而油脂中食物的残留和烹饪器械金属元素的作用，会加快这个变化的过程，最后油脂老化，产生物理性状的改变，色泽变黑，产生异味，黏稠度增加，并产生对人体健康有害的多环芳烃。

资料显示，高脂肪摄入可增加肥胖风险；反式脂肪摄入过多可导致心血管疾病死亡风险升高。纳入19项队列研究的Meta分析结果显示，反式脂肪摄入多会导致心血管疾病死亡风险升高14%；进一步的剂量效应关系分析显示，每增加1%

来自反式脂肪的能量，心血管疾病死亡风险增加 6%。

（2）烤制烹饪方法的安全风险　传统的火烤加热的方法，有明火烤和暗火烤。明火烤是将烹饪原料直接放在火上加热，如烤羊肉串等。将原料放在敞口火盆、火炉、火池、火槽等上面加热，加热的燃料也有煤炭、木炭、木柴等。暗火烤是烹饪原料不直接接触燃料，通过加热封闭式炉壁或空间，利用炉壁产生的热辐射使原料加热成熟。由于这种方法不见明火，主要以热辐射产生的干热空气来烤熟原料，通常称为"暗火烤"，又称"焖炉烤"。也有将两种方法结合使用的明暗火烤。即不封闭烤炉炉门，使原料既受到明火烤，又受到暗火烤。这种方法主要用于烤制体积比较大的食物原料，如整鸡、整鸭，甚至整羊。

（3）烟熏烹饪方法的安全风险　烟熏是利用烟熏料如樟木屑、松树枝、果树技、茶叶、甘蔗楂等不充分燃烧的情况下产生的热烟，加工食物的一种方法，既可以保藏食物，烟熏料中特殊的成分附着在食物的表面又产生的特殊的风味。资料显示，过多或经常摄入烟熏食品可增加胃癌的发病风险。汇总多项研究的 Meta 分析结果显示，经常摄入烟熏食品可使胃癌的发病风险增加 87%，其中，中国人群胃癌风险增加 103%。熏制食品的摄入可增加食管癌的发病风险。Meta 分析结果显示，熏制食品摄入会增加食管癌的发病风险 102%；其中，中国人群食管癌的发病风险增加 203%。

2. 传统烹饪加热处理营养化改进

传统烹饪工艺的营养化改进，首先是要观念的更新，一些餐饮从业人员，甚至一些餐饮界的专家学者，仍然认为去餐馆就餐的消费者就是为了"享受美味"，而且"平时也不经常去"。如前所述，从目前我国餐饮业的发展状况看，去餐馆就餐或者享受餐饮食品已经是百姓生活中的一件常事，甚至一些上班族，已将点餐外卖代替了自家的厨房，导致消费群体庞大，产生了不同的消费需求。随着我国居民健康意识和对营养知识的掌握不断提高，对一些传统的明显不益健康的烹饪方法进行营养化改进势在必行。

（1）油炸加热处理工艺的营养化改进　由于高温加热，特别是油炸会增加餐饮食品的能量，因此，减少油炸的频率，是餐饮企业首要的选择。尽量减少油炸时油脂的温度，用低温油炸的方法；或者采用上浆、挂糊、拍粉的方法，减少食物原料直接接触高温油；根据不同质感、不同体积、不同数量的原料，在油炸时注意调节油温等，都是油炸加热烹饪工艺进行营养化改进的内容。

选用适合高温油炸的油脂。一般情况下，饱和脂肪酸比例高的油脂在高温下比较稳定，动物油脂的饱和脂肪酸比例高，如黄油、猪油等；而植物油，特别是胡麻籽油、亚麻籽油、核桃、大豆、玉米油多不饱和脂肪酸比例比较高，占脂肪酸总量的 50% 以上；橄榄油、茶籽油、高油酸的葵花籽油的单不饱和脂肪酸比例比较高，占总脂肪酸有 70% 以上；而椰子油、棕榈仁油饱和脂肪酸占总脂肪酸的比例为 60% ～ 70%。因此，如果选择油炸食品的用油，首先是动物油，但由于烹饪的要求和成本比较高，如用植物油替代时，可选择椰子油和棕榈仁油。

定期更换油炸用的油脂。油脂在高温处理食物原料的过程中，油脂的质量会不断下降，脂肪酸分解的产物、聚合物以及食物的残渣都会不断聚积，而这些又会加快脂肪酸的老化，因此根据餐饮企业自身的特点，进行技术攻关，测定油温及油脂中有害物质的含量，探讨不同油脂油炸使用过程中，温度、时间及油炸食物之间关系，油脂油炸时颜色、气味的变化规律，寻找油脂的合理使用时间，制定餐饮企业的油炸用油的使用标准，并进行严格管理。

（2）传统的烤制加热方法的营养化改进　烤制烹饪方法的化改造，重点在"明火"烤制。由于烤制时食物原料与火源直接接触，首先要对燃料或热源进行管理。煤炭、木炭以及木柴在燃烧过程中，一般都不能完全燃烧。在不完全燃烧产生的烟气中，包含有害健康的物质；烤制过程中，食物原料细胞破损，导致细胞中水和油脂流出，附着在原料的表面，或滴落在燃料上，又增加了不完全性燃烧的机会和烟汽的蒸发。因此，相对明火烤制，最佳的热源是电烤。电烤消除了燃料带来的安全与健康的隐患，同时还能控制温度，有利于对烤制食品质量控制。目前市场上销售的许多食物都是采用电源烤制的，如电烤鸡、电烤鸭等。

"暗烤"也可以看作是一种"明火"烤的营养化改进。由于不与烤制时使用的燃料直接接触，避免了燃料不完全燃烧时烟雾对食物的污染。名扬中外的北京烤鸭，传统做法是明火烤，现在大多改为暗火烤，或两种烤制方法的结合。

"烤制"方法的营养管理关键是烤的热源、温度控制。一些企业也通过实验研究，联合攻关，寻找几种烹饪方式的有机结合，如先煮再烤，烤制时控制好时间、温度，使烤制的食物与直接烤制在口味上差别不大。

（3）烟熏方法的营养化改进　烟熏方法最早是用于食物的保藏。家庭冰箱普及前，在高湿、高温环境下，烹饪原料中的水分、营养素成为细菌、霉菌的生长繁殖的"培养基"，极易腐败变质。樟木屑、松树枝、果树技、茶叶、甘蔗渣等在未充分燃烧的条件下，产生的烟雾中含有抗菌成分，附着在食物原料的表面，延长了食物的食用期限。目前烟熏食品主要是体现食物的特殊风味，由于烟熏燃料的不完全燃烧烟气中的焦油成分对人体健康有一定的风险，因此建议减少食用。

（4）烹饪加热温度的营养化改进　近年来在烹饪界流行的分子烹饪被认为是一种烹饪新技术。但实际上，分子烹饪已经扩展为描述创新性的烹饪风格和成为创新前卫，懂得结合前沿科学、科技，以及心理学的烹饪方法代名词。

分子烹饪技术中最为厨师们熟悉的是低温烹饪技术：将一种烹饪材料放置于真空包装袋中，然后放入恒温水浴锅中，以65℃左右的低温进行长时间炖煮。在两个方面与传统烹饪有着明显的区别：一是将生材料放置于密封真空袋中，二是使用特别可调控的恒温环境进行慢煮。

分子烹饪认为真空包装烹饪能够减少材料原有风味的流失，在烹饪过程中起到锁住水分并且防止外来味道污染的作用。这样的烹饪方法能够让材料保持原味而且更有营养；同时真空烹饪也能防止细菌的滋生，让包装材料更有效地从水或蒸汽中吸收热量。

其实，这种低温烹饪技术很早就在民间使用并流传。最常见的就是温泉水煮鸡蛋。虽然没有用真空包装，但完整蛋壳有类似作用；温泉的水温在一段时间内也是比较恒定的。用温泉水煮制的鸡蛋，蛋黄呈半固态状，口感更嫩。

蛋白质含量高的食物用低温烹饪的方法加工，蛋白质在60℃左右的温度下，发生变性的速度减慢，蛋白质的结构变化减少，蛋白质的持水性和保水性质改变不大，因而其口感有别于高温加热的食物。其实，这也是一种烹饪加热温度的营养化改进。

与此相类似的，还有盐焗的方法。食盐具有良好的传热性能，受热快，传热也快，将食物原料用油纸包裹，接受来自食盐的温度，缓慢加热，盐的温度下降时，可继续加热，以保持温度的恒定。沙烤、泥烤、石烤等也有异曲同工之处。

因此，烹饪加热温度的营养化改进，有很大的空间，不但有利于保留食物的营养，还有利于开发新的菜品，提高餐饮企业的上升空间和知名度。

（四）传统烹饪腌制处理方法的营养化改进

盐腌食物既是传统的食物保藏方法，也是一种风味食物的加工材料。

用食盐腌制烹饪原料时，存在于原料表面的微生物，如细菌、霉菌因所处环境的渗透压增加，失去了适宜生长繁殖的条件；同时原料所处环境的渗透压增加，水分透过细胞膜从原料中渗出，也不利于再次污染的细菌、霉菌的生长。所以盐腌是一种传统的食物保存方法。

腌制过程中原料水分的渗出，增加了原料内各种成分的浓度，与新鲜的原料相比，腌制后的原料味更浓。

1.腌制加工方法的安全风险

腌制加工方法处理烹饪原料时，首先要避免各种食品安全的风险，如腌制原料的新鲜度、食盐的浓度、腌制的时间等是导致的食物中毒等短期安全风险的因素。

经常摄入腌制食品，增加钠盐在膳食中的含量和摄入量，是对人体健康产生的长期安全风险。

高盐（钠）摄入能够增加高血压的发病风险，而降低盐（钠）摄入能够降低血压水平。这在许多流行病学的研究中得以证实。一项系统综述结果显示，与食盐摄入<3.2g/d相比，食盐摄入量为7.6g/d的人群，患高血压的风险增加84%。另外，将食盐摄入从9.4g/d降低到4.4g/d，人群的收缩压降低4.18mmHg，舒张压降低

2.06mmHg。高盐（钠）摄入对于高血压患者和老年人群的高血压发病风险增加更为明显。高盐（钠）的摄入还可增加脑卒中的发病风险。

高盐（钠）摄入可增加胃癌的发病风险。与钠摄入＜3000mg/d组（约等于7.5g食盐）相比，钠摄入3000～5000mg/d组（7.5～12.5g食盐）和大于5000mg/d组（相当于12.5g食盐）患胃癌的风险分别增加95%和278%。中国人群有关胃癌的病例对照研究发现，与对照组相比，高盐饮食和盐渍食品均增加了胃癌发病风险。

高盐（钠）膳食摄入可增加全因死亡率风险。Meta分析显示，与低钠饮食相比，正常饮食降低9%全因死亡率；与正常饮食相比，高钠饮食增加16%全因死亡率。2012年，在中国成人所有膳食因素与估计的心血管代谢性死亡数量有关的归因中，比例最高的是高钠摄入占17.3%。

因此，《国民营养计划（2017—2030年）》将食盐摄入量在现有水平上降低20%列为六大目标之一。

2. 腌制加工方法的营养化改进

腌制加工方法在早期是为了保藏，但流传至今也是因为它形成了独到的风味。

腌制食物原料时，除加入食盐，还根据原料的特性、口味的要求，加入其他的香料，因此腌制的食物口感上更鲜、更香，味道更浓郁。

但早期腌制原料的目的是保存，传统的腌制对食盐加入的量是不是在最适合、最佳的范围，并没有更多的研究；或为了延长保存的时间，会加入更多的食盐。研究表明，喜食腌制品的人群除有习惯导致的地域性分布外，更多的是体力劳动者的需要。

近20年来，随着经济的快速发展及城市化进程的推进，我国居民生活方式发生了较大变化，总体身体活动量逐年下降。成年居民职业性、家务性、交通性和休闲性身体活动总量逐年减少，过去许多体力劳动的职业，如农民、搬运工等的工作都被机器代替，随着人工智能的兴起与发展，职业性身体活动量会进一步减少；空调的普及，人们在温度适宜的环境中生活，过去的重体力劳动和高温环境下"大汗淋漓"现象已不常见，从汗液排出的电解质，包括钠盐也明显减少，因此传统生活中腌制的食物高盐食品已经不适应现代人的生理需要，腌制工艺的营养化改进势在必行。

以安徽皖南地区的传统名菜"臭鳜鱼"为例，相传在200多年前，沿江一带的贵池、铜陵、大通等地鱼贩每年入冬时将长江鳜鱼用木桶装运至徽州山区出售，因要走七八天才到达，为防止鲜鱼变质，鱼贩装桶时码一层鱼洒一层淡盐水，并经常上下翻动：鱼到徽州，鳃仍是红的，鳞不脱，质不变，只是表皮散发出一种特殊的气味。洗净后以热油稍煎，细火烹调，异味全消，鲜香无比，成为脍炙人口的佳肴。

近年来，安徽旅游业发展迅猛，品尝当地美食也成为旅游者的旅游项目之一。但游客反映，"臭鳜鱼"虽然味道鲜美，具有鲜明的地方特色，但味道太咸，影响了它的美誉度。

因此，当地餐饮企业联合相关高校，共同技术攻关，分析鳜鱼体积的大小、需要腌制的时间，并根据腌制鳜鱼体表微生物的菌群生长与食盐浓度的关系等，设计出适合不同需求状态下，鳜鱼腌制的食盐浓度；烹饪臭鳜鱼时，在初加工阶段，增加切块浸泡的工序，减少了鱼体中的食盐含量，使营养化改进后的"臭鳜鱼"鲜而不咸，既保留了"臭鳜鱼"的传统特色，又符合现代人的健康要求。

腌制食物在我国的传统食物占有一席之地，如南京板鸭、金华火腿、扬州风鹅、四川腊肉等，对这些腌制品工艺过程进行营养化改进，会更好地传承传统美食和传统工艺。

第四节　餐饮企业烹饪营养环境建设

餐厅营养环境建设是餐饮企业营养管理的重要内容。餐厅的营养环境不但有利于对就餐者的营养宣传，提醒和养成合理膳食的习惯，对于餐饮企业本身来说，也是企业文化建设的表现，或加强和督促企业员工在工作中的营养意识。

一、餐厅营养环境建设的一般要求

首先，餐厅应保持整体环境整洁，张贴禁烟标识。

其次，供餐有度，落实"光盘"行动。餐饮企业可自行设计各类图片、画册，或在菜单中增加内容，形式多样地宣传珍惜粮食，弘扬传统美德。餐饮单位应自觉履行社会责任，主动引导消费者合理、适量点餐，推行小份菜、半份菜、套餐，提供打包服务，按需选取，推动落实"光盘"行动。特别是在学校餐厅和集体食堂，提倡尊重盘中餐，粒粒皆辛苦，人人都应爱惜粮食，充分利用食物。推广食育课堂，培育节约习惯。加强对学生"浪费可耻、节约光荣"的引导和教育，培养学生从小养成不偏食、不挑食的习惯和勤俭节约的良好美德。

餐饮企业本身在选购，加工、储藏食物时也要控制得当，减少产生食物"垃圾"。备餐和外卖餐食，根据用餐人数，计食计量，按需选择，既保证食物新鲜又避免浪费。

最后，提供公筷公勺，尽量采用分餐制，酒宴不过度奢华，集体用餐单位提倡简餐、份餐，拒绝野味。传承和发扬优良饮食文化，取其精华，去其糟粕，兴起节约、卫生、合理的饮食"新食尚"。

二、餐厅营养健康氛围建设

首先，餐厅应利用张贴画、板报、宣传栏以及多媒体展示等形式宣传膳食营养健康知识，营造餐厅营养健康氛围。配合中国营养学会每年的营养宣传周活动，结合当地的民风、民俗，设立营养宣传主题。

其次，在集体用餐单位和学校餐厅，通过摆放身高体重计、BMI 转盘、血压计等，方便就餐者进行日常健康监测。并摆放食物模型、平衡膳食宝塔等方式，指导就餐者合理膳食、吃动平衡。餐厅内应免费提供营养宣传资料供取阅。

再次，结合中国传统饮食文化和思想，开发适合不同季节的菜式菜点，提倡清淡、天然、本味饮食观念，并在菜单上体现。菜单上可加入"减盐""减糖""减油"的标识，给消费者参考与选择。具体内容见第五节。

最后，餐桌上应可摆放营养宣传桌牌。

第五节　餐厅食品营养标签与标示

食品营养标签是向消费者提供食品营养信息和特性的说明，也是消费者直观了解食品营养组分、特征的有效方式。2020 年，国家卫生健康委员会研究制定了《餐饮食品营养标签指南》，对餐饮食品实施营养标签标示的办法发布了指导性意见，这是贯彻落实《"健康中国 2030"规划纲要》《健康中国行动（2019—2030 年）》《国民营养计划（2017—2030 年）》的重要举措。

一、我国食品营养标签的管理历程

1. 预包装食品营养标签管理现状

我国的食品营养标签管理起步较晚。2007 年，原卫生部（现为中华人民共和国卫生健康管理委员会）颁发了《食品营养标签管理规范》，我国食品营养标签从无序混乱的状况开始走上法制化、规范化道路；2013 年正式实施的《食品安全国家标准预包装食品营养标签通则》（GB 28050—2011），通过对营养标签标准的实施管理，在保护消费者知情权、帮助消费者科学合理选择食品、规范企业正确标示营养标签、促进食品产业健康发展等方面发挥了重要作用。经过十多年的实践，其中有些内容已经不能完全适合社会的需要，2019 年由中国营养学会、国家食品风险评估中心、深圳市标准技术研究院修订《食品安全国家标准 预包装食品营养标签通则》（征求意见稿）发布，对预包装食品的营养标签标示内容和方法有进一步的规定。其中规定，所有预包装食品营养标签强制标示的内容包括：能量、蛋白质、脂肪、饱和脂肪（或饱和脂肪酸）、碳水化合物、钠的含量及其占营养素参考值百分比（NRV%）。

预包装食品营养标签的运用和实施，消费者和食品生产企业者都能从中获益。研究表明，预包装食品营养标签实施管理以来，增加了消费者对营养标签的知情意识，在购买食品时阅读、查看营养标签，了解营养标签中标示的内容，从中获益并改变购买意向，这对居民科学选择合适的食品起到了积极的推进作用。食品生产企业也更关注产品营养标签的管理，并将其视作食品质量的一部分。

2. 餐厅营养标签标示管理现状

目前，我国的《食品安全国家标准 预包装食品营养标签通则》（GB 28050—2011）主要是针对预包装食品的营养标签管理。为贯彻落实《"健康中国 2030"规划纲要》《健康中国行动（2019—2030 年）》《国民营养计划（2017—2030 年）》，引导餐饮业不断增强营养健康意识，提升营养健康服务水平，国家卫生健康委员会在 2020 年研究制定了《餐饮食品营养标签指南》，对餐饮食品进行营养标签标示发布了指导性意见，让餐饮消费者也能获得所消费食品的营养信息，从而能选择适合自己的健康餐饮食品，同时可以助推餐饮行业的营养管理，落实"三减"行动。

（1）对餐饮食品营养实行标识的意义 国家卫生健康委员会制定《餐饮食品营养标签指南》的目的，是以满足人民群众的健康需求为出发点，引导餐饮服务经营者和集体单位实施餐饮食品营养标签，推广健康烹饪模式与营养均衡配餐，引导我国居民的合理膳食行为，提高国民营养健康水平。企业实行餐饮食品营养标签标注的意义在于：响应国家的号召，通过餐饮食品的营养标注标示，引导群众不断增强营养健康意识，提升营养健康水平；有利于餐饮企业自身实现营养转型升级；为消费者提供食品营养素供给或特点的依据，也是一种产品宣传的方式。

（2）餐饮食品营养实行标识的基本原则 餐饮食品营养标签编制的原则如下。

①科学性原则。《餐饮食品营养标签指南》作为餐饮食品营养标签编制的重要指导文件，参考国内外法规、指南、标准和有关文献资料，结合行业实际情况和专家意见，并进行反复的专家论证，以保证科学性。

②协调一致性原则。《餐饮食品营养标签指南》与我国现行食品法律、法规协调一致。

③前瞻性与可行性相结合的原则。《餐饮食品营养标签指南》制定考虑我国餐饮行业实际和未来发展，是当前国情下前瞻性与可行性相结合的产物。

《餐饮食品营养标签指南》是指导餐饮食品营养信息标识的技术性文件，并不是强制性执行文件，餐饮企业和集体用餐单位从长远的发展来看，应该开展这项这工作。

二、国外食品营养标签的管理简介

国外对食品及餐饮食品营养标签标示内容、标示方法及标示效果的研究早于我国。

国际组织对食品营养标签制度的形成起到了积极推动和引导的作用。1985年，食品法典委员会（Codex Alimentarius Commission，CAC）制定了《食品营养标签指南》，要求凡是对食品做出了营养声称，就必须同时附有营养标签。

美国于1994年开始实施《营养标签与教育法》（The Nutrition Labeling and Education Act），规定了食品生产者必须披露的食品营养信息以及自愿标示的项目。此法并未对餐饮业的营养信息披露做出要求与规定，但由于此期间美国肥胖的发病率持续上升，而美国又是一个消费高能量快餐食品的大国，因此，2010年美国出台了《患者保护与医疗平价法》，此法虽然是一个以医疗保障为中心的法律，但其第4205条要求餐饮业进行营养信息披露，特别是对餐饮食品能量的信息披露做出规定，目的是让消费者在食品所含能量方面有知情权和选择权。

经过两年的努力，2016年5月，美国食品药品监督管理局（FDA）发布了《营养成分和营养补充信息标签修订最终法规》《食用分量最终法规》，对美国的食品标签内容和标示方法进行了重大修改。其中最为醒目的就有为配合控制肥胖人口进一步增加而提出的方案，如对添加糖数量的标示，及日摄量占能量的比例；同时注重消费者对营养标签的认知、理解，如将营养标签标示时的食用分量确定为更接近美国人的每次食用消费量；将营养标签中能量的标示方式通过改变字体大小和横线加粗以使其更加醒目，让消费者能够更直观、更简单明了地读懂营养标签，从而增强营养标签的标示效果。

加拿大也是应用食品标签比较早的国家。为了实施的顺利进行，加拿大政府在《食品标签和广告指南》正式执行前，预留有三年的准备期（2003—2006年），其间加拿大食品检验署发布了本国营养标签的指南，同时还对法规标准执行的一致性进行了研究，评估了营养标签的标示给食品企业和消费者可能带来的影响和风险。

2014年6月，澳大利亚和新西兰采用了自愿性应用原则，要求用"健康之星评级系统"标示高铁食品包装。英国食品标准局则采用一种自主标示的交通灯（traffic light system），用红、黄、绿三色的交通灯图案分别标示盐、糖、脂肪和饱和脂肪酸含量的高、中、低，帮助消费者更便捷地了解食品中相关指标数量的高低，并据此做出正确的选择。

三、餐饮食品营养标签的标注内容及方法

（一）餐饮食品营养标签的标注内容

《餐饮食品营养标签指南》规定了基本标示内容和可选择标示内容。

基本标示内容包括能量、脂肪和钠，通过钠与盐的换算关系在菜单同时标示总盐量。

可选择标示内容为餐饮食品可根据菜品特点，选择标示蛋白质、碳水化合物、糖、矿物质及维生素等；在标示能量和营养素含量的同时可标示出其占营养素参考值（NRV）的百分比。

由于目前餐饮食品标签并非强制性，因此餐饮企业的营养管理人员可根据自身企业的餐饮食品的特点，和营养管理目标，进行营养标签标注内容的设定。

（二）餐饮食品营养标签的标注方法

《餐饮食品营养标签指南》规定，餐饮食品能量和营养素含量值主要参考《中国食物成分表》及其他权威数据库中成分数据计算获得。但如果选择进行实验室测定的结果，则必须选择有资质的实验室进行检测，其数据也可应用于餐饮食品营养成分标识。检验方法应首选国家标准方法，检测报告应科学、完整、真实，以备核实和溯源。理论上，实验室检测的结果更接近餐饮食品中有营养素，但由于费用比较高，且周期比较长，因此一般餐饮企业都选择计算的方法。

1.基本标示内容营养素的计算

基本标示的营养素是能量、脂肪和钠。

餐饮食品中的能量指食品中蛋白质、脂肪、碳水化合物在人体代谢中产生能量的总和。餐饮食品中的能量主要由计算法获得。即蛋白质、脂肪、碳水化合物的含量乘以各自相应的能量转换系数并进行加和，能量转换系数见表8-1。

表 8-1　蛋白质、脂肪、碳水化合物能量转换系数

营养素	kJ/g	kcal/g
蛋白质	17	4
脂肪	39	9
碳水化合物	17	4
膳食纤维	8	2
酒精	29	7

能量的标示：以千焦（kJ）或千卡（kcal）为单位标示，表示每份和（或）

每 100 克（g）和（或）每 100 毫升（mL）餐饮食品中能量值。

《餐饮食品营养标签指南》里只建议了蛋白质、脂肪和碳水化合物的能量转换，但实际工作中，如果食物中膳食纤维含量比较高，或烹饪过程中使用了比较多的酒精，如每 100g 中超过 1g 时，也可以将其列入标签的能量总量。

餐饮食品中的脂肪包括来自食品原料中的脂肪和烹调过程中加入的脂肪，可根据原料、烹调油及调味品用量，应用《中国食物成分表》等权威数据库计算得出菜品中脂肪含量。脂肪的标示：以克（g）为单位，标示每份和（或）每 100 克（g）和（或）每 100 毫升（mL）餐饮食品中脂肪含量。

餐饮食品中的钠是指餐饮食品中各种化合物形式存在的钠的总和。天然食物中钠的含量不高，食盐和其他调味品是膳食中钠的主要来源。如果烹饪过程中采用的原料为加工后的半成品，也要注意钠的含量。餐饮食品中的钠含量可根据食品原料、食盐及调味品用量，应用《中国食物成分表》等权威数据库计算得出餐饮食品中的钠含量。通过钠与盐的换算关系在菜单上同时标示食盐量，1 毫克（mg）钠相当于 2.5 毫克（mg）食盐。

钠及食盐量的标示：以毫克（mg）为单位，标示每份和（或）每 100 克（g）和（或）每 100 毫升（mL）餐饮食品中钠的含量；以克（g）为单位，标示每份和（或）每 100 克（g）和（或）每 100 毫升（mL）餐饮食品中食盐量。

2. 可选择标示内容营养素的计算

餐饮食品可根据需要，自愿标示除能量、脂肪、钠（食盐）以外的其他营养素，如蛋白质、碳水化合物、糖、维生素和矿物质等。一般也是通过计算的方法得出营养素的含量，标示的方式与能量、和食盐相同。

3. 计算和标示餐饮食品中能量和营养素的营养素参考值（NRV）的百分比

营养素参考值（nutrition reference values，NRV）是专用于食品营养标签，标示和比较食品营养素含量的参考值。适用于 4 岁以上人群所有食品。营养素参考值（NRV）的制定依据为《中国居民营养素参考摄入量》。营养素参考值百分比（NRV%）指每 100g、每 100mL 或每份食品可食部中某营养素含量占营养素参考值（NRV）的百分比。当 NRV% 为 100% 时，表示可满足 4 岁以上个体一天的营养素需要量。

每份或每 100g、100mL 食品中营养成分含量与 NRV 进行比较，能使消费者更好地理解营养成分含量的高低，以及食用后占一日能量及营养素的供给比例，从而更好地理解一日营养素摄入水平及平衡膳食。餐饮食品营养标签可参照《食品安全国家标准 预包装食品营养标签通则》（GB 28050—2011）标准附录 A 规定的能量和营养成分的 NRV 值，计算餐饮食品中能量和营养成分的 NRV%。

餐饮食品营养标签通常使用的营养素 NRV 见表 8-2。

表 8-2　中国食品营养标签参考值

营养素	NRV	营养素	NRV	营养素	NRV
能量	8400kJ	蛋白质	60g	总脂肪	≤ 60g
碳水化合物	300g	维生素 A	800μgRE	饱和脂肪酸	≤ 20g
膳食纤维	25g	维生素 C	100mg	钠	2000mg
钙	800mg	维生素 B$_1$	1.4mg	钾	2000mg

NRV% 的计算方法为含量标示值除以相应的 NRV，并按照本指南附录所规定的格式进行标示。例如，某菜品每份可提供蛋白质 20 克，那这份菜中蛋白质的 NRV% 为：

$$20 \div 60 \times 100\% = 33.3\%$$

表示这份菜品中所提供的蛋白质占全天推荐摄入量的 33% 左右。

标准附录中某些 NRV 值低于某数值的营养成分，如脂肪的 NRV 为 ≤ 60g，在计算产品脂肪含量占 NRV 的百分比时，应该按照 60g 来计算。饱和脂肪、胆固醇也采取类似方式计算。

（三）餐饮食品营养标签的标注格式

餐饮企业在进行餐饮食品营养标签标注时，按《餐饮食品营养标签指南》的建议，按要求的格式进行标注。也可以根据餐饮企业的实际情况，以及消费者对餐饮食品标签的认知度自行设计，以达到最佳效果。

1. 能量和营养素名称、标示顺序和表达单位

《餐饮食品营养标签指南》建议的能量和营养素名称、标示顺序和表达单位见表 8-3。

表 8-3　能量和营养素名称、标示顺序和表达单位

名称、标示顺序	表达单位
能量	千焦（kJ）或千卡（kcal）
蛋白质 *	克（g）
脂肪	克（g）
碳水化合物 *	克（g）
添加糖 *	克（g）
钠 / 食盐	毫克（mg）/ 克（g）
其他营养素（维生素及矿物质）*	

注：* 为可选择标示营养素

　　*1mg 钠相当于 2.5mg 食盐

2.餐饮食品营养标签格式

餐饮食品营养标签应当使用"方框表"或文字形式标示能量和营养素名称、含量，鼓励标示能量和营养素占营养素参考值（NRV）百分比。

（1）仅标注基本标示内容的格式　仅标注基本标示内容的餐饮食品营养标签可按表8-4编制。

表8-4　（餐饮食品名称）营养成分表（一）

营养素名称	每份（克或毫升）或每100g或每100mL	NRV%
能量	千焦（kJ）或千卡（kcal）	
脂肪	克（g）	
钠/食盐*	毫克（mg）/克（g）	

注：*1mg钠相当于2.5mg食盐

由于餐饮食品不像预包装食品，可按100g克或100mL进行包装，结合分餐制的建议，可按一份食品分餐后每人（份）的量进行营养素的计算，这样更加便于消费者对所消费食物营养素的知情。

（2）可选择标示内容的格式　见表8-5。

表8-5　（餐饮食品名称）营养成分表（二）

营养素	每份（g或mL）或每100g或每100mL	NRV%
能量	千焦（kJ）或千卡（kcal）	
蛋白质	克（g）	
脂肪	克（g）	
碳水化合物	克（g）	
添加糖	克（g）	
钠/食盐*	毫克（mg）/克（g）	
其他营养素（维生素及矿物质）		
加粗为基本标示营养素		

注：*1mg钠相当于2.5mg食盐

选择标示更多营养素时，其名称、标示顺序和表达单位可参考《食品安全国家标准 预包装食品营养标签通则》（GB 28050—2011）中相关规定。

3.自行设计餐饮食品营养标签标示

餐饮食品营养标签标示的形式上，必须强调消费者对标签中信息的关注、理解、接受和应用，这是营养标签标示效果最重要的一个环节。忽视这个环节，营养标签所标示的内容只能限于形式，达不到预期的效果。

2016 年 5 月，美国对营养标签制度通过以来，进行了一次最大程度的修改，其中许多内容就是加强消费者对营养标签的关注、理解、接受和应用。如将食品营养标签中能量的标示方式通过改变字体大小和横线加粗而更加醒目，让消费者通过更直观、更简单明了的方式理解营养标签，以增加营养标签的标示效果；对标签中所标示的食物食用分量的确定更接近美国人的每次食用消费量；增加了"添加糖"的含量披露和日摄入量占比等。

2020 年的一项在线研究，采用组间实验，家长被随机分组，查看五种不同的儿童营养标签的儿童菜单的使用效果。结果显示，家长认为"红绿灯卡路里 + 钠 + 营养声明"的菜单效果最好，会引导父母在假设的购买任务中为孩子选择低热量和低钠的食物。

保加利亚 2020 年进行了一项比较研究，评估了保加利亚成年人对五种不同包装标签的客观理解，内容有营养参考摄入量、红绿灯、警告标签、营养评分和健康之星评级等，结果表明，营养评分、红绿灯、健康之星评级是保加利亚最有效的营养标签形式，能帮助消费者更好地了解食品的营养质量。

墨西哥对不同社会经济地位消费者进行调查，结果表明，发现消费者对包装食品营养标签的使用和理解程度比较低，建议最好能设计一个更能引起人们的注意，以便实施一个更简单的营养标签系统。

研究表明，我国消费者对营养标签的关注度、理解力并不高，甚至一些高学历以及医学院校的学生对营养标签的理解也不够准确和专业；虽然认为营养标签标注有必要的消费者比例较高，但在购买食品时因为营养标签而影响购买决策的消费者只占 30% 左右。分析其原因，与没有阅读标签的习惯养成、标签内容难以理解或不感兴趣、购物时间紧张等有关。

餐饮食品的营养标签标示还只是起步阶段，消费者对餐饮食品的营养标签更加陌生，因此，餐饮企业营养管理者可以从自身企业的特点，设计出更有特色和效果的标签。餐饮消费者在点餐时，所用的时间比较短，因此餐饮食品的营养标签的标示效果应该是更醒目、易懂，不需要用更多的时间去深入理解等。

四、餐饮食品营养标签后期效果管理

食品营养标签标示的效果受消费者个人特征、营养知识掌握程度、消费情境等因素影响，反过来，营养标签的标示方式也影响着消费者对营养标签的理解力和信任度，因此餐饮食品营养标签的标示方式，对消费者接受程度的影响，以及标示后的效果值得探讨与研究。

餐饮企业可设计出有特色的餐饮食品营养标签；将营养标签运用到餐饮企业

的点菜系统；比较不同营养标签标示方式被消费者的关注、理解、接受及应用程度，观察餐饮企业负责人、餐厅厨师在餐饮食品营养标签标注后，营养态度和营养行为有无改变；对消费者的消费结果有无影响等。将调研结果进行分析，不断调整，设计出能被消费者接受、理解和应用的餐饮食品营养标签，同时也让餐饮企业的管理者和厨师重视并主动进行传统烹饪的营养化改进，实现餐饮企业利润与社会效益的双赢。

第六节　食育教育

一、食育教育概述

我的传统饮食文化很讲究餐桌的"规矩"，如"食不语"；但食育教育的体系并不完善，因此我国消费者面临食物浪费、健康素养比较低，在西方文化冲击下传统饮食文化被淡忘等多方面的问题。学龄前及学龄儿童是学习营养健康知识、养成健康生活方式、提高营养健康素养的关键时期，集体用餐单位，特别是学校食堂，可以开辟食育课堂，教育学生认识食物、参与食物的选择和烹调，养成健康的饮食行为，传承我国优秀饮食文化和礼仪，提高营养健康素养。食育课堂的建设也是餐饮企业，特别是集体用餐单位和学校食堂营养管理的一个重要内容。

国外的研究表明，在学校开展食育教育，让学生参与食物的制作过程，成年后他们选择的食物更趋向于健康的天然食物，如全谷物，蔬菜水果，而不是快餐，或食物的成品。在食育的教育方面，日本健全的食育体系和百年实践经验为我国提供了良好借鉴。

二、日本的食育教育

日本的食育教育经过了初起的萌芽阶段、逐步发展阶段、有序推进阶段和全面普及阶段。2005年，日本颁布了《食育基本法》，其中明确指出，食育面向全民，目的是培养与国民有关"食"的思维方式，践行健全饮食生活，构建与"食"有关的消费者与生产者间的信赖关系，促进地域社会的和谐，继承与发展丰富的饮食文化，推进与环境和谐共处的食品生产及消费，提高粮食自给率。

分析日本的《食育基本法》，其食育目标如下。

认识饮食的重要性，理解用餐的重要性，体会饮食的乐趣，并学会享受食物。

保持身心健康，知道身心成长及健康保持所需的营养及食物，并获得自我管理健康的能力。

培养食品选择能力，基于正确的知识和信息对食品质量及安全性等进行判断的能力。

感恩之心，珍惜食物，对食品生产相关从业人员怀有感恩之心。

社交性技能，获得用餐礼仪，以及通过一起用餐建立良好人际关系的能力。

传播饮食文化，了解和尊重各地方物产，饮食文化和饮食相关历史等。

达到食育的目的，也不仅仅是课堂学习，知识灌输，而是通过各项活动的参与，从中体会，达到学习的目的。具体的内容包括如下。

1. 将参与劳动纳入日常学习生活中

将食育融入学校营养午餐的食物选择、制作等过程，重视配餐过程中的综合教育作用，是日本实施学校营养午餐的一个显著特点。值日生在领取、分发营养午餐的过程中，每人负责其中一个环节，相互合作完成配餐，餐后再有序清扫并引导。让学生在劳动中培养和养成团队合作精神。让学生参与垃圾分类回收，培养环保意识。

2. 提高学生健康生活技能

学校会在食谱中注明食品名称与作用并公示，帮助学生与家长了解食品常识及营养知识，引导形成科学饮食习惯。

3. 增强文化认同感

以本地食材烹饪传统饮食，使学生充分体会到家乡味道，感受地域文化，增加爱乡情感。

4. 对学生进行劳动与感恩教育

通过让学生参与学校配餐、发放餐食、回收并清洗餐具、垃圾分类处理等环节，培养劳动、自立、环保、节约、礼仪和集体服务等观念。进餐前恭谨自言"我开动了"，意为人类是领受动植物的生命得以进食，除了表达要珍视食物、感激大自然的心情外，也延伸到感谢农民和其他劳动者的付出，培养学生的感恩之心。

三、我国食育教育现状

目前，我国有许多学校和企业加入对学生进行食育教育的工作中，一些供应学校的企业还专门设立了食育基地和教室，在宣传营养知识的同时，让学生和家长参与传统节日以及母亲节、父亲节感恩食物的制作，在传播传统饮食文化及感恩父母等方面做了一个良好的开端与尝试。但总体来说，缺乏计划性、系统性和完整的目标。因此，学校集体用餐单位应积极行动起来，做好食育教育工作。可结合我国的实际，对不同年龄段的学生提出不同的要求，将食育教育融入学校教育中（表8-6）。

表 8-6　不同年龄段学生食育教育目标

目标	小学 1～2 年级	小学 3～4 年级	小学 5～6 年级	中学
膳食的重要性	对食物感兴趣；快乐进食	关心日常膳食；知道快乐进食对身心健康的重要性	关心日常用餐；知道一日三餐的重要性	关心日常膳食；保持对食物的兴趣；理解膳食环境与自身的关系
食品营养与安全知识	饭前便后洗手的重要性；知道多种食物的名称	了解食品卫生与安全的重要性；知道不挑食的重要性；知道日常食物来自哪些农产品原料	关心食品安全；知道不吃腐败变质的食物；知道必需的营养素种类和功能	学会辨别食品的品质；学会阅读并理解食品及营养标签；知道食物中的营养素及其功能
饮食习惯及心理养成	不挑食；吃饭时细嚼慢咽；用筷、勺姿势正确	不挑食；按时进餐，适度加餐；尝试各类食物	理解平衡膳食的重要性；实践食物多样化，不挑食；能为自己的一日三餐搭配均衡的食物	为健康自己搭配所需要的食物，并进行烹饪；重新审视自己的饮食生活，重新理解自己喜欢的饮食习惯和生活方式
膳食的社会技能	知道如何正确使用筷勺；帮助家人准备就餐准备；并做餐后清理	与他人一起用餐时，能够为他人着想，一起愉快用餐	与他人一起用餐时，遵守社交礼仪，愉快地交谈，享受食物	通过起用餐，建立良好的人际关系
饮食文化	知道本地区生产的各类食物原料；知道传统节日的特定食物	知道当地传统与风土人情相关的多样饮食文化	理解食品生产、消费、流通等过程；关心传统饮食文化及与饮食相关的历史，并产生兴趣	了解国内外的饮食文化与风土人情；知道自己生活的食物环境与其他国之用与地区有着密切的关系
感恩之心	知道人是通过食用动、植物而生存的；知道用餐过程中礼貌用语的重要性；帮助家人做就餐准备并做餐后清理	理解食物是由多人的劳动及大自然的恩惠得来的；不浪费食物	感恩食物背后很多人的努力；感恩自然的恩惠，不浪费食物；用餐时不浪费食物；烹饪时不浪费食材	感恩食品的生产者；感恩自然的恩惠，不浪费食物；在日常饮食生活中考虑到环境与资源问题

由表 8-6 可见，不同年龄段学生食育教育的目标不同，掌握的知识和技能要循序渐进；但实现目标的方式方法可以形式多样，如通过课堂学习、实践操作、

参观考察，更重要的是老师和家长，以及餐饮企业和学校食堂的言传身教。

例如，可通过小学阶段的生活课、自然课等了解相关的人体知识、食品知识，包括营养与食品安全知识；通过参观农场、食品企业、集体用餐单位、中央厨房等了解食品生产过程；在参观过程中参与相关的劳动，体验食物生产过程的劳动不易，培养感恩之心；中学阶段或通过化学课程的实验教学，体验食品烹饪过程中营养素含量的改变；开设鉴别真假食物的相关实验课程等。

作为餐饮企业，可与学校教育相结合，特别是一些具有食育教学课堂的企业，可以利用学校的资源，共同开设好食育教育课程。

第七节 营养健康餐厅与食堂建设

为了将"坚持以人民健康为中心"的理念融入公共政策制定实施的全过程，健康中国行动推进委员会办公室制定发布了《营养健康餐厅建设指南》《营养健康食堂建设指南》。这些指南的发布，为餐饮企业实施营养管理提供了依据。

《营养健康餐厅建设指南》《营养健康食堂建设指南》在编制过程中遵循三个原则。

1. 科学性原则

在参考国内外法规、指南、标准和有关文献资料，结合专家意见，科学地确定标准体系框架，并对其进行详细的说明。

2. 与国际接轨的原则

尽可能参考或借鉴国际组织及国外发达国家相关标准或经验。

3. 适用性原则

与我国现行食品法律、法规协调一致的原则。

国际经验表明，采取营养健康促进，特别是以公共餐厅、食堂为中心进行科学营养膳食搭配和健康饮食的宣教和引导，以及社会环境的建设，是引导合理膳食、提升国民健康水平的有效手段。因此，通过营养健康餐厅这一示范窗口，向广大消费者，尤其是众多的外出就餐者提供营养健康的菜品、传递正确的营养知识和行为规范，是加快全社会共同推进合理膳食行动的重要举措。作为餐饮企业的领导者，《营养健康餐厅建设指南》从基本条件、组织管理、人员培训和考核、营造营养健康环境、烹饪和配餐、供餐服务六个方面规定了建设营养健康餐厅应达到的要求。

✔ 本章总结

餐饮企业营养管理是现代餐饮企业管理的一个重要补充，它的产生是我国餐饮企业不断发展并与国民生活和健康状况越来越紧密联系的结果。了解并熟悉餐饮企业烹饪营养管理的要求和内容，将对传统烹饪走向现代化管理起着积极的作用。

✓ **思考题**

1. 为什么要进行餐饮企业的烹饪营养管理？
2. 餐饮企业营养管理有哪些具体内容？
3. 简述营养餐厅及食堂建设的重要意义。

参考文献

[1] 中国营养学会 . 中国居民膳食指南（2022）[M]. 北京：人民卫生出版社，2022.

[2] 中国营养学会 . 中国居民膳食指南科学研究报告（2021）[M]. 北京：人民卫生出版社，2021.

[3] 杨月欣，葛可佑 . 中国营养科学全书 [M]. 2 版 . 北京：人民卫生出版社，2019.

[4] 杨月欣 . 中国疾病预防控制中心营养与健康所，中国食物成分表标准版（第一册，第二册）[M]. 6 版 . 北京：北京大学医学出版社，2018.

[5] 杨月欣 . 食物营养成分速查 [M]. 北京：人民日报出版社，2006.

[6] 中国营养学会 . 中国居民膳食营养素参考摄入量（2013 版）[M]. 北京：科学出版社，2014.

[7] 孙长颢 . 营养与食品卫生学 [M]. 8 版 . 北京：人民卫生出版社，2017.

[8] 彭景 . 烹饪营养学 [M]. 北京：中国纺织出版社，2014.

[9] Ellie Whitney，Sharon Rady Rolfes. Understanding Nutrition [M]. Wadsworth Thomson Learning，2013.

[10] Frances Sienkiewicz Sizer, Ellie Whitney, Nutrition Concepts & Controversies [M]. Wadsworth Cengage Learning，2014.